护理科研课题设计与实现

主　　编　颜巧元

副　主　编　周晓荣　高学农

编委会成员（以姓氏笔画为序）

田　翀（华中科技大学）

孙春花（华中科技大学）

李　节（华中科技大学）

李　昕（三峡大学）

张珺珺（华中科技大学）

周晓荣（西安交通大学）

胡翠环（华中科技大学）

高兴莲（华中科技大学）

高学农（三峡大学）

曹癸兰（华中科技大学）

龚桂兰（华中科技大学）

蒋红卫（华中科技大学）

颜巧元（华中科技大学）

编写秘书　王冰寒（华中科技大学）

U0294316

人民卫生出版社

图书在版编目（CIP）数据

护理科研课题设计与实现/颜巧元主编.—北京：
人民卫生出版社,2015
　　ISBN 978-7-117-20862-8

　　Ⅰ.①护…　Ⅱ.①颜…　Ⅲ.①护理学–科学研究
Ⅳ.①R47

　　中国版本图书馆 CIP 数据核字（2015）第 144877 号

| 人卫社官网 | www.pmph.com | 出版物查询，在线购书 |
| 人卫医学网 | www.ipmph.com | 医学考试辅导，医学数据库服务，医学教育资源，大众健康资讯 |

护理科研课题设计与实现

主　　编：颜巧元
出版发行：人民卫生出版社（中继线 010-59780011）
地　　址：北京市朝阳区潘家园南里 19 号
邮　　编：100021
E – mail：pmph @ pmph.com
购书热线：010-59787592　010-59787584　010-65264830
印　　刷：北京虎彩文化传播有限公司
经　　销：新华书店
开　　本：787×1092　1/16　　印张：24
字　　数：584 千字
版　　次：2015 年 10 月第 1 版　2024 年 6 月第 1 版第10次印刷
标准书号：ISBN 978-7-117-20862-8/R · 20863
定　　价：58.00 元

打击盗版举报电话：010-59787491　E -mail：WQ @ pmph.com
（凡属印装质量问题请与本社市场营销中心联系退换）

前　言

近代自然科学已经历了 400 多年的历史，社会科学则诞生在 19 世纪。科学研究对于现代社会的重大价值毋庸置疑。科学研究是一项高度复杂并具有极大风险性的工作，获得更多的科研项目（课题）并高质量地完成，成为衡量高校、机构及个人科研水平的重要指标。目前，各类规划项目和基金是科研课题的主要来源，这些课题从申报到立项的过程一般是：由各类项目组织部门下发申报通知（一般包括课题指南），申请者填写申请书上报，然后项目组织部门多由同行专家根据申请书进行通讯评审或会议评审，从而决定是否立项或资助。项目申报就是从接到申报通知到最后上交项目申请书的工作过程，对于所申报的项目能否立项非常关键。科研课题申请书一般包括选题、学术团队、论证、完成项目的信誉等，而项目获批后其实施完成又是一个异常艰辛的过程。

护理学是一门应用性、综合性、交叉性极强的边缘学科，护理学与医学有着密切联系但也有较大区别。护理学研究又称护理研究、护理科研，是探索护理学领域客观事物发生机制、演变规律和结局现象的过程。从研究的角度看，相对医学科研而言，护理学包含更多的人文社科方面内容，如果将医学研究的标准作为衡量护理学研究的唯一标准，将极大阻碍护理科研的发展。护理科研对人类社会的贡献无可厚非，但护理学科研课题申报更是困难重重。如何根据护理科学的特殊性开展科研管理成为一项重大课题，而护理科研项目的设计、申报与实施成为首当其冲的问题。

在充分调研和长期的科研实践与教学基础上，本书编写委员会成员共同编撰了《护理科研课题设计与实现》，其包括绪论、护理科研的创造性思维、护理科研项目、护理科研选题、护理科研课题设计、量性研究设计、质性研究设计、焦点小组法在质性研究中的应用、统计学分析、护理科研课题申请书撰写及项目申报与评审、护理科研课题的实施、护理科研课题实施中应注意的问题、护理科研成果的呈现、科研项目的组织与管理、护理科研成果的鉴定与评奖、成果转化与转化护理等十六章内容，基本囊括了护理科研课题从申报到成果转化应用的整个过程。

本书编写人员来自于高校与临床，他们投入了大量的时间和精力，付出了很大努力。他们大都具有多年的护理科研教学经验，并同时兼担各项科研任务，可谓"在干中学，在学中干"，因此，本书具有很强的实战功能，当然也从另一面说明该类教材的撰写尚处于不断探索中。本书为护理专业本科/研究生教材,也可供各级各类护理科研人员使用。

由于水平有限,加之时间仓促,本教材必定存在一些不足与缺陷,恳望读者提出宝贵意见,以便下一步修正。

颜巧元

2015 年 8 月

目 录

第一章　绪论 ……………………………………………………………………… 1

　第一节　科学研究与护理科研 …………………………………………………… 1

　　一、科学研究概述 ……………………………………………………………… 1

　　二、护理科研概述 ……………………………………………………………… 3

　第二节　护理科研人员的基本素质 ……………………………………………… 4

　　一、科学精神与人文精神 ……………………………………………………… 4

　　二、科学素养 …………………………………………………………………… 4

　　三、团队精神 …………………………………………………………………… 5

　　四、学术道德 …………………………………………………………………… 6

　第三节　护理科研的伦理原则 …………………………………………………… 8

　　一、赫尔辛基宣言 ……………………………………………………………… 8

　　二、护理科研的基本伦理原则 ………………………………………………… 9

　第四节　护理科研课题设计 ……………………………………………………… 11

　　一、护理科研课题设计的概念 ………………………………………………… 11

　　二、科研课题设计的原则 ……………………………………………………… 11

　　三、科研课题设计的步骤 ……………………………………………………… 12

　　四、科研课题设计的基本内容 ………………………………………………… 14

　第五节　护理科研的产生及其发展趋势 ………………………………………… 17

　　一、护理科研的产生与意义 …………………………………………………… 17

　　二、护理科研现状 ……………………………………………………………… 19

　　三、护理科研发展趋势及重点研究课题 ……………………………………… 20

第二章　护理科研的创造性思维 ………………………………………………… 25

　第一节　思维概述 ………………………………………………………………… 25

　　一、思维及相关概念 …………………………………………………………… 25

　　二、思维的特征 ………………………………………………………………… 26

　　三、思维的物质基础 …………………………………………………………… 27

　　四、思维力 ……………………………………………………………………… 28

第二节　思维的基本形式 ……………………………………………… 29
　一、形象思维 ………………………………………………………… 29
　二、抽象思维 ………………………………………………………… 30
　三、其他思维形式 …………………………………………………… 32
第三节　思维的基本方法论 …………………………………………… 33
　一、逻辑思维 ………………………………………………………… 33
　二、系统思维 ………………………………………………………… 33
　三、唯物辩证思维 …………………………………………………… 34
　四、科学研究中常用的思维方法 …………………………………… 35
第四节　创造性思维 …………………………………………………… 36
　一、创造性思维概述 ………………………………………………… 36
　二、创造性思维的方法 ……………………………………………… 38
　三、护理科研中的创造性思维 ……………………………………… 41
　四、创造性思维的培养 ……………………………………………… 43

第三章　护理科研项目 ………………………………………………… 46
第一节　概述 …………………………………………………………… 46
　一、基本概念 ………………………………………………………… 46
　二、护理科研项目的类别 …………………………………………… 46
第二节　我国重要的科研基金资助项目 ……………………………… 48
　一、国家自然科学基金项目 ………………………………………… 48
　二、国家社会科学基金项目 ………………………………………… 49
　三、国家科技部资助项目 …………………………………………… 50
　四、国家卫生计生委资助项目 ……………………………………… 51
　五、国家教育部资助项目 …………………………………………… 51

第四章　护理科研选题 ………………………………………………… 53
第一节　护理科研选题的准备 ………………………………………… 53
　一、护理科研课题的来源 …………………………………………… 53
　二、护理科研课题的分类 …………………………………………… 55
　三、护理科研课题的范围 …………………………………………… 56
第二节　护理科研的选题 ……………………………………………… 58
　一、选题原则 ………………………………………………………… 58
　二、选题方法 ………………………………………………………… 59
　三、选题程序 ………………………………………………………… 60
　四、概念界定与研究框架 …………………………………………… 62
第三节　文献检索 ……………………………………………………… 67
　一、概述 ……………………………………………………………… 68
　二、文献检索方法 …………………………………………………… 70

三、常用中文文献检索数据库 74

四、常用外文医学文献检索工具 80

第四节 研究计划的制订 84

一、制订研究计划的目的和意义 84

二、制订研究计划的原则 84

三、研究计划的内容 85

第五章 护理科研课题设计 91

第一节 概述 91

一、科研设计的概念 91

二、护理科研设计的目的 91

三、科研设计的一般原则 92

第二节 护理科研课题设计的基本原则 93

一、对照原则 93

二、随机原则 95

三、重复原则 96

四、均衡原则 98

五、盲法原则 98

第三节 护理科研课题设计的主要内容 99

一、科研设计前的准备工作 99

二、科研设计的主要内容 100

第六章 量性研究设计 106

第一节 研究对象的设计 106

一、研究对象的总体与样本 106

二、抽样 107

三、样本量 108

四、定义研究对象 111

五、研究变量的选择和定义 111

六、观察指标的确定 112

第二节 研究类型的设计 112

一、常见护理研究的类型 112

二、实验性研究设计 114

三、类实验性研究设计 116

四、非实验性研究设计 117

五、三种研究类型的比较与评价 120

第三节 研究工具的选择与性能 120

一、研究工具的选择 120

二、研究工具的性能 121

第四节　资料收集方案的设计 …………………………………………… 123
　　一、资料收集方法的确定 ………………………………………… 123
　　二、资料收集方法确定后需回答的问题 ………………………… 124
　　三、预实验 ………………………………………………………… 124
　　四、资料收集人员的培训 ………………………………………… 124
　　五、选择数据统计处理方法 ……………………………………… 124

第七章　质性研究设计 ……………………………………………………… 126
　第一节　质性研究的理论基础 …………………………………………… 127
　　一、理论术语 ……………………………………………………… 127
　　二、理论种类 ……………………………………………………… 128
　第二节　质性研究的具体内容 …………………………………………… 129
　　一、质性研究的步骤 ……………………………………………… 129
　　二、质性研究设计的类型和特点 ………………………………… 131
　　三、评判研究质量 ………………………………………………… 134

第八章　焦点小组法在质性研究中的应用 ……………………………… 146
　第一节　概述 ……………………………………………………………… 146
　　一、焦点小组法的概念和特点 …………………………………… 146
　　二、焦点小组法的实施 …………………………………………… 146
　　三、焦点小组法的应用范围 ……………………………………… 147
　第二节　焦点小组法的准备与实施 ……………………………………… 148
　　一、焦点小组法的前期准备 ……………………………………… 148
　　二、焦点小组讨论会的程序 ……………………………………… 150
　第三节　焦点小组法的资料分析 ………………………………………… 151
　　一、质性研究的资料分析方法 …………………………………… 151
　　二、焦点小组资料分析的步骤 …………………………………… 152
　　三、资料的汇报 …………………………………………………… 153

第九章　统计学分析 ………………………………………………………… 157
　第一节　常用护理科研统计学方法 ……………………………………… 157
　　一、基本概念 ……………………………………………………… 157
　　二、统计描述 ……………………………………………………… 161
　　三、统计推断 ……………………………………………………… 163
　　四、基本统计分析方法 …………………………………………… 165
　第二节　偏倚及其控制 …………………………………………………… 170
　　一、误差 …………………………………………………………… 170
　　二、研究结果的变异性 …………………………………………… 170
　　三、研究的真实性 ………………………………………………… 171

四、研究的偏倚 ………………………………………………………… 172
　　第三节　实例分析(正与误) …………………………………………… 177
　　第四节　SPSS 统计分析软件的应用 ………………………………… 182
　　　一、概述 ………………………………………………………………… 182
　　　二、使用基础 …………………………………………………………… 182
　　　三、数据文件及其基本管理 …………………………………………… 185
　　　四、基本统计分析 ……………………………………………………… 187

第十章　常见护理科研课题(项目)申报与评审 ………………………… 192
　　第一节　软科学课题(项目) ………………………………………… 192
　　　一、软科学简介 ………………………………………………………… 192
　　　二、软科学的发展历史 ………………………………………………… 193
　　　三、软科学的研究对象与特点 ………………………………………… 193
　　　四、软科学的应用和未来 ……………………………………………… 193
　　　五、软科学成果评价标准与程序 ……………………………………… 194
　　　六、医学与护理软科学 ………………………………………………… 194
　　第二节　社区护理科研课题(项目) ………………………………… 195
　　　一、社区护理科研的意义 ……………………………………………… 195
　　　二、社区护理科研选题思路与特点 …………………………………… 196
　　第三节　护理教育科研课题(项目) ………………………………… 197
　　　一、护理教育研究的意义 ……………………………………………… 197
　　　二、护理教育科研选题思路与特点 …………………………………… 198
　　第四节　护理实验动物学科研课题(项目) ………………………… 201
　　　一、实验动物学简介 …………………………………………………… 201
　　　二、医学动物实验 ……………………………………………………… 204
　　　三、护理动物学实验 …………………………………………………… 207
　　第五节　护理教育科研课题(项目)申请书的撰写 ………………… 208
　　　一、科研课题(项目)申请书的概念 ………………………………… 208
　　　二、科研课题(项目)申请书的目的和作用 ………………………… 209
　　　三、科研课题(项目)申请书的撰写思路 …………………………… 210
　　　四、科研课题(项目)申请书的撰写格式 …………………………… 210
　　第六节　护理科研课题(项目)的申报与评审 ……………………… 211
　　　一、申报课题技巧 ……………………………………………………… 211
　　　二、申报流程(基本步骤) …………………………………………… 212
　　　三、评审规范 …………………………………………………………… 212

第十一章　护理科研课题的实施 …………………………………………… 215
　　第一节　护理科研课题实施的基本方法 …………………………… 215
　　　一、观察法 ……………………………………………………………… 215

二、调查法 ……………………………………………………… 217

三、文献法 ……………………………………………………… 218

四、行动研究法 ………………………………………………… 220

五、案例研究法 ………………………………………………… 221

六、实验研究法 ………………………………………………… 222

第二节　护理科研课题的实施步骤 ……………………………… 224

一、准备阶段 …………………………………………………… 224

二、实施阶段 …………………………………………………… 226

三、总结阶段 …………………………………………………… 226

第十二章　护理科研课题实施中应注意的问题 ……………………… 229

第一节　组织研究队伍 …………………………………………… 229

一、科研课题组织架构 ………………………………………… 229

二、科研课题组织职责 ………………………………………… 230

第二节　研究时间的安排 ………………………………………… 230

第三节　科研管理部门的协调 …………………………………… 231

一、内部人际关系的协调 ……………………………………… 231

二、科研项目课题组与科研管理层关系的协调 ……………… 231

三、科研项目课题组与委托单位之间的协调 ………………… 232

四、科研项目课题组与科研管理机构关系的协调 …………… 232

五、科研项目课题组与子课题组关系的协调 ………………… 232

六、科研项目课题组与其他单位关系的协调 ………………… 233

第四节　研究过程中的质量控制 ………………………………… 233

一、前期质量控制 ……………………………………………… 233

二、中期质量控制 ……………………………………………… 236

三、后期质量控制 ……………………………………………… 238

第十三章　护理科研成果的呈现 ……………………………………… 242

第一节　研究报告的撰写 ………………………………………… 242

一、年度进展报告 ……………………………………………… 242

二、结题报告 …………………………………………………… 243

第二节　中文科技论文的撰写 …………………………………… 245

一、医学科研论文的结构 ……………………………………… 245

二、论文文题 …………………………………………………… 246

三、作者署名和单位 …………………………………………… 248

四、摘要 ………………………………………………………… 249

五、关键词 ……………………………………………………… 250

六、引言 ………………………………………………………… 251

七、材料和方法 ………………………………………………… 252

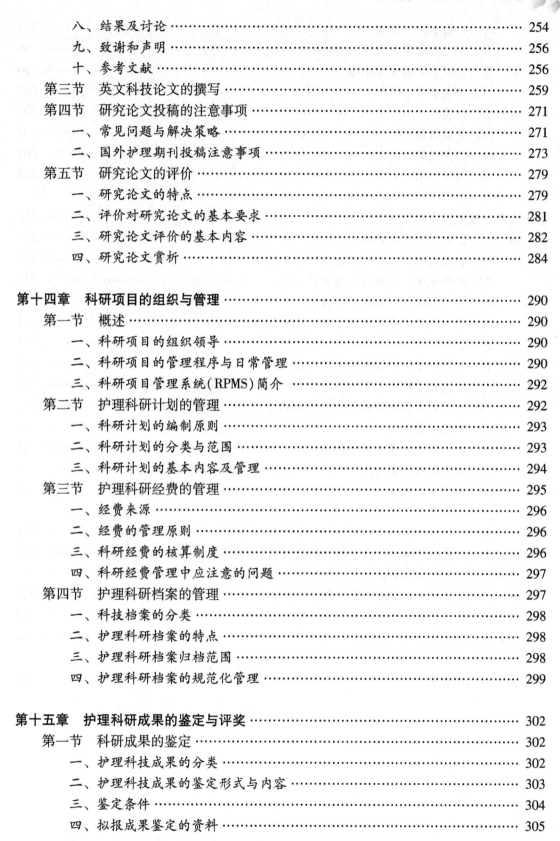

八、结果及讨论 …………………………………………………………………… 254

九、致谢和声明 …………………………………………………………………… 256

十、参考文献 ……………………………………………………………………… 256

第三节 英文科技论文的撰写 ……………………………………………………… 259

第四节 研究论文投稿的注意事项 ………………………………………………… 271

一、常见问题与解决策略 ………………………………………………………… 271

二、国外护理期刊投稿注意事项 ………………………………………………… 273

第五节 研究论文的评价 …………………………………………………………… 279

一、研究论文的特点 ……………………………………………………………… 279

二、评价对研究论文的基本要求 ………………………………………………… 281

三、研究论文评价的基本内容 …………………………………………………… 282

四、研究论文赏析 ………………………………………………………………… 284

第十四章 科研项目的组织与管理 ………………………………………………… 290

第一节 概述 ………………………………………………………………………… 290

一、科研项目的组织领导 ………………………………………………………… 290

二、科研项目的管理程序与日常管理 …………………………………………… 290

三、科研项目管理系统(RPMS)简介 …………………………………………… 292

第二节 护理科研计划的管理 ……………………………………………………… 292

一、科研计划的编制原则 ………………………………………………………… 293

二、科研计划的分类与范围 ……………………………………………………… 293

三、科研计划的基本内容及管理 ………………………………………………… 294

第三节 护理科研经费的管理 ……………………………………………………… 295

一、经费来源 ……………………………………………………………………… 296

二、经费的管理原则 ……………………………………………………………… 296

三、科研经费的核算制度 ………………………………………………………… 296

四、科研经费管理中应注意的问题 ……………………………………………… 297

第四节 护理科研档案的管理 ……………………………………………………… 297

一、科技档案的分类 ……………………………………………………………… 298

二、护理科研档案的特点 ………………………………………………………… 298

三、护理科研档案归档范围 ……………………………………………………… 298

四、护理科研档案的规范化管理 ………………………………………………… 299

第十五章 护理科研成果的鉴定与评奖 …………………………………………… 302

第一节 科研成果的鉴定 …………………………………………………………… 302

一、护理科技成果的分类 ………………………………………………………… 302

二、护理科技成果的鉴定形式与内容 …………………………………………… 303

三、鉴定条件 ……………………………………………………………………… 304

四、拟报成果鉴定的资料 ………………………………………………………… 305

　　五、申请鉴定的流程 ·· 305
　　六、鉴定或评审的程序 ·· 306
　第二节　科研成果的奖励申报 ·· 306
　　一、评奖条件 ·· 307
　　二、评奖程序 ·· 307
　　三、评奖材料 ·· 307
　　四、评奖表格的填写 ·· 307
　　五、科研成果奖励类别 ·· 308

第十六章　成果转化与转化护理 ······································· 310
　第一节　护理科研成果转化 ··· 310
　　一、护理科研成果转化的概念 ·································· 310
　　二、科研成果转化的作用与意义 ······························ 310
　　三、科研成果转化的形式与途径 ······························ 310
　　四、护理科研成果转化现状及其影响因素 ··················· 311
　　五、护理科研成果转化对策 ····································· 312
　第二节　转化医学在护理学发展中的应用 ······················· 312
　　一、转化医学概述 ··· 312
　　二、转化医学在护理发展中的应用探索 ···················· 313
　第三节　转化护理研究 ·· 316
　　一、护理研究存在的主要问题 ·································· 316
　　二、转化护理研究进展 ·· 316
　　三、转化护理展望 ··· 318

附录 ··· 321
　附录1　国家自然科学基金申请书的撰写格式(参考) ··········· 321
　附录2　国家社会科学基金项目申请书(参考) ·················· 332
　附录3　国家软科学研究计划申请书(参考) ···················· 340
　附录4　省级教学研究立项申请书(参考) ······················ 357
　附录5　国际主要SCI收录护理期刊 ····························· 364

中英文名词对照索引 ·· 366

第一章 绪 论

第一节 科学研究与护理科研

一、科学研究概述

(一) 科学研究的内涵

科学(science)是反映现实世界各种现象的客观规律的知识体系,研究是一种有意识对客观事物进行观察与分析的认识活动。科学按其研究对象的不同而划分:以自然界为其研究对象的科学称为自然科学(natural science),如数学、物理学、化学、生物学等基础科学和医学、农学、天文学、气象学、材料学等;以社会为其研究对象的科学称为社会科学(social science),如法学、政治学、经济学、历史学等;以人类社会的各种文化现象为其研究对象的科学为人文科学(the humanities),如语言学、文学、史学、哲学等;以人类行为为其研究对象的科学为行为科学(behavioral science),如心理学、人类学、管理学等。社会科学、人文科学、行为科学的属性及研究方法与自然科学既有共性,也有个性;四者之间既有交叉,也有融合。

科学研究(scientific research)有多种解释:科学研究是探求反映自然、社会、思维等客观规律的活动;科学研究是以科学的观点和方法,对未知事物进行探索、观测和分析,从而发展有关科学知识的认识活动;科学研究是指运用科学的方法,探索未知的现象,揭示客观规律,创造新理论、新技术、开辟知识新应用领域的智力性劳动。因此,对医学护理学而言,科学研究是指利用科研手段和装备,为了认识客观事物的内在本质和运动规律而进行的调查研究、实验、试制等一系列活动。科学研究的内涵包含整理、继承知识和创新、发展知识两部分。科学研究的基本任务就是探索、认识未知。

科学研究起源于问题,问题又有两类:一类是经验问题,关注的是经验事实与理论的相容性,即经验事实对理论的支持或否证,以及理论对观察的渗透,理论预测新的实验事实的能力等问题。另一类是概念问题,关注的是理论本身的自洽性、洞察力、精确度、统一性,以及与其他理论的相容程度和理论竞争等问题。科学研究提供的对自然界作出统一理解的实在图景,解释性范式或模型就是"自然秩序理想",它使分散的经验事实相互联系起来,构成理论体系的基本公理和原则,是整个科学理论的基础和核心。

(二) 科学研究的常见类型

科学研究从不同角度(方面)、不同水平(层次、深度),用不同方法和手段揭示对象运动形式的某一或某些矛盾方面的特殊性,构成科学研究的不同类型。科学研究简称科研,科研类型有不同的划分方法。有的先划分为定性研究(也叫质性研究,结果数据以文字表示)和定量研究(结果数据以数字表示)两大类,然后再分为定性的历史和现时研究,定量的描述性研究、相关研究、因果关系研究和实验研究6类。

医学护理学根据研究工作的目的、任务和方法不同,一般划分为以下类型:

1. **基础研究** 是对新理论、新原理的探讨,目的在于发现新的科学领域,为新的技术发明和创造提供理论前提,以产生社会效益为主。

2. **应用研究** 是把基础研究发现的新的理论应用于特定的目标的研究,它是基础研究的继续,目的在于为基础研究的成果开辟具体的应用途径,使之转化为实用技术,以产生社会效益为主。

3. **开发研究** 又称发展研究,是把基础研究、应用研究应用于生产实践的研究,是科学转化为生产力的中心环节,主要研制新产品、新技术,以产生经济效益为主。

基础研究、应用研究、开发研究是整个科学研究系统三个互相联系的环节,它们在一个国家、一个专业领域的科学研究体系中协调一致地发展。科学研究应具备一定的条件,如需有一支合理的科技队伍,必要的科研经费,完善的科研技术装备,以及科技试验场所等。

(三) 科学研究的特点

科学研究最基本的特点是创造性和探索性。科学研究随着人类社会的发展而发展的,在不同的历史阶段呈现出不同的特点。现代科学研究是随着20世纪初的物理学革命开始的,这一时期的科学研究处于飞跃发展的阶段,其突出特点表现在以下几个方面:

1. 科学研究的领域和对象逐渐向微观各层次和宏观各层次深入,对过程、结构和功能多个方面进行完整研究。

2. 科学研究的内容具有学科交叉的性质,学科之间的横向和纵向联系更加紧密。

3. 科学研究的组织形式更加多样,集体研究成为科学研究的主要形式,科学研究成为一种重要的社会职业部门或社会建制,科研人员的人数剧增,形成庞大的科技队伍。

4. 科学研究的方法和手段越来越依赖于最新的复杂技术装备的支持,信息技术、网络技术等广泛应用于科学研究的各个领域,呈现出科学技术化的趋势。

5. 科学研究的成果迅速转化和扩散,使得基础研究、应用研究和开发研究三者之间的界限越来越模糊,政府、企业和科研机构之间的关系更加紧密,呈现出科学产业化的趋势。

6. 科学技术已经渗透到社会生活的各个领域,更加强调与国家经济、安全和可持续发展的目标紧密结合,同时科学研究的实验设备日益庞大和昂贵,科学研究对社会的人力、物力和资金的投入需求也不断加大,呈现出科学社会化的趋势。

7. 科技资源的配置在全球规模下进行,科技成果的评价和应用在全球范围内进行和流动,国际科技合作与交流迅速增加,科学研究呈现出全球化的特征。

8. 科学研究的质量控制既要关注研究工作的潜在应用,更要考虑研究成果的可使用性、成本效益和社会可接受性等,而且更加强调科学家的社会责任,并把伦理标准纳入到科学研究的行为规范之中。

科学研究的程序大致分五个阶段:选择研究课题阶段、研究设计阶段、搜集资料阶段、整理分析阶段、得出结果阶段。

二、护理科研概述

（一）护理科研的内涵

护理学是指应用自然科学和社会科学的理论原理与实践方法，并以护理手段为主来解决人的健康问题的一门科学，即是研究有关预防保健与疾病防治康复过程中护理理论与技术的科学。护理学既有自然科学的属性，又有人文社会科学的属性。

2011年3月8日，国务院学位办颁布了新的学科目录设置，其中护理学从临床医学二级学科中分化出来，成为医学门类下的一级学科，与中医学、中药学、中西医结合、临床医学等一级学科平行，为护理学科的发展提供了更大的发展空间。新的学科代码为1011。

护理科研（nursing research），是运用科学方法，对护理学领域的未知事物进行反复地探索、系统地观察、有目的地收集资料、严谨地科学分析的一种认识活动。简单地说，护理科研是用科学的方法反复地探索、回答和解决护理领域的未知问题——直接或间接地指导护理实践的过程。护理科研是护理学科发展的基础，是推动护理事业进步的重要手段和途径，是独立学科的重要体现，代表护理学的发展水平与方向。

（二）护理科研的类型

按研究的性质，护理科研可分为量性研究（quantitative research）和质性研究（qualitative research）两大类：

1. 量性研究 量性研究是通过数字资料来研究现象的因果关系，认为获得数字的研究可达到测量精确，能较客观地描述问题和现象，并用统计学方法分析资料和设对照组来避免研究中的偏差。常用的方法有实验性研究、类实验性研究和非实验性研究。

2. 质性研究 质性研究是研究者凭借研究对象的主观资料和研究者进入当事人的处境中参与分析资料，找出人类生活过程中不同层次的共同特性和内涵，用文字描述报告结果。常用的方法有现象学研究、扎根理论研究（根基理论研究）、人种学研究、个案研究、行动研究等。

按功能护理科研可分为基础护理研究、专科护理研究、护理管理研究、护理教育研究、人文社会护理学研究和社区护理研究等六大类。

（1）基础护理研究：是对护理学的基本理论、基本知识和基本技能进行的研究。基础护理研究的内容十分广泛，如基础护理新技术的研究、家庭基础护理技术的研究、营养护理的研究、发热或疼痛护理的研究等。

（2）专科护理研究：是研究护理专业自身发展的有关问题，包括对各专科的护理技术、特护措施、护患关系、应用新技术与新仪器等方面的研究。

（3）护理管理研究：是对有关护理行政管理、领导方式、护理人才流动和人力安排、工作考核和护理质量控制等方面问题开展的研究。

（4）护理教育研究：是对护理教学的课程设置、师资培养、教学内容、教学方法、教学评估、护士在职教育及继续教育等开展的研究。

（5）人文社会护理学研究：是对护理心理学、护理美学、护理伦理学、护理社会学、系统论与整体护理临床思维科学等开展的研究。

（6）社区护理研究：主要是对社区护理的模式和工作中存在问题进行的研究，广义的社区护理研究包括家庭护理研究,即对家庭延续护理模式与方法开展的研究。

（三）护理科研的特点

由于护理的服务对象是人,所以护理科学研究就有别于一般科学研究。护理科研的特点包括以下三个方面。

1. 研究对象的特殊性　尽管护理研究的对象可以是人、物、事件、环境,以及动物,但主要是人,护理科学研究的对象最终是人,研究的成果最终服务于人,而人是最复杂的生命体,既具有生物特性,又具有社会属性;既有生理活动,又有复杂的心理活动;还受到各种自然环境因素的影响。因此,在护理科学研究中,从一开始就应该充分考虑到研究对象的特殊性,把握好研究对象的每一个环节。

2. 研究结果的社会公益性　研究对象的特殊性决定了护理学研究必须从人的需要出发,以服务于人类健康为目的。如预防护理学研究如何防止健康向疾病转化;临床护理学研究如何促进疾病向健康转化;急救护理学研究如何实施对急危重症病人的生命保护等,护理学各领域的科学研究均具有促进健康、减轻痛苦、保护生命等社会公益性。

3. 临床观察对护理科研实践的重要性　临床科学研究不能脱离临床实践,这是众所周知的事实。临床护理研究是护理科学研究项目中开展最广泛、最具优势的一种。临床护理科研中,所需研究的对象、研究的问题就在研究者身边,病人就在研究者工作的区域内,研究者通过严密观察和对病人实施全面周到的护理,在实践中进行调查研究,收集资料并加以分析、归纳、总结,从感性认识上升到理性认识,进一步指导临床实践。

第二节　护理科研人员的基本素质

一、科学精神与人文精神

英国贝弗里奇(W. I. B. Beveridge)教授综合了一些著名科学家和自己的经验、见解,提出研究工作者应具备的最基本的两种品格:对科学的热爱和难以满足的好奇心。仔细观察、善于思考、富于想象、勤奋工作和坚韧不拔的精神,这些都是科学研究成功所必备的条件。

杨振宁教授认为,没有自己学术偏好(taste)的研究工作者,注定不会是一个有所成就的学者。科学精神和人文精神的培养,是做人做学问必不可少的。例如:①不怕失败,持之以恒,不断奋斗的精神,因为科研中常常失败多于成功。②奉献精神,不但要牺牲许多业余时间(因为按时上下班是不可能做好科研的),甚至包括牺牲生命(如"非典"时期的调查与研究)。

二、科学素养

国际上普遍将科学素养(scientific literacy)概括为三个组成部分,即对于科学知识达到基本的了解程度;对科学的研究过程和方法达到基本的了解程度;对于科学技术对社会和个人所产生的影响达到基本的了解程度。目前各国在测度本国公众科学素养时普遍采用这个标准。只有在上述三个方面都达到要求者才算具备基本科学素养的公众。护理科研的科学素养体现在:

（一）科学能力

科学能力是科学素养的核心，它包括科学思维能力和实践能力等内容。科学能力是从事护理科研的基本要素和重要的条件。只有具备科学能力的人才敢于迎接挑战。

（二）科学方法

科学方法是科学素养中的重要组成部分，它是认识科学的方法。只有掌握了科学方法的人才有能力和希望探索医学未知领域，才有可能从事护理科研工作。

（三）科学意识

科学意识是科学素养的首要条件，它包含科学的世界观，科学意识是指在医疗护理的实践中有应用和理解科学的观念和动机。

（四）科学品质

科学品质是科学素养的重要体现，主要是指科学态度和科学精神以及对科学的兴趣、情感、动机等内容。科学精神是指坚持正确科学观，追求科学真理所表现出来的基本态度和理论、实践勇气。科学精神最基本的要求是求真务实，开拓创新。

自 1860 年佛洛伦斯·南丁格尔创立护理专业以来，随着时间的推移和相关学科的发展，护理学的研究工作推动了护理事业的发展。1854 年，南丁格尔女士奉命被派到军队中照顾伤病员，当时正值克里米亚战争爆发，伤病员住在脏乱阴暗的病房中。南丁格尔从病人身体舒适和心理安慰方面出发，改善居住条件，将伤病员搬到明亮、通风、清洁的环境中，并经常巡视病房，帮助解决病人的困难和问题，使每位伤员都得到较好的护理，死亡率大大减少，获得了病人的感谢和赞扬。南丁格尔详细地记录了她所观察到的两种不同环境对伤病员康复的影响，作为改善护理工作的依据，她强调环境对健康的影响，指出环境是可以预防、抑制或引起疾病死亡的所有外界存在的状况。环境影响生命及其机体的发展，而护理又有改变环境的作用。南丁格尔的奉献精神和研究成果，对护理事业的发展起了重要作用。科学素养在她的身上得到了最充分最完美的体现。

我国护理界涌现了一大批优秀护理科研人员和护理专家学者。如老一辈护理学专家为我国护理学科的发展奉献了自己毕生的精力并作出了巨大贡献。新中国成立后，我国还培养了一大批年轻护理学专家和学者，并产生了一批护理学科带头人，如历届南丁格尔获得者中不乏在科研、教学事业等方面作出突出贡献的人。为了提高中华民族的护理水平，她们情定护理岗位，刻苦钻研、呕心沥血，以锲而不舍的拼搏精神和百折不挠的坚强意志，取得一个又一个护理科研成果。她们是我国护理界的杰出代表，在她们身上集中体现了中华民族高尚的品质和优秀的科学素养。

三、团队精神

一根筷子易折，一把筷子难断。在科研中也是如此。没有人是全能的，因此，我们需要求助，需要与他人合作。让合适的人做最合适的工作，请最擅长的人或团队用他的拿手绝活帮你。如果合作，我们每个人都会取得更多的成绩，我们会做得更快更好。美国国立卫生研究院（National Institutes of Health，NIH）医学科研路线图强调指出，当今生物医学的问题规模及复杂性要求科学家从自己原来的学科转向构建另一新的学科——团队科学（team science）。例如分子影像学的新进展需要放射学家、细胞生物学家、物理学家以及计算机程序学家的合作研究。如前所述,NIH 路线图鼓励三个方面的创新团队:高风险研究、跨学科研究以及公私合作研究团队。

构建团队科学需要研究工作者具有良好的团队精神:

1. 了解团队的目标认识到个人及团队目标只有通过相互支持才能达到,绝不能花时间损害他人以使自己得到好处。

2. 对自己的职业和工作单位应有主人翁精神。

3. 发挥自己特有的智慧、知识及创造性以实现团队的目标。

4. 对队友的信任公开表达自己的想法、意见和感觉,积极提问题,与队友工作在信任的氛围中。

5. 相互了解与队友坦诚相待,了解彼此的观点。

6. 努力提高自己的技能,并将所学的应用于工作中。

7. 善于解决矛盾认识到团队中产生矛盾是正常现象。善于迅速、有建设性地解决矛盾,矛盾有时反而是产生新理念、新创造的机会。

8. 参与决策。

9. 认识到团队是一个有组织的环境,有它的边界,要了解谁是最后的权威。但团队的领导必须通过他的主动参与获得队友的尊重。

10. 承诺团队的每个成员必须认识到:只有对团队作出充分发挥自己能力的承诺才会被聘用,才能与其他队友在和谐的环境中工作。

构建团队科学(也称定位于团队的科学,team-oriented science)不是一件易事。如美国系统生物学研究所在构建团队科学中就遇到如下一些问题:①集中不同学科人员在一起不容易;②重新学习彼此不同的学科语言及专业概念需经过相当的培训;③实验科学家不愿当"技术员",计算机生物学家不愿当"程序员";④数据所有权问题,在期刊发表论文的著作权问题;⑤队员个人事业的发展及报酬问题。但是,我们相信通过不断地规范、不断发扬科学献身精神,将有助于问题的解决。

四、学术道德

(一)科学研究的道德观

关于科学研究的道德观,应强调以下几点:①作者对他所参考利用的前人成果以及任何曾经实质上为其研究提供过帮助的人,有责任给予应有的肯定和感谢。②不可盗窃别人谈话时透露的设想或初步的成果加以研究,然后不经许可就予以报道。③一个研究工作的指导者仅仅指导了某项研究,但在署名发表时他的名字排第一,把主要功劳据为己有。④注意不要以为是自己的新设想,但实际上是不自觉地剽窃了别人的设想。应特别注意不得篡改数据或谎报成果,例如韩国黄禹锡事件。据新华网报道,2004 年 2 月黄禹锡在美国《科学》杂志上发表论文,宣布在世界上率先用卵子成功培育出人类胚胎干细胞;2005 年 5 月,他又在美国《科学》杂志上发表论文,宣布攻克了利用病人体细胞克隆胚胎干细胞的科学难题,其研究成果一时轰动全球。首尔大学调查委员会发表最终调查报告宣布,黄禹锡这两项突破性研究的实验数据是伪造的。据此美国《科学》杂志发表声明立即无条件地撤销这两篇论文,并通告科学界这两篇论文所报告的研究成果被视为无效。

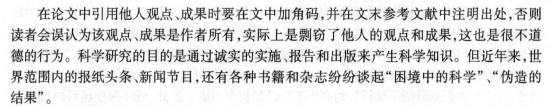

在论文中引用他人观点、成果时要在文中加角码,并在文末参考文献中注明出处,否则读者会误认为该观点、成果是作者所有,实际上是剽窃了他人的观点和成果,这也是很不道德的行为。科学研究的目的是通过诚实的实施、报告和出版来产生科学知识。但近年来,世界范围内的报纸头条、新闻节目,还有各种书籍和杂志纷纷谈起"困境中的科学"、"伪造的结果"。

（二）科研不端行为的定义

美国公共卫生署与国家科学基金会规定"不端行为"或"科研不端行为"是指伪造、篡改、剽窃或在研究的申请、执行或报告过程中严重偏离科学界公认的科研行为准则的行为,但不包括无意的错误和在数据判断与解读中出现的正常差异。其中伪造是指捏造数据或结果,并将其记录或报告;篡改是指操弄研究材料、仪器、过程,改变或删除数据或结果,以致研究不能准确地反映在记录中;剽窃是指盗用他人的创意、过程、结果或词句且没有给予相应的承认。一些学术团体、大学和研究机构制定了各自对学术不端行为的定义,但通常是直接引用美国公共卫生署与国家科学基金会的定义,或将它们作为修改的蓝本。

2007 年,中国科学院发布《中国科学院关于加强科研行为规范建设的意见》,明确将科研不端行为进行定义,并分为以下几类:

1. 有意做出虚假的陈述,包括编造数据、篡改数据、改动原始文字记录和图片等。

2. 损害他人著作权,包括侵犯他人的署名权、剽窃他人的学术成果等。

3. 违反职业道德利用他人重要的学术认识、假设、学说或者研究计划等。

4. 科研成果发表或出版中的科学不端行为,包括一稿多投等。

5. 故意干扰或妨碍他人的研究活动,包括故意损坏、强占或扣压他人研究活动中必需的设备、数据、文献资料等。

6. 在科研活动中违背社会道德,包括骗取经费、滥用科研资源等。

（三）对科研不端行为的管理

20 世纪 80 年代初,科研诚信在美国被提到了重要的地位。在随后的 10 年间,政府机构对此进行了充分地调查,一些国会议员积极追究一些不端行为案件的进展。90 年代初,美国制定了科研不端行为的定义与法规,接受联邦资助的机构也必须出台处理不端行为的政策。美国国立卫生研究院和国家科学基金会是美国资助生物医学和自然科学的两大机构,自 20 世纪 80 年代起,它们就不断发起和延长行动计划,以应对学术不端行为问题。国立卫生研究院扩大了下属的科学诚信办公室,并最终将其改名为科研诚信办公室。而国家科学基金会也在其内部设立了监察总长办公室。在教育方面,许多研究生课程中也常常含有科研诚信、研究道德或负责任的科研行为等内容。

中国国内经过近 30 年的实践,政府管理部门和科技界逐步达成共识,即除了对少数恶性科研不端行为要诉诸法律外,对于其他科研不端行为,主要是通过政府法规条令、科研机构的政策和指南、专业学会的职业准则和科技规范、科技期刊的指导方针来加以约束,更重要的是要从源头采取措施,教育为本,努力让学术风气回归到科学的轨道。具体措施如下:

1. 教育引导　包括大力宣传科技界的治学典范和明德楷模,进行学术不端行为的惩戒案例警示教育,从正反两方面引导科技工作者严格自律并加强科学道德修养;另外,以研究生为重点,在高校更加广泛地开展科学精神、科学道德和科学规范教育。

2. 加强制度规范　从 20 世纪 90 年代开始,我国相关管理部门颁布了多项相关的政策规定,并逐步建立了多层次的管理机构。如中国科学院成立了科学道德建设委员会,科学技术部成立了科研诚信办公室,科技部、教育部、中国科学院、中国工程院、国家自然科学基金委员会、中国科学技术协会等部门建立了科研诚信建设联席会议制度。尤其是自 2010 年国务院科研诚信与学风建设座谈会召开以来,各有关部门相继出台针对科研不端行为的惩处措施,一个严肃惩处科研不端行为的高压态势已经初步形成。另外,近年来中国科协颁布了《科技工作者科学道德规范》、《学会科学道德规范》、《科技期刊道德规范》、《关于加强我国科研诚信建设的意见》等文件,强化学会监督责任,发挥学术期刊在引导科技工作者严守学术规范中的重要作用,取得了一定的效果。

3. 强化监督约束 我国新修订的《科技进步法》以及《著作权法》、《专利法》、《知识产权法》等,均就学术不端行为的调查处理问题列有明确条款。学术不端行为目前已成为世界各国关注的问题,面对科学道德受到挑战,全球范围都在行动。例如,世界科学联盟 1996 年第 25 次代表大会上正式决定建立"科学道德与责任常设委员会"。1999 年 6 月,联合国教科文组织和世界科学联盟在布达佩斯联合召开世界科学大会,会议讨论了科学道德和科学家的社会责任问题。近年来,国际社会也多次召开全球大会,讨论科学道德与学风建设问题。例如,2007 年 9 月首届世界科研诚信大会在葡萄牙首都里斯本召开,2010 年在新加坡召开了第二届世界科研诚信大会。然而学术不端行为是一个复杂的问题,很难通过制度规范来防范所有的不端行为,科研人员的自律更为重要。这就要求从事研究和正在接受培训的科研人员都必须不断地检视自己的行为是否符合负责任的科研行为,研究活动是否遵守强制的和公认的标准。只有这样,才能保证研究者所做的是"负责任的科研行为"。

第三节　护理科研的伦理原则

一、赫尔辛基宣言

医学研究牵涉人体受试者,就存在着伦理学问题,也就是医学护理学研究的道德观问题。《赫尔辛基宣言》全称《世界医学协会赫尔辛基宣言》,该宣言制定了涉及人体对象医学研究的道德原则,是一份包括以人作为受试对象的生物医学研究的伦理原则和限制条件,也是关于人体试验的第二个国际文件,较《纽伦堡法典》更加全面、具体和完善。护理研究与医学研究密切相关,因此也适合护理研究。《赫尔辛基宣言》提出了 12 项基本原则。

1. 涉及人体的生物医学研究必须遵从普遍接受的科学原则,并应在充分实验室工作、动物试验结果以及对科学文献的全面了解的基础上进行。

2. 每一项人体试验的设计与实施均应在试验方案中明确说明,并应将试验方案提交给一个专门任命的独立于研究者和申办者的委员会审核,征求意见和得到指导。该委员会须遵守试验所在国的法规。

3. 在人体进行的生物医学研究应该由专业上有资格的人员进行,并接受临床医学专家的指导监督。必须始终依靠一名医学上有资格的人员对受试者负责,而不是由受试者负责,即使受试者已同意参加该项研究。

4. 只有在试验目的的重要性与受试者的内在风险性相称时,生物医学研究才能合法地在人体中进行。

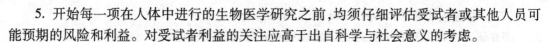

5. 开始每一项在人体中进行的生物医学研究之前,均须仔细评估受试者或其他人员可能预期的风险和利益。对受试者利益的关注应高于出自科学与社会意义的考虑。

6. 必须尊重受试者自我保护的权利,应采取尽可能谨慎的态度以尊重受试者的隐私权,并将对受试者身体、精神以及人格的影响减至最小。

7. 只有当医生确信试验所致的损害可被检出,受试者方可参加该项人体试验。一旦发现其弊大于利,即应立即停止研究。

8. 在发表研究结果时,医师有责任保证结果的准确性。研究报告与本宣言之原则不符时,不应同意发表。

9. 在人体中进行的任何研究都应向每一名志愿参加的受试者告知研究的目的、方法、预期的受益、可能的风险及不适。应告知受试者有权拒绝参加试验或在试验过程中有随时退出的自由。其后,医师应获得受试者自愿给予的知情同意书,以书面形式为佳。

10. 在取得知情同意书时,医师应特别注意受试者与其是否有上下级关系,或可能被强迫同意参加试验。在此种情况下,知情同意书的获得应由不从事此研究或与此研究完全无关的医师来进行。

11. 在法律上无资格的情况下,按照国家法规,应从合法监护人处取得知情同意书。若受试者身体或精神状况不允许,无法取得知情同意书,或受试者为未成年人,按照国家法规,可由负责亲属替代受试者表示同意。若未成年儿童实际上能作出同意,除法定监护人外,还必须征得本人同意。

12. 研究方案必须有关于伦理考虑的说明,并指出其符合本宣言中所陈述的原则。这些原则既对人体生物研究的前提基础、基本条件作了严格的伦理规定,也对研究过程、结果中可能发生的各种伦理问题提出明确的道德要求。

二、护理科研的基本伦理原则

《贝尔蒙报告》强调了医学研究中应遵循三项基本伦理原则,即有益的原则、尊重人的尊严的原则和公正的原则,这无疑适合护理科研。

(一) 有益(beneficence)的原则

即研究者有责任将研究对象的伤害减至最低,获得的益处最大。也就是说,研究要给研究对象或其他人群带来益处。有益的原则包括以下两种:

1. 免于遭受伤害或不适的权利 研究者有责任避免、预防或减少研究中的伤害。在这里,伤害或不适不仅包括生理方面的(例如损伤、疲乏),也包括情感方面(例如压力、畏惧)、社会方面(例如丧失社会支持)以及经济方面的(例如误了工钱)。研究者必须使用各种办法将上述伤害或不适,即便它们是临时存在的,降至最低。研究要由有经验的研究者来进行,尤其是在研究中使用了具有潜在危险的仪器或是进行了专业的操作。在研究中,研究者如果发现了继续研究将会对研究对象造成伤害、死亡或是带来痛苦,应立即终止研究。

2. 不被剥削或利用的权利 在研究过程中,研究对象提供的资料不能被用于对研究对象不利的事情。例如,研究对象提供的自身经济状况的信息不能被泄露,以使其失去享受公共医疗保健的权利。另外,研究对象和研究者在研究中建立起来的关系不能被研究者滥用。

（二）尊重人的尊严（respect for human dignity）的原则

即在研究中研究对象有自主决定的权利和充分认知的权利。

1. **自主决定权**　是指研究对象有权利决定是否自愿参加研究，有权利提出问题、拒绝提供信息以及有权利随时退出研究。自主决定权还包括免于受到研究者的强迫（coercion）要求。这里强迫包括两个方面：一是表现在如果研究对象不参加研究将会受到惩罚，二是如果研究对象同意参加将得到较多的酬劳。在一些情形下，研究者要特别注意保护研究对象免受强迫，例如研究者处于权威或是能影响研究对象的角色时（例如研究者是研究对象的护士）。

2. **充分认知的权利**　是指研究开始时研究者要将研究的内容、研究对象有权拒绝参加、研究对象的责任以及可能的危险及获益等信息完全地告知研究对象，使其做出是否自愿参加研究的决定。然而，有时让研究对象充分的认知会造成偏倚以及样本选取的问题。假设我们要研究在高中学生中经常旷课的学生比出勤好的学生更易吸食毒品。如果我们向学生充分地介绍研究的目的，一些学生可能会拒绝参加研究，而这些学生很有可能吸食毒品，也正是我们想要研究的。另外，即使是参加研究的学生也可能不会说出真相。在这种情况下，让研究对象充分的认知可能会严重影响研究结果。在此背景下，一些研究技巧出现了。

一些研究者采用隐蔽（concealment）手段收集资料，即资料的收集并未得到研究对象的同意。例如，某研究者想要观察研究对象在真实环境下的行为，研究者担心一旦将研究目的告知研究对象其会改变自己的行为，因而研究者采用了一些隐蔽手段进行资料收集，例如将录像机放置在隐蔽的地方或是假装观察研究对象的其他活动。在一些情形下，隐蔽手段收集资料是可以接受的，例如研究对研究对象无任何危害以及研究对象的隐私权没有受到损害。而在一些情形下，隐蔽手段收集资料是不能接受的，例如研究涉及敏感性话题，比如使用毒品以及性行为等。另外一项颇有争议的技术是使用欺骗（deception）手段收集资料，是指包括蓄意隐瞒有关研究的信息或是提供虚假的信息。例如，上述研究高中生使用毒品的例子中，如果研究者向学生介绍研究的目的是了解学生的健康行为，这就属于轻微的欺骗。学者们对于使用隐蔽以及欺骗的手段收集资料有着不同的看法，一些人认为这样做违背了研究对象有充分认知的权利，而另外一些人则认为要看研究中的具体情况。如果研究带来的危害很小且研究结果对于社会有重要意义的话，使用上述两种手段可以提高研究的效度。

美国护士协会对于何时可以使用隐蔽以及欺骗的手段做出如下规定：首先，研究者应该知道隐蔽以及欺骗目前是存在争议的，能否使用需根据研究的具体情形而定。其次，研究者在使用隐蔽以及欺骗前要看看是否符合以下标准：①研究对于研究对象的危害甚小而结果带来的益处非常大；②是否接受使用隐蔽以及欺骗的手段与对研究对象带来的危害的程度相关；③研究者在此前已经尝试了其他提高研究效度的方法，但效果均不理想；④一旦有可能，研究者要将使用了隐蔽以及欺骗手段告知研究对象，并向其解释使用的理由。

另外，近几年兴起的收集来自网络的数据（例如分析来自聊天室、博客等的文字）引发了学者的争议。一些学者认为，既然是发布在公共网络上的文章就可以使用，不需得到作者的同意；而另外一些学者则认为，伦理原则应该被应用到网络研究中。

（三）公正（justice）的原则

指研究对象有被公平对待的权利和隐私权。

1. **公平对待的权利**　包括公平选择研究对象、强调研究者有责任去保护那些已经无法

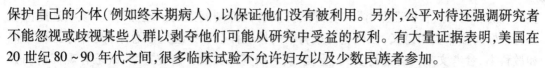

保护自己的个体(例如终末期病人),以保证他们没有被利用。另外,公平对待还强调研究者不能忽视或歧视某些人群以剥夺他们可能从研究中受益的权利。有大量证据表明,美国在20世纪80~90年代之间,很多临床试验不允许妇女以及少数民族者参加。

另外,公平对待的权利还包括研究者对于那些拒绝参加研究或是中途退出人员应公平对待、履行所做的许诺(例如对研究对象给予一定的补偿)、对于来自不同背景或文化的研究对象应尊重他们的信仰、习惯以及生活方式、研究对象的疑问可随时得到研究者的回答、研究对象自始至终享有公平的对待等。

2. 隐私权　多数与人相关的研究均会触及研究对象的个人生活,研究者应意识到除非是必须触及,否则尽量不要过多地涉及个人的隐私。也就是说,研究对象的隐私是应该受到保护的,研究对象有权利要求他们的信息不被外泄。1996年,美国通过了《健康保险负责议案》(Health Insurance Portability and Accountability Act,HIPPA),要求要保护病人的健康信息。该议案颁布后,在美国的健康保健领域,病人的隐私权受到更加重视。

第四节　护理科研课题设计

一、护理科研课题设计的概念

护理科研课题(nursing research topic)是指有待科学研究加以解决或得到回答的护理问题。护理科研课题设计就是关于解决或回答问题所需全部研究工作的内容、方法和计划安排。具体来讲,护理科研课题设计是指在临床护理科研项目实施前,应用护理学专业知识和研究设计的原理、原则和方法,对将要进行的研究项目的目的与意义、目标与内容、对象与观察指标、研究方法和设计路线等有一个全面的计划和安排,并制定出一个具体方案的过程。护理科研课题设计一般包括专业设计和统计学设计。

二、科研课题设计的原则

(一) 先进性

先进性是确立研究问题的首要原则。选题要立足于创新,选择别人没有或很少想到的内容进行研究分析,就能够在护理学科的某领域内达到新的水平。研究结果的价值或研究论文的水平关键取决于立题要有新意。先进性可表现在以下几方面:①前人未涉足的领域,或新创立、新发展起来的学科分支,新理论等,例如"提肛肌训练对前列腺电切术后暂时性尿失禁的影响"、"I Love You 按摩法对促进早产儿排便的效果研究"等。②前人已有研究,但本人提出新的资料和结果,对原有的结果提出补充或修改,例如"初期诊断的消化道恶性肿瘤病人症状特征的研究"、"孕晚期住院孕妇焦虑水平及其相关因素研究"等。③国外已有报道,尚需结合我国情况进行研究验证以引进新理论,填补空白,例如"关于护士长领导方式与护士工作效率的研究"、"居家脑卒中病人的康复训练项目"等。

(二) 科学性

研究问题的科学性取决于研究是否有科学依据,研究结果能否为今后应用。例如"监护室病人的心理特点和护理探讨"、"化疗后并发骨髓抑制病人的护理探讨"。该类选题的确具有较好的临床实用意义,往往会写成科学的护理体会和护理经验总结,但若将已有知识和教科书、参考文献内容进行罗列、重复,缺乏研究人员设计研究方案、缺乏客观资料和数据、缺乏对资料的系统分析(包括统计分析或定性分析),则该类研究问题不具备科学性的要求。

(三) 实用性

研究问题必须对促进护理实践有意义,这是研究立题的前提。可通过询问下述问题确立立题的实用性:该问题是否重要? 研究结果是否能使病人、护理人员或其他卫生保健人员受益? 研究结果是否具有实用价值? 研究结果是否有理论依据? 研究结果是否对未证实的假设构成挑战? 该研究是否有助于制定新的护理常规或有助于制定新的护理政策? 如果对这些问题的回答均为否,则意味着该问题不值得进一步研究。

(四) 可行性

选题范围不可太大,涉及面过大则不易深入研究。例如"癌症病人的疼痛护理"题目范围过大,涵盖了疼痛的原因、类型、临床表现、疼痛的评估和测量、止痛药的管理、疼痛的非药物性干预等内容,涉及的内容太多,不易通过研究解决具体问题,对于一个选定的题目完成是比较复杂的,因此,选题应该具体、明确,范围不可过大。若将前述题目改为"放松技术对缓解癌症病人疼痛的效果研究"则研究目的和范围都比较具体和明确。因此,选题要注意具体、明确,范围不可太大,每个研究题目集中解决 1~2 个研究问题。

此外,还应从以下几方面衡量选题的可行性:①时间上:如果研究对象是慢性阻塞性肺气肿的病人,则选择冬季进行资料收集较合适。②样本是否可以方便获取:根据选样标准进行样本的选择,应注意尽量使研究对象以最少的时间和较舒适的状态参与研究,否则,应通过适当的补偿招募更多的研究对象。③是否需要他人合作:根据研究的伦理原则,研究过程应做到知情同意,使研究对象和研究相关单位了解研究的大致内容和意义,以配合研究的进行。④设备和条件是否具备:如研究的场所、有关的电话、办公设备、办公用品、打印、复印、交通、计算机设备等,尤其是对需要进行实验室检查的研究,应首先评估是否具备条件。⑤是否有研究经费:尽管每项研究所需的经费数量不一,但某些开支是必需的,必须保证一定的研究经费,如文献回顾、帮助进行资料收集的劳务费、研究对象的交通费、打印费、办公用品费、复印和印刷费、计算机相关费用、实验室检查费、邮寄费、交通费等。⑥研究人员的经历和专业水平是否适合于进行该项研究。⑦伦理因素:研究过程必须严格保证尊重人的自主权,应严格评估该研究是否存在违背伦理原则的情形。

三、科研课题设计的步骤

(一) 找出问题

给自己一些时间思考每日的护理工作,如反思下述问题:"我对什么领域感兴趣? 我对什么问题感兴趣? 最近我思考了什么问题?",写下所思考的问题,这些资料将成为将来的研究课题的雏形。然后,审慎评价这些问题,按照其重要性进行排列,并在每个问题后面简要阐述该问题重要性如何? 为何值得研究? 研究结果将对护理实践造成何种影响? 值得研究的问题一般具有以下特征：①问题应是精确、具体的，包含了可测量的变量；②问题应是现实的；③问题范围不应过大；④问题应是清晰的；⑤应避免与不同价值观念和价值判断相关的问题；⑥问题应包含可直接观察到的特征和行为。相对而言，不值得研究的问题包括：①范围过大，过于模糊，没有为研究者指明方向；②包含了一些不明确的术语；③包含了不明确价值判断的术语；④包含了抽象的术语；⑤包含了不能直接观察到的特征。确定问题时应考虑如何界定有关概念，如何测定这些变量。在定量研究中，研究问题必须包含可精确界定和测量的变量。例如，如果研究人员希望确定早期出院对病人健康状况的影响，则"健康状况"是一个太大的变量，较难准确测量，所以应制订一定的标准，使"健康状况"这一变量可观察、可测量。如果要探讨的是一个全新的概念，例如关于高血压病人的服药依从性。一般很难对它进行精确的定义，则可通过定性研究的方法，以深入访谈或深入观察的方式收集资料。

（二）缩小范围

一般情况下，最初确立的研究问题往往较大，需要进一步缩小范围，使题目研究更具可行性。例如，若研究题目为"老年病人压疮问题的探讨"，则范围过大，涉及内容包括压疮的原因、临床表现、严重程度评定、预防、处理等等，若将题目的范围缩小为"骨科老年病人翻身次数和压疮发生率的相关性研究"则在研究对象、研究范围、研究变量等方面都比较具体和明确，使研究可行性和实用性提高。

（三）查寻有关文献

确立研究问题过程中非常重要的步骤是通过文献查询对研究问题进行进一步提炼。首先找到相应的数据库（如 CDMDise、Medline、CINAHL、Ovid、万方数据资源系统、中国学术期刊光盘全文数据库等），然后设计适合的关键词，进行深入全面的查询，使最初的选题更精练、更具研究价值。

（四）评价该研究题目的先进性、科学性、实用性、可行性

一个护理问题是否值得研究，能否通过研究获得可信、有效的结果，都应在开展具体研究之前进行充分论证。可从选题内容和预期结果能否增进护理新知识，立题是否有创新，是否完全重复别人的研究、研究的预期结果能否应用到实际护理工作中解决临床护理问题，并指导护理实践等方面加以评价。确立研究题目除了评估问题是否有研究价值外，同时还应考虑是否可行。包括研究工作中的协作关系、仪器设备、时间、经费、人力、物力等各方面条件是否完备，仪器设备和测量工具是收集研究资料的手段，而足够的时间和经费是进行和完成研究的保证，只有各方面条件具备，才能确立研究课题，并使研究工作顺利进行，最后取得较好的研究成果。

（五）明确地表述研究目的或研究问题

可通过陈述句的形式表述研究目的（研究目标），也可通过疑问句的形式表述研究课题。但应注意，研究目的或研究课题的表述都应满足两个基本原则：简洁、具体。以陈述的形式表述研究目的较常用，其要求为：①变量明确：在研究目的的陈述中应将研究的变量清晰地表达出来。变量是所研究的变化中的事物，可分为自变量和应变量两个类别。根据研究的设计，在研究目的的陈述中可同时有自变量、应变量，也可只有一个变量。②研究对象明确。③用词恰当：研究目的应以行为动词开头，运用具体、可测量的行为动词陈述研究目的。研究目的可陈述为："观察用 10% 葡萄糖喂养治疗早产儿羊水呕吐的效果"、"比较肛温和颌下温度两种方式测量新生儿体温效果"、"描述监护室护士心理健康状况"。

四、科研课题设计的基本内容

（一）立题

立题亦称命题,即为研究课题拟定一个最为适当的题目作为该项研究的课题名称。这个题目是科研设计的总纲或其指导中心,也可以说设计中的全部内容皆由此而发,假说、实验、措施等皆为此而设,因此它必须是整个科研项目设想与过程的高度浓缩物。一个好的课题名称,能使人对该项研究工作一目了然、不仅可知其目的、内容和主要方法,甚至透过题目还能看出其假说的科学性。欲达此目的,立题必须力争做到鲜明、具体、确切,若能同时反映出"立意新颖"则属更佳。

在拟定某些（而不是全部）研究课题的名称时,可适当考虑采用下列形式:

立题=处理因素（具体而不含糊）+受试对象（明确而不省略）+预期效应（限定而不笼统）
　　　+工作定性（适当表达留有余地）

当然,大的研究题目亦并非绝对不能成立,如果确是从宏观出发制定一项大的科研计划,其题目必然也会很大;但此类题目毕竟是属于战略性的,其下一系列分题仍需各有一战术性的题目名称。战略性题目是总的探索方向,战术性的题目则是一个个具体的进攻目标。

（二）立项依据

此项内容要求回答"为什么要研究这个课题",应该着重说明选定此一课题的出发点以及主观与客观的条件是什么,选题的独创性、完成的可能性及其实际意义（实用性）如何。必要时尚需进一步说明,这个问题是根据什么临床经验、动物实验或其他间接经验提出来的。情报调研的情况和预试验的初步结果亦应在本项中反映出来,以增加确立这一选题的依据性。

有些科研设计在填写本项时,不是内容过多而是文字太少,叙述往往过于简单或较为抽象。应该认识到,三言两语、轻描淡写、一带而过的办法,对于争取课题的批准是不利的,选题依据若不充分,课题的成立就很困难。在陈述客观对解决这一问题的需要情况时,应该实事求是,而不要用主观臆断来代替客观事实。几乎任何人都不会说自己研究的课题客观上不需要,但也不要动辄就把"迫切需要"或"亟待解决"之类的词汇拿来作为"依据"。人们常常会对这些空洞的说法提出疑问,其可信程度究竟有多大？因此,最好的办法就是具体而不抽象,摆出事实,言之有据,令人信服。

（三）国内外现状

国外现状与国内现状应分别叙述,不要忽外忽内搅在一起。先以数语简要交代一下有关该问题的历史沿革并非不可,但没有必要做过多的久远追溯。文字不宜过长,亦无须把外国人的话都重复一遍,重点是介绍有关这一问题最近几年的研究进展和目前状况。

把握好本项内容的关键在于"全"和"新"两个字。即全面掌握情况,除日常所见到的一些资料之外,更重要的是在定题之前要进行一次系统的文献查阅并广泛收集信息;在拥有大量资料的基础上,通过时间上和认识深度上的比较,自然可以了解到哪些成果或结论是新的和最新的,这就是现状。

然而,有些设计者未能很好地做到这一点,常常是随便找几篇近期文献,便以此为据作为"国内外"现状加以介绍。由于文献的查阅面和收集范围很窄,所了解到的情况必然具有一定的局限性,比较的余地也不会太多,自己选定的课题是在创新还是在重复他人早已做过的工作,实无把握。一旦有人指出:"该问题早已有了结论,请阅某年某期某刊某文",这样一来不仅现状"失真",整个课题设计就等于一张废纸。

(四)目前水平与发展趋势

前一项是要求摆出已有的客观事实,这一项则要求陈述自己的主观见解。因此,重点是对最近的一些同类研究成果进行综合性评价,并在此基础上推测将要出现的势头和指出未来的方向。例如,有关这一课题的研究已经达到了什么样的地步,当前在同类研究中有何不足之处,有无相互矛盾的研究结果或结论,有待进一步阐明或解决的问题是什么,知识的空白点在哪里,推进或发展此问题的关键何在,等等。在推测未来时还应指出,最近有关本课题的动向是什么,都有些什么新的苗头,正在朝哪方面前进,发展速度如何;有时还需要对当前的某些发展趋势做出估价和判断,是应该努力追赶或超过,还是应该改变研究方向。这些都需要以高度的洞察力进行观察,并用冷静的头脑进行深入分析,提出自己的独立见解。当然,所有这些认识和见解,均应与本课题的研究内容呼应起来。

遗憾的是,在某些科研课题设计中常将本项内容与前述国内外现状合二而一,也有的是将前一项中的部分内容在本项中加以重复,或者是"你中有我,我中有你",把客观事实与主观见解搅在一起,很难使人看出研究者的认识与判断究竟如何。这些不足之处,往往可以反映出设计者在思路上不够清晰,或者是思维上的懒惰,应该注意克服。

(五)研究目标与内容

包括阶段和最终目标,即该项研究工作的段落和终点。因此,在此项中应着重说明这一研究课题最后要解决一个什么样的问题。为了解决这个问题,在研究中将分作几个步骤,都需要做些什么,拟从何处入手,重点研究哪个侧面,主攻方向是什么,到达哪一步或什么程度算是完成,将出现什么样的预期效果等。总之,要目标明确,内容具体,十分清楚地规定出自己的研究任务。

(六)研究方法

这是科研设计中一个重要的核心部分,全部内容都旨在说明"如何具体地进行研究",因此这一项实际上就是通常所说的实验设计。

实验设计是指导整个实验过程的重要依据,是达到研究目的的一项重要保证。实验设计要为验证假说选择一种最佳方案;以较少的人力、物力和时间,换取最大的科学研究成果。在正确的实验设计指导下,可使实验误差减少到最低限度,取得更多的数据资料,保证实验结果的可靠性。

实验设计方案的类型有多种,采用哪一种最合适,主要取决于研究的内容与目的。不论采用哪一种方案,均应重点说明受试对象的种类、选用标准、抽样方法、样本含量、对照分组,处理因素的性质、质量、强度、施加方法,效应观察的项目或指标、检测方法、判断标准,以及数据资料的收集方法和统计学处理方法等。为实验所制定的操作规程和记录表格,亦应在本项内容中加以说明,具体的条文和格式可附于科研设计书之后。

总之，研究方法或其实验设计，就是针对题意并遵循科研四原则（重复原则、对照原则、随机原则、均衡原则），对科研三要素（对象、因素、效应）进行合理安排的一个过程。有关科研四原则和三要素的一些具体问题，将在后面章节中进行专门讨论。

（七）现有研究条件

研究条件主要指人员条件和物质条件两个方面。人员条件包括研究组成员的数量与质量，特别是科研工作经验、现有技术水平和能投入该项研究的时间，本项只要求重点介绍课题负责人的主要情况，例如在护理科研方面曾做过哪些工作，在与本课题有关的方面都做过些什么等；其他一般情况以及研究组的其他成员，可在另一项"组织与人员"中介绍。物质条件包括仪器、设备、材料、经济力量以及研究对象（包括实验动物）等；其中最主要的是本项研究所需之仪器和设备是否齐全或基本具备，其性能如何，精确度有多高、可供使用的程度有多大等亦需作一说明。一些较大的研究课题，还要说明有无专门的实验室或其他实验措施。若为大样本的临床研究，必须清楚交代本单位现有床位数、年均住院病人数以及病种构成指标概况等。如果是一项跨单位的协作研究，则协作单位的现有研究条件亦应一并提供。

研究条件是保证完成课题的重要基础，因而在课题审批的过程中对于此项内容亦颇重视。有些设计者在陈述现有研究条件时，总是想把情况说得好一些，旨在表明完成设计中所列各项内容问题不大，目标可望实现；但在仪器设备方面有时也会产生一种矛盾心理，因为此项内容与请求资助的经费金额有一定的制约关系。若仪器设备完全齐备则申请经费过多缺乏理由，若仪器设备不足又唯恐因现有研究条件不够而课题难获批准。科研人员想通过课题研究为自己的实验室建设多增加一些仪器设备，这种心情和愿望是可以理解的，但在科研经费并不富裕的情况下，最好的办法还是实事求是。

（八）计划进度指标

本项内容要求说明两个问题：①完成整个研究课题所需要的时间；②几项主要工作的具体进度计划（各研究阶段所要达到的目标和时间）。制定出这种指标，既便于有关方面随时进行检查，又有利于研究组各成员按部就班地进行工作。对于督促课题的如期完成很有好处。

较大的研究课题，则应以分题或阶段为单位制定出明确的进度计划，包括试验准备、人员培训、实验观察、整理资料、阶段性交流、年度小结、成果报告等，均应一一作出具体安排。交叉项目较多的进度计划，用文字叙述往往不便，可采用简单而又清楚的"进度显示表"加以表示。显示表左侧纵列为"工作项目"，顶端横栏为科研周期的几个年度，每一年度下再分为12个月或者4个季度，表体中则用一条条起止符号标明各项工作的开始与完成时间，如此可以大大减轻文字叙述的繁乱之感。

（九）经费预算

过去，我国的科学研究经费，一直是由政府有关单位以无偿科研拨款形式支付之；近年这种形式正在发生着改变，在某些经济效益较为明显的科研合同中，已经出现了关于如何偿还科研经费的条文，以社会效益为主的医学护理科研所需经费，究竟应该采取何种形式为最佳，人们也正在积极研究和探索之中。

编制研究经费概算时，可以从以下仪器设备费、试剂材料费、技术协作费、其他费用支出等几个方面加以考虑。在经费的使用中，应明确以下几点认识。第一，资助毕竟只是一种

"资金帮助"性质,而非完全依赖或实报实销,主要力量和设备等尚需自行解决,不宜主次颠倒,否则未尝不可以认为现有研究条件不具备。第二,专款必须专用,下达的经费只能用于与该项课题研究有密切关系的支出,不得滥用或挪作他用。第三,应精打细算,我国的财力目前尚不充裕,一项课题不可能花钱太多,需要发扬我国科技人员传统的艰苦奋斗的精神,勤俭节约、减少开支。第四,坚持实事求是,以较低的或适当的标准编制经费预算,不打"埋伏",不带"水分",不有意加大经费金额;审批部门亦应同样坚持实事求是,并充分理解和相信我国的科技人员,在经费审核方面既应有合理的削减,也需要有主动的补加。如此,才能清除一些不良社会思潮的影响,克服日趋严重的讨价还价现象,树立起一种高尚的良好的科研风气。

(十) 参考文献

在科研设计中(特别是前述第二、三、四项内容)常需引用一些重要的观点、数据、结论等,对此必须注明其出处,以便于审查时进行核对。如果所涉及的参考文献不多,亦可在正文中的引句之后注明之;若参考文献在 5 条以上,最好是在引句处用肩号标明顺序,末尾单独设立"参考文献"一项。不可出现"参考文献从略"字眼。

第五节 护理科研的产生及其发展趋势

护理的概念是随着时代和社会的发展以及人类对健康认识的不断深入而变化的。中外专家对护理的定义曾提出许多看法。护理一词的含义,包括养育、保育、保护、避免外伤、对病人和虚弱者施行治疗、处理和增进健康等。护理不仅是对人身体的照顾,还有综合性的护理含义。广义的护理概念:护理是为了增进和保持健康,预防疾病。它有利于疾病的早期发现、早期诊断、早期治疗,通过护理、调养达到康复。狭义的护理概念:护理的对象是人,人是一个整体,其疾病与健康都受着躯体、精神和社会因素的影响。因此,在进行护理时,必须以病人为中心,为病人提供全面的、系统的、整体的护理,这就需要进行科学的研究。护理科研过程是科学活动的过程,应遵循科学活动的规则。

一、护理科研的产生与意义

护理的产生与发展道路是充满荆棘的光明之路。"护理"一词源于拉丁文"*nutrire*",它的意思是"滋养、使健壮"。随着社会的发展、医学模式的改变,护理的定义不断地被完善,但是护理却是从有人类起就出现的人类的自觉行为,可以把当时的护理称为自觉的护理。真正意义上的护理是在基督教产生以后才出现在历史的舞台上的。当时基督教宣扬"博爱"精神,因此出现了许多慈善活动,而护理正是这些慈善活动中的一部分。此时的护理队伍中大多为贵族妇女,虽然未受过专业的训练,但由于她们本身受过良好的教育、具有仁爱的思想和认真的工作精神,因此很受欢迎。14 世纪文艺复兴时期,封建制度逐渐瓦解,人民的社会地位得到了提高,但是由于人文主义的兴起,一般民众多趋向于功利、现实,而削弱了牺牲、奉献和助人为乐的精神,所以也就很少再有人愿意参与像护理病人这样扶贫济弱的社会福利事业,再加上 16 世纪初期愈演愈烈的宗教之争,许多医院、教会被破坏,因此护理事业一度陷入黑暗、停滞不前。此时的护士队伍里甚至有妓女、酒鬼、罪犯,因此护理形象极差。直到1820年,在意大利的佛罗伦萨,佛洛伦斯·南丁格尔(Florence Nightingale)的出生书写了今后护理事业的光辉历史。南丁格尔虽然生于显赫的贵族之家,但是凭借着一颗仁爱之心,将自己的一生都奉献给了艰苦却崇高的护理事业。尤其是她在克里米亚战争中的突出贡献,不仅解救了数万的伤员的生命、培养了一大批有经验的临床护士、将"白衣天使"的形象展现在世人面前、写出了《护理札记》,还为今后在圣·托马斯医院建立的世界第一所正式护理学校奠定了资金基础。学校培养出的人才后来多成为医院的护理骨干,有人还开办了附属于医院的护理学校,为医院不断输送护理精英,而医院办护校不仅开启了护士教育的新时代,也为今后护理事业的发展打下了坚实的基础。

自地球上有了人类,即伴随有生、老、病、死的问题。开始的护理以经验积累为主,人类文化随着人类的发展而得到不断发展,对疾病的发生及影响因素有了一定的认识。尤其是南丁格尔的贡献——第一篇控制医院感染的研究报告的问世,护理的价值第一次得到了举世公认,也证明了护理科研具有重要的意义。以此为标志,在伦敦圣·托马斯医院创办了第一所护士学校,从此护理作为一门科学被认可并走上了研究的科学之路,开始了对护理学科的认知与探索。

千百年来热爱生命,勇于献身的健康守护者经过不断的探索研究,使护理理论不断完善,护理学逐渐成为医学领域中的一门独立的综合性学科,这是护理研究的一个伟大的里程碑。

随着医学科学的发展,与之密切相关的护理活动的内容也迅速增加和更新,而护理作为一门独立的学科,这就需要护理工作者进行大量的研究。

护理科研有专门的研究领域,由于护理的含义在于通过护理工作使病人处于最佳状态,为病人恢复健康提供理想的环境和支持,尽可能解除或减轻病人的痛苦,实现这一目的的根本是靠科学的护理,而科学的护理来自科学的研究。只有通过科学的研究,才能使护理活动领域中的问题、现象得到理性的认识,使护理理论不断地更新,从而不断推动护理学科向前发展。

护理科研就是根据已有的知识基础,探求未知的事物,从而获得答案。其主要目的在于开拓护理科学的新领域,完善人类对护理学的认识水平,并发展护理学科和推动护理科学的过程。由此可见,护理科研的目的主要有三点:回答护理实践中出现的问题;探索护理领域中客观事物的本质与内在规律;在原有的护理理论上进行创新。护士作为护理科研的主体,对于研究目标的制定、研究问题的确立、研究规划的整体设计起着非常重要的作用,因此,提高护士的科研水平具有重要的意义,主要体现在以下三个方面。

1. 加快学科的发展 护理学是一门独立的学科,也是一门自然科学与社会科学相互渗透的独立完整的综合性应用学科。一个学科发展的重要标志是取决于其科学研究水平和理论的成果。随着科技进步和经济发展,护理学科亟需通过科学研究发展新理论和新知识。创新是科学思想的本质,没有创新就没有科学,学科就不会有活力。科学研究是学科发展的动力,任何一个学科都不能离开科学研究,没有科学研究的学科是没有生命力的。科学研究可以扩展和完善本学科知识体系,有利于本学科的建设和发展。

2. 提高护理工作质量 护理学是一门专业,也是一门以知识为基础的应用学科,护理

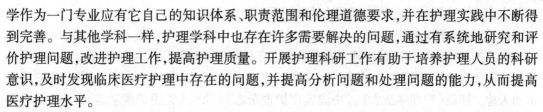

学作为一门专业应有它自己的知识体系、职责范围和伦理道德要求,并在护理实践中不断得到完善。与其他学科一样,护理学科中也存在许多需要解决的问题,通过有系统地研究和评价护理问题,改进护理工作,提高护理质量。开展护理科研工作有助于培养护理人员的科研意识,及时发现临床医疗护理中存在的问题,并提高分析问题和处理问题的能力,从而提高医疗护理水平。

3. 提高护理人员的专业素质　一方面,护理人员专业素质的提高来自实践的积累和不断的学习。另一方面,护理科研工作需要高度的责任感与刻苦钻研精神,因此,也是提高护理人员专业素质的一个有效途径。

二、护理科研现状

(一) 国外护理科研

20 世纪 50 年代护理科研在美国兴起,护理专业进入了科学发展时期。Marthette 把美国护理科研从 19 世纪 60 年代到 90 年代的 30 年发展过程划分为四个阶段,即兴奋期、个体化期、整体化期和平衡期。美国的护理科研水平走在了世界的前列,其最主要的是重视了教育,美国高等护理教育有近百年的历史,现有本科护理教育院校 661 所,硕士研究生教育院校 367 所,博士研究生教育院校 323 所,其博士教育早在哥伦比亚大学师范学院(1933 年)和纽约大学(1934 年)开展。此外,美国的《护理研究》杂志创刊已有 50 多年历史。

护理科研也在英国得到了重视,1972 年英国护理学会指出,"护理学应该是以研究为基础的一门专业"。早在 1953 年就发表了由护士开展研究的文章,并有两个团体资助护士在爱丁堡大学深造获取更高学位,此后 15 年中护理科研多数是分散或个别进行的。1971 年爱丁堡大学成立了护理学研究院,由科学家和社会学家领导,目的是激发有志于护理研究的护士学习研究工作的方法学。1963 年,英国卫生大臣任命了专业护理学研究官员,在护理科研资金筹措、研究成果的交流及人才的发现等方面,做了大量的工作。

随着时代的前进,护理科研人员越来越认识到护理研究的重要性。英国卫生部提供了博士后奖学金,保证护理科研活动的顺利进行。皇家护理学院(RCN)作为最大的护理专业组织,在 20 世纪 60 年代起了主导作用。另外,与许多国家一样,英国护理科研的发展与大学有着密切关系,重视硕士、博士学位教育,护理科研有了长足的进步。

总之,世界发达国家十分重视护理研究,倡导护理以人为本,科学评估人的健康,提供科学有效的护理措施,科学评价护理的效果。目前国外护理学研究热点问题有:

1. 护理人员对护理知识及临床实践的心理和态度,以及护理人员继续教育的组织管理。

2. 护理教育　主要有以下三点:各种教学方法对学生心理及临床能力的影响;护理教师组织管理实施课程的研究;各专业护理人员的监控管理。

3. 各类型护士的组织管理及专业自主性的研究,如开业护士对自己职业的认识等。

4. 家庭护理及保健指导,如母亲对健康的看法及其心理调适。

5. 护患关系对病人满意度的影响。

6. 护理理论研究　主要有护理伦理学、护理理念、护理模式、护理研究的设计,以及以证据为基础的护理学等有关护理理论的最新观点和概念。

（二）国内护理科研

我国护理研究工作随着护理专业的独立已陆续展开，发展迅速，目前已成为全国护理人员关注的焦点、热点问题。自1954年《中华护理杂志》创刊以来，中国护士有了交流护理学术的天地。随后《护理学杂志》、《中国实用护理杂志》（原名《实用护理杂志》）、《护士进修杂志》、《护理研究》（原名《山西护理杂志》）陆续创刊，近年公开发行的护理期刊达20余种，为护理人员提供了报道科研成果的园地。同时我国重视高等护理教育，1984年后陆续在全国12所高等院校成立了护理学院（系），并从1992年开始在部分院校护理学院（系）开设创立了护理硕士学位教育，有多所院校获批成为护理博士研究生授权点。博士教育标志着我国依靠自身力量独立培养护理博士研究生教育的开始。大力发展高等护理教育，形成本科、硕士、博士一体化的培养模式，培养终生教育的理念，完善培养规格，不断提高护士的综合素质和创新能力，促进我国护理工作尽快与国际接轨，符合医学教育的发展方向，也适应社会对护理人才的需求。

三、护理科研发展趋势及重点研究课题

（一）护理科研方法不断完善

护理科研已由小型的、经验总结式向综合的、科学方式的趋势转变，经过严格的科学设计，采取科学的方法，进行研究的论文增多了，如选择研究对象设了标准，分组方法采用了随机分组法，研究的具体方法科学性增强了。特别是由小型研究向综合研究的方向发展，也有部分前瞻性研究的课题，但总体前瞻性研究偏少，回顾性研究和总结性研究偏多，调查类研究较多，实验类研究较少，跨地域的研究甚少。综合的多角度的量、质相结合的研究，这将是今后发展的趋势。另外，在讨论时，很少应用已有的理论探索性进行比较和逻辑推断，多以护理叙述形式总结研究结果，今后应采用综合的方法，多维角度、就某一研究方向展开讨论，提高研究的水平，逐步完善临床护理研究的方法论。

临床护理学是一门科学，要求研究者要有严谨的科学态度和作风。近几年来，从全国护理学术期刊发表的论文可以看出，临床护士对研究的方法的科学性有所认识，有的研究中方法严谨科学，但还是以描述性研究及回顾性总结较多；在科研设计上存在的问题较多，如研究对象缺乏选择的标准，有的设计对照不科学。另外，实施方法上科学性有待加强，效果诊断学无标准，统计方法有的不正确。

总之，虽然近一些年来，临床护理研究方法不断完善，但与其他学科相比，仍是一个薄弱的环节，因此，对临床护士应加大科研知识普及的力度，使研究者掌握科学的研究方法，以保证临床护理研究结果的准确性，保证临床应用的有效性。要大力发展前瞻性研究，通过严密的实验设计，科学的统计分析，形成一套独特的方法论，提高护理研究的水平。

（二）研究内容日趋广泛

目前，护理科研已由单一疾病的护理经验总结向综合的与护理工作有关的问题展开研究的趋势发展。尤其这些年来随着医学模式的转变，护理科研的内容不再局限于某疾病单一的护理，在研究选题上十分广泛，涉及心理、社会等多方面。另外，与护理相关的边缘交叉

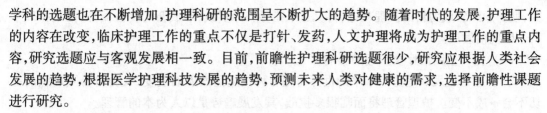

学科的选题也在不断增加,护理科研的范围呈不断扩大的趋势。随着时代的发展,护理工作的内容在改变,临床护理工作的重点不仅是打针、发药,人文护理将成为护理工作的重点内容,研究选题应与客观发展相一致。目前,前瞻性护理科研选题很少,研究应根据人类社会发展的趋势,根据医学护理科技发展的趋势,预测未来人类对健康的需求,选择前瞻性课题进行研究。

目前,我国的临床研究多局限于对疾病的研究,虽然涉及了心理、社会方面的内容,广度和深度均不够。随着护理模式的转变,护理工作已经由单纯的护理疾病扩展到护理社会的人,生理护理扩展为生理、心理护理,医疗护理扩展为医疗、预防、康复护理、护理心理、护理职业、社会护理等与人文科学相关的护理,是世界护理的发展趋势。

1. 临床护理发展趋势

(1) 循证护理在临床护理中的应用及效果评价:循证护理从循证医学中派生出来,并于20世纪90年代引入护理专业。它是以当前最好的研究证据为基础,结合护理专业技能和临床经验,考虑病人的实际情况、价值观和愿望,将三者完美地结合起来,制定病人的护理措施,护理人员在应用循证护理的同时,不断改进、完善,用科学的护理解决病人潜在的和现存的健康问题。

(2) 新技术应用对护理科研提出新的课题:当今时代,高科技发展日新月异,临床应用越来越多,护理科研面临的课题很多,如何适应高科技,革新常规护理;如何配合高科技,创造与之匹配的护理技术;如何对依靠高科技产品生存的人(如长期安装人工起搏器的病人、器官移植手术后病人等)进行心理护理等深入有效的护理等问题。

(3) 心理护理成为重要的研究内容:21世纪的社会是一个竞争激烈的社会。生活、工作等压力的增加,冲击着每个人,严重影响着人们的健康。不同性别、不同年龄、不同文化、不同职业、不同社会背景、不同家庭背景的病人及需要健康帮助的人,其心理变化规律是什么? 如何改善其心理环境,指导病人、家庭缓解这些压力,保持健康的心理状态,预防疾病,促进健康等问题,都将是护理研究者重要的研究课题。

(4) 慢性病的护理:随着人类生活方式、社会习惯、工作、环境等的改变,慢性病,如高血压、糖尿病的长期护理,HIV感染的群体照顾,以及健康教育将成为护理研究者需要深入研究的课题。

(5) 社会护理:内容包括社会环境对健康的影响,社会保健体系的构成和建立;家庭护理的模式等。

(6) 加强对老年病及临终关怀方面的研究:我国已进入老龄化社会,老年护理将成为社会的期待,对老年人的生理、心理的研究,对不同疾病、不同职业、不同文化程度等老年人进行深入了解,摸索一套有效的、富含人文内容的护理,是研究者思考的课题;同时,应重视临终病人的关怀,如何满足病人弥留之际的精神需求,使其心理舒适地告别人生,真正体现人性化的护理,这些研究不多,值得加强。

(7) 加强临床护理理论的研究:近年来,虽然引入国外一些先进的护理理论,但不一定都适合于我国的护理实践。应在领会这些理论精髓的基础上,结合我国的国情,如文化、风俗习惯、护理实践的内容、服务对象的特点等,进行深入的研究,如护理诊断,在护理实践中研制出适合我国国情的诊断名称、诊断的理论依据等,并注意将临床护理经验上升到理论研究,使护理经验成为新的护理理论,再反过来指导临床实践,形成新的良性循环,推动护理学科不断向前发展。

(8) 探讨基因治疗及护理的影响。

2. 护理管理发展趋势　未来的世界将随着科技迅猛发展而改变,人类自身及周围的一切不会一成不变。护理管理将面临很多挑战,其发展趋势是以人为本的管理。

(1) 护理管理模式趋向个性化:探讨符合国情的科学的管理模式,个性化管理是未来护理管理发展的主要趋向之一。"个性"的含义是指事物的特征,即一种事物区别于另一种事物的集中反映。护理管理个性化就是根据本院的具体情况,制定相应的护理目标、护理体制、领导体制、规章制度、护理文化等,体现出鲜明的个性化,即护理管理有特色。管理的对象是人,而人是复杂的、多变的,他是管理活动因果之间关系不确定性的重要因素。因此,管理人员应认识到管理模式不应是固定的。应分析本院本单位的具体情况,探求一种适合本院实际、具有自身特色的护理管理模式,这是有待研究的课题。

(2) 管理的价值取向将突出以人为中心:从根本上讲,管理是以人为中心的管理,只有管理好人,才能发挥其他管理活动的效能。以人为中心管理是护理管理发展的主要趋向之一。以人为中心就是一切管理工作都以人为出发点和归宿,处处体现尊重人、依靠人、发展人和一切为了人的指导思想。在影响医院护理质量的诸多因素中,人是最重要的因素,如何挖掘护理人员的潜能,调动其积极性和创造性,把以人为本的思想贯穿在整个管理实践中,是护理研究者值得深入探讨的问题。此外,护理管理者应用心理学、社会学、管理学来分析护理人员的心理,又针对性地进行研究,调动其积极性。

(3) 管理手段将趋向理性和非理性化相结合:未来的护理管理中非理性化将占相当大的比重,这是护理管理的趋势之一。在护理管理活动中,除发挥严密组织机构、计划和严格的规章制度等管理作用外,应特别重视人的情绪、心理状态等非理性因素的作用。护理管理人员如何调动护士潜在的自尊、自信、自控、自强的意识,共同为着统一的目标努力工作,是摆在研究者眼前的课题。

(4) 领导者非权力的影响力将成为不可忽视的因素:影响力是指一个人在与他人交往中,影响和改变他人心理与行为的能力。领导者的影响力有两种类型,一种为权力性影响力,即由组织赋予的正式职位而获得的职权的影响力;另一种为非权力性影响力,即领导者自身特点所产生的影响力。非权力性影响力取决于领导者的品德、才能、知识及感情等,在以人为本管理的时代,如何发挥非权力性影响力,是护理管理研究者深入探讨的一个课题,如何塑造自己的良好形象,如何以良好的品德影响人、带动人;如何提高自我知识水平,加大人文关怀的力度,使护士在充满关爱的氛围中工作,这些都是护理管理者值得研究的课题。护理管理者还应注意护士群体效应在工作中的作用,如何让护理人员有集体意识,团队协作精神,在领导方式上应进行探讨。

(5) 护理管理由医院扩展到社区:探讨新的护理管理模式是新时代的需要,护理服务对象由病人扩展到健康的人,护理区域由医院走向社区,这就使护理管理人员面临许多新的研究课题,什么样的管理模式为最佳,需进一步研究。

(6) 应用网络资源进行护理学术研讨及管理模式的探讨:从网上获取信息将成为一种趋势,全世界的护理人员可通过因特网交谈程序进行网上交流,这将有利于提高全球护理人员的护理水平,如何利用网络资源进行有效的学术交流是一个值得研究的课题。

（7）护理研究者能力建设。

（8）护理经济在护理管理中的应用及效果评价。

3. 护理教育研究趋势 新世纪,在科学技术领域的竞争几近白热化,人们不仅要在高科技的环境中工作,还要在高科技的发展中求生存,为此终身教育已成为人们的共识,全球化护理教育的趋势也必然向终身教育方向发展。同时医学模式的转变使护理模式向高层次发展,21 世纪是生命科学的世纪,医学模式的转变导致以疾病为中心的护理变为以病人整体为中心的护理;护理的职能、护士的角色被重新认识,围绕预防为重点工作目标,护理的服务领域扩大了,如何提高护士的整体素质,适应时代的发展将是护理教育值得再思考的课题。

（1）如何培养社会需要的、能胜任初级保健工作的护士?

（2）如何担当好健康教育的角色?

（3）医学中支持学科的发展,使护士成为平等合作者,护理教育如何培养能合作且独当一面的护士?

（4）医学的高信息、高科技发展,呼唤护理的高层次、高水平化教育。

（5）护理知识教育扩大化,优化课程体系,突出专业特色。除专业知识外,要掌握人文、社科、法律、伦理、心理、人际交流等诸多知识。

（6）护理技能的教育需拓宽,应研究如何将学得的原则性、基础性和稳定性知识,灵活应用于临床护理实践中,能应对多样化、复杂化、综合化和多变化的各种疾病、各类病人的护理,提高护士的判断、评估、思维能力。

（7）护理手段现代化,呼唤掌握理性化技能的护士,能熟练掌握计算机操作和外国语言,已成为发展趋势。这也是护理教育开始重视的内容。

（8）积极稳步发展护理大专、本科教育,建立护理专家队伍,加强师资队伍建设,完善护理教育制度,规范教学方式,提高师资队伍的整体水平,培养合格的临床护士,建立终身教育及有效的教育效果评价体系,成为 21 世纪护理教育的总体目标。

总之,护理科研的发展趋势随时代的发展而发展,护理人员应善于利用信息,了解学科发展动态,科学选题,严谨求实,踏踏实实进行研究,加强国内外护理学术交流,赶上和超过国际护理水平。

（颜巧元）

思 考 题

1. 举例说明护理科研的科学素养体现在哪些方面?
2. 护理科研工作者如何遵守学术道德,防止科研不端行为?
3. 科研课题设计的原则与步骤有哪些?
4. 结合实际谈谈科研课题设计的基本内容是什么?

参 考 文 献

1. 李晓惠. 护理科研概述[J]. 现代护理,2004,10(5):489-490.
2. 肖顺贞. 护理研究[M]. 北京:人民卫生出版社,2008.

3. 赵璐,王磊,王斌全.从护理发展史看现代护理学的发展趋势[J].中华现代护理杂志,2013,19(10): 1238-1240.

4. 胡雁.护理研究的选题[J].国外医学护理学分册,2004,23(8):383-385.

5. 李峥,刘宇.护理学研究方法[M].北京:人民卫生出版社,2012.

6. 韩世范,程金莲.护理科学研究[M].北京:人民卫生出版社,2010.

第二章　护理科研的创造性思维

300 多年前,奥地利医生奥恩布鲁格(L. Auenbrugger)给一个胸腔有疾的人看病,当时还没有发明出听诊器和 X 射线光透视技术,医生无法发现病在哪里,病人不治而亡,后来经尸体解剖,才发现死者的胸腔已经感染,而且胸腔积水。这位医生非常自责,决心要研究判断胸腔积水的方法,但久思不得其解。这位医生的父亲是个精明的卖酒商,父亲不仅能识别酒的好坏,而且不用开桶,只要用手指敲敲酒桶,就能估量出桶里面酒的数量。医生想到,人的胸腔不是和酒桶相似吗? 既然通过敲酒桶发出的声响可以判断桶里有多少酒,那么人的胸腔内积了水,敲起来的声音也一定和正常人不一样? 他通过对许多病人和正常人的胸部的敲击比较,终于能从几个部位的敲击声中,诊断出胸腔是否有病? 这种诊断方法就是现在医学上所称的"叩诊法"。"叩诊法"的发明帮助诊断和救治了无数的病人,这就是创造性思维的魅力和意义所在。

第一节　思维概述

一、思维及相关概念

(一) 思维的概念

思维(thinking)的概念有广义与狭义之分。广义的思维是指一切精神现象,狭义的思维则指运用概念、判断、推理来处理问题、做出决策等活动。从哲学角度可以从四个方面来界定思维的概念。

1. 思维是物质运动的最高级形态　这是恩格斯的一个重要观点。他说:"运动,就其被理解为存在方式,被理解为物质的固有属性这一一最一般的意义来说,囊括宇宙中发生的一切变化和过程,从单纯的位置变动起直到思维。"这是对思维的哲学本质的最高概括,是哲学上思维概念的最高层次的含义。

2. 思维是人脑的功能　思维是物质运动发展到高级阶段,产生了人的大脑以后才出现的,人脑是思维的物质器官,这是人类经过两千多年的探索才得到的科学结论,并已被人们普遍接受。

3. 思维是人脑对客观事物的反映　思维作为人类大脑的功能只是潜在的,并不是现实的,只有在与客观世界的相互作用,即实践中得到客观事物的信息,才能把潜在的思维功能

25

变成现实,形成实在的思维能力;而且,实际思维能力的提高,也只有在对现实的反映中才能实现。这就是说,思维依赖于客观事物,没有客观事物就不可能产生对客观事物的反映。

4. 思维是人类认识的高级阶段　思维是人类认识过程的高级阶段,感觉认识了事物的个别属性,知觉认识了事物的整体,人们通过记忆把过去的经验储存在大脑里,需要的时候就能够把它们提取出来,将其与当前的经历加以比较,由表及里、去粗取精,达到对事物本质的认识,进入理性认识的阶段,这个过程就是思维的过程。

（二）思想、想象、意识的概念及其与思维的区别

思想(thought)是客观存在反映在人的意识中经过思维活动而产生的结果。

思想属于认识的结果,而思维属于认识的过程;思想侧重于内容、意义,思维侧重于形式、结构;思想,是人类的大脑对客观事物的具体反映,绝大部分可以通过文字、符号记载下来,从这个意义上说属于"看得见、摸得着"的;而作为这些认识成果产生过程的思维活动,却属于"看不见、摸不着"的。

想象(imagination)是人脑对已有表象进行改造,形成事物新形象的心理过程。表象是过去感知过的事物的形象在头脑中的再现,想象通过对表象进行加工和改造,创造出来了新的形象,具有创造性。想象属于思维的范畴。

意识(consciousness)是人脑对于客观物质世界的反映,是在觉醒状态下的觉知。意识既包括对外界事物的觉知,也包括对自身内部状态的觉知;既涉及觉知时刻的各种直接经验,如知觉、思维、情感和欲望,也包括对这些内容和自身行为的评价。而思维是在表象、概念的基础上进行分析、综合、判断、推理等认识活动的过程,只是意识的部分内容,不是等同关系。

二、思维的特征

（一）思维的概括性

思维的概括性表现在,它所反映的不是个别事物或其个别特征,而是通过感知和记忆,人们从感性认识中获得一类事物共同的本质特征,即把一类事物的共同属性抽取出来,形成概括性的认识。例如把老人、中年人、男人、小孩统称为人。

思维的概括性不只表现在其反映客观事物的本质特征,也表现在其反映事物之间本质的联系和规律。例如:医生根据病人的外在表现,应用所学的医学知识,通过思维过程进行综合分析、判断,就能概括出所患疾病的部位、性质等,从而确定具体的治疗方案。概括的水平越高,就越能深入地反映事物内部的本质特征。

（二）思维的间接性

思维是建立在过去的知识经验上的对客观事物的反映。它能对没有直接作用于感觉器官的客观事物借助媒介加以认识,从而提示事物的本质和规律,实现对未来的预测。例如:医生通过望闻问切来诊断病情,气象工作者观测气象能预报未来天气变化等都是间接思维反映的结果。

思维不仅能对没有直接作用于感觉器官的事物,借助媒介加以反映,甚至能对根本不能直接感知到的客观事物,借助于媒介进行反映。例如:原子核内部的结构并不是用显微镜看到的,但是人们是通过实验认识到原子核内部结构的。

人通过思维还能对尚未发生的事件做出预见。例如:天文学家可以根据天体运行的规律,预报什么时候要发生月食或日食,而且还能预报出精确的时间。

（三）思维的统一性和差异性

统一性指的是思维的人类性和普遍性。研究显示，不同人群尽管在年龄、能力、兴趣、种族、民族和社会文化背景等方面有很大的不同，但在最基本的思维层次上，反应却惊人地一致。例如当人看到某一物体时，首先会在头脑中对物体进行分析，形成对其局部特征的认识并归纳其概念，进而认识事物的整体并形成整体的概念。简单地说，人类的思维在最基本的东西上是一致的。

但这并不是说人与人之间在思维上就没有差别，恰恰相反，作为个体的每个人在思维的深层上常常会有很大的不同。差异性包括民族差异性、文化差异性和个体差异性。例如，法国心理学家德波诺认为，西方人和日本人的思维方式就存在着重大区别，西方人属于辩论型思维，而日本人的思维方式为信息输入型。

（四）思维的言语性

语言是思维的工具，人类的思维和语言是紧密地联系在一起的，思维是在语言材料基础上进行的，语言是思维的载体。但语言并不就是思维，因此并不是无时无刻必有语言才能有思维，那种短暂性的没有语言的思维状态是存在的。另外，思维的对象即使暂时还没有相应的严格的词语与之对应，但只要它是可被翻译成狭义语言来表示的，如手势，就算是"语言"了。思维不是借助于声音和写在纸上的外部语言，而是靠在心里默默进行的内部言语实现的。

人借助语言进行思维是人的思维与动物思维最本质的区别，人类思维的高度发展与人类语言的高度发展是分不开的。

（五）思维的超现实性

思维的超现实性是指思维超越了现实，虽然源自现实又不局限于现实。例如古埃及的狮身人面设计、达利的超现实主义绘画及现代设计，现代雕塑中的某些构想均体现了这种超现实性。它们都有一种共同的思维方式，即表现的事物是自然中难以达到的境界，所表现的是一个"虚拟"的现实。

三、思维的物质基础

（一）思维需要物质基础

思维不是凭空产生的，思维是物质运动的最高形式，说明思维是需要物质基础的。现代科学认为，大脑是思维活动的基础。思维活动占据了广泛的大脑皮层区域，包括颞叶的绝大部分和除负责运动和感觉以外的所有大脑皮质。医学研究发现，大脑的不同部位损伤会导致不同的思维障碍。顶叶或枕叶损伤，病人会发生明显的空间定位和识别文字的障碍；额叶损伤的病人，不会分析问题的条件，只会凭一时冲动去解题，没有目的方向性，也没有行动计划，总的来说，病人会丧失解决复杂问题的思维能力。额叶的前部称为前额叶，人的前额叶特别发达，这部分皮质被认为是人类的高级智能活动部位，病理观察和研究认为，前额叶的思维功能有两个方面：一是防止精神错乱，保证智力功能，在完成有目标的活动中具有重要作用；二是形成思维。这些研究提示大脑的不同部分在思维过程中具有不同的功能，充分说明大脑是思维产生的基础。

（二）思维的生理机制

大脑是思维产生的物质基础，但是大脑是如何产生思维的呢？在这里，我们来了解一下思维产生的生理机制。

1. 思维互补说 人的大脑由两个半球组成,在两侧大脑半球之间存在联系时,整个大脑将作为一个统一的整体进行活动,而在两侧大脑之间的联系被切断之后,只要大脑半球内部结构没有改变,每侧大脑仍能够独自实现功能,并且都具有思维能力。

大脑两半球不仅都具有思维能力,而且在功能上有明显的分工。左半球同抽象思维、象征性关系以及对细节的逻辑分析有关,它具有语言的、理念的、分析的、连续的和计划的能力,就像一个熟练的专家,通过抽象思维按一定的程序有效地解决已知的问题;右半球则与知觉和空间定位有关,它对事物进行单项处理而不是数量的排列,它具有音乐的、绘画的、综合的几何空间鉴别能力,就像一个万能博士,通过它的形象思维活动提出解决新问题的各种尝试。

总而言之,抽象思维和形象思维、左脑和右脑具有互补的作用,二者缺一不可。正是由于各自优势的相互补充,才使大脑的思维功能得到最大程度的发挥。

2. 思维的大脑回路说 思维的大脑回路说认为,人的思维之所以是无限的,就是因为脑内千亿计的神经元通过突触形成了数目极为庞大的神经回路,每个回路可能与某一思维内容相对应,这样,由于神经回路的数目是巨大的,因而思维的容量也是巨大的。

各种思维方式可能与神经回路的构成方式有关:有的回路是收敛型的,即神经元按集中原则排列连接,它能不断地摒弃一些次要的信息,集中最主要的信息,这类回路与抽象思维有关;有的回路是发散型的,即神经元按辐散原则排列连接,这类回路可能与联想思维关;有的回路会突然接通,它可能与灵感思维有关。

四、思维力

(一)思维力的概念

思维力是指把大脑存储的知识、经验与输入的信息联系起来的能力。思维力以思维活动的经验教训、对思维规律掌握的数量及运用的熟练程度为主要内容,是进行信息加工的工具。

(二)思维品质

思维品质又叫智慧品质,它虽然是人们共有的心理特征,但不同的人有很大差异。良好的思维品质包括以下几个方面。

1. 思维的广阔性与深刻性

(1)思维的广阔性:又称思维的广度,表现在思维过程中能全面思考问题,着眼于事物之间的联系,多层次、多方面系统地考虑、分析研究问题,找出问题的本质。广阔性的反面是片面性,即不善于从多层次、多方面系统地思考问题,而把思维限制在狭小范围内。

(2)思维的深刻性:又称思维的深度,表现在思维过程中对事物本质规律的认识深度,善于钻研问题,力求从纷繁复杂的表面现象中发现新问题。深刻性的反面是肤浅,即思考问题不善于深思熟虑,看不到问题的本质,仅凭一知半解就下结论。

思维的广阔性和深刻性是发现科学问题,提出解决方法的基础。

2. 思维的独立性与批判性

(1)思维的独立性:指寻求解决问题的答案时,既不依靠、盲从他人,也不怀疑、否定一切,善于开动脑筋寻求合理答案。相反,人云亦云、盲从迷信或自以为是、故步自封、夜郎自大,都是不良的思维品质。

(2)思维的批判性:指寻求解决问题答案时,不受他人暗示,能严格而客观地评价、权衡思考解决问题结果的利弊。

3. 思维的逻辑性 思维的逻辑性指考虑问题时能遵循严密的逻辑规律,渐进地逐步推导问题的症结,提出问题时明确不含糊;回答问题条理清楚,有理有据,有说服力,解决问题方案符合逻辑规律性。相反,缺乏逻辑、思维混乱、无层次、不连贯,是逻辑性差的表现。思维的逻辑性在科学研究设计中尤其重要。

4. 思维的敏捷性与灵活性

(1)思维的敏捷性:指对问题能迅速地做出反应,并提出解决问题的正确意见。这种品质对从事军事、司法、医疗等行业的工作人员尤为重要。

(2)思维的灵活性:指善于根据情况的发展变化及时判断并提出解决问题方法,不致在客观情况已发生变化时,还坚持已过时、失效的方案,即人们常说的"随机应变"。相反,机械呆板,墨守成规,不能依时间、地点和条件的转移而随机应变,是思维不灵活的表现。

第二节 思维的基本形式

一、形象思维

(一)形象思维的概念

所谓形象思维,就是感官所获得并储存于大脑中的客观事物的形象信息,运用比较、分析、抽象等方法,加工成反映事物典型特征或本质属性的一系列意象,以这些意象为基本单元,通过联想、类比、想象等形式,形象地反映客观事物的内在本质或规律的思维活动。

(二)形象思维的特点

1. 意象性 意象是形象思维的基本单元,形象识别、联想、想象等形象思维活动都必须以意象为基本成分,没有意象无法进行形象识别、联想与想象;意象贯穿形象思维的始终,一切形象思维活动都是各种各样的意象运动;客观事物的物象系统正是通过形象思维的意象系统来反映的。

2. 具体性 形象思维的具体性包括三层含义:①形象性:指形象思维反映的不是关于客观事物的属性,而是特征,如颜色以及结构、形态等,这是客观事物的形象,有人称之为"物象"。②多样性:指形象思维对一类事物的反映不只一种特征,而是同时从多方面反映多种特征,只有多种特征统一在一起,才能构成该类事物的形象。③整体性:指任何事物都是由许多特征结合在一起所形成的整体,因此,作为客观事物在头脑中反映的意象势必也包含有许多特征,这些特征之间有着内在的联系,即使仅仅观察到部分特征,有时也能够做出形象识别。

3. 非逻辑性 形象思维活动不遵守形式逻辑的规律,它有自己的特殊规律。形象思维活动不能由一些形象严格地推演出另一些形象,既不是单线的,也不一定是连续的,而是多路同时的,常常是跳跃式的,头脑中对形象信息的加工不是像抽象思维那样的"系列加工",而是"平行加工"的。

（三）形象思维的基本形式

人们对于形象思维问题的研究,主要是通过对意象、联想与想象的研究来进行的。

1. 意象 意象是具有主观性、意识性的东西,是思维的产物,只存在于人的头脑当中,是形象思维的基本单元。它是客观事物的具体形象在人脑中的反映,不管多么离奇、荒诞的意象,都不是主观意志凭空捏造的,而是有一定客观根据的,但它并不是客观事物本身,只与客观事物具有一定的相似性;意象是一个整体,是由若干特征按照一定的结构组成的,但不是那些特征的机械相加,而是具有一系列特征按照一定结构组成整体时所表现出来的新的属性。

意象作为形象思维的基本单元,贯穿形象思维的全过程,是进行形象识别的根据。所谓形象识别就是把得到的新的形象信息与头脑中储存的各种意象进行匹配,归入与其最相类似的意象,如果头脑中没有与之相似的意象,自然也就不能识别。意象是联想与想象的前提与基础,没有意象也就不可能进行联想与想象。

2. 联想 是从对一个或一类事物的认识引起,想到其他事物的思维活动。通过联想,可以把意象的丰富内容展现出来;可以把许多意象联系起来,从中把握客观事物的本质规律;可以开阔思路,从而产生、形成新的意象,也是创造性思维的有效形式之一。

联想还是形象思维与抽象思维之间很好的桥梁,可以把意象与概念联系起来,既可以把形象思维转化为抽象思维,也可以把抽象思维转化为形象思维,使两种基本思维形态之间相互促进、相互渗透、紧密结合。

3. 想象 想象是在认识世界、改造世界过程中,根据实际需要与相关规律,对头脑中储存的各种信息进行改造、重组,形成新的意象的思维活动。

想象不是没有任何根据的胡思乱想,也不是"自由意志"的凭空捏造。想象的根据是已有的认识成果,包括已有的经验、感性认识与理性认识,主要是头脑中积累、储存的各种形象信息。想象主要是形象信息的加工过程,属于平行加工,即同时调用多种形象信息,进行多路加工,加工的结果是形成一个新的意象。

二、抽象思维

（一）抽象思维的概念

抽象思维,又称概念思维、左脑思维或逻辑辩证思维,它是在人的实践感知的基础上,在头脑中进行分析综合,抽象和概括,形成抽象概念,并应用抽象概念进行判断和推陈出新的过程,是认识事物一般和本质的特征及规律性联系的心理过程。

（二）抽象思维的特点

1. 概念性 概念的形成是人类认识发展中由感性认识跨入理性认识的主要标志,是认识发展史上的质变,反映的已不是个别事物的表面现象、外部联系,而是一类事物的普遍性的本质、内部联系。概念是抽象思维的基本单元,任何抽象思维都是建立在概念的基础上的。从抽象思维的形式来说,所有其他思维形式是由概念构成的,判断是以概念为基本构成要素的,推理和论证都是以概念、判断为基本构成要素的,理论是由一系列概念、判断、推理、论证构成的。

2. 抽象性 科学意义上的抽象,是指一种思维活动和过程,包括三个环节:分离、排除

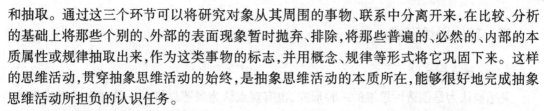

和抽取。通过这三个环节可以将研究对象从其周围的事物、联系中分离开来,在比较、分析的基础上将那些个别的、外部的表面现象暂时抛弃、排除,将那些普遍的、必然的、内部的本质属性或规律抽取出来,作为这类事物的标志,并用概念、规律等形式将它巩固下来。这样的思维活动,贯穿抽象思维活动的始终,是抽象思维活动的本质所在,能够很好地完成抽象思维活动所担负的认识任务。

3. 逻辑性 逻辑性就是指抽象思维活动符合逻辑规律。抽象思维活动所运用的各种思维形式,必须遵守逻辑规律,既要遵守基本的逻辑规律,又要遵守各种思维形式的特殊规律;推理要严密,论证要有说服力;思维活动要有条理性和系统性;线性,即抽象思维要按照一定的逻辑性和步骤一步一步地进行,既不重复,也不跳跃,不可能同时按照几条思路进行几个分析、综合、推理、论证,总是先进行一个,再进行另一个,只有在进行前一思维活动的基础上,才能进行后一思维活动。

(三) 抽象思维的基本形式

抽象思维的基本形式包括概念、判断、推理等。其中概念是最基本的思维形式,是构成人类抽象思维的逻辑细胞。

1. 概念 概念是反映思维对象本质属性的思维形式。事物的属性有本质和非本质,比如人的高、矮、胖、瘦就属于非本质属性,而人能思考,能制造、使用生产工具,则是人区别于其他动物的本质属性。本质属性是建立概念的目的,人们借助概念进行思维活动,概念是思维的结晶。

"自然科学的成果是概念",科学认识的成果都是通过制定各种概念加以总结和概括的,各门科学都有自己一系列的科学概念。每一门科学理论只有具备了一系列特有概念,才能按照它们之间的联系,按一定的结构层次,把它们联系起来,形成理论体系的框架,概念就是框架的支撑点,也是理论的基础。概念是思维的起点,它凝结人类在一定阶段上对于事物认识的成果。

2. 判断 判断是在概念基础上发展起来的更高级、更复杂的思维形式。任何判断都是由两个或两个以上的概念构成的,没有概念就没有判断。

判断,对事物要做出肯定判断和否定判断,不能模棱两可,这在确定性的事件中是应该的,只要肯定的内容与现实相符,判断就是真的,否则就是假的。然而,随着人类认识世界能力的增强,知道客观世界中还有很多事物是非确定性的,包含着许多矛盾的对立和统一,这些对立和统一还是可以转化的,但是这种转化必须要有条件,所以判断时就很难。

3. 推理 抽象思维在把握对象的过程中,必然在概念判断和推理形式上要反映这种内在联系的统一过程。因此,就推理而言,会包括两种基本形式,一种是个别到特殊再到一般,即归纳推理,另一种是从普遍回到特殊再到个别,即演绎推理。

归纳推理,是从个别、特殊到一般的推理,又称从现象到规律的推理,包括上位驱动与下位驱动。下位驱动,即根据事物之间的特点和关系归纳出更高一层的新事物;上位驱动,即按系统理论和方法,先构想事物的框架然后去套。

演绎推理又称三段论推理,是由两个前提和一个结论组成的。大前提是一般原理,即抽象得出一般性、统一性的成果;小前提是指个别对象,这是从一般到个别的推理,从这个推理,然后得出结论,又称规律到现象的推理。

三、其他思维形式

（一）灵感思维

灵感被认为是创造性思维的一种形式，也有观点认为灵感思维是一种独立的思维形式。灵感思维通常表现为，长期思考着的问题得不到解决而突然获得解决的一种心理过程。如科学家对一个问题百思不得其解时，突然地获得新的发现。灵感思维是大脑经过紧张思考和专心探索之后产生的思维质变，即思维活动渐进过程中的中断和升华。由于灵感思维是由现象和创造物之间多种原先没有意识到的信息作用下的潜意识接通，因而是大脑潜意识的反映形式。

灵感思维具有突发性和模糊性、独创性、非自觉性、意象性以及互补综合性的特点。灵感思维产生的程序、规则以及过程等都不是被自我意识能清晰意识到的，而是模糊不清的；独创性是灵感思维的必要特征；灵感思维是突发的，必须带来它的非自觉性；在灵感思维活动中，没有意象的暗示与启迪就没有思维的顿悟；灵感思维活动具有综合互补性，如潜意识与显意识的综合互补、抽象与形象的综合互补等。

（二）空间思维

所谓空间思维，是指基于空间、从空间的事物着眼，对空间事物迅速高效地进行一系列分析判断应对及再调整处置完整的思维过程。空间思维能力涉及对空间意义的理解，利用空间的各种性质形成问题、寻找答案，并呈现解决方案。通过使空间结构内部的各种关系可视化，观察、记录、分析物体之间的静动态关系。

空间思维有立体性、复合性、灵活性的特点。空间思维的立体性指从思维对象的本来面目出发，努力反映思维对象的外在全貌、内在多级本质，克服思想上的片面性；复合性指空间思维不是单一的、而是多种思维方式的结合；灵活性指空间思维的过程是灵活机动的，可以是动态连续，也可以是断续的。

空间思维要求立足时空、从多个维度、用联系的观点来看问题。这样可以使我们站在更高的角度，从多个维度来观察、思考问题，发现事物的内在联系和本质规律。

（三）时间思维

所谓时间思维，是指受时间因素制约的一种思维。它是主观思维对客观事物及其时间存在和特征的反映，是受客观事物及其时间特征制约的一种思维形式。事物存在时间特征，表现为具有发生、发展和终止的过程。作为对客观反映的主观时间思维，其内容就是对事物过去、现在和未来的认识。主观时间思维与客观过程在本质上是统一的，但并不是等同的。客观性的时间具有一维性，是一去不复返的，而时间思维却可以朝着与客观时间相反的方向进行思考，认识和探索已经过去了的事物。

时间思维具有动态性、预见性、时效性、敏捷性等特点。动态性是时间思维的本质特征，时间思维在本质上是动态的，而且作为规范化了的时间思维，也会随着历史的发展而发展；时间思维由于其未来指向而对客观事物的认识具有很强的预见性；时效与思维是对立统一的关系，要节约时间，就要求在有限的时间内提高思维效率。

第三节 思维的基本方法论

一、逻辑思维

（一）逻辑思维的概念

逻辑思维是人们在认识过程中借助于概念、判断、推理反映现实的过程。是用科学的抽象概念、范畴揭示事物的本质，表达、认识现实的结果。逻辑思维是一种确定的，而不是模棱两可的；前后一贯的，而不是自相矛盾的；有条理、有根据的思维。

（二）逻辑思维的核心理论

1. 归纳与演绎　归纳指从多个个别的事物中获得普遍的规则，例如：黑马、白马，可以归纳为马；演绎则与归纳相反，演绎是从普遍性规则推导出个别性规则，例如：马可以演绎为黑马、白马等。

2. 分类与综合　分类就是在思想上把事物的整体分解为各个部分、个别特性或个别方面；综合是在思想上把事物的各个部分或不同特性、不同方面组合起来。

分析和综合是逻辑思维的两个方面，这二者是相互联系、相互制约的，没有对问题的分析，人们对这个问题的认识就不会深入，而没有综合，人们的分析也很难着手。

3. 比较和分类　比较是确定对象之间的异同的思维过程。比较的基础是客观事物之间存在着的差异性和同一性；分类是根据对象的共同点和差异点，把它们区分为不同种类的思维过程。

把比较之后的事物进行分类，根据这些事物的共同点可以将它们划分为同一类；根据其差异点又可将这同一类的事物划成不同的属。这样就可以达到提示事物的一定的从属关系和不同的等级系统的目的。

4. 抽象与概括　抽象是把各种对象与现象之间的本质的属性抽取出来的思维过程；而概括则是把抽取出来的各种对象与现象之间的本质的属性结合起来，推广到同一类事物上去的思维过程。

抽象与概括分为初级与高级两个水平。前者指在感觉、知觉和表象水平上的抽象与概括，例如儿童见了穿白大褂的人都认做医生一样；后者是根据事物的内在联系和本质属性进行的抽象与概括，例如生物学家把世界上的生物概括为界、门、纲、目、科、属和种。

二、系统思维

（一）系统思维的概念

系统思维就是把认识对象作为系统，从系统和要素、要素和要素、系统和环境的相互联系、相互作用中综合地考察认识对象的一种思维方法。系统思维以系统论为思维基本模式，能极大地简化人们对事物的认知，给我们带来整体观。

（二）系统思维的基本理论

1. 系统结构　系统的上下级是归属关系，同级之间是并列关系。例如：人体由八大系统组成，即运动系统、神经系统、内分泌系统、循环系统、呼吸系统、消化系统、泌尿系统、生殖系统。其中的消化系统又由消化管和消化腺这两个子系统组成。其中的消化管又由口腔、咽、食管、胃、小肠、大肠这些更小的系统组成。其中的小肠又由十二指肠、空肠、回肠这些更小的系统组成(图2-3-1)。

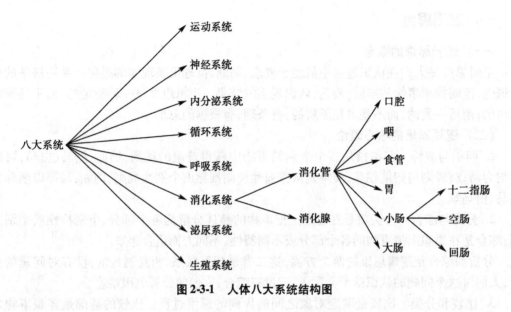

图 2-3-1 人体八大系统结构图

2. 事物关系 系统中,同级的事物之间,通常按组织结构分为合作和对立两种。第一,合作关系:例如,餐馆是一个系统,里面的厨师、服务员、老板他们相互合作;第二,对立关系:例如,全国足球联赛是一个系统,里面两只比赛的足球队是对立关系;第三,同级的事物之间也可能没有相互关系。例如:一个超市系统中,假设其中的顾客彼此互不认识,那么这个超市系统的顾客之间就没有相互的关系。

3. 系统变化 通常,系统是发展变化的,静止只是相对的静止或暂时的静止。变化形式分为渐变和突变。

4. 系统接口 系统接口是一个系统与另一个系统之间传输物质、能量、信息的地方。例如:从地理而言,中国这个系统和印度这个系统的系统接口就是两国的边境关口,而边境关口之外的两国边界线上则不能有人或物的传输,所以不属于系统接口,如果有人或物的传输,就是非法入境了。

三、唯物辩证思维

(一) 唯物辩证思维的概念
唯物辩证思维是由思维抽象上升到思维具体的过程。

(二) 唯物辩证思维的基本规律

1. 对立统一规律 事物以及事物之间都包含着矛盾性,事物矛盾双方既统一又斗争,从而推动事物的运动、变化和发展。例如:理想与现实的矛盾,使人奋斗,从而把理想转化为现实。

2. 质量互变规律 事物、现象由于内部矛盾所引起的发展是通过量变和质变的互相转化而实现的。例如：吹气球，一点一点地吹（量变），吹到一定程度，气球就爆炸了（质变）。

3. 否定之否定规律　事物的发展是通过自身的辩证否定实现的。事物是肯定方面和否定方面的统一。当肯定方面居于主导地位时，事物保持现有的性质、特征和倾向，当事物内部的否定方面战胜肯定方面并居于矛盾的主导地位时，事物的性质、特征和趋势就发生变化，旧事物就转化为新事物。否定是对旧事物的质的根本否定，但不是对旧事物的简单抛弃，而是变革和继承相统一的扬弃。事物发展过程中的每一阶段，都是对前一阶段的否定，同时它自身也被后一阶段再否定。

四、科学研究中常用的思维方法

科学研究不是通过任何一种单一的思维方法或者思维形式实现的，通过综合运用多种思维方法，经过科研经验的积累，产生了一些适合于科学研究的综合性思维方法，现在将最常用的两种向大家进行介绍：

（一）模型化方法

模型，英文是 model，源于拉丁文"modulus"，即尺度、样本的意思。在现代科学中，模型就是原型的样本，是对现实系统的描述和模仿。模型方法就是预先设计一个与原型相似的模型，然后通过对模型的研究来揭示系统的特征和规律。

模型化方法在现代科学研究中起到了非常大的作用，是由模型化方法的功能和特点所决定的。

1. 简化与强化作用　模型具有简化与强化的功能。对于一些多层次、多变量的复杂系统，可以利用模型在一个完全可控的条件下，对系统进行简化和纯化，以研究原型特征和可能出现的各种情况。在模型实验中可以造成在自然界中无法直接控制，同时在生产过程中又难以实现的特殊条件，使系统变化过程按指定方向强化，发现前所未知的新现象、新规律，并能缩短真实过程的时间，在较短时间内重演在较长时间内才能重复出现的现象，从而加深对研究对象本质的认识。

2. 间接性　由于模型化方法是运用各种模型代替现实系统进行间接的实验，因此它又具有间接性的特点。有些自然和社会系统，它的空间范围很大，过程延续的时间又很长，很难或者根本不可能在较短时间里对它们进行直接的试验，只有通过模型方法，建立起各种模型来进行间接的实验。

3. 安全、经济　有些系统虽然可以对它直接进行试验，但由于经济代价太高或不安全而需要首先在模型上进行试验，如医学上人体系统的生理、病理的试验，由于直接影响健康，危及生命，因而往往采用动物作为生理模型、病理模型，以代替人进行试验。

4. 预测性　由于模型是对现实系统动态过程的规律性描述，依据它所反映的规律，就能揭示出系统未来的行为与状态的变化，所以一般都用它作为预测的工具。如未来人口的预测，市场预测，新技术、新产品的发展预测，等等，各种社会模型、经济模型、技术模型，都为预测提供了极其有效的工具。

（二）理想化方法

理想化思维方法是思维主体运用非逻辑思维方法和逻辑思维方法相结合的思维方法，抓住事物性质的主要方面，剔除次要方面，塑造理想化实验过程、创建理想模型而从事科学创造活动的一种思维方法。

理想化方法是科学抽象的一种手段,它在抽象思维中,抓住主要因素,完全排除次要因素的干扰,使研究对象和研究条件达到超越于现实的理想境界。在研究中,运用理想化方法,建立理想化的客体用来代替客观对象进行实验,可使复杂的研究对象变得简单,使复杂的和难以进行的实验变得可行,使研究对象的本质及其运用规律得到充分暴露。理想化方法在科研中的运用,主要是建立理想模型和设计理想实验。

1. 理想模型　是人们为便于对客观事物进行研究而在思维中建立起来的一种高度抽象的理想化研究客体。理想模型与现实存在的事物不同,客观存在的事物包含多种多样的因素和复杂的联系,因而具有多方面的特征和关系,而理想模型通过对研究对象进行简化处理,突出反映事物的主要特征或因素。对理想模型的研究,可作为对实际对象研究的基础。对于一个真实的复杂的研究对象和过程,通过研究其理想模型然后将结果做适当修正后,便可与实际对象相符合。这是科研中广泛应用且行之有效的方法。建立理想模型并对其进行研究,有助于发挥人的想象力和逻辑思维能力,而获得的结果能够超越现有条件,出现新的研究方向,形成新的科学预见。

2. 理想实验　是人们在思维中运用理想模型、塑造理想化过程,进行逻辑推理的思维活动过程。理想实验与科学实验的不同在于:前者是一种思维活动,是运用严格的逻辑规则和丰富想象力,在抽象思维中进行的过程,后者是一种实践活动,是通过物化的过程而实现的。理想实验作为真实的科学实验的补充手段,可以超越客观条件许可的范围,达到绝对纯化、简化和理想化程度,可以揭示一般实验难以发现的客观现实和过程的内在规律,并由此得出重要结论。设计理想实验是提出科学假说的重要途径,进行理想实验可以导致新的科学定律,创立新的理论。

理想化方法在科研中得到广泛的应用,正确又巧妙地将理想化方法运用于科研,可以导致科学上的重大突破,并获得开拓性成果。但是,由于理想化方法在科研中采取了纯粹理想化的形式,所以它得出的任何推论都必须由科学实践的结果来检验。同时,它作为一种逻辑推理过程,必须正确地运用逻辑方法。

第四节　创造性思维

一、创造性思维概述

(一) 创造性思维的概念

创造性思维是主体在创新意识的驱使下,通过综合运用各种思维方式,对头脑中的知识、信息进行加工组合,以新颖独特的方法解决问题的思维过程。通过这种思维不仅能揭露客观事物的本质及其内部联系,而且能在此基础上产生新颖性、独创的、有社会意义的思维成果。创造性思维是人类思维的高级过程,是人类思维发展水平的标志。

(二) 创造性思维的特点

在学习创造性思维的特点之前,我们先来了解一下常规思维与思维惰性。常规思维是指用惯常的方法、固定的模式来解决问题的思维。与创造性思维相比。常规思维熟能生巧,习惯成自然,创造性思维别出心裁,柳暗花明;常规思维重于继承和沿袭,创造性思维贵在创

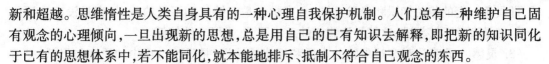

新和超越。思维惰性是人类自身具有的一种心理自我保护机制。人们总有一种维护自己固有观念的心理倾向，一旦出现新的思想，总是用自己的已有知识去解释，即把新的知识同化于已有的思想体系中，若不能同化，就本能地排斥、抵制不符合自己观念的东西。

比较而言，创造性思维具有以下几个主要特点：

1. 创新性 创新性是创造性思维最基本的特征。创造性思维是在一般思维的基础上发展起来的，以提供具有重大社会价值、前所未有的思维成果为标志。在这种思维过程中，没有现成的可供借鉴的解决问题的方案，必须打破惯常解决问题的思维模式，将已有知识经验进行改组或重建，独辟蹊径，创造出不同寻常的思维成果。例如，我国改革开放的总设计师邓小平同志所提出的"一国两制"的伟大构想，就是创造性思维的典型代表。

2. 综合性 有许多创造性思维就是对已有成果的综合，或者是在已有成果的基础上产生的；创造性思维是多种思维形态的综合运用，既要用到抽象逻辑思维，也要用到具体形象思维，是抽象思维与形象思维的综合运用；创造性思维是多种思维方式的综合运用，既有求同思维，也有求异思维，既要用到发散性思维，也要用到收敛性思维，等等；创造性思维是多种思维方法的综合运用，在人类的思维中，单纯的演绎法、归纳法都不可能产生创造性思维，只有将演绎与归纳、分析与综合、抽象与概括等多种思维方法结合起来，辩证地运用，才可能产生创造性思维。

3. 突破性 创造性思维的突破性主要表现在突破条条框框、实现质变，即只有突破已有成规、理论权威、思维定势等框框的束缚，实现认识或实践的飞跃、跨越等质变的思维活动，才能算是创造性思维。突破性是创造性思维的必要属性，没有突破性就不能算是创造性思维。前面所讲到的古埃及的狮身人面设计、达利的超现实主义绘画及现代设计，现代雕塑中的某些构想。它们是一种"不讲道理"、"违反自然"的思维方式，采用的是多向思维和逆向思维，设想一般逻辑思维认为不可能的方案，把握事物的普遍性与特殊性的关系及事物内部的联系和共性，运用大脑的联想机制和现代的科技手段，促成异类事物联姻，并将旧的元素做成新的组合，使不可能的事物成为理想的现实，就是创造性思维的体现。

4. 超越性 创造性思维的超越性主要表现在对表象现实的超越，即创造性思维从对现实的发展过程的反映出发，可以指明前进的方向，预见未来。一般来说，思维是落后于存在的，但是在一定条件下思维是可以超越现实的，它不仅反映表象的、当前的现实，而且能够反映隐藏在其中的倾向性、可能性，反映未来的现实，并且通过思想、理论和方法等把它们转化为现实。例如人类设计出了自然界原本不存在的东西像汽车、轮船、飞机等，这就是创造性思维的超越性的体现。

（三）创造性思维的基本形式

创造性思维的形式有多种，常见的有归纳、综合、联想、想象、类比、直觉、灵感等，这里主要介绍类比，直觉以及灵感。

1. 类比 所谓类比，就是对于两类不同的事物，在比较的基础上，找到、抓住它们的相似之处，以此为根据，将关于一类事物的知识，迁移、推广到另一类事物上去的思维活动。例如，哥白尼提出的"太阳中心说"，将地面上的相对运动同天空中的相对运动作类比，从而形成了相对运动的概论。

2. 直觉 所谓直觉，就是对于一些新出现的现象或事物，未经过严密的逻辑程序，直接地认识到其内在本质或规律的思维活动。直觉不是人脑的自由创造，而是有其基础和前提的,即具备一定的相关知识和经验。同时,直觉也是有缺陷和不足的,一是直觉没有论证的力量,二是直觉不够精准,这就导致直觉缺乏说服力、且可靠性较低。

3. 灵感 灵感是对客观事物的本质和规律的认识,是反映过程中的质变与飞跃,是多种思维形态和各种心理因素的综合,是显意识与潜意识的综合,是信息加工过程中的突变。

（四）创造性思维的形成过程

创造性思维不是灵光一闪,而是需要辛苦的思维劳作才能够实现的,一般来讲,创造性思维的形成过程包括以下几个部分:

1. 准备阶段 这是在创造活动之前,围绕要解决的问题和创造目标,收集以往资料,积累知识素材及他人解决类似问题的研究资料的过程。

2. 酝酿阶段 这是在积累一定知识经验的基础上,在头脑对问题和资料进行深入的分析、探索和思考,力图找到解决问题的途径和方法的过程。

3. 豁朗阶段 这是经过充分的酝酿之后,在头脑中突然跃现出新思想、新观念和新形象,使问题有可能得到顺利解决的过程。

4. 验证阶段 这是在豁朗阶段获得了解决问题的构想和假设之后,在理论上和实践上进行反复检验,多次补充和修正,使其趋于完善的过程。

二、创造性思维的方法

（一）移植法

移植法是将某个学科、领域中的原理、技术或方法等,应用或渗透到其他学科、领域中,为解决某一问题提供启发、帮助的创新思维方法。

1. 原理移植 指把某一学科中的科学原理应用于其他学科中的问题。例如英国外科医生利斯特移植了法国微生物学家巴斯德证明腐烂是由细菌造成的这一成果,发展了外科手术的消毒法。

2. 技术移植 指把某一领域中的技术运用于解决其他领域中的问题。例如医学工作者从房屋爆破技术中受到启发,发明了用于结石病人的微爆破技术。

3. 方法移植 指把某一学科、领域中的方法应用于解决其他学科、领域中的问题。例如有人从面包发酵时产生气体使得面包体积膨胀中得到启示,将其移植到塑料加工上,对塑料进行发酵处理,从而发明了价廉物美的泡沫塑料。

4. 结构移植 指将某种事物的结构形式或结构特征,部分或整体地运用于另外的某种产品的设计与制造。例如人们利用动物骨骼结构,把它用于桥梁设计上,创造出了平直形桥、吊形桥、悬臂形桥等许多新颖桥梁。

5. 功能移植 指通过设计使某一事物的某种功能也为另一事物所具有而解决某个问题。例如科学家们从香烟烟雾具有使激光的细光线变得更加明晰的功能中受到启发,利用氦氖激光器发出的红色光线,在机场上建立起了"空中激光跑道",为飞机在大雾天气的安全着陆提供了方便。

移植法在科学研究中运用广泛,相对简单易学,科研入门者不妨先尝试这种方法。

（二）智力激励法

由美国人奥斯本首先提出,该创造性思维方法又称为"头脑风暴法",是一种主要用于激励集体智慧以提出大量新设想的方法。智力激励法的具体做法为：

1. 参会人数为 10 人左右,其中一人主持,一人或两人记录,会议时间在 40 分钟左右。

2. 会议议题明确。

3. 不允许批评别人提出的设想。

4. 提倡独立思考。

5. 不作评判性结论。

6. 提出的设想越来越好,以"数量保证质量"。

7. 参加会议的人不分上下级,一律平等。

8. 不允许个别交谈。

9. 所有设想不分好坏一律记录下来。

为了能从提出来的大量设想中筛选和加工出具有实用价值的真正能解决问题的高质量的最佳方案。

（三）信息交合法

信息交合法是由我国创造专家许国泰首创提出的创新思维方法。就是利用已有的和引进的信息与联系,以获得新的信息、新的联系,从而产生新设想的创造技术。一般分四个步骤进行:

1. 定中心　即确定所研究的信息。例如以"杯子"为研究中心(图 2-4-1)。

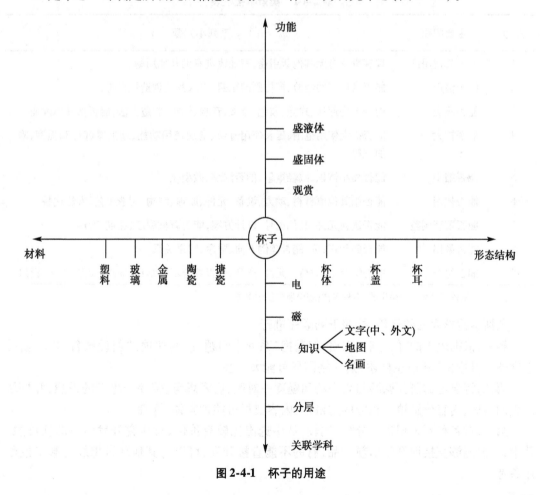

图 2-4-1　杯子的用途

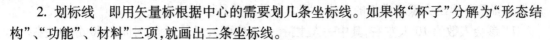

2. 划标线　即用矢量标根据中心的需要划几条坐标线。如果将"杯子"分解为"形态结构"、"功能"、"材料"三项,就画出三条坐标线。

3. 注标点　在各条坐标线上注明有关的信息点。例如,在"杯子"的"形态结构"线上注明杯体、杯盖、杯柄等。

4. 相交合　以一标线上的信息为母本,以另一标线上的信息为父本,相交合产生新信息。例如,玻璃与刻度相交合产生刻度玻璃杯,可用于饮水或服药时控制数量。

（四）奥斯本检核表法

奥斯本检核表法是由美国人奥斯本首创、美国创造工程研究所完成的创造技法。是引导思维主体在创造过程中对常见的 9 个方面的问题进行思考,启迪思路,开拓思维空间,促使人们产生新设想、新方案的方法。

奥斯本检核表法依据的主要原理是创造始于问题,即由问题引导、启发创造。其基本机制是,使主体针对 9 大问题进行强制性的思考,突破不愿提问题的心理障碍,从不同角度、不同方面比较全面地进行检核、思考,引导开阔思路、顺藤摸瓜式的自问自答,以便探寻创新设想。其实质就是按照一定的目标、方向,有意识、有目的地进行发散思维。奥斯本检核表包括 9 大问题和一系列小问题,如表 2-4-1 所示。

表 2-4-1　奥斯本检核表

序号	主要问题	系列小问题
1	有无其他用途	现有事物有无其他新用途,稍加改进有无其他用途
2	能否借用	能否借用别的经验、模仿别的东西、引入其他创造性设想
3	能否改变	能否改变形状、式样、颜色、意义、音响、气味、制造方法,能否做其他改变
4	能否扩大	能否扩大使用范围、延长使用寿命、增加使用功能、增加零部件和强度、附加值等
5	能否缩小	能否缩小体积、减轻重量,能否浓缩、微型化
6	能否代用	能否用其他原材料、动力、设备、元件、原理、结构、制造工艺、方法代替
7	能否重新调整	能否调换元件、其他型号、设计方案,能否调整顺序、速度、程序
8	能否颠倒	能否颠倒正、负,能否颠倒方向、顺序、因果关系
9	能否组合	能否综合不同材料、元件、产品,能否综合不同学科、原理、观点、方法、设想

注:小问题是依据具体对象确定的,多种多样;表中所列仅供参考。

奥斯本检核表法的运用,按照下列顺序进行:

第一,依据表 1 的样式列出表格,但需把"系列小问题"改为两项:"新设想名称"、"新设想概述",其中的"新设想概述"这一格需尽可能大一些。

第二,将自己的研究课题与表中的问题逐一对照,启发思考,促使产生新的设想,并将新设想的名称、内容分别填入相应的空格内,内容要尽可能地具体、详细。

第三,对各种新设想进行分析、比较,从中选出比较有价值、有研究开发前途的新设想。其中,有的能够直接地开发出新产品,有的不能直接开发,可以与其他新设想综合起来或留作参考。

（五）思维导图

思维导图(Mind Mapping)是英国学者博赞(Tony Buzan)在 20 世纪 60 年代初期所创。他首先将其应用于训练一群被称为"学习障碍者"、"阅读能力丧失"的族群,这些被称为失败者或曾被放弃的学生,很快变成好学生,其中更有一部分成为同年级中的佼佼者。1971 年 Tony Buzan 开始将他的研究成果集结成书,慢慢形成了放射性思考和思维导图的概念。

思维导图是一种将放射性思考具体化的方法。放射性思考是人类大脑的自然思考方式,每一种进入大脑的资料,不论是感觉、记忆或是想法,包括文字、数字、符号、食物、香气、线条、颜色等,都可以成为一个思考中心,并由此中心向外发散出成千上万的分支,每一个分支代表与中心主题的一个连续,而每一个连结又可以成为另一个中心主题,再向外发散出成千上万的分支……,这些分支连续可以视为你的记忆,也就是你的个人数据库。人类从一出生即开始累积这些庞大且复杂的数据库,大脑惊人的存储能力使我们累积了大量的资料,经由思维导图的放射性思考方法,除了加大资料的累积量外,更将数据依据彼此间的关联性进行分层分类管理,使资料的存储、管理及应用因更系统化而增加大脑运作的效率。同时,思维导图善用左右脑的功能,借由颜色、图像、符号的使用,不但可以协助我们记忆、增进我们的创造力,也让思维导图更轻松有趣,且具有个人特色及多面性。

人类的大脑思维呈现出的是一种放射性的树状结构,即思维的发散性,它是指一个优秀的创造性的思考者往往首先获得一种"中心思想",再以此为基础,将自己的思维向各个方向延伸、发散和蔓延,并逐步完善,使之成为一种原创的思想。将思维导图应用于科研活动中时,思维导图将思维的发散性充分体现出来,而我们日常在总结这种思维时往往采取直线型方式,相互之间没有关联、没有重点,而思维导图将你的思维重点放在图的中心,思维过程以及不同思路之间的联系清晰地呈现在图中。这种方式在处理复杂的问题时,一方面能够显示出思维的过程,另一方面可以很容易理清层次,让你抓住重点,能够启发我们的联想力与创造力。如果将思维导图和头脑风暴法有机结合,可以快速地将大家的思维汇聚起来,并以图的形式直观地展示出来。这对于人们开展科研活动,发掘创新具有十分重大的意义。

三、护理科研中的创造性思维

我们身边不乏创造性思维的案例,很多人因为一个小小的创意,获得了财富,地位和人们的尊重。但是在日常生活和工作中,创造性思维却似乎很难。那么护理科研中如何进行创造性思维呢?

护理科研中的创造性思维来源于护理实践,也要运用于护理实践。护理实践的需要就是创造性思维产生的地方。我们可以根据护理工作的需要来发现问题:

（一）解决问题的需要

如人口老龄化加快,慢性病患病人人群增加,对护理服务的需求极大的增加,对护理行业提出了具体什么样的要求和挑战。日本也存在人口老龄化的问题,同时日本人长寿且人口出生率低,老人照护人力短缺是日本社会的重要问题。日本科学家因此发明了护理机器人 RI-MAN,RIBA,2011 年又研发出了功能更为完善的护理机器人 RIBA-Ⅱ,同时日本政府在 2013 年的财政预算中拨款约 2390 万美元用于帮助开发和推广护理机器人(图 2-4-2)。

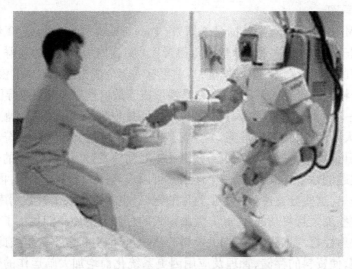

图2-4-2　日本 TEMLX2 机器人演示送饭

（二）行业发展更新的需要

随着健康理念和医疗技术的发展,新观念、新技术、新设备不断地被应用到临床。新观念和新技术的引入都对护理工作提出了新的挑战。面对新事物,具体如何应对都需要我们开展创造性的思维。

2010年1月,我国卫生部办公厅印发《2010年"优质护理服务示范工程"活动方案》的通知,"优质护理服务"在全国范围内掀起了新的一轮护理"革命"。护理工作人员开始创造性地探索"责任性整体护理"、"床边工作制"的护理工作新模式,同时对我国护理工作的国情进行了思考,提出了"陪而不护"、"岗位层级金标准"等一系列新观点,为推动我国护理行为的发展做出了巨大的贡献。

（三）提高水平的需要

护理学是一门古老而年轻的学科,开始很早,但又随着时代发展一直保持着活力。要跟上时代变迁,我们要不断发展自身,不断从内部进行变革,才能进步。具体的如体温单的发明,改进;护理记录的规范化,护理程序的建立,护理实践工作中的各种小发明,每一个都是创造性思维的体现。

例如,长期以来,护理体温单都是依靠护士一个点、一条线地操作完成,稍有疏忽就出现错格、误点的现象,就得重新完成一整张纸的填写,重复性工作量大又烦琐。随着医院管理系统信息化的发展,护理人员也创造性地将其引入了护理工作领域,结合实际的需要研发出了电子体温单,电子体温单的发明大大减轻了护理人员的工作负荷、提高了工作效率、减少了工作差错,受到了广大临床护理工作人员的欢迎。

这些都是护理行业和护理工作中采用创造性思维发现和解决问题的例子,只要我们工作中做个有心人,不难发现护理实践工作需要面对的问题。但是要成功的解决问题,还需要利用创造性思维的方法,根据创造性思维的形成过程,进行创造性思维劳动,来创造性地解决这个问题。

举一个简单的例子:护士小刘向一位老年糖尿病人做口头健康宣教,并给予文字宣教材料,告诉病人如何调节生活习惯,帮助控制血糖,但是病人反应冷淡,生活习惯和行为也没有改变。为了解决这个问题,小刘根据对问题进行详细分析,发现病人由于年纪大,文化程度不够,记忆力也不好,而宣教材料全是文字材料,也不够通俗易懂;因此认为宣教材料和途径是导致宣教效果不良的主要原因。但是怎么解决这个问题呢? 小刘思考了好几个星期。终于,小刘想到老人爱听收音机,我们可以用音频对其做健康教育,而文化程度不高,看不懂文字,可以看懂图画;小刘将健康教育的内容根据老人的文化程度和理解能力进行了调整,并录制了音频,给老人反复播放,还制作的一系列宣教图画,贴在病人床头,随时可以看到。这样,老人对糖尿病的认识逐步提高,生活习惯也逐渐改善了。小刘由这个问题想到,除了这位病人,对其他的老年病人进行健康宣教可能也存在同样的问题,需要建立针对老年人的特点的健康宣教方式,因此她经过不断时间总结,建立一套基于音频和图画的针对老年人的健康宣教方式,在全院进行了推广,并在国内权威期刊上发表,供其他同行借鉴。

小刘解决这个问题的过程就是一个典型的创造性思维的过程。①准备阶段:收集资料,进行全面的分析,病人年纪大,记忆力不好,文化程度不够;从健康宣教的角度,宣教材料过于专业化,不够通俗易懂,形式过于单调,全是文字材料。②酝酿阶段:经过对以上材料的分析,发现健康宣教的方式和内容不适合老年人是产生健康宣教效果不良的原因,开始思索解决这个问题的方法。③豁朗阶段:想到老人爱听收音机,可以用音频对其做健康教育;记忆力不好,需要反复宣教,对文化程度不够,可以将文字材料换成图画。④验证阶段:采用音频和图画对病人进行传教,达到了理想效果;并进一步发展,对更多老年病人采用音频和图画结合的方法进行健康教育,建立了一种针对老年人健康教育的方法。这就完成了一次创造性思维的过程。

而从小刘的例子中可以看出,创造性思维不是有了一个想法就能实现的,还需要辛苦的分析思考,设计方案验证,优化的过程,从这个意义上讲,科研中的创造性思维不是光靠想出来的,而是一个脑力和体力结合的艰苦劳动过程。

四、创造性思维的培养

创造性思维的培养是有方法可循的。好的思维方法能更好地触发灵感,获得具有创造性的思想。反复训练,并摸索出适合自己的思想方法,形成良好的思维习惯后,就会大大提高自己的创造力,让你变得更聪明。

(一) 保持旺盛的求知欲

我们需要时刻保持旺盛的求知欲,否则常规思维和思维惰性就会乘虚而入,把创造性思维从我们的大脑赶走。

要保持旺盛的求知欲,首先要培养兴趣。兴趣是指一个人经常趋向于仰望认识、掌握某一事物,力求参加该活动并具有积极情绪色彩的心理倾向。培养兴趣是激发创造性思维的源泉。兴趣往往能引发人的灵感,提高人的创造力。

兴趣狭窄是很常见的创新思维障碍。从根本上说,创新的欲望并不是外力作用的结果,而只能来自于丰富多彩的生活。在一定的条件下,好奇心和兴趣会直接转化为创新的冲动和内心欲望,进而激发创新思维的产生。

在日常的工作生活中,善于提问题,多问几个为什么,这是进行科学研究并取得科学认识的基本前提。一般而言,事物运动、变化和发展的结果会直接呈现在人们的眼前,而其内在原因和客观规律却隐藏在事物的内部,我们看不见,摸不着。因此,只有善于分析,善于思考,多问几个为什么,才能层层剥开事物的外在现象,不断深入到事物的本质,从而找出事物发展的内在原因及其必然规律。

除了问为什么,还需要对是什么学会提出质疑。"学起于思,思源于疑"。质疑是创新的前提,批判是创新的开始。由于人们认识的局限性,在创新过程中总不免会犯这样那样的错误,从某种意义上讲,人类社会发展的历史就是一部对错误进行批判和否定的历史。可以说没有否定就不会有创新。不仅要有怀疑批判别人的精神,更要有怀疑批判自己的胆量和勇气,只有通过不断的怀疑和批判,才能使创新主体冲破条条框框的束缚,在怀疑批判中不断创新。

（二）积累思维元素

创造性思维不是无源之水,无本之木。创造性思维除了需要我们大脑这样的硬件以外,还需要用于思维加工的思维元素这样的软件。任何发明创造都是人们在学习和掌握前人积累的知识经验的基础上产生的突破。只有掌握扎实的专业知识和广博的人文社会科学、自然科学知识,才能够为我们的创造性思维活动源源不断的提供原材料。而在学习和积累知识的过程中,我们也可以将创造性思维方式运用到学习中去,自觉地进行质疑、追寻探究;将所学到的东西,进行创造性转换,一项学些活动中的结果运用到其他学习活动中,使之取得创造性成果;还能够进行知识创新和学习方法的创新。

思维元素除了来自学习,更多的来自实践。创造与知识有着密切的关系,但不能把创造力与知识等同起来。人的知识和才能归根到底都是从实践中获得的。创造发明是一项极具实践特点的活动,立足于实践,也运用于实践。如果与实践脱节,则只能是没用的幻想。

（三）进行思维训练

不同的个体进行创造性思维的能力不相同,但是这种差异并不是与生俱来的,而是后天养成的思维习惯不同导致的。创造性思维的培养需要进行有意识的训练。

要培养创造性思维,首先要善于发现问题和提出问题。发现问题需要我们保持求知欲,做个有心人,而在提出问题的时候,也要掌握技巧。一是问原因,寻找到原因,就为解决问题提供了前提条件;二是问结果,在思考问题、认识事物时,我们要养成一种思维习惯,即想一想"这样做,会导致什么新的结果呢?"在思考时,尽量不要受旧的事物结果的束缚,要敢于提出新的看法,甚至有时看起来荒诞的看法,也可能会导致新的有价值的结果;三是问规律,因果有联系,是因为事物有规律所决定的,找到这种联系,就找到了事物发展的规律;四是问发展,世界总是向前发展的,事物也总是在发展。所以,在思考问题时,我们可以运用上述技巧,设想某些事物的发展前景和趋势,这样,有可能导致产生新观念、新想法、新理念。

如果你想学会游泳,你就必须到水里去练习,如果你要学会开车,你就必须到路上去练习。要学会创造性思维,我们必须有意识对自己进行创造性思维的训练。上面我们已经学习了一些创造性思维的方法(移植法、头脑风暴法、信息交合法、奥斯本检核法),运用这些方法进行创造性思维,进行反复训练,是提高创造性思维的良好途径。

（田 翀）

思 考 题

1. 什么是思维和思维力?
2. 良好的思维品质有哪些?
3. 什么是创造性思维,创造性思维具有什么特点?

4. 请以"密闭式静脉输液器"作为主题,选择一种创造性思维方法进行思维训练,看看你会发现什么?

参 考 文 献

1. 卢明森. 创新思维学引论[M]. 北京:高等教育出版社,2005.

2. 林格. 我要做个特优生:思维特训教程[Z]. 北京:新世界出版社,2005.

3. 中国心理卫生协会,中国就业培训技术指导中心. 心理咨询师[M]. 北京:民族出版社,2012.

4. 王如平. 创造性思维[M]. 北京:光明日报出版社,2012.

5. 卞华,罗伟涛. 创造性思维的原理与方法[M]. 长沙:国防科技大学出版社,2001.

6. 余达淦. 创造性思维[M]. 北京:原子能出版社,2003.

7. 刘昌. 生理心理学[M]. 北京:高等教育出版社,2012.

8. 李新旺. 生理心理学[M]. 北京:科学出版社,2003.

9. 赵国求. 论大脑思维的物质基础[J]. 武钢大学学报,1998,(3):34-39.

10. 齐伟. 概念图/思维导图导论[J]. 教育技术导刊,2005(5):9-11.

11. 盖建民. "模型化"思维论析[J]. 科学技术与辩证法,2001,18(1):17-21.

12. 祝大星. 让创意优化我们的思维[J]. 科学24小时,2009(1):40-41.

13. 艾得胜. 谈设计中的超现实思维[J]. 北方美术,2003(2):18-25.

14. 周振林,刘啸霆. 论时间思维和空间思维[J]. 学术交流,1990(5):98-103.

15. 王方明,蒋芳菲. 浅论理想化思维方法[J]. 江苏广播电视大学学报,2011,12(6):33-35.

第三章 护理科研项目

第一节 概　述

一、基本概念

（一）科研项目与科研课题

科研项目（research project）是为了解决一个由若干科研课题组成的、彼此之间有内在联系的、比较复杂而且综合性较强的科学技术问题而确立的科研题目。其特点是比较明确集中的由若干科研目标所组成的综合性目标，研究规模大，需要多个学科的密切配合，研究周期较长。

科研课题（research problem）是为了解决一个相对单一并且独立的科学技术问题而确定的科研题目。其特点是目标明确、研究规模小、研究周期小。

二者的异同：同在于投资、技术难度、复杂程度、人员构成等方面；异在于目标范围（综合性目标与单一性目标）、研究规模（较大与较小）、研究周期（较长与较短）等方面。

（二）护理科研项目与护理科研项目管理

护理科研课题（nursing research topic）是指有关护理学的有待科学研究加以解决或得到回答的问题。护理科研项目（nursing research project）是解决护理学研究领域中某一科学技术问题的系列研究，包括科学意义、具体目标、设计方案与实施步骤等。护理科研项目管理（nursing research project management）是指课题从项目申请、立项论证、组织实施、检查评估、验收鉴定、成果申报、科技推广、档案入卷的全程管理。其目的是使科研项目实行制度化和科学化的管理，保证科研计划圆满完成，出成果、出人才、出效益，提高竞争力。护理科研项目管理包括护理科研项目的计划管理、经费管理、成果管理、档案管理等。

二、护理科研项目的类别

对课题进行分类，是为了针对不同类型的课题实行不同的管理方法。分类只是相对的，未来国家将进行大幅度的科技体制改革。

目前，护理科研项目按项目类型可分为护理学基础研究、护理学应用研究、护理学开发研究（发展研究）和软科学研究；按项目业务性质可分为专科临床护理科研、护理管理研究、护理教育研究、护理学历史研究、护理理论研究等;按项目来源又可分为不同等级课题。

（一）按项目类型分类

1. 护理学基础研究 为了揭示护理现象及其规律而进行的研究。主要是对构建护理学最基本的原则、理论或定律而开展的研究,研究结果应具有新观点、新信息、创新性和新见解,其虽然不能直接解决当前护理实践中急需解决的具体问题,但对护理理论的完善和发展起着积极的推动作用。

2. 护理学应用研究 是指任何旨在增加科学技术知识的创造性的系统活动,但它考虑到某一特定的实际目的;是对某一问题的探讨,并提出解决该问题的方案、方法或预测出一定结果。其研究周期一般较基础研究短,成功率较大。临床护理科研内容多为此类。具体来讲,护理学应用研究是运用基础研究成果,解决临床护理实践中的问题。

3. 护理学开发研究（发展研究） 运用基础研究与应用研究及实验的知识,为推广新材料、新产品、新设计、新流程和新方法,研究出产品性物质,或是为了对现成生产和中间生产进行重大改进的任何系统的创造性活动。这类研究包括中间实验和工业实验（投产前的批量生产）研究,所需经费多,并受生产或试用条件（如新的诊断治疗护理方法）的制约。此类研究多与企业协作进行。

一般来讲,通过应用研究可以把理论发展到应用的形式。应用研究的成果对科学技术领域的影响是有限的,就它所涉及的特定领域的问题来看,其特点是更专门,而不像基础研究成果那样能说明普遍的和一般的真理。护理学开发研究与基础研究及应用研究的主要标志是:基础研究与应用研究是要增加科学技术知识,以直接产生社会效益为主;而开发研究则是以推广应用新技术、新产品,以直接产生经济效益为主。

4. 软科学研究 应用软科学理论、方法和技术,针对护理工作中的问题,经过系统的研究,制定出新方案,常以咨询报告、科学论著等形式表达成果。如护理事业发展战略研究及其临床、教学、科研等各项护理工作的管理研究等均属此类研究。

（二）按项目业务性质分类

1. 专科临床护理科研 专科临床护理科研又称护理专业技术技能研究,主要研究护理专业自身发展的有关问题。包括护理技术、护理手段、护理措施、新技术、新仪器的运用等。

2. 护理管理研究 护理管理研究是关于探讨有关护理行政管理、护理人事管理、护理质量控制等方面问题的研究。其目的是如何通过研究,使护理管理更加规范化、科学化。

3. 护理教育研究 护理教育研究是关于护理教育体系、对象、课程设置、教学方法和评价等方面问题的研究。其目的是通过研究,达到完善护理教育体系和制度、培养实用型护理人才,以更好适应现代护理的发展及临床护理工作的需要。

4. 护理学历史研究 研究有关护理学起源、变化及发展方向等。

5. 护理理论研究 针对护理哲理、各种护理模式及理论进行研究。

（三）按项目的来源分类

1. 国际合作课题。

2. 国家、省、市、区科技部门立项及中标课题。

3. 上级下达的科研项目和研究任务。

4. 医院/学校（学院）立项、研究的自选课题。

5. 合作课题(有经费支持)。

6. 其他项目或课题(相关学会、机构等)。

第二节　我国重要的科研基金资助项目

近年来,护理科研人员通过不懈努力,有些已获取各种科研基金项目。如2011年护理学中标的国家自然科学基金项目有:医院护理结构与服务过程的机制建模和质量评价研究(施雁)、宁夏社区访视护理现状与访视护理质量评价构建的研究(刘国莲)、癌症病人护理专业性社会支持需求量表体系的构建(洪静芳)、护理单元工作负荷评价方法、模型及应用研究(韩琳)等。需要指出的是,护理学是一门综合性学科,护理科技工作者应除关注自然科学基金项目外,对人文社科类项目也要加以关注。我国重要的科研资助机构主要包括国家自然科学基金委员会(National natural science foundation of China,NSFC)、国家科技部、国家教育部、国家卫生计生委等。

一、国家自然科学基金项目

国家自然科学基金委员会成立于1986年2月14日。自然科学基金按照资助类别可分为面上项目、重点项目、重大项目、重大研究计划、国家杰出青年科学基金、海外、港澳青年学者合作研究基金、创新研究群体科学基金、国家基础科学人才培养基金、专项项目、联合资助基金项目以及国际(地区)合作与交流项目等。通过亚类说明、附注说明还可将一些资助类别进一步细化。所有这些资助类别各有侧重,相互补充,共同构成当前的自然科学基金资助体系。国家财政对自然科学基金的投入不断增长。自然科学基金坚持支持基础研究,形成和发展了"项目"与"人才"两大资助板块。

(一)项目板块

1. 面上项目　面上项目包括自由申请项目、青年科学基金项目和地区科学基金项目三个亚类,是自然科学基金最主要和最基本的项目类型。其资助范围几乎覆盖自然科学所有的研究领域,主要资助以自由探索为主的科学研究工作,研究人员可以在自然科学基金资助范围内自由选择研究题目进行创新性研究。面上项目是国家自然科学基金的一个最主要、最基本的资助类型,每年的资助金额约占项目总额的60%左右。

(1) 自由申请项目:是国家自然科学基金面向全国基础性研究的主体部分。要求申请项目瞄准国际科学发展前沿,尤其是我国具有优势的基础研究;或有重要应用前景,围绕我国国民经济和社会发展中的重点、难点和紧迫的科学技术问题开展的应用基础研究。

(2) 青年科学基金项目:国家自然科学基金委员会于1987年开始设立青年科学基金,支持35周岁以下、具有博士学位或相当水平的青年科技工作者,且从未获得该类项目资助的人员。目的是培养青年科技工作者,为他们的成长和脱颖而出创造条件和机会。项目对创新要求高,基础研究可以相对薄弱。

(3) 地区科学基金:从1989年开始设立,目的是为加强部分地区的科学研究基础,以促进全国科学研究的均衡发展。对边远地区、少数民族地区和科学发展薄弱地区科学研究工作的支持,资助重点是能结合本地区自然资源和自然条件特点的基础性研究。

2. 重点项目基金　自然科学基金重点项目是1991年增设的类型,主要针对我国学科发展中的关键问题,资助学科发展前沿和学科新的生长点。特别支持研究人员在科学前沿对学科发展具有重要推动作用的领域做研究,在对经济和社会可持续发展有重要应用前景和意义、能够充分发挥我国资源或自然条件特色的领域做研究。遴选项目坚持"有限目标、重点突出、规模适度、队伍精干"的原则,要求项目近期可望取得重要成果或进展。

3. 重大项目基金　自然科学基金重大项目主要是针对我国科学技术、国民经济和社会发展中的一些具有战略意义的重大科学技术问题,组织学科交叉研究和多学科综合研究而设立的类型。针对科学发展的核心问题,整合与集成不同学科背景、不同学术思路和不同层次的项目形成具有统一目标的项目群。

4. 专项项目　专项项目是自然科学基金会为专门支持或加强某一领域或某一方面而设立的专款资助项目,目前主要包括数学天元基金项目、优秀国家重点实验室研究项目基金、科普项目、科学仪器基础研究专款、自然科学基金委员会主任基金、科学部主任基金项目、国家重点学术期刊专项基金项目、青少年科技活动专项等。

5. 联合基金　联合基金是自然科学基金委为推动产学研结合,引导其他政府部门或产业界在双方共同关心的领域或方向上投入经费,支持基础研究和应用基础研究,以解决实际应用中的基础科学问题而共同出资设立的资助类别,旨在加快基础研究成果的产业化进程,解决产业界需求的关键科学问题,有目标地为产业界提供技术储备,增强企业的自主创新能力,促进企业成为技术创新主体。联合基金分为联合资助基金和联合资助项目两种类型,前者是在一定时间内,每年资助一批项目,后者是对某一特定项目共同出资资助。

6. 国际(地区)合作与交流项目　国际(地区)合作与交流项目是围绕科学基金中心任务,以推动源头创新为主题,创造有利于中国科研人员参与国际(地区)合作与竞争的良好环境,鼓励基金承担者开展积极而富有成效的国际合作与交流项目。

(二) 人才板块

在2000年自然科学基金委员会开始启动创新研究群体科学基金,即人才基金,其目的是导向群体的学术带头人,使其能凝聚一批学术骨干。形成一种合力,围绕一个重要的方向进行学科交叉和合作研究。人才资助体系包含青年科学基金;杰出青年科学基金(含外籍,资助45周岁以下的优秀青年学者);海外青年学者合作研究基金;中国香港、中国澳门青年学者合作研究基金;创新研究群体科学基金和国家基础科学人才培养基金等部分。

二、国家社会科学基金项目

国家社会科学基金项目简称国家社科项目,申报基础理论研究类国家社科项目要力求具有原创性和开拓性,应用对策研究类要具有现实性和针对性,着力推出代表国家水准的哲学社会科学研究成果。课题条目一般只规定研究范围、研究方向和研究重点,申请人要自行设计具体题目,没有明确的研究对象或问题指向的申请一般不予受理。

(一) 课题申请人须符合以下条件

重点项目和一般项目申请人须具有副高级(或相当于副高级)以上专业技术职务;青年项目申请人(包括课题组成员)年龄不得超过39周岁,不具备副高级以上专业技术职务的,须由两名具有正高级专业技术职务的同行专家推荐;申请人必须从事实际研究工作并真正

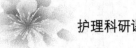

承担和负责组织项目实施;课题参加者或推荐人须征得本人同意并签字确认,否则视为违规申报。

（二）课题申请单位须符合以下条件

在相关领域具有较雄厚的学术资源和研究实力;设有科研管理职能部门;能够提供开展研究的必要条件并承诺信誉保证。

（三）完成时限

基础理论研究一般为 3 年左右,也可根据研究工作的实际需要适当延长;应用对策研究要根据研究问题的时效性确定。

（四）申报注意事项

申报课题须按照《国家社会科学基金项目申请书》要求如实填写材料,并保证没有知识产权争议。凡弄虚作假者,一经查实取消 3 年申报资格;如获立项即予撤项并通报批评。为保证申报评审的公正性和严肃性,评审会议召开前申报单位或个人不得以任何名义走访、咨询学科评审组专家或邀请学科组专家进行申报辅导。凡行贿评审专家者,一经查实将予通报批评;如获立项即予撤项,5 年内不得申报国家社科基金项目。

三、国家科技部资助项目

主要包括基础研究计划、国家科技支撑计划、高技术研究发展计划、科技基础条件平台建设、政策引导类计划等。

（一）基础研究计划

基础研究计划包括国家自然科学基金和国家重点基础研究发展计划（973 计划）,国家自然科学基金主要支持自由探索性基础研究,973 计划是以国家重大需求为导向,对我国未来发展和科学技术进步具有战略性、前瞻性、全局性和带动性的基础研究发展计划,主要支持面向国家重大战略需求的基础研究领域和重大科学研究计划。

（二）国家科技支撑计划

国家科技支撑计划是以重大公益技术及产业共性技术研究开发与应用示范为重点,结合重大工程建设和重大装备开发,加强集成创新和引进消化吸收再创新,重点解决涉及全局性、跨行业、跨地区的重大技术问题,着力攻克一批关键技术,突破瓶颈制约,提升产业竞争力,为我国经济社会协调发展提供支撑。

（三）高技术研究发展计划（863 计划）

863 计划致力于解决事关国家长远发展和国家安全的战略性、前沿性和前瞻性高技术问题,发展具有自主知识产权的高技术,统筹高技术的集成和应用,引领未来新兴产业发展。

（四）科技基础条件平台建设

科技基础条件平台建设对科技基础条件资源进行的战略重组和系统优化,促进全社会科技资源高效配置和综合利用,提高科技创新能力。

（五）政策引导类计划

通过积极营造政策环境,增强自主创新能力,推动企业成为技术创新主体,促进产学研结合,推进科技成果的应用示范、辐射推广和产业化发展,加速高新技术产业化,营造促进地方和区域可持续发展的政策环境,包括星火计划、火炬计划、技术创新引导工程、国家重点新产品计划、区域可持续发展促进行动、国家软科学研究计划等。另外,还有其他一些专项和基金,包括国际科技合作计划、农村科技成果转化资金、科技型中小企业技术创新基金、国家工程技术研究中心、国家重点实验室建设计划、科技基础性工作专项等。

四、国家卫生计生委资助项目

卫生计生委科学研究基金面向全国医药卫生部门设立,资助具有创造精神和开拓能力的科技工作者,用以开展基础研究、应用研究、开发研究和少数软课题的研究。

（一）基金申报条件

基金申报要求科研学术思想新颖、立题根据充分、研究方法和技术路线合理、科学、切实可行;研究具有重要科学价值或效益;有良好的专业科研工作基础以及能深入开展研究工作的基本条件;研究具有国内先进水平,可望在 2～4 年内取得预期效果;经费预算实事求是。

（二）申请要求

申请卫生计生委科学研究基金的人员,必须是实际主持和从事申请课题研究工作中具有中级以上技术职务的科技工作者。申请者必须按卫生计生委科学研究基金规定的内容逐项填写"中华人民共和国卫生计生委科学研究基金申请书"。

申请者所在单位有关领导和学术组织必须对申请书所填内容进行审查。并签署意见。最后经省、自治区、直辖市卫生厅及部直属单位统一审核后按规定时间和要求上报。

（三）评审与审批

评审与审批工作由卫生计生委科学研究基金办公室组织进行。卫生计生委聘请评审专家根据申请课题采用通讯评论会议的方式进行初审和复审、评审出的课题,最后经卫生计生委审核批准并通知和申请者。

卫生计生委科学研究基金的基本实步骤为:通过项目指南,进行公开的招标;申请者申请,递交单位审核;经同行专家评议,择优支持;签订合同;按题拨款,专款专用;定期检查,按期结题。

五、国家教育部资助项目

教育部科学技术研究包括博士培养基金、优秀青年教师资助计划、高等学校骨干教师资助计划、重点项目、重大项目、高等学校科技创新工程重大项目培育资金项目、重点实验室开放基金课题、长江学者和创新团队发展计划、长江学者奖励计划、新世纪优秀人才支持计划、留学回国人员科研启动基金、霍英东教育基金等。以下介绍其中几项。

（一）博士点科研基金

为鼓励产学结合,共同开展研究,提倡与其他基金、行业或企业申报联合资助课题。对高校与行业或企业共同感兴趣的基础性研究课题或应用性课题,经专家评审通过的,采取与行业或企业(含自筹资金)联合资助的做法给予立项的基金。基金资助在国内重点高等学校第一线从事教学和科研工作,具有指导博士生资格的教授。教育部博士培养基金包括教育部博士后创新基金和教育部高等学校全国优秀博士学位论文作者专项资金。

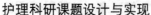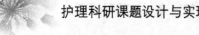

（二）教育部优秀青年教师资助计划

资助在国内高等学校第一线从事教学和科研工作的教师,主要是优秀留学回国人员,年龄要求在 40 周岁以下。项目要有创新思想和应用前景,研究周期 2～3 年。

（三）教育部骨干教师基金

该基金是教育部为在全国高校培养骨干教师而设立的项目,从 1999 年开始分批择优资助。

（四）教育部重点科研项目

重点资助有较大应用前景的项目,为限项申报。

（五）霍英东教育基金

1986 年由全国政协副主席、香港著名实业家霍英东先生出资 1 亿港元,与教育部合作,成立霍英东教育基金。基金会旨在鼓励中国高等院校青年教育脱颖而出和出国留学青年回国内高校任教,对从事科学研究和在教学与科研中做出优异成绩的青年教师,进行资助和奖励。基金会设立的项目包括高等院校青年教师基金、青年教师奖、"优选资助课题"等。

（颜巧元）

思 考 题

1. 何为护理科研项目管理? 如何开展科学的护理科研项目管理?
2. 护理科研项目的分类是什么?

参 考 文 献

1. 肖顺贞. 护理研究[M]. 北京:人民卫生出版社,2008:175-186.
2. 全国哲学社会科学规划办公室. 2012 年度国家社科基金项目申报公告[N]. (2011-12-12). [2012-01-10]. http://www.npopss-cn.gov.cn/GB/219469/16575773.html
3. 范少謇,韦宇. 科技部其他科技计划项目简介[J]. 科技导报,2009,27(14):126.
4. 詹启敏,赵仲堂. 医学科学研究导论[M]. 北京:人民卫生出版社,2010:291.
5. 何浩,钱旭潮. 科技成果及其分类探讨[J]. 科技与经济,2007,20(6):14-17.

第四章 护理科研选题

医学的发展离不开科学研究。医学科学研究是以人为研究对象,揭示人体及疾病发生与发展的规律并创造防病治病技术的科学实践活动。其中,医学科研选题是指导医学研究的关键。医学科研选题是对医学或护理领域的某一个专业或某一个疾病或某一个问题进行反复地探索,以解决未知,发现新方法,提出新观点,用以指导临床医疗或护理实践的过程。科研选题是否科学合理,是决定科研工作成功与否的重要因素之一。本节主要介绍护理科研选题的准备、护理科研的选题、文献检索和研究计划的制订等内容。

第一节 护理科研选题的准备

学科的发展要靠科研来导航,护理学也是如此。目前制约护理科研发展的瓶颈之一是护士不知道护理科研如何选题? 选题前需要做哪些准备? 好的课题来源于哪里? 到底怎样的题目既有实用性,又有科研价值? 希望下面的章节能把大家带出困境,给大家豁然开朗之喜。

一、护理科研课题的来源

选题是科研工作的重要阶段,是整个科学研究带有方向性的关键决策,也是开展研究工作的第一步。爱因斯坦认为,在科学研究方面"提出一个问题往往比解决一个问题更重要。因为解决一个问题也许仅是一个数字或实验上的技能而已。而提出一个新的问题、新的可能性,从新的角度去看旧的问题,却需要有创造性的想象力,而且标志着科学的真正进步"。选对了课题,可以做到事半功倍的效果;选准了课题,相当于完成了成功的一半路程。而如果选题不当,往往会导致半途而废。在一项研究中,没有一个好的选题,科研设计与科研实施做得再好也是徒劳。因此,好的课题对于科研工作来说至关重要,往往是通过深思熟虑,反复论证而得出来的。对于大多数工作在第一线的护理人员来说,很想做护理科研,但多为研究课题的来源所迷惑,不知道从何下手。其实,课题的来源无外乎以下几方面。

(一) 从护理实践中提出问题

护理实践,包括临床护理、护理管理和护理教育。无论在临床、管理还是教育,护理人员在工作过程中往往会遇到这样或那样的问题、难题以及一些难以解释的现象,只要她们肯开动脑筋,查阅资料,进行分析,就很容易找到值得并适合研究的问题。

例：手术室应用干罐持物钳的效果观察

在临床护理工作中，无菌持物钳是无菌技术中必不可少的操作工具，手术进行中，需要用无菌持物钳夹取所需的无菌器械、物品。而湿罐无菌持物钳在使用过程中存在很多弊端，如会弄湿那些严禁潮湿、不能用生理盐水冲洗的物品；消毒液可能会刺激组织引起过敏反应；操作中也有可能不慎使钳端倒置造成消毒液倒流而污染钳端。笔者在临床实践中发现这样一个问题，通过研究设计证实，手术室的环境中，使用无菌干罐持物钳，可以减少污染途径，避免消毒液对人体组织的刺激，且效果可靠，使用简便，还可节省大量的消毒液，适应当前低消耗高效的发展趋势，是值得提倡和推广使用的。

（二）从理论中提出研究问题

理论是指对某种现象或行为的抽象解释，对护理人员选择研究课题有一定的指导意义。目前公认的护理理论还比较少，有些还不是很成熟，存在着一定的争议。对护理理论的研究在很大程度上推动护理学科的进步。

在阅读护理理论时，可以从三个方面去寻找研究问题。

1. 在护理理论的空白处寻找。

2. 从不同的专业寻找该理论的应用情况。

3. 在理论观点的争议中寻找研究问题。

例：激励理论在护理管理中应用

激励理论阐述了通过外部刺激达到激发人的行为动机的一个持续的心理过程。这个过程的基本模式为：需要-动机-行为-目标-需要满足。也就是说，激励的过程就是满足需要的过程。通过满足人的需要，激发人们发挥高水平的主观能动性，向预定目标奋斗。据此理论，笔者在单位进行研究，获得了很好的研究课题。

（三）从文献中发现研究问题

科学文献是用文字、图形、符号、声像等技术手段，记录科学研究成果的物质载体，是科研课题的重要来源之一。广泛阅读科学文献，有利于我们从中发现研究问题。阅读科学文献，不仅可以使研究者掌握本学科的发展趋势，立足于本学科发展前沿，向未知领域探索；还可以避免重复选题的出现；同时可以提高查找研究课题的效率。

在阅读科学文献时，应注意以下几方面：

1. 对某一问题已经取得的研究进展程度。

2. 对同一问题的研究存在的不同的观点。

3. 因技术和条件所限未能继续深入研究的问题。

4. 在文献中只有观察结果而没有加以分析验证的地方。

5. 作者在讨论中提到需要进一步探讨的问题。

另外，在阅读文献时注意培养自己科学的、独立思考问题的能力，并要常以逆向的、发散的思维方式去捕捉瞬间的灵感，迅速记录下来，经过积累、筛选，往往会得到好的选题。

例：不同胃肠减压方式对胃癌根治术后病人胃肠功能恢复的影响

研究者在查阅文献时发现一些研究表明，持续的胃肠减压存在着许多不足，其使用并不能使术后并发症发生率减少。本研究通过比较分析持续负压吸引和无负压吸引对于胃癌根治术后病人胃肠功能恢复及并发症的发生率，判断持续负压吸引在临床中的应用价值，以指导临床工作。

（四）从学术交流中提出研究问题

学术交流是指有关专家、学者、交流科研成果的主要方式。它反映了当前本学科的发展趋势,本学科的重点,科研工作中遇到的问题及已经取得的成果,在交流中专家们会对某些问题提出自己的见解,那么在讨论与争辩中就有可能产生新的火花,所有这些都可能成为科研课题的灵感。

例：《手术安全核查表》在手术室的实施效果及探讨

这是在第 16 届全国手术室护理学术交流会议中提到的。

（五）从科学的发展趋势中发现研究问题

目前学科的发展多呈现一种交叉式的发展,很多学科之间的发展日渐紧密。一些新学科的产生,必然推动相关学科的发展。如护理学与心理学、社会学、教育学、伦理学、遗传学等都是相互渗透,相互影响的,这为护理科研选题提供了研究内容。护理人员可以通过横向思维在交叉学科中发现新的研究问题,以此来推动本学科的进步。

例：开展优质护理前后住院病人满意度的调查

2010 年,卫生部在全国范围内开展以"病人满意、社会满意、政府满意"为目标的"优质护理服务示范工程"活动。因此随着护理发展趋势,这样的研究课题也就应运而生了。

二、护理科研课题的分类

（一）按流行病学研究方法分类

流行病学研究方法主要有描述性研究、分析性研究、实验性研究。描述性研究(descriptive study)是流行病学研究的基础步骤,其主要包括现况研究和筛检,它是利用现有的资源或特殊调查的资料,描述疾病或健康状态在时间、地点、人群的分布特征,起到揭示现象、为病因研究提供线索的作用,即提出假设,是分析性研究的基础。描述性研究在揭示因果关系的探索过程中是最基础的步骤,可以说,对任何因果关系的确定,无不始于描述性研究。

例：西北地区军队医院"有效护理工时"描述性分析研究

为了掌握 5 所不同等级军队医院护理人力成本使用现状,探索合理使用护理人力资源,降低医疗成本,提高医院管理水平,对医院内各种现有岗位的有效护理工时进行描述分析研究,得出结论认为提高护理人力资源的使用效度,应摆正护理工作的重心,突出以病人为中心的人力资源投入价值趋向。减少护理人员间接护理工作负担,制定护理程序,实行分级管理,要转变当前分工不明,职责不清的状况,真正提高护理人员的使用效度。

分析性研究(analytical study)包括病例对照研究和队列研究。病例对照研究亦称回顾性研究,通过调查"现在"的病例与"过去"的暴露史,即研究方向由果及因,因而具有回顾性的研究性质。正是由于"回顾性",病例对照研究则难以避免各种偏倚对研究的影响,因此,它在病因研究中的作用和地位被限定在"探索并检验病因假设",而不是"验证病因假设"上。

例：急性左心衰的诱因分析及护理措施研究

该课题探讨急性左心衰竭病人的有效护理措施。采用的方法是回顾性分析 78 例急性左心衰竭病人的诊疗及护理过程,分析疾病的诱发因素,总结有效的护理措施。

实验性研究(experimental study)包括临床试验、现场试验、社区试验和类试验,用于证实或确证假设。是指将研究人群随机分为实验组与对照组,向实验组施加研究者所能控制的某种干预措施,而对照组则不给予干预措施,然后随访观察一定时间,并比较两组人群之间效应的差别,从而判断该措施效果的一种方法。

例:两种静脉输液拔针按压方法的临床止血按压效果的比较。

该课题探讨输液后拔针时两种不同按压方法的效果。采用的方法是选择 100 例病人分两组用两种不同拔针按压方法进行对照。结果:先拔针后按压能减轻病人拔针时的痛苦和出血。深受病人好评,值得推广应用。

(二) 按研究内容与目的分类

1. 病因研究 病因可以是一种病的致病原因,如某肿瘤发生的病因,某医院感染的危险因素等;也可以是某种护理现象,如失眠、不良心理、压疮发生等危险因素或相关因素等。例如:临床护理对医院感染发生的影响。病因研究可以选取描述性研究、分析性研究或干预性研究的方法。

2. 诊断方法的评价 诊断方法评价是把原有或新建立的诊断方法同金标准进行比较,评价该方法的真实性、可靠性、诊断价值和预测价值。包括护理诊断方法评价、预诊方法评价、实验室诊断方法、特殊诊断方法评价及一般物理诊断。如巨大胎儿、脐带绕颈、宫内窘迫症等预诊方法的价值评价等。诊断方法评价研究,必须用诊断试验的方法去研究,才能得出科学的结论。

3. 干预措施效果评价 是一种干预性的研究,即临床试验的方法研究。把研究对象随机分为对照组与治疗组,通过给予一定的干预措施,观察两组的疗效。干预措施包括护理措施、治疗措施、预防措施、管理措施等。一切措施都为了干预疾病的自然进程,达到预防、不发病或缩短病程、提早康复的目的,干预措施都是为了获得预期的效果。如:食盐加碘预防地方性甲状腺肿的效果。

4. 疾病的预后研究 是对疾病各种结局(好转、痊愈、恶化、伤残、死亡)发生概率及其影响因素的研究。包括预后评价和影响预后因素的研究。影响疾病预后的因素包括疾病的性质、病程、临床类型与严重程度、病人自身情况、医学干预方式和程度、社会与环境因素等。护理工作者可着重研究护理干预方式对疾病预后的影响。如:综合护理干预对心血管疾病病人遵医行为和预后的影响。

(三) 按专科护理特点分类

按专科护理特点分,护理科研选题可以分为:基础护理研究、内科护理研究、外科护理研究、妇产科护理研究、中医护理研究、药械监护研究、心理护理研究、护理管理研究、护理教育研究等类型。总之,无论从事何种专科的护理工作,只要我们善于思考,善于创新,总是有很多的科研课题供我们选择。

三、护理科研课题的范围

(一) 转变服务观念,开展以人为本的研究

1. 全人口护理的研究 随着人口老龄化、慢性病的增加、疾病谱的改变、保健需求领域的不断扩大、卫生服务资源相对不足的环境。护理研究的范围也在逐渐扩大,工作领域,由

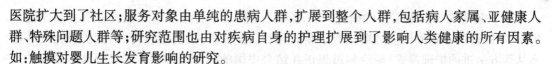

医院扩大到了社区;服务对象由单纯的患病人群,扩展到整个人群,包括病人家属、亚健康人群、特殊问题人群等;研究范围也由对疾病自身的护理扩展到了影响人类健康的所有因素。如:触摸对婴儿生长发育影响的研究。

2. 康复和预防保健的研究　随着医疗资源最优化利用,平均住院日逐渐缩短,慢性疾病和残疾病人将长期处于带病生存状态。人类已经从多层次、多样化的角度关注自身健康,关注社会文化、生态环境以及行为习惯等因素与健康的关系。如:家庭康复病床护理管理模式探索。

3. 影响健康的心理社会因素研究　人类健康与疾病不是由生物因素所能完全解释的,心理因素与社会因素也起着作用。护理工作已从单纯研究身体疾病转向研究影响健康的心理社会因素,从治疗疾病转向预防疾病。如:对急诊病人心理候诊时间与实际候诊时间的调查及对策。

4. 护患关系和职业道德的研究　随着病人医学知识、法律意识的提高,他们可以接触最新的研究和信息,索取更多的权利和更高的服务质量。护理人员在为病人提供人性化及符合规范的服务时,也要注重建立和谐的护患关系,相互尊重、平等相待。如:强化护士职业风险意识提高自我防护能力。

（二）服务领域拓展的研究

1. 体制改革后的护理管理研究　随着医院体制、医保制度的改革及新医疗法规的出台,医院的职能和医疗市场发生了巨大的变化。质量控制、绩效管理、分配制度更趋精细合理,人事制度、评聘分开、竞聘上岗,国际化质量标准等纷纷引入。如:护理职称晋升中实施末位淘汰制的探讨。

2. 适应新世纪新型人才需求的护理教育研究　当今时代需要高文化、高技能、高外语水平的人才。护理教育应大力开展以护理本科为主的教育改革,深化护理硕士、探索护理博士等高等护理教育模式。要实现教育理念现代化,培养目标素质化,培养途径多样化,需对课程设置、教材结构、教学方法和教学评价等进行积极探索改革。如:应用场景教学方法带教培养护生综合能力。

3. 专科护理和临床护理研究　临床护理专家(clinical nurse specialists,CNS)是在护理专业进程中形成和发展起来的高级临床护理工作者,其工作职责是对某一专病实行全程的护理服务,并进行临床护理研究,解决专病护理中的实际问题。如何结合中国国情和中国护理工作实际,对临床护理专家的资格认定、培训、考核、使用和管理等一系列的问题进行探讨,具有积极的现实意义。如:高级护理实践和高级实践护士的回顾与展望。

4. 循证护理研究　循证护理(evidence based nursing,EBN)是慎重、准确和明智地应用当前所获得的最好研究证据,结合护理专业技能和丰富临床经验,考虑病人的价值和愿望,将三者完美地结合,制定出最佳护理措施。通过"问题-证据-理论-实践"循环,从临床护理问题出发,经过求证,提出理论依据,制定实践方案,使护理活动更加科学化、专业化、合理化。如:不同护理模式对骨折病人情绪状态影响研究。

（三）护理方法更新的研究

1. 当代护士角色与功能的研究　时代需要丰富了护士的角色功能,在护理提供者、教育者、管理者、研究者的基础上,出现了诸如社区护士、家庭护士、临床护理专家、临终关怀护士、电话访谈护士、资讯管理护士等新型护士角色。如:护士职业承诺影响因素的调查。

2. 护理理论与实践结合的研究　护理理论是护理学科独立与发展的基础。新学说层出不穷,旧理论在新的历史时期又有了新的诠释。整体护理、健康教育、临床护理路径等很多从西方引进的护理模式、理论和思想正在结合中国的国情。如:4R 危机管理理论在护理风险管理中的应用。

3. 护士职业健康相关因素研究　护士的健康状况直接影响护理工作的优劣,决定护士职业角色扮演的成败。护士心理健康状况既与护士个性人格有关,也受职业环境、社会因素的影响。如:护士工作压力源与心理健康水平的关系研究。

4. 临床高新技术护理的研究　临床医学技术的发展及先进的科学仪器的广泛应用,使得护理工作的科技含量越来越高。每一次新设备、新产品及新技术投入临床,都相应地掀起新一轮护理科研的热潮。如:662 例 PICC 导管尖端定位的研究。

5. 护理信息学研究　信息化时代,多媒体网络信息技术高速发展,对社会各领域有着全面而深入的影响。护嘱计算机输入与联网,护理教学中多媒体辅助工具和课件的应用,各类软件的研制与开发等,如:运用计算机实施病人住院费用一日清管理研究。

6. 护理经济学研究　随着经济全球化和市场国际化的进程,要增强护理人力资源在卫生事业中的竞争力,需要对护理价值、需求、供给、市场、成本等方面进行深入研究。在研究中可以以"健康生产观、资源配置观、护理成本观"为理论基础;以"人口老龄化、卫生体制改革、护理保险制度化、护理事业产业化、护理服务市场化"为环境基础。以"体现护理价值、调查护理需求、竞争护理供给、开发护理市场"为发展基础。如:护理服务价格形成及其影响因素分析。

总之,选题时应注意以下几点:

(1) 选择对临床有指导意义的问题进行研究,要立足于创新;

(2) 选题范围不可太大,涉及面过大则不易深入;常见到一些题目大的课题,作者费了很大气力,却什么也没有表述清楚。如:"妇产科病人的心理护理"、"肝炎病人住院期间的护理"。而课题小,研究内容才能比较具体,研究对象、目的和范围也会比较明确;

(3) 选题时注意研究内容,避免完全重复别人的工作;

(4) 最好结合自己熟悉的专业选题。

第二节　护理科研的选题

选题是护理科研工作的第一步,不选定题目,护理科研工作将无从下手。并且选定一个科学、实用、新颖、可行的课题,是护理科研工作成功的保证,这也为将来撰写高质量的护理论文奠定了基础。对于渴望开展护理科研的护士来说,怎样正确的迈出这第一步呢? 只有切实注重选题原则,讲究选题方法,掌握选题技巧,灵活机动处理选题过程中可能出现的问题,提高选题准确率,才有可能在日益激烈的科研竞争中胜出。

一、选题原则

(一) 创造性原则

寻找新方法,得出新结果。创新可以是概念的创新、手段和方法的创新、也可以是应用

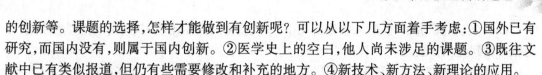

的创新等。课题的选择,怎样才能做到有创新呢?可以从以下几方面着手考虑:①国外已有研究,而国内没有,则属于国内创新。②医学史上的空白,他人尚未涉足的课题。③既往文献中已有类似报道,但仍有些需要修改和补充的地方。④新技术、新方法、新理论的应用。

(二) 科学性原则

科学性要求选题实事求是,有根有据,不能主观臆断,凭空想象。命题的选择必须以理论依据和实践依据为基础。选题时提出假说,提出的假说必须与科学原理和自然规律相符合;研究是验证假说,研究的技术路线和方法要有充分的科学依据,评价技术路线和指标的参照标准也应有相应的理论和实践依据;选题设计符合科学要求,有严格的统计学分析。只有这样的选题才是科学的选题。

(三) 实用性原则

护理研究的最终目的是让受试对象获益。实用性原则是指研究课题要迎合护理发展和护理实践的需要。预期的研究结果外推后应对护理的发展产生较大的效益。选题是否具有实用性,可从以下几方面考虑:①研究结果对当前护理实践有一定的指导意义;②研究结果使病人、护理人员或其他卫生保健人员受益;③研究结果应有助于制订新的护理规范或新的护理政策。

(四) 可行性原则

选题必须考虑到开展研究工作的可能性,只有主观与客观的条件都能满足,研究课题才能进行下去,如果选题不具备主客观条件,再好的选题也没有意义。可行性原则体现了条件性原则。选题除了满足上述三个原则外,还应结合本单位及本人实际情况进行可行性论证,衡量是否具备完成课题的基本条件。如研究样本来源、数量是否足够?测量技术、指标是否能满足选题的要求?是否能获得本单位及研究对象的配合与支持?是否具备了必要的设备、仪器?本人是否具备了研究的基本能力、经费、时间等?如果具备了研究所必需的条件,那么所选的课题则可行性较好,否则,选题还有待调整。

二、选题方法

(一) 按研究性质和目的分类

1. 基础研究 是对新知识、新理论、新原理的探索,其成果不但能扩大科学理论领域,提高应用研究的基础水平,而且对于技术科学、应用科学和生产的发展具有不可估量的作用。

2. 应用研究 是把基础研究发现的新知识、新理论用于特定目标的研究。它是基础研究与开发研究之间的桥梁。

3. 开发研究 又称技术开发,是把应用研究的成果直接用于生产实践的研究。

(二) 按研究方法分类

1. 实验性研究 是研究者采用随机分组,设立对照及控制或干预某些因素,并将实验组与对照组的观察或测量结果进行比较的一种研究方法。如:甲硝唑(灭滴灵)湿敷配合微波治疗压疮的疗效观察。

(1) 实验性研究的优点:是检验因果假设最有说服力的一种研究设计;最大限度地控制了干扰因素对所施加的处理因素的可能结果的影响,得出的结论比较客观、可靠。

（2）实验性研究的局限性：临床研究中，干扰变量的控制比较困难；由于伦理的原因，有时很难做到随机分组。

2. 观察性研究　是非随机化的研究，在自然状态下对特定对象群体进行观察，以客观、真实的观察为依据，对观察的结果进行描述和对比分析。影响被观察者的因素是客观存在的，研究者只能被动地观察和如实记录。观察时研究条件难以控制，一般只有通过合理分组、设置对照等手段尽可能地减少干扰。如研究人工喂养与母乳喂养儿童的生长发育情况，儿童是否喂养不是由研究者所确定的，其喂养方式也不是随机决定的，而是根据母亲的实际情况确定的。

3. 资料分析性研究　研究者通过对已有的资料进行收集、整理、归纳分析，从中发现新的知识，或者对某种现象的规律再认识的创造性活动。例如：护理专业学生人际沟通课程反思日记的质性研究。

（三）按研究课题的来源分类

指令性研究（prescriptive research）：各级政府主管部门考虑全局或本地区医药卫生事业中迫切需要解决的问题，指导有关单位或个人必须在某一时段完成某一针对性强的科研任务。这类课题具有行政命令性质，因此称为指令性研究。这类课题的研究经费大，获得指令性项目，必须有雄厚的研究实力。如血吸虫防治课题。

指导性研究（study guide）：又称为招标性研究。国家有关部门根据医药卫生科学发展的需要，制定若干科研项目。然后，引入竞争机制，采取公开招标方式落实计划。在招标中，实行自由申报，同行专家评议，择优资助。如卫生计生委科研招标指南投标的项目，向国家自然科学基金会申请的项目等。

自选课题（optional subjects）：研究者自行选定研究课题。大多数的护理研究都属于此类，护理科研人员根据自己的专业特点，结合临床实践，从临床护理、促进病人健康康复和基础护理理论等方面，选定计划之外的科研课题。

（四）按研究内容及目的分类

一般按专科内容可以分为内、外、妇、儿科研究等；按专业可以分为护理管理、护理教育、基础护理、心理护理研究等。

三、选题程序

（一）初始意念

护理领域需要研究的问题和尚待验证的理论很多，只有提出研究问题，才能解决问题。研究某一问题的产生，往往受生活中某些事物或现象的激发而在脑海中闪现出来，这种瞬间的闪念称为思想火花，亦称初始意念。初始意念的形成不是凭空想象的，它需要我们在工作中勤于观察，善于思考，通过深入分析，长期酝酿而形成。护理是一门应用性和实践性很强的学科，护理过程中不如意之处，只要认真观察与思考，往往就是一个论题。初始意念与灵感的出现，往往是跳跃式的、瞬息万变、有时稍纵即逝。为了捕捉思想的火花，需要我们做一个实践中的有心人，灵感才会伴随而至。

（二）查阅文献

查阅文献与提出问题往往是同时进行的，在选定一个科研课题前必须先了解与课题有关的信息,一方面可以启发思路,另一方面可以减少盲目地重复他人的工作。科学研究是创造性劳动,创新是科研的灵魂。查阅文献时要查明该研究问题的历史与现状,国内外的研究动态,是否已有这方面的研究? 如果在既往文献中已有类似报道,是否就不能选做研究课题呢? 也不一定,关键是怎样寻找自己的创新点。例如在研究对象的代表性、诊断的可靠性、研究方法的先进性、测量指标或研究质量的控制措施等方面比已往文献报道的内容更科学、更先进,这也是创新,凡是有创新点的课题就值得研究。一般一个研究课题都有多个创新点。那么,怎样快速查阅文献,查多久的文献呢? 一般需查阅既往 5~10 年的国内外期刊文献。在众多文献中,根据自己所选题目选择国内外护理专业期刊及部分相关学科期刊为查阅对象,同时也可选择工具书,如索引、文摘、科技资料目录等。可由近及远,先国内后国外,带着问题去快速阅读。

（三）假设形成

假设是根据一定的事实和科学理论,对拟研究的问题提出的假设性回答或试探性解释,提出一个预期性的研究结果。建立假设是科研选题的核心环节,没有假设,护理科研就无从谈起,任何科研工作都必须先有假设,然后再在实验中根据假设确立研究对象、研究方法和观察指标等,获得试验结果,最终验证假设或否定假设。一个好的假设必须陈述简单、清晰,应提出对所研究变量之间关系的推测。一般假设的陈述包括:同什么有关,比什么多或少,与什么不同等。陈述中包含有这些有比较意义的词汇。例如:临床护理人员科研能力及其与护理工作满意度的关系研究;家庭干预促进精神分裂症病人社会康复;护士穿手术室专用鞋比穿普通鞋带菌至清洁区要少。

（四）论证假设的可行性

假设确立之后,需要对选题进行科学论证。明确证实假设的技术路线、技术指标、技术手段是可行的。选择证实手段时,要遵循实事求是的原则,紧紧围绕假设进行论证,不要一味地追求高、精、尖,好高骛远。为了选好研究课题,尽量少走弯路,可以在立题前做一些预实验等基础性的研究工作,看看研究方法与手段是否切实可行,是否具备完成研究工作的必要条件等,以免浪费。课题论证一般包括以下几个方面:课题研究的目的、创新性、科学性、实用性、需要性、预期的成果以及应用后是否对护理的发展有重大社会和经济效益,能否解决医疗护理中的实际问题,及完成课题的可能性。

（五）确定题目

确定题目就是将研究问题明确化,用简洁、明了的语言将研究课题清晰地呈现出来。题目的字数不多,结构一般也不复杂,但如何写好,必须遵循一定的原则。①准确反映研究的内容,符合其深度和广度。所谓准确,就是恰如其分地描述,不能夸大或缩小,更不能名不符实。如将"重症监护病房护士工作压力源与心理健康水平的相关性研究"改为"护士工作压力源与心理健康水平的相关性研究",很明显范围被夸大了。②客观、含蓄地描述研究结果。在题目中,一般不具体提结果和结论,而只作客观地、含蓄地描述。常以价值、意义、影响及观察等词汇进行描述。如"镇静音乐对等待心导管检查病人焦虑水平与心率及皮肤温度的影响"。③简明醒目,引人入胜。所谓简明,就是文字简练、易懂。一般中文题目,以不超过20 个汉字为宜;而英文题目的词数尚无统一规定,部分杂志规定以 14~15 个词或 84 个印刷符号,或一般不超过两行为妥。一般不设副标题,但在不可能简短的情况下,为了补充主标题内容或强调某一重点,可考虑加副标题。例如:"几种矫治臀位方法的比较:附 168 例臀位分析"。所谓醒目,是指引人注目,能吸引读者产生非读不可的兴趣。要达到醒目,必须要靠内容的新颖。正确用词:科研题目由精心选择的词汇组成,一般仅为一个短语、词组或一个完整的句子。确定题目时应注意用词恰当,使用正确的专业术语,并尽可能流畅易懂,避免使用空泛和华丽的辞藻,避免错别字、俚语和已淘汰的术语。如:将阑尾炎写成"兰尾炎"。

四、概念界定与研究框架

护理科研的题目确立以后,需要对研究主题中的主要概念进行界定,从而形成课题的研究框架。研究框架主要包括理论框架和概念框架。理论框架式是利用已有的理论对研究中各概念或变量间的相互关系做说明,则该理论即为研究的理论框架。概念框架是利用人们普遍接受的命题或学说对变量间的关系进行说明,则这些命题即为该研究的概念框架。可以说概念框架是理论框架的前身,护理研究中一般使用概念框架,而理论框架使用较少。

(一) 概念界定

概念是对所要研究的事物或现象的特征进行描述、界定或概况,以明确其含义及独特性的名词。课题概念界定就是对课题的关键词做一个明确的解释。日常生活中,有些概念或词语我们看起来很熟悉,但要说出具体的意思又说不清楚。概念界定就是要把这些看起来熟悉又说不清楚的词语说清楚,讲明白。课题中的核心概念和关键词,不仅对于课题的清晰表述具有重要意义,而且对于课题的实践操作具有重要指导作用。如果研究者对所研究课题基本概念理解含混不清、似是而非的话,那这个课题就无法研究。因此,科研工作需要将相关概念或术语弄懂弄透。

1. 界定的内容

(1) 研究范围的界定:对研究总体范围的界定既关系到研究对象(研究样本)如何选取,也关系到研究成果的适用范围。如果研究对象的总体不同,那么,同一个研究课题所得到的结论就很可能不同。例如:"医院无陪护护理服务模式初探"。这里的"医院"是很宽泛的概念,有基层医院,二甲医院,三甲医院。科室也有很多,有心内科、心外科、儿科、妇科、骨科等等。到底选择什么样性质的医院,什么样的科室作为研究对象,需要有一个明确的界定。

(2) 模糊概念的界定:在课题研究中往往会出现一些模糊的概念,内涵不清楚,外延不确定,如:人文关怀是当今社会发展的一个重要特征,近年来护理人文关怀方面的文章逐渐增多,但护理人文关怀的概念到底是什么? 这一最基本的内涵尚未得到科学的诠释,组成成分仍然模糊。作为核心内容,由于有多种解释,必须加以界定。作者对"护理人文关怀概念"做了如下解释:即一种"以人为本"的人文关怀理念体现在专业性帮助行为中,从不同侧面再现出以人为本的理念内涵,即以文化背景、自然情感、生命价值、人际协调、需求对称为本,在护理人文关怀系统中发挥着不同的作用,即基本要素、内在动力、核心所在、前提条件与独特性,它们相互依赖形成一个关系整体,在护理实践中具体展现着护理人员的专业行为特征,即护士的文化性、情感性、道德性、互动性与帮助性,为护理人员自觉的实践提供指南。一般来说,给这些模糊概念下定义,应尽可能使用有参考依据的、比较权威的、被大多数人所认可的说法。对概念的界定不能望文生义,生搬硬套,牵强附会。

(3) 关键词的界定:课题的关键词界定是"将原生问题进行恰当转换和重新描述,使之

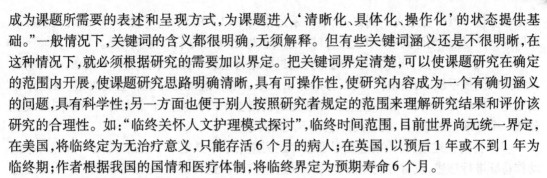

成为课题所需要的表述和呈现方式,为课题进入'清晰化、具体化、操作化'的状态提供基础。"一般情况下,关键词的含义都很明确,无须解释。但有些关键词涵义还是不很明晰,在这种情况下,就必须根据研究的需要加以界定。把关键词界定清楚,可以使课题研究在确定的范围内开展,使课题研究思路明确清晰,具有可操作性,使研究内容成为一个有确切涵义的问题,具有科学性;另一方面也便于别人按照研究者规定的范围来理解研究结果和评价该研究的合理性。如:"临终关怀人文护理模式探讨",临终时间范围,目前世界尚无统一界定,在美国,将临终定为无治疗意义,只能存活6个月的病人;在英国,以预后1年或不到1年为临终期;作者根据我国的国情和医疗体制,将临终界定为预期寿命6个月。

2. 界定方法　对概念或关键词的界定主要有两种方法:一是抽象性定义,二是操作性定义。

所谓抽象性定义(abstract definition),也称概念性定义,是对研究中出现的关键性词语或提法作特殊解释。这种解释可从文献中寻找合适的定义,研究者也可以根据文献得出自己的理解和认识,即将文献定义与自行定义相结合。抽象性定义的主要目的是:一来可以突显变量在整个研究中的重要位置,因为一项研究中,往往会涉及很多变量,需要界定的变量一定是最重要的变量;二要让别人弄懂所述变量在课题中的确切含义,因为有些变量本身就很模糊,有多种含义,而且并不是所有的变量都是能够理解和领会的,很有可能会出现一些生僻、新颖的专用术语,那就必须让读者明白课题中的术语究竟作何解释,便于读者能继续读下去;三是提醒研究人员要围绕这个变量来进行研究,而不要脱离靶心,使研究偏离主要方向。

如:"临终关怀人文护理模式探讨"中,世界卫生组织给予临终关怀的定义是:临终关怀是对身患绝症的病人及家人提供积极的、全方位的治疗。而作者根据自己的研究课题给出了如下定义:临终关怀是由临终关怀团队为临终病人及家属提供包括生理、心理、社会、精神、宗教等全方位的身心舒缓照护,以提升病人的生活质量,使其安详地、无憾地走完人生旅程。

操作性定义(operational definition)是根据可观察、可测量、可操作的特征来界定变量含义的方法。即从具体的行为、特征、指标上对变量的操作进行描述,将抽象的概念转换成可观测、可检验的项目。从本质上说,下操作性定义就是详细描述研究变量的操作程序和测量指标。在实证性研究中,操作性定义尤为重要,它是研究是否有价值的重要前提。最早提出操作性定义的是美国的物理学家布里奇曼(P. W. Bridgman)。1923年,他提出:一个概念的真正定义不能用属性,而只能用实际操作来给出;一个领域的"内容"只能根据作为方法的一整套有序操作来定义。他认为科学上的名词或概念,如果要想避免暧昧不清,最好能以我们"所采用的测量它的操作方法"来界定。他举例说明物理学领域的三个基本概念:长度、时间、重量,都可以采用测量它们的操作方法来界定,如,可以界定"1米"的长度为测量从赤道到北极直线距离的1/10000000;"1小时"的时间长度为测量地球自转一周所需时间的1/24;"1克"的重量为测量1立方厘米纯水在摄氏4度时的重量。

下操作性定义的方法很多,主要有以下三种:

(1) 条件描述法:条件描述法通常是通过陈述测量操作程序来界定一个概念,是对所解释对象的特征或可能产生的现象进行描述,对要达到某一结果的特定条件来做出规定,指出用什么样的操作引出什么样的状态,也就是规定某种条件,观察产生的结果。这种方法常用于给自变量下操作性定义。例如:竞争关系是指两个以上的伙伴,所处环境相似,大家都有相同的目标,但只允许其中一人达到目标,这时伙伴之间的关系为竞争关系。

(2) 指标描述法:指标描述法通常是通过陈述测量操作标准来界定一个概念,是对所解释对象的测量手段、测量指标、判断标准作出规定。通常这些指标能作量化处理,常用于给因变量下操作性定义。例如:差生在标准化成就测验中的分数低于个人智力所预测的成就分数一个标准差的学生。或者两门主课不及格的学生。

(3) 行为描述法:行为描述法是通过陈述测量结果来界定一个概念,是对所解释对象的动作特征进行描述,或对可观测的行为结果进行描述。这种操作性定义通常用于给因变量下定义,解释客体的行为。例如:合作对别人的活动给予支持,并直接参与活动,成为其中一员。

下操作性定义的基本要求是要提供观察或测量的标准,规定变量的操作程序,使抽象的概念成为可观察、可测量、可检验的项目。通常判断一个操作性定义是否具有较好的操作性,可将这个定义向第三者描述,如果他表示理解这个变量的含义,并知道该如何去操纵、测量,那么这个定义往往是个比较好的、具体可行的操作性定义。

给变量下操作性定义要注意以下几点:

(1) 研究课题中重要的变量要下操作性定义:一般来说,研究假设中涉及的变量;在整个研究中起关键作用的新概念、新名词等要下操作性定义。例如,要研究护理人员的应急能力,应急能力就是这项研究中的重要变量,不对这个变量下操作性定义,研究是难以进行下去的,因为应急能力本身不会告诉人们:应急能力的具体指标是什么,如何去测量,用什么去测量。

(2) 根据研究变量的性质、研究目的、内容来下操作性定义:操作性定义应与变量的原意相符,与抽象性定义的内涵和外延相符。一般对研究结果的测定多采用指标描述法或行为描述法。一个变量可以从多个角度、多个水平进行定义,但在一项研究中,只能认定其中之一贯穿始终,以保证研究结果的可靠性。

(3) 操作性定义的设计要具体、明确:操作性定义的设计要具体、明确。所谓具体指所提供的测量或操作必须具有可行性,使别人能理解操作内容和过程并能重复验证,使被解释的事物成为可以看得到、摸得着,可测量计数的项目,要将操作性定义的指标成分分解到能直接观测为止。所谓明确就是指操作性定义要满足研究目的的需要,要与抽象性定义相吻合,能代表抽象性定义的实际含义。

(4) 操作性定义在使用过程中具有独特性:操作性定义是研究者为了研究需要而规定的特殊解释,并非是对变量的全面的、唯一的解释。如果要对变量作全面的解释,能将变量的所有含义囊括,这样的定义一定是抽象性定义。操作性定义一般比较灵活,研究者可以根据自己研究的需要界定变量,对同一个变量可以有不同的操作性定义。例如,有研究者把儿童的智力定义为:在韦克斯勒儿童智力量表(WISC—CR)上测得的分数。当然我们知道测得的分数并非是某个儿童智力的全部,仅仅代表该儿童整个智力的一部分。但在该项研究中,研究者把这样测得的分数看作为该儿童智力的指标,用来代表该儿童的智力,这就是操作性定义的独特性。因为要将智力的所有因素都测量出来才能确定该儿童的智力是无法做到的。饭总是一口一口地吃,仗总是一仗一仗地打,研究也总是一步一步向真理逼近。

(5) 操作性定义必须兼顾排他性与普遍性:操作性定义如果普遍性太低,那么解释的范围有限,研究结果易流于偏狭;但如果排他性太低,则又恐失之笼统,而不易掌握操作测量的本义。因此如何兼顾排他性和普遍性是个两难的问题。基本的策略是:尽量用多种特征作为操作或测量的标准,以增加取舍的弹性。在给变量下定义的实际过程中,抽象性定义可以涵盖研究变量所属的基本特征,解释范围大,具有普遍性,但往往失之笼统,无法据此测量和操纵研究变量。操作性定义对变量的界定清楚明确,便于操纵和测量,但往往只能涉及变量的少数特征,具有明显的排他性,难以表达其完整意义。比较理想的方式是将两者结合起来,先用抽象性定义描述变量的基本特征,然后再用操作性定义规定操作程序和测量指标,这样易于把握操作性定义的方向和意义。

如在"反思性学习对临床实习阶段护理专科生专业自我概念的影响研究"这篇研究中,作者引用的是香港理工大学大卫亚瑟(David Arthur)教授对护理专业自我概念的定义。他指出护理专业自我概念(the Professional Self-Concept of Nurses)是独一无二的,既与一般自我概念紧密相连又有所区别,是一个人从外行的学生成为一名专业护士的过程中形成的、与专业相关的、持久的一系列专业自我态度的感知,反映的是护理专业人员对其自身的专业认识、自尊情感和专业取向。这是给护理专业自我概念下的抽象性定义。该研究中笔者采用的是大卫亚瑟(David Arthur)教授编制和发展的护理专业自我概念量表(professionalself-conceptof nurses instrument,PSCNI)给护理专业自我概念下了操作性定义,该量表由领导、技能、灵活性、满意度、沟通交流5个领域共30个问题组成,从专业人员的角度衡量其自身的专业认识、自尊情感及行为取向。量表采用 Likert 4 级评分法,23 项正向题和 7 项反向题分别按相反的方向赋分。问卷总分是 120 分,总分>75 分,项目均分>2.5 分,表明专业态度积极。

实际上界定研究变量是研究从"概念化"过渡到"操作化"的桥梁,是研究设计的关键。下操作性定义实际上是一个将抽象概念具体化的过程,在整个研究过程中具有重要作用。

(二)　确定变量

变量(variables)是指研究对象所具备的特性或属性,是研究所需要解释、探讨、描述或检验的因素。因此也称为研究因素。如体重、身高、血压、脉搏等。一般在总体确定之后,研究者就需要对研究对象确定变量。变量是可以观察到或测量出来的。在研究工作中变量主要分为自变量、依变量和外变量。

1. 自变量(independent variables)　自变量是指研究者主动操纵,而引起因变量发生变化的因素或条件,发生在因变量之前。

2. 依变量(dependent variables,因变量)　它不受研究者控制,随自变量的改变而发生变化,发生在自变量后。一般来说,因变量是我们所希望解释的现象。

3. 外变量(extraneous variables,控制变量、干扰变量)　指某些能干扰研究结果的因素,在护理科研设计中应尽量排除。在研究设计中,可以设立实验组与对照组,从而排除外变量的干扰。

(三)　研究框架

框架(framework)是对概念自身或概念之间关系的结构阐述,一般用图解形式呈现,称为框架图。护理科研中常用到的框架包括理论框架和概念框架。它是研究设计中选择变量、建立概念与概念间的关系、形成假设、选择研究工具、解释研究结果的基础。但并不是所有的课题都需明确表述具体的研究框架。有些课题比较简单,或者研究者的研究能力比较

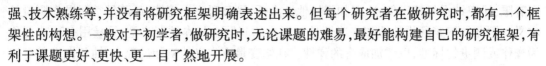

强、技术熟练等,并没有将研究框架明确表述出来。但每个研究者在做研究时,都有一个框架性的构想。一般对于初学者,做研究时,无论课题的难易,最好能构建自己的研究框架,有利于课题更好、更快、更一目了然地开展。

(四) 相关概念

理论(theory)是对现象间的相互联系进行系统的概括和解释。它可以不断修订和前进,可以被检验。

概念(concept)是用来对所研究的事物或现象的特征进行描述、界定、或概括,以明确其含义及独特性的名词。

命题(proposition)阐述两个或两个以上的概念之间所存在的某种关系,指出概念之间相互关系的方向、强弱、顺序、形状等特征。

框架(framework)是对概念之间关系的阐述,一般用图解的形式表示,称为框架图。

概念模式(conceptual model)是解释现象,陈述命题,反映哲理的一系列抽象的,相关的结构。如:Roy 适应模式、Orem 自理模式。

举例:Orem 自理模式的主要内容由 3 个相互联系的理论结构组成:自理结构、自理缺陷结构和护理系统结构。其中人的自理需求包括:一般的自理需求、发展的自理需求、健康不佳时的自理需求。自理缺陷结构包括:治疗性自理需求、自理力、自理缺陷。当个体出现自理缺陷时就需要护理的帮助。这时就出现了护理系统结构,它包括:全补偿系统、部分补偿系统、支持教育系统。

理论框架(theoretical framework)是利用已有的理论对研究中各概念或变量间的相互关系做说明,则该理论即为研究的理论框架。

概念框架(conceptual framework)是利用人们普遍接受的命题或学说对变量间的关系进行说明,则这些命题即为该研究的概念框架。结构较理论松散,可以作为理论的前身。

(五) 理论框架和概念框架的意义与作用

理论框架是研究者提出本研究的理论依据,为该研究提出研究思路和确立研究范围。在护理科研中,理论框架和概念框架可指导研究人员总结和组织有序的研究结构,使研究结果有意义并能推广,并且能以此框架应用研究结果、扩展知识基础。

理想的理论框架和概念框架应具备以下三个特征:

1. 逻辑性(logicality) 能反映概念或变量之间的逻辑关系。

2. 指导性(guiding) 能指导研究方案的设计;指导资料收集方法的选择;指导研究工具的设计;指导研究结果的解释。

3. 简明性(simplicity) 以图式的方式将复杂的研究内容简单明了地表现出来。

在护理研究中,常用的理论框架和概念框架有:Roy 适应模式、Orem 自理模式、Neuman 的健康照顾系统模式、King 的开放系统模式、Pender 的健康促进模式(见图 4-2-1)、Lazarus & Folkman 的压力和应对模式等。

(六) 理论框架和概念框架的形成过程

在深入认识研究目的和意义的同时,全面查阅相关文献资料,按以下步骤去形成理论框架和概念框架。

1. 选择与研究对象相关的概念,并对其进行界定 在阐述研究问题的同时,也是对研究现象相关概念的提炼过程。对概念的界定可以通过查阅有关文献来进行界定。如果找不

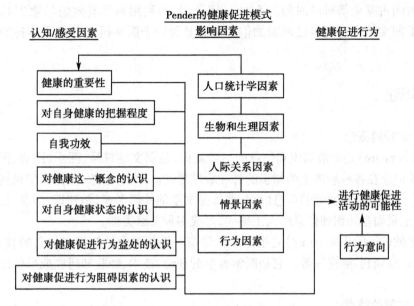

图 4-2-1 健康促进的认知/感受因素、影响因素、健康促进三个概念间的相互关系

到合适的现存的定义,则需要研究人员根据相关理论和研究,根据自己的需要进行界定。

2. 陈述概念间相互关系 通过命题将有关概念、变量和结构连接起来。如:儿童感觉综合失调与学习和行为问题的相关研究。

3. 形成该概念间相互关系的层次结构 陈述多个概念间的相互关系。

4. 构成理论或概念框架图 在对有关概念进行界定、概念间的关系、以及上下层次间的关系进行阐述后,就可以构建理论框架或概念框架图了。如:Pender 的健康促进模式,由健康促进的认知/感受因素、影响因素、健康促进行为三部分组成,各部分又由相应的概念组成,概念间的相互关系,如图 4-2-1 所示。在许多护理研究中,该模式常作为概念框架被广泛应用。如:兴平市农村老年人健康状况调查与分析。

第三节 文献检索

随着现代社会网络技术和通讯技术的高速发展,医学文献信息资源正在为越来越多的人所共享。在科研活动的每一个环节(如立题、设计、实践等)都离不开文献信息。文献检索是科研工作的基础。尤其是在科研选题的初始阶段,要使课题具有创新性、可行性,就要广泛地查阅与自己的科研目的相关领域的文献信息,为自己的选题寻找立论依据。通过查阅文献,如果发现与自己的研究相同者,则可吸收和借鉴别人的认识、经验、研究成果,更新我们的知识,以免去重复研究相同的问题;对于查阅文献尚不能认识和解决的问题,就可成为我们临床科研课题的研究方向。实践也证明,要完成一项科学研究,必须在现有的基础上,通过科学的文献检索方法来获取相关信息,吸取别人的经验和教训,勇于探索和实践,才能有所创造和发明。因此,我们可以毫不夸张地说,没有文献检索就无法进行科学研究。而随着医学研究的快速发展,各类医学文献数量及种类每年都在迅速增加,在一定程度上给文献信息的查阅带来了障碍。据相关统计,科研工作者在文献信息检索及文献阅读方面所花费的时间占据全部科研时间的51%。因此,如何利用科学有效的检索工具,快速、准确地从大量的文献中查到自己所需的信息资源是每一个医学研究者必须具备的一项基本技能。

一、概述

(一) 文献的概念

文献(literature)是记录知识和信息的一切载体,是用文字符号、图形、图表、图像、声音、录像等手段记录在各种载体上的知识的外在表现形式。知识、信息、载体和记录构成文献的四个要素。知识是反映文献的信息内容,载体是文献的外部形式,是知识、信息、记录形成的物质实体,记录则是知识和信息的人工编码,形成多种文献类型。

医学文献(medical literature)是指记录医学与医学相关领域知识和信息的载体,如各类医学书籍、杂志期刊、数据库等。它是医学科学的理论、技术、经验和研究成果的记载和保存形式。

(二) 文献的特点

1. 数量庞大、增长及传播速度快　随着各类科学研究成果的不断涌现,文献信息越来越庞大。全球平均每年出版图书大约80多万种,期刊10余万种,目前,生物医学期刊已经达到21 000余种,文献的增长速度令人应接不暇。加上现代计算机信息技术的迅猛发展,文献的传播速度同样令人惊叹。

2. 文献种类复杂多样　目前,不仅各类出版物的种类在急剧增加,而且在出版形式上也发生了很大变化,除了原来传统的印刷物外,还出现了视听型(如幻灯片、录影带等)、缩微型(如胶卷、胶片等)、电子型(如光盘、电子期刊等)等各类出版形态。

3. 文献内容分散、重复　由于当今各类学科的交叉渗透,以及文献出版的渠道不一,竞争激烈,许多专业文献并不都在本专业的期刊上发表,例如,就护理专业论文而言,部分护理文献刊登在护理杂志上,部分文献刊登在医学期刊上,还有部分护理文献刊登在与医学无关的期刊上;还有一种普遍现象就是一篇论文可能同时刊登在会议文献汇编和期刊上,这都给文献信息的查阅带来了很大障碍。

4. 文献寿命缩短,发表时间延长　随着科学技术的快速发展,知识的更新速度加快,文献的使用寿命逐渐缩短。而在知识经济时代,随着人们科研意识的逐步增强,文献增长的速度远远超过期刊发表的速度,致使文献的发表相对延长,虽然许多期刊为此调整了出版周期,但仍无法缓解这种滞后现象。

(三) 文献的分类

文献的分类有不同的分类方法。

1. 按文献的载体类型分类　可将文献分为以下几类:

(1) 印刷型文献:主要以纸张为信息载体,通过打印或复印的纸质版文献。

(2) 缩微型文献:主要是指通过缩微照相,以感光材料为载体,将文献信息缩小保存的复制文献,一般包括胶卷、胶片和照片等多种保存形式。

(3) 视听型文献:是指通过声像技术直接记录的声音、图像资料,如幻灯片、录像带、磁带、光盘等。

（4）书写型文献：是指以手工书写方式记录在纸张、竹签、绢帛等载体上的信息，如书信、手稿、原始记录等。

（5）电子文献：是指以数字方式将文献信息记录在磁盘、光盘或网络等载体上，通过计算机、网络等设备使用的文献资源，包括电子图书、电子期刊、数据库等。其特点是信息存储量大，查寻速度快而准确，是目前应用最广泛的文献资源。

2. 按文献的出版形式分类，可将文献分为以下几种：

（1）图书：是出版物中最常见的一种类型。可分为两大类：一类是供阅读的图书，如教材、专著等；另一类是参考工具书，如百科全书、词典、手册等。

（2）期刊：又称杂志，是一种定期出版发行的文献资源，有固定的刊名、统一的格式，一定的内容范围。根据期刊的内容和性质，可分为综合性期刊、专业性期刊、科普性期刊、商业性期刊、娱乐性期刊等。期刊论文通常是反映最新研究成果的文献信息，是科研过程中最具参考和借鉴价值的文献资源。

（3）特种文献：是指除图书和期刊外的其他文献类型，包括科技报告、学位论文、专利文献、会议文献、标准文献、技术档案、政府出版物等。

3. 按文献的级别划分，可将文献分为一次文献、二次文献、三次文献和零次文献。

（1）一次文献（primary document）：又称一级文献或原始文献，它是以研究者最初的发现、发明和新理论、新技术、新方法为内容出版的原始文献，如期刊论文、学位论文、专利论文、会议记录等。

（2）二次文献（secondary document）：又称二级文献，是将许多杂乱分散的一次文献进行汇总整理，记录其特征并按一定顺序进行编排后形成的文献，如题录、录目、索引文摘等。它是文献检索的主体。

（3）三次文献（tertiary document）：又称三级文献，是研究者在检索二次文献的基础上，查阅大量的一次文献信息，经过仔细阅读、系统分析、研究整理而后提炼概括写出的，是对已获得的成果进行综述、评论并预测其发展趋势的文献，如综述、评论、进展动态、指南等。通过三次文献，人们可以快速了解当前课题的研究动态及进展，而不必重新阅读原文。

（4）零次文献：又称口头文献，是一种未经正式出版的文献，如笔记、书信、手稿等。

（四）文献检索的概念

文献检索（literature retrieve）就是利用书目、索引、文摘等检索工具从检索系统中查寻出符合特定需要的文献线索，包括查询文献中的事实结果、数据等。通常这些文献都根据其外部特征（如作者、标题、关键词、来源、卷期、页次、文种等）按照一定的方式编排并储存在一定的载体上。

（五）文献检索的意义

文献检索的目的就是从大量文献中快速准确找到自己所需的文献信息。医学科研活动的各个阶段都离不开文献检索。总体来说，文献检索具有以下方面意义：

1. 查看自己的选题是否有人做过研究，避免与别人重复。

2. 了解课题的研究现状和动态进展，借鉴别人的研究成果。

3. 为研究课题寻找理论依据，协助研究者做出正确决策。

4. 启发研究思路和方法，节省时间，提高科研效率。

5. 更新专业知识结构，了解专业最新前沿。

二、文献检索方法

文献检索实质上就是根据检索者的需求,对一定的信息集合采用一定的技术手段,依据一定的线索与规则找出相关信息的过程。文献检索包括文献的存储和检索两个过程,它们的实现均有赖于检索工具的存在。

(一) 检索工具

检索工具(retrieve tools)是指用以报道、存储和查寻文献线索的工具,是在一次文献的基础上形成的带有检索标识的某一范围内所有文献条目的集合,属于二次文献。检索工具将大量分散的不同种类、不同学科的文献按一定的规则进行标识,反映文献的外部特征和内容特征,使之规范、系统地存储于检索工具中,为文献检索者提供了便利的多种检索途径,使人们能够从多个角度快速准确查找所需要的文献资源。

检索工具的种类很多,传统的有卡片式、书本式目录等手工检索工具。随着现代计算机检索的广泛普及,网络数据库和光盘数据库已经成为目前应用最多的检索工具。按照著录格式和著录内容的不同,检索工具可分为目录、题录、索引、文摘四种类型。

1. 目录(contents) 是著录一批图书或单独成册的出版物,并按一定次序编排而成的一种检索工具,一般只记录出版物的名称、著者、出版版次、出版单位等外部特征,对出版物内容提示较浅。目录种类包括馆藏目录(分类目录、书名目录、著者目录、主题目录)、联合目录、国家目录、专题目录等。目前常用的文献检索刊物目录有《中文科技资料目录》(医药卫生)、《国外科技资料目录》(医药卫生)、《中文科技资料目录》(中草药)等。

2. 题录(bibliography) 是以单篇论文为基本单位来著录文献的题名、著者、出版项等外部特征,而不包括文献的内容摘要的一类检索工具。通过此类检索工具,可以较快速地报道文献信息。

3. 索引(index) 是根据需要把特定范围内的文献按照其题录、著者、出处等内部特征进行著录编排或加以注释,为人们提供文献线索的一种检索工具。常用的索引类型有分类索引、主题索引、著者索引、关键词索引等。常用的文献检索索引刊物有《全国报刊索引》(科技版)、美国《科学引文索引》(*Science Citation Index*, *SCI*)、美国《医学索引》(*Index Medicus*, *IM*)等。

4. 文摘(digest) 是将大量分散的文献,以简明扼要的描述形式摘取研究内容摘要,再按一定方法将内容摘要组织编排而形成的检索工具。文摘是以文献题录、作者、加上内容摘要来著录的二次文献,它对文献的提示程度比题录和索引更加深入,可以让研究者在短时间内较快地了解文献的主要研究内容。根据内容可将文摘分为指示性文摘和报道性文摘。常见的医学文摘刊物有《中国医学文摘》、《中国药学文摘》、《中国生物学文摘》、《国外医学文摘》、美国《生物学文摘》(*Biological Abstracts*, *BA*)、美国《化学文摘》(*Chemical Abstracts*, *CA*)、荷兰《医学文摘》(*Excerpta Medical*, *EM*)等。

(二) 检索语言

1. 检索语言的概念 检索语言(retrieval language)是用于文献标引和检索者信息提问时共同使用的一种专门语言。其主要功能是使文献存储标识和文献检索时的标识保持一致,以保证检索的命中率。在检索过程中,检索者通过检索语言能够准确地查到自己所需要的文献信息。

2. 检索语言的分类　按照文献信息的特征描述可将检索语言分为外部特征的语言和内部特征的语言,其中,外部特征语言分为书名、作者、出版项、序号等,内部特征语言分为分类语言和主题语言。分类语言是根据学科范畴划分的一种语言等级体系,由类目和对应的类号(字母、数字等)构成。如《中国图书馆图书分类法》中,字母 R 代表医药类,N 到 Z 代表自然科学类。主题语言由主题词汇构成,表达概念准确,包括主题词、关键词、代码语言等。

(三)　文献检索的方法

文献检索可分为手工检索和计算机检索两种方法。

1. 手工检索　手工检索是人们在过去人工文献检索的实践过程中通过经验积累起来的一套完整的传统检索方法,主要有常用法、追溯法和分段法。

(1) 常用法:检索者通过各种文献检索工具来查找文献线索。包括顺查法、倒查法和抽查法三种。①顺查法:即按时间顺序从过去某一年代开始由远而近的查找方法。这种方法查到的文献资料比较全面、可靠,检准率高,但费时、费力、效率低。②倒查法:即在时间点上由近及远的查找方法。此种方法有利于检索者收集某一领域或课题最新的研究进展、动态成果或数据资料,但易漏检。③抽查法:即根据某一课题文献发表集中的时期抽出其中最密集的一段时间进行检索的方法。

(2) 追溯法:即先找到一篇好的综述文献,再利用后面列举的参考文献进行检索的方法,是手工检索中最常用的一种方法。

(3) 分段法:即在确定科研课题后,用检索工具先查找一段时间内有关课题的综述文献,再用其后引文检索,如查不到相关线索,可再继续往前查。分段法可与其他检索方法混合使用,以免漏检。

2. 计算机检索　随着计算机技术的迅速发展,计算机检索得到广泛普及,已成为当今人们获取文献信息的主要途径。计算机检索的基本原理包括文献的存储和检索两个过程。文献的存储过程就是建立数据库,主要由文档、记录和字段三个层次构成。检索过程就是利用数据库的特征标识来找出自己所需要的文献。

(1) 文献数据库的类型:数据库的类型很多,按照国际通用的分类方法,可将其分为以下几个类型:①参考数据库(reference databases):是引导检索者到另一信息源以获得原文资料或其他细节的数据库,一般包括书目数据库和指南数据库。②源数据库(source databases):是指能够直接提供原文资料或原始数据的数据库,包括数值数据库、事实数据库、全文数据库、图像数据库和术语数据库等。按其载体的不同还可将数据库分为光盘数据库、磁盘数据库和多媒体数据库等。

(2) 计算机检索方式:按照计算机检索系统的功能来划分,可分为以下几种:①脱机检索(off-line retrieval):是指用户不需利用网络直接与计算机联系,只需要把检索要求登记入档,由专门人员定期集中批量检索后发给用户,又称批式检索。脱机检索起源于 20 世纪 50~60 年代。优点是技术条件要求不高,成本低,缺点是检索效率低。②联机检索(online retrieval):是 20 世纪 60~70 年代人们利用通信网络终端设备与计算机相连,按照规定的指令输入检索词来实现人机对话的检索方式。优点是检索效率高,且能实时检索到最新的文献资料,缺点是费用较高、受通讯线路速度影响较大等。③光盘检索(disk retrieval):20 世纪 80 年代光盘的出现,使人们实现了将计算机与光盘数据库结合起来进行文献检索的方式,也是许多图书馆普遍采用的检索方法。光盘检索系统由计算机、打印机、检索软件、光盘驱动器和光盘数据库等组成。优点是操作简单、使用方便、费用较低、可反复使用,查全率和查准率高。缺点是文献不能及时更新、每次只能一人使用等。常用的光盘数据库有《中国学术期刊(光盘版)》(《CAJ-CD》)、《中文科技资料目录(医药卫生)》、中国生物医学文献数据库(CBMDsic)、MEDLINE 等。④网络检索(Internet retrieval):网络检索是计算机检索发展的最高阶段。自 20 世纪 90 年代起,随着互联网的起源和发展,人类进入了网络化时代。通过互联网,人们可以实现全球通讯和资源共享,可以随时了解世界上最新的信息,让文献信息的获取和利用开辟了一条前所未有的好途径。网络信息包罗万象、应有尽有,几乎涵盖所有领域。其中,医学信息作为网络资源中的重要组成部分,信息丰富,内容全面,几乎包括所有医学信息资源。现在,过去传统的联机检索或网络数据库都已连入互联网,这使人们可以在不同的联机检索系统之间自由转换来获取自己需要的文献资源。如今,网络检索因其获取文献信息快而多的优势已成为大势所趋,人们通过网络甚至能查询到当天出版的期刊杂志,包括各类中外知名期刊、文摘和索引类刊物。网络检索时常用的医学文献数据库将在后面详细介绍。

（四）文献检索的途径

文献检索的途径即检索入口,主要通过文献特征或检索语言所构成的标识和索引系统来查找文献。主要的检索途径有以下几种:

1. 题名途径　是最方便的检索途径,即利用书名、刊物名称或文献题目的名称进行文献查找,主要用于计算机数据库文献检索。

2. 作者途径　即根据文献作者、译者、编者或团体名称索引来查找文献的途径,但在使用时要注意区分同名同姓或外国人姓名的著录次序。

3. 序号途径　即利用文献的各种数字代码编制的索引查找文献的途径,如专利号、国际标准刊号(ISSN)、国际标准书号(ISBN)、科技报告号等。

4. 分类途径　即按照文献资料在所属学科、专业的分类体系中的位置进行检索的途径。检索标识主要是分类号或类目名称。目前国内最常用的是中国图书馆分类法。

5. 主题词途径　即通过文献资料中规范化主题词查找文献的途径,是人们经常应用的检索途径。主题词检索查准率高,但是,只有当文献论述的主题占有一定比重和篇幅时,才能被标引为主题词供人们检索,因此所需的文献往往不能查全。

6. 关键词途径　即利用文献题目或内容中能表达文献主要内容或起关键作用的词或词组来查找文献的途径,是检索者最常用的检索途径。但因关键词没有统一的规范化处理,对同一个概念,不同的作者可能所用的关键词不尽相同,这就会造成同一内容的文献因关键词的不同而分散归类,因此,为了保证所需文献能查全、查准,检索时最好将该关键词不同词形的同义词、近义词等都查遍。

7. 其他途径　如主题分类途径,是在分类的基础上按字顺排序的检索途径;还有根据专业特点编制的特殊检索途径,如美国《化学文摘》的分子式索引途径和美国《生物学文摘》的生物体索引等途径。

（五）文献检索的步骤

在文献检索过程中,要想使检索的结果达到预期的目的,必须遵循一定的步骤。一般来说,文献检索主要包含以下几个基本步骤:

1. 分析课题内容,明确检索主题 在进行正式的文献检索之前,首先要通过深入分析研究课题的主要内容和主题概念,来确定检索的范围和方法;再根据课题类型的不同,确定检索的目的和需求程度,是查新、查全还是查准等。最后,还要弄清所需文献信息的类型是全文型还是文摘型,是专利文献还是普通文献等。

2. 选择恰当的检索工具和检索方式 不同的检索工具编制方法不同,专业深度和跨度也不一样,应在明确检索课题要求的基础上,根据各种检索工具的特点来选择合适的检索工具和方式。一般来说,网络数据库的信息更新速度最快,如果想要查找最新的文献信息,则最好采用网络检索方式。但不同的数据库其收录范围、回溯年限、检索语言和检索方法也不尽相同,应在事先熟悉和了解使用介绍,根据课题的专业范围、研究内容和检索目的等选择合适的数据库和检索方式。

3. 选择正确的检索途径 确定检索工具之后,要根据选择的检索工具所具有的特点和检索要求选择恰当的检索途径,确定检索标识,如作者姓名、分类号、主题词或关键词等。如果检索课题的内容范围比较广,则适合采用分类途径,通过分类号或类目词进行检索。如果检索课题的内容范围比较专业时,则采用主题途径较好,但要注意正确使用主题词表,避免使用太泛化或专指度太强的词和禁用词、不规范的词等。有时,也可利用各种途径的组配进行交叉检索。

4. 制定检索策略 我们应在正确分析课题研究主题的基础上,将选择的检索标识或检索词按一定的检索规则或运算符联结起来形成检索式。最常用的检索规则或运算符有以下几个:①布尔逻辑运算符:常用逻辑"与(AND)""或(OR)""非(NOT)"来表达检索词之间的逻辑关系,是最常见的检索式。逻辑"与"检索式即 A AND B,表示要检索的文献信息必须同时包含检索词 A 和检索词 B,可提高查准率。如检索"高血压护理"的文献,可输入"hypertension"AND"nursing";逻辑"或"检索式即 A OR B,表示要检索的文献信息应包含检索词 A 和检索词 B 两个中的其中一个,或者同时包含两个检索词,可提高查全率。例如,要查寻"冠心病合并糖尿病的护理",可输入"冠心病"OR"糖尿病",或者"冠心病"AND"糖尿病";逻辑"非"检索式即 A NOT B,表示检索的文献中要包含检索词 A 但不包含检索词 B 的信息。②字段限定符:是指用于限定检索词在文献中的特定字段出现的运算符。常用"in"和"="表示。例如,要查找题目中含有"高血压"的文献,则检索表达式可用"高血压 in ti"来表示;如要查找"2013 年发表的文献",检索式可用"py=2013"来表示,"py"是检索字段"出版年(publication year)的标识符。在检索文献过程中,要注意灵活运用各种运算符和检索规则,才能制订出既符合检索要求又能保证检索效果的检索策略。

5. 查找相关文献信息 在选取的检索工具中,按照检索标识,根据一定的排序规则查找所需的文献信息。如对检索结果不满意,可调整检索范围或检索词重新查找,反复以上步骤直到查到符合要求的文献为止。例如查出来的文献太多无法一一阅读,可缩小检索范围,通过增加主题词、关键词、减少同义词、使用字段限制或利用文献的表面特征如类型、作者、出版年代等限制检索来提高查准率。如果查出来的文献太少,可扩大检索范围,选用多个检索工具、降低检索词的专指度,减少 AND 运算符或用 OR 运算符加上同义词等进行检索。

6. 获取原始文献 根据查到的文献线索去获取原始文献。一般检索工具查到的文献,大部分仅能看到题录或内容摘要,只有少数网络数据库可免费获取全文。对于无法获取全文的文献,可以通过以下几种方法获得:①查阅本单位图书馆的馆藏图书目录找到书刊;②通过馆际互借和文献传递方式获得;③利用网络全文数据库查询;④通过网络查找,如常用的医学文献数据库如 MEDLINE 或百度搜索引擎中查找免费的全文文献;⑤也可在专业的网站论坛上发帖求助或通过电子邮件向文献作者直接索取原文。

(六) 文献的阅读及整理

当我们从大量的文献中查找到自己所需的文献资料以后,如何对这些资料进行阅读及分类整理也是一项必要的工作。对文献信息的阅读要讲究一定的阅读方法和技巧。

1. 阅读方法　对于收集、查找到的文献资料,必须遵循以下几个原则:①循序渐进:可先阅读综述论文,了解课题相关基础知识或研究进展,再阅读论著;先读文摘资料再读全文;先阅读简单易懂的文献,再阅读较难的论文;先阅读近期的文献,再看以前的资料;先读中文文献,再看外文资料。②先粗读后精读:先粗读文献的题目或开头及结尾,了解文章的大概意思,如果发现与自己的研究课题无关,则不必继续往下阅读,以免浪费不必要的时间和精力;如果题目与研究课题相关性高,则进一步阅读其摘要,根据其研究目的、方法和结论,判断是否有必要精读。也可快速浏览文章全篇,只抓关键词句,了解总体印象。对于文献资料的取舍主要看其是否对自己有帮助,文中提出的观点、研究设计、研究结论等是否可以被引用或借鉴。③主攻精读:对精读的文献必须系统、反复阅读,不仅要弄懂文中的事实、数据及观点,还要注意研究方法论证手段。对精读文献还可进一步阅读其引用的文献资源,做到追本溯源,以加深对其科学性和创新性的理解。对特别重要的文献信息要做好笔记,以备反复查阅。对同类的文献要仔细进行比较,同者归纳,异者辨析。在阅读文献资料时,当别人的观点与自己不同时,应以实事求是的态度对待别人的研究成果,不要否定别人或自己的观点。④边读边思:在精读文献时,要带着问题去读,并不断思考,对一些关键问题特别要弄清楚,如这篇文章的研究问题及研究目标是什么,国内外研究现状如何,立论依据是什么,研究假设有几个,研究的自变量、因变量是什么,研究对象、样本量及抽样方法是什么,研究设计如何,研究方法包括资料收集及统计分析方法是否可行,研究结果是什么,是否达到预期目标,对实际工作有无影响等。

2. 文献整理　面对大量的文献信息,一个人很难全部记住,所以对文献的整理及编排就显得非常重要。在阅读文献资料的过程中,我们就可以进行适当的分类编排,以利于自己查找,并对每一篇重要文献进行记录,记录方式可以是卡片式、笔记本、复印件等,记录形式通常有摘要式(包括题目、作者姓名、论文出处、主要研究结论等)、提纲式(综述或论文的大小标题、讨论内容等)、重点式(自己所需的重点内容)、批注式(批注自己不同的看法或认识)。另外,也可以使用 EverNote 电子笔记资料管理软件,该软件有超强的实时搜索、内容捕捉、标签分类,支持文本截取、网页图像文本截取等功能,可节省大量的时间和精力,大大提高阅读效率。

三、常用中文文献检索数据库

(一) CNKI——中国期刊全文数据库

中国期刊全文数据库(CNKI)是中国知识基础设施工程的主要全文数据库,由世界银行于 1998 年提出。由清华大学、清华同方发起,始建于 1999 年 6 月,其目的在于实现全社会知识资源传播共享与增值利用,经过多年努力,采用自主开发并具有国际领先水平的数字图书馆技术,建成了世界上全文信息量规模最大的"CNKI数字图书馆",并且正式启动建设《中国知识资源总库》及CNKI网格资源共享平台,为全社会知识资源高效共享提供最丰富的知识信息资源和最有效的知识传播与数字化学习平台。其文献类型包括:学术期刊、博士学位论文、优秀硕士学位论文、工具书、重要会议论文、年鉴、专著、报纸、专利、标准、科技成果、古籍、哈佛商业评论数据库、知识元等,是全世界最大的中国文献全文数据库。

中国期刊全文数据库(CNKI)收录国内9100多种重要期刊,以学术、技术、政策指导、高等科普及教育类为主,同时收录部分基础教育、大众科普、大众文化和文艺作品类刊物,内容覆盖自然科学、工程技术、农业、哲学、医学、人文社会科学等各个领域,全文文献总量3252多万篇。

1. 界面进入 CNKI可直接通过各大搜索引擎(网址http://www.cnki.net)进入中国知网中心网站,选择"资源总库"按钮进入学术文献总库—选择"中国学术文献网络出版总库",进入网络出版总库界面—选择"中国学术期刊网络出版总库"—点击进入后即可进行期刊文献检索即下载(图4-3-1)。

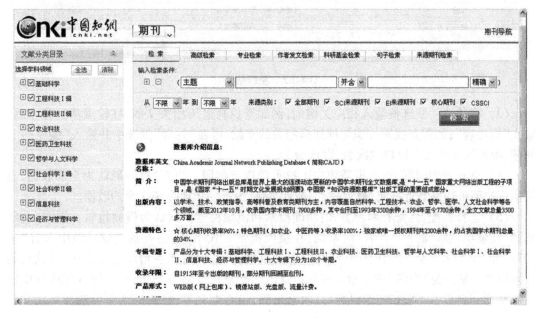

图4-3-1 CNKI主页面

2. 导航的使用 CNKI导航包括文献检索和期刊导航。文献检索目录中的学科领域分类将各学科分为10个专辑(分别为基础科学、工程科技Ⅰ、工程科技Ⅱ、农业科技、医药卫生科技、哲学和人文科学、社会科学Ⅰ、社会科学Ⅱ、信息科技、经济与管理科学),每个专辑按照树状排列设有相应专题,下分为168个专题数据库,可逐级展开直到最小知识单元。例如:医药卫生科技-临床医学-护理学,点击"检索"即可检索出护理学的文章;期刊导航可通过学科分类直接检索到相关学科期刊上发表的文献。例如:期刊导航-医药卫生科技-临床医学-中华护理杂志,即可按照年限、期刊号查找相应的文章。

3. 常用检索方法

（1）学科导航：进入界面后在文献全部分类中逐层选择要查找的学科类别，通过学科类别前方的方框"+"和"－"逐一筛选要查找的内容。点击"全选"，则每个目录都被选择；点击"清除"，清空所选的专题类目。

（2）选择检索字段：可通过"高级检索、专业检索、作者发文检索、科研基金检索、句子检索、文献来源检索"分别检索。以"高级检索"举例，在下拉框里选取要进行检索的字段，如主题、篇名、关键词、摘要、发表时间、文献来源、支持基金、作者、第一作者、单位等。选择后，以下的检索将在选中的字段中进行（见图4-3-2）。

图 4-3-2　初级检索

（3）在检索项复选框输入相应关键词，例如查找高血压相关文献，在检索项选择主题，输入"冠心病"；如需查找冠心病与糖尿病相关的文献，可在"并含"处选中并输入"糖尿病"。词频：检索词在全文中出现的次数，默认为1。

（4）选择发表时间，可根据需要在下拉菜单选定年限。更新时间：默认为全部数据，也可用下拉菜单选择最近一周、最近一月、最近半年、最近一年或今年迄今的数据。

（5）选择匹配：匹配有两种方式：精确检索和模糊检索。默认为模糊检索。例如"文献来源"检索项，然后输入"中华"检索词，在模糊检索方式下，将会查找文献来源中含有"中华"的如"中华医学会"、"中华护理杂志"等文献来源的文章；如在精确检索方式下，就只能检索出文献来源为"中华"的文章。还可以点击匹配复选框后方的按钮，会出现相应的检索项包括期刊名称、ISSN、CN、专辑名称、收录来源、核心期刊等，在相应菜单中选择查找文献的相关类别。

（6）中英文扩展检索：选中即可用英文查找对应的中文内容，用中文查找对应的英文内容。

（7）检索：点击检索按钮，则在浏览区检索出相应文献，每篇文献列出题名、作者、来源、发表时间、数据库等（见图4-3-3）。

4. 二次检索　在第一次检索后可能会有很多文献是查找者不期望的文献，这时可在第一次检索的基础上进行二次检索。二次检索就是在上次检索的结果中再次进行检索，可进行多次，这样就可逐步缩小检索范围，使检索结果更加接近查找者想要的结果。二次检索的方法需选中"在结果中检索"框，其余同第一次检索。

	题名	作者	来源	发表时间	数据库	被引	下载	预览	分享
□1	糖尿病合并冠心病的护理进展	王淼淼	临床护理杂志	2013-04-20	期刊		141		
□2	糖尿病合并冠心病96例护理体会	胡冬冬	中国美容医学	2012-09-30	期刊	1	46		
□3	冠心病并2型糖尿病患者自我血糖监测调查分析	谷玉红;薛范香	临床护理杂志	2013-02-20	期刊		42		
□4	2糖尿病合并冠心病患者的护理干预	李晓玲	中国医药指南	2012-00-30	期刊		17		
□5	糖尿病合并冠心病43例全面护理	张兰	齐鲁护理杂志	2013-04-05	期刊				
□6	糖尿病合并冠心病的护理要点探究	颜谍	中国卫生产业	2013 08 15	期刊				
□7	护理干预对糖尿病合并冠心病患者生活质量的影响	张连英	中国医药指南	2013-05-10	期刊	1	7		
□8	糖尿病合并冠心病患者人性化护理体会	刘国艳;潘德龄;李爽	中国实用医药	2013-07-28	期刊		4		
□9	糖尿病合并冠心病患者人性化护理效果研究	杨慧	临床合理用药杂志	2012-07-20	期刊		14		

图 4-3-3　初级检索的初步结果

5. 高级检索　高级检索是一种相比初级检索复杂一些的检索方法,即在一个检索项不仅可输入两个检索词,而且在每个检索项中两个检索词可以通过不同的组合(如并含、或含、不含)相关联。高级检索界面默认有 3 个检索框,也可以通过点击逻辑符号"+"、"−"增加和减少检索框;每个检索项之间也可以逻辑相关联,这样可以更加精确的查找相应的文献(见图 4-3-4)。

6. 文献下载　获得检索结果后,可进行以下操作:

(1) 浏览题名:检索后,浏览区显示每篇文献的题名、作者、来源、发表时间、数据库等(见图 4-3-5),可逐项浏览。

(2) 显示文献:浏览过程中,认为必要时可点击记录的题名,即进入细览区,显示该条记录的详细信息:题名、作者、机构、刊名、年期、摘要、关键词等。

(3) 获取原文:在细缆区左上角有 CAJ 下载和 PDF 下载,可根据查找者需要选择相应的下载方式(点击下载需要相应的 CNKI 账号和密码)。

(二) CBM——中国生物医学文献数据库

CBM(网址:http://www. sinomed. imicams. ac. cn)是中国医学科学院信息研究所开发研制的综合性的医学文献数据库。主题范围包括基础医学、临床医学、预防医学、药学、口腔医学、中医学及中药学等生物医学的各个领域。收录了自 1978 年以来 1600 多种中国生物医学期刊,以及汇编、会议论文的文献题录 530 余万篇,全部题录均进行主题标引和分类标引等规范化加工处理。年增文献 40 余万篇,每月更新,是检索国内生物医学文献最重要的文献检索数据库。

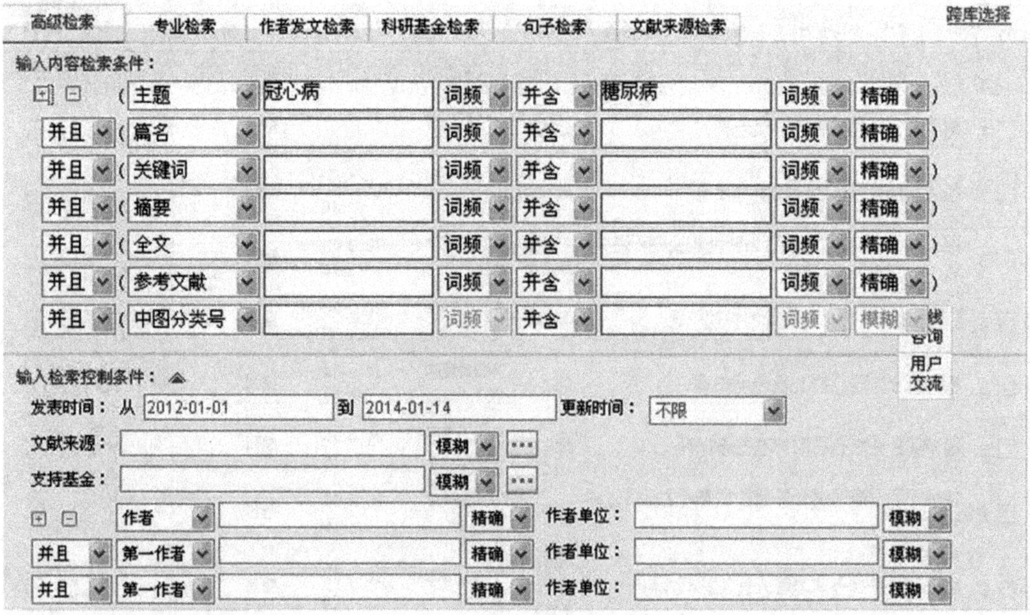
高级检索
专业检索
作者发文检索
科研基金检索
句子检索
文献来源检索
跨库选择
输入内容检索条件：
主题
冠心病
词频
并含
糖尿病
精确
并且
篇名
关键词
摘要
全文
参考文献
中图分类号
模糊
用户
交流
输入检索控制条件：
发表时间：从 2012-01-01 到 2014-01-14
更新时间：
不限
文献来源：
支持基金：
作者
作者单位：
第一作者

图 4-3-4　高级检索界面

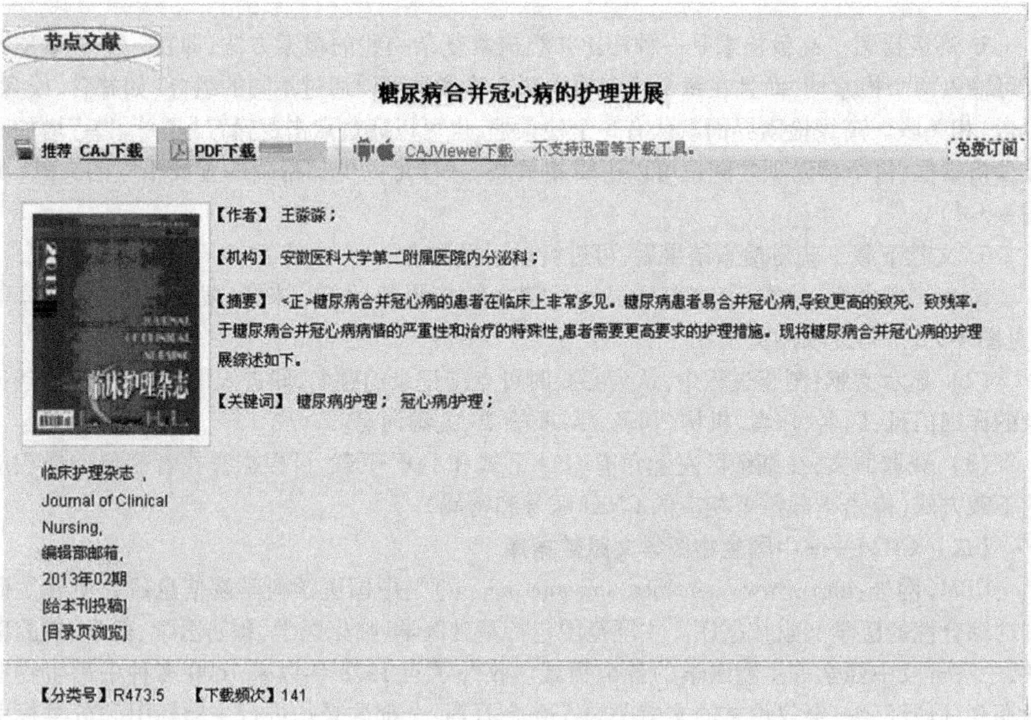
节点文献
糖尿病合并冠心病的护理进展
推荐 CAJ下载
PDF下载
CAJViewer下载
不支持迅雷等下载工具。
免费订阅
【作者】 王淼淼；
【机构】 安徽医科大学第二附属医院内分泌科；
【摘要】 <正>糖尿病合并冠心病的患者在临床上非常多见。糖尿病患者易合并冠心病,导致更高的致死、致残率。
于糖尿病合并冠心病病情的严重性和治疗的特殊性,患者需要更高要求的护理措施。现将糖尿病合并冠心病的护理
展综述如下。
【关键词】 糖尿病/护理； 冠心病/护理；
临床护理杂志
临床护理杂志，
Journal of Clinical
Nursing,
编辑部邮箱，
2013年02期
[给本刊投稿]
[目录页浏览]
【分类号】R473.5
【下载频次】141

图 4-3-5　文献下载

CBM 检索指南如下：

1. 基本检索 选择检索入口："缺省"字段为中文标题、主题词、关键词、文摘、刊名内容的组合。其他检索入口除"缺省"字段涉及的内容以外，还包括作者、第一作者、参考文献、刊名等。

2. 主题检索

（1）检索入口："中文主题词"或"英文主题词"。键入检索词，点击"查找"。

（2）在主题词轮排表中，浏览选择主题词。

（3）在主题词注释表中，可以浏览"主题词注释"和"树形表"，选择是否"扩展检索、加权检索"，以及"副主题词"和"副主题词扩展检索"选项，最后点击"主题检索"后获取检索结果。

3. 分类检索

（1）检索入口：输入检索词，点击"查找"。

（2）可以进入"分类表"列表选择合适的类名。

（3）在分类检索页面可以选择"扩展检索、复分组配"选项，最后点"分类检索"获取结果。

4. 期刊检索

（1）检索入口："刊名"、"出版单位"、"出版地"，"期刊主题词"，"ISSN"。输入检索词，点击"查找"。

（2）在"在本刊中检索"的输入框中键入检索词，则可以在该刊中检索符合该检索词的文献。

（3）通过"期刊分类导航"以及"首字母字顺导航"方式浏览选择特定期刊。

5. 作者检索

（1）在检索输入框键入完整作者名或作者名片段，点击"查找"，系统显示包含检索词的作者列表。

（2）第一著者检索：点击某作者对应的第一作者图标，则可以检索出该作者作为第一著者发表的文献。

6. 检索史

（1）检索史界面按照时间顺序从上到下依次显示检索式，最新的检索式总在最上方。

（2）可从中选择一个或多个检索式用逻辑运算符"AND、OR 或 NOT"组合。

（3）要删除某个检索式，只需选中其前方的复选框，然后点击"清除检索史"。

（4）超时退出系统，检索历史仍然保留，可继续检索。如选择"退出"系统，检索历史清除。

（5）一次检索最多能够保存 1000 条策略，每页最多显示 100 条。

7. 检索结果显示与输出 检索结果显示：设置"显示格式"、"显示条数"、"排序方式"，并可选择"显示标记"记录或者"显示全部"记录。

检索结果输出：

（1）可选择输出范围，包括"全部记录"、"标注记录"、"当前页记录"和某段记录号的记录。

（2）输出方式：打印、保存等。

（3）获取全文，点击"原文索取"图标。

（三）万方数据库

万方数据资源系统——http://www.wanfangdata.com.cn,是一个由北京万方数据股份有限公司开发的以科技信息为主,内容覆盖经济、文化、教育等相关信息的综合信息服务系统。万方数据资源系统包含了近百个不同类别的数据库,如:期刊、会议纪要、论文、学术成果、学术会议论文、专利技术、教科文艺等。

万方期刊集纳了理、工、农、医、人文五大类70多个类目共4529种科技类期刊全文。中国学术会议论文文摘数据库主要收录1998年以来国家级学会、协会、研究会组织召开的全国性学术会议论文,其内容涉及自然科学、工程技术、农林、医学等领域,是了解国内学术动态必不可少的帮手。

万方数据库收藏多类型数据库,其中读者最常用的是(CSTDB)数据库,(CSTDB)数据库是联合国内各部委及中科院系统20个信息机构共建的权威性文献数据库,是当前国内学科覆盖面最广、文献时间跨度最长、文摘率最高的文献型数据库。(CSTDB)光盘分1、2、3、4号:1号光盘包括农业、林业;2号光盘包括数学、物理、化学、天文、地理、生物、计算机和医学;3号光盘涉及冶金、金属材料、采矿、煤炭、铁路、航天、光纤通信和体育科技;4号光盘涉及化工、水利、电力、建设、建材、纺织、粮食、环境、海洋、气象、地震等。

检索指南如下:

1. 选择数据库　首先选择数据库。如果您要检索有关护理学方面的信息,那么选择数据库功能时你只能选择2号光盘。

2. 启动系统　打开电源——把选择好的光盘放入光区——键入 C:\>WIN——屏上显示"程序管理器"双击——选中《中国科技文献数据库》双击——选画面中的"D数据库"单击——单击"S选择数据库"——出现下拉菜单,选择与光盘相应内容点击。

四、常用外文医学文献检索工具

目前世界上医学文献检索工具已逾百种,除常用的中文文献检索工具以外,还有不少外文医学文献检索工具。常用的外文医学文献检索工具包括 PubMed、Medline、Medical Matrix、Medscape 等。

（一）PubMed

1. PubMed 简介　PubMed——http://pubmed.cn/,是美国国家生物信息中心的主要文献检索网站,于1997年6月26日推出的基于因特网检索的生物医学文献检索库,是美国国立医学图书馆下属国立生物技术信息中心(NCBI)研制开发的用于检索包括 MEDLINE 等数据库的网上检索系统。免费提供医学、护理学、牙科学、兽医学、环境科学等领域的文献信息。收录了收录1966年以来的包含医学、护理、兽医、健康保健系统及前临床科学的文献1600万余条书目数据,这些数据来自70个多国家和地区,40多个语种,4800种生物医期刊,最早可回溯至1902年。数据类型包括期刊论文、综述以及与其他数据库链接。它具有收录范围广泛、更新速度快、检索系统完备、链接广泛的特点,是当今国际上最有权威的生物医学文献数据库。

2. PubMed 的检索程序

（1）界面进入(http://pubmed.cn/)(如图4-3-6)。主页面设有文献、词典、图库、全文、

NSFC、选刊助手七大类别,检索者可根据自己需要进行检索。如需检索期刊,可点击"期刊"进入分页面(如图4-3-7),然后选择相应科室或学科类别逐一细化检索。

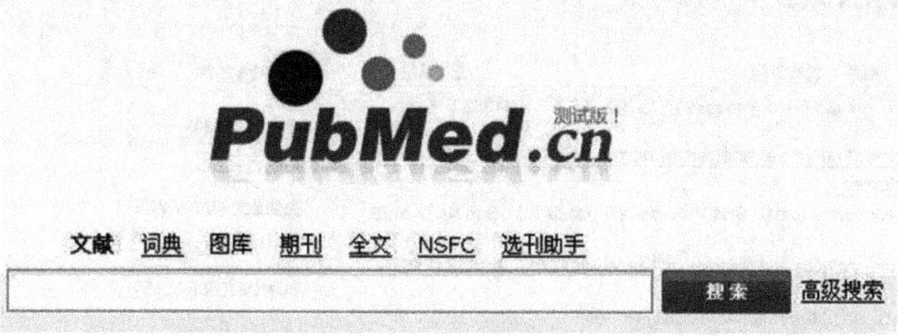

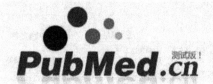

图4-3-6　界面首页

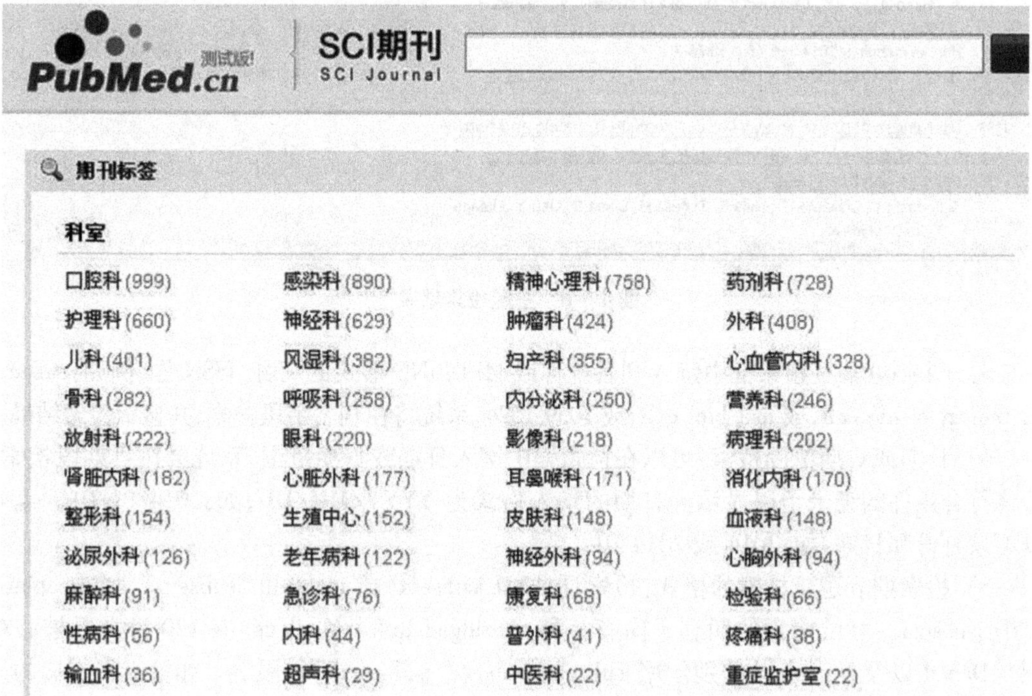

图4-3-7　期刊分页面

（2）主要检索方法

1）主题检索:进入主页面后,可直接在 PubMed 主页的检索框中键入英文单词或短语(大写或小写均可),PubMed 即使用其词汇自动转换功能进行检索,并将检索结果直接显示在主页下方。例如:键入"coronary heart disease(冠心病)"后回车或点击"Go",PubMed 开始检索并将检索结果显示出来。（如图4-3-8）

2）著者检索:当所要查询的是著作者时,在检索框中键入著者姓氏全称和名字的首字母缩写,格式为"著者姓　空格　名字首字母缩写",例如 Acharya UR,系统会自动到著者字段去检索,并显示检索结果。

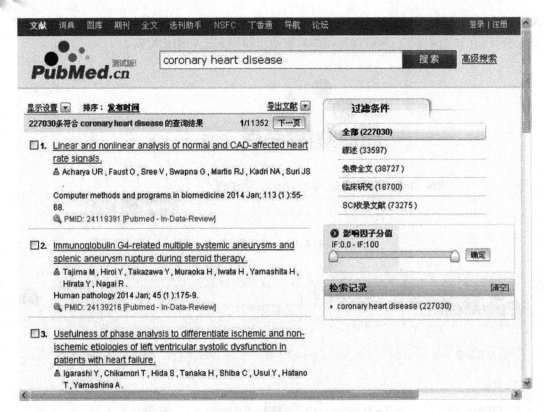

图4-3-8　主题检索结果

3）刊名检索：在检索框中键入刊名全称或 MEDLINE 形式的简称、ISSN 号，例如：molecular biology of the cell，或 mol biol cell，或 1059-1524，系统将在刊名字段检索，并显示检索结果。

4）日期或日期范围检索：可以在检索框中键入日期或日期范围，系统会按日期段检索，并将符合条件的记录予以显示。日期的录入格式为 YYYY/MM/DD；如：2014/01/01。也可以不录月份和日期，如：2014 或 2014/01。

5）检索期刊逻辑检索的格式：检索词 AND jsubseta（或 jsubsetd、jsubsetn），如：neoplasm AND jsubseta。可供检索的期刊子库有 3 种：Abridged Index Medicus（有 120 种重要核心期刊）、Dental 以及 Nursing。分别使用 jsubseta、jsubsetd、jsubsetn 进行限定。如检索带文摘的记录，检索的格式为：检索词 AND has abstract，如：coronary heart disease AND has abstract。

（二）Medline

Medline 是美国国立医学图书馆生产的国际性综合生物医学信息书目数据库，是当前国际上最权威的生物医学文献数据库。其内容包括美国《医学索引》的全部内容和《牙科文献索引》以及《国际护理索引》的部分内容，涉及基础医学、临床医学、营养卫生、环境医学、卫生管理、医疗保健、微生物、药学、社会医学等各大领域。

Medline 收录了自 1966 年以来世界 70 多个国家和地区出版的 3400 余种生物医学期刊的文献，近 960 万条记录。目前每年递增 30 万 ~ 35 万条记录，以题录和文摘的形式进行报道，其中 75% 是英文文献。Medline 主要提供有关生物医学和生命科学领域的文献，数据可回溯到 1949 年。可通过主题词，副主题词，关键词，篇名，作者，刊文，ISSN，文献出版，出版年,出版国等进行检索。

常用的计算机检索方法有:

1. 布尔逻辑检索法

2. 加权检索法(主题词检索)

3. 字段限制检索法(自由词检索)

4. 截词法(Truncation)(自由词检索)

5. 位置算符法(Proximity Searching)(自由词检索)

(三) MedicalMatrix

Medical Matrix(医源,网址:http://www.medmatrix.org/Index.asp)是一种由概念驱动的免费全文智能检索工具,它包括4600多个医学网址。于1994年由堪萨斯大学创建,现由美国 MedicalMatrix LLC 主持,是目前最重要的医学专业搜索引擎,为医务工作者提供内容全面、无限制使用的网络医学信息资源。同时,Medical Matrix 提供免费的邮件列表,只要订阅了它的邮件列表,即可定期收到网上新增医学节点的通知(用户第一次使用需要输入用户名与电子邮件地址进行登记注册)。

Medical Matrix 主要搜集临床医学资料,此外,Medical Matrix 还可检索 MEDLINE、医学新闻、电子期刊、教科书、网络会议文献等。Medical Matrix 的使用方法主要有分类检索和关键词查询两种检索方式。其分类详细,层次结构严密。词语查询方式下可用关键词、作者、资源类型等进行逐项查询,还可进行限制检索和扩展检索,比较适合临床医师使用。

Medical Matrix 的主要特色是分类目录搜索,按各种医学信息分为疾病种类(diseases)、专业(speciatity)、临床应用(clinical Practice)、文献(literature)、教育(education)、健康和职业(healthcare and professionals)、医学计算机以及 Internet 技术(medical computing,Internet and Technology)、市场(marketplace)等八大类。Medical Matrix 收集的内容专业、全面,而且对每一内容有评论和分级,便于使用者事先决定是否进入其网页进一步浏览,以节省时间,这一点对我国的使用者尤为重要。

(四) Medscape

Medscape(医景,网址:http://www.medscape.com)是美国 Medscape 公司于1994年研制,1995年6月投入使用,由功能强大的通用搜索引擎 AltaVista 支持,可检索图像、声频、视频资料。至今共收录了近20个临床学科,共25 000多篇全文文献,拥有会员50多万人,临床医生12余万人。是 Web 上最大的免费提供临床医学全文文献和继续医学教育资源(CME)网点,可选择 Fulltext、Medline、DrugInfo、AIDSLine、Toxline、Whole、Web、News、Medical Images、Dictionary、Bookstore 等10多种数据库进行检索,同时还可浏览每日医学新闻,免费获取 CME 各种资源,免费获取"Medpulse",同时网上查找医学词典和回答用户咨询,提供根据疾病名称、所属学科和内容性质(会议报告、杂志文章的全文或摘要等)的英文按26个字母顺序进行分类检索(The Medscape Index)。

(五) CliniWeb International

CliniWeb Internationa(国际临床网)http://www.ohsu.edu/cliniweb/。于1995年由美国 Oregon health sciences university(OHSU)研制开发,这是一个基于分类目录的临床医学引擎,

分为解剖学（Anatomy）、微生物学（Organisms）、疾病（Disease）、化学和药理学（Chemicals and Drugs）、诊断和治疗技术及仪器（Analytical Diagnostic and Therapeutic Techniques and Equipment）、心理学（Psychiatry and Psychology）、生物科学（Biological）等七大类。可以同时用多种语言进行检索，内含的 Saphire International 98 是一个用于查找 UMLS 术语的搜索引擎，为通过主题分类途径检索的学者提供较合适的入口。还可以直接链接到美国国立医学图书 Pubmed 系统的免费 Medoine 检索，Cliniweb Intenational 共链接了 10 000 多个临床网页。

CliniWeb International 的疾病和解剖学部分采用的是医学主题词分类（Medical Subject Headings,MeSH），检索到的信息针对性强。由于国际临床网是一个实验性搜索引擎，数据库收集的临床信息不够完整和全面，所以还提供了 Medical Matrix、Yahoo Health、MedWeb 的检索连接。

第四节 研究计划的制订

研究计划是医学科研活动的重要组成部分，良好的研究设计是顺利进行科研工作的前提。研究者确定科研课题后，必须根据研究目的制订具体的研究计划，包括确定研究对象、选择研究方法、明确研究目标、确定研究步骤、经费预算等，用以指导研究过程，以便得到预期和可信的研究结果。

一、制订研究计划的目的和意义

一项科研课题确定后，能否达到预期的目标，取得理想的研究成果，很大程度上取决于研究计划的制订。制订研究计划的目的和意义主要有以下几点：

1. 研究计划是科研工作者进行课题研究的具体行动指南，它明确了研究思路和方向。

2. 研究计划是课题顺利实施的先决条件，是研究过程科学化的保证，有助于确保以较少的人力、物力、财力和时间得到准确可靠的结果。

3. 研究计划有利于研究者把握研究进度，随时检查研究进展是否按计划进行，保证课题按时完成。

4. 研究计划有利于研究者明确研究目标和任务，是研究成果的重要保证。

二、制订研究计划的原则

研究计划是对研究课题的具体深化和展开的设计，即对研究过程的每个步骤、每个阶段进行具体、细化的描述或安排。在制订研究计划时，必须遵守以下基本原则：

（一）研究计划必须具体、细化

虽然在确定研究课题的过程中，研究者已经查寻了大量的文献资料，为自己的课题寻找立论依据，但这仅仅是研究过程的第一步。在确定了研究课题后，必须对课题中涉及的每一

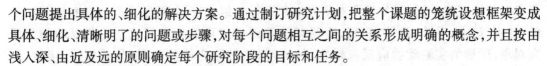

个问题提出具体的、细化的解决方案。通过制订研究计划,把整个课题的笼统设想框架变成具体、细化、清晰明了的问题或步骤,对每个问题相互之间的关系形成明确的概念,并且按由浅入深、由近及远的原则确定每个研究阶段的目标和任务。

(二) 研究计划必须确定课题的实施方案

研究计划必须对整个研究过程进行合理全面的规划和安排,是研究者进行课题实施的具体方案,包括解决课题的具体方式、途径和方法,明确研究工作是通过个体调查还是抽样调查,是采取实验法还是观察法来完成等。

(三) 研究计划应具有相对的稳定性和灵活性

研究计划是研究者为了保证课题的顺利实施而制订的研究活动的构思设想,是研究人员进行课题实施的行动指南,因此,研究计划应该保持相对稳定性,一旦确定下来尽量不要改变。但研究计划毕竟带有设想的性质,有时在研究课题的实施过程中可能会出现未曾预料的问题,这时应根据实际情况对研究方案进行灵活修订。

三、研究计划的内容

研究者确定了科研课题后,在课题开展之前必须做好详细周密的计划,包括研究内容、研究方法、研究指标等,用以指导整个课题的具体实施过程。研究计划的内容取决于研究的任务和目的。一般来说,研究计划应包含以下几项内容:

(一) 明确研究目的

研究目的是研究活动的内在动机,它决定研究课题的方向、对象范围、方法和方式。如果一项课题没有明确的研究目的来指引,课题是很难取得成功的。制订研究计划时,我们首先需要提出明确而具体的目的,包括为什么要选这个课题,本研究要解决什么问题,有何意义和重要性,目前国内外关于本课题的最新研究进展如何,近期和远期目标是什么,预期结果是什么等。但要注意的是,我们在确定研究目的时,应在首先界定总体目标范围后,再根据不同的研究对象和研究方法将其细化为具体的、具有特异性的目的。例如,以研究"社区居民对冠心病知晓率的调查"这一课题,冠心病知晓率是总体目标,除此之外,还要细化为不同社区、不同年龄、不同性别、不同文化程度的居民对冠心病的认知程度。另外,一项课题的研究目的最好单一,一次不要涉及太多太大的问题,以免影响研究质量。

(二) 确定研究对象

1. 确定研究对象的范围 在制订研究计划时,必须根据研究目的来确定具体被调查的人或动物(如鼠、兔、狗等),也就是研究对象。包括选择研究对象的时间、地点和研究对象的具体条件与要求,哪些对象不适宜本研究等,也就是在一定范围内确定研究对象的纳入标准和排除标准。例如,要调查老年高血压病人的服药依从性,必须明确具体哪个时间段、哪个地点来源的高血压病人,且要排除 60 岁以下高血压病人。

在确定研究对象时应注意以下几点:①所选的研究对象必须符合纳入标准并能够很好地代表总体目标人群;②研究对象是否能积极配合并坚持到研究结束,是否存在中途退出研究的倾向因素如疾病恶化或死亡等;③不违反伦理道德和法律,不侵犯人权,不影响研究对象的正常生活;④如果要对研究对象进行分组比较,则两组人群的自身特征如年龄、性别、职业、种族、病情、病程、生活环境等因素应可能均衡可比。⑤若以动物为研究对象,所选的实验动物应反应敏感、经济可行、健康合格且种属、品系相同,年龄、体重相近。

2. 确定研究对象的样本量　为了保证研究课题的顺利进行,绝大多数医学科学研究都是从许多研究对象总体中抽取一部分个体样本为代表来进行研究,通过样本来推断总体,而不可能对所有总体进行研究。因此在制订研究计划时还要考虑研究对象的数量,即样本量的大小。一种研究结果往往会受到多方面因素的影响,若研究对象太少,则很难具有说服力;若样本太大,又会费时费力,且对试验条件不易严格控制,易产生误差大,可能会影响研究质量。不同的研究目的和方法,所需要的样本量的计算公式往往不一样。在临床研究中,考虑样本量的大小必须注意以下几点:①利用以往的研究数据或现况来确定样本量,如疾病的罹患率或干预措施的有效率高,样本量可少,反之,则样本量要足够大。②看研究分组的情况,分组越多,样本量就越多,反之亦然。③如果有两组间比较,要看实验组和对照组的均衡性如何,均衡性越好,所需样本量就越小。④对实验组和对照组差异显著性的期望程度,如要求两组间差异有显著意义,需要的样本量就要大;如果要求两组间的差异一般显著,则样本量可小一些。

3. 确定样本的抽样方法　抽样是从总体范围中抽取一定样本来说明总体情况。在制订研究计划时,应根据研究对象的不同特点确定不同的抽样方法。临床使用的抽样方法大致可分为概率抽样和非概率抽样两类。概率抽样是在研究总体中随机抽取有代表性的样本来进行研究,用样本指标来估计总体参数,是临床研究中应用最多的抽样方法。最常用的概率抽样方法有单纯随机抽样、系统抽样、分层抽样、整群抽样和多级抽样。如果条件不允许,也可使用非概率抽样。常用的非概率抽样方法有方便抽样、定额抽样、判断抽样、滚雪球抽样等。

(三) 确定恰当的研究方法

研究方法是实现研究目的的具体途径,对资料收集的科学性、时效性和可靠性有很大的影响。在制订研究计划时,应根据研究目的、研究内容和便利条件来确定恰当的研究方法。一项研究课题可以采用不同的研究方法,不同的研究课题也可采用相同的研究方法。常用的研究方法可分为三种:

1. 观察性研究(observational study)　是在自然状态下通过调查或观察疾病发生发展的特点和规律,来认识疾病病因和影响因素的研究方法。观察性研究分为描述性研究和分析性研究。描述性研究又可分为现况研究(横断面研究)、常规分析报告、生态学研究和个案调查。分析性研究包括队列研究、病例对照研究、病例交叉研究、单纯病例研究等。

2. 实验性研究(experimental study)　是在人为控制条件因素的基础上,给予研究对象某种干预措施,通过对相应指标的变化进行观察分析,来揭示客观事实或规律的研究方法。实验性研究包括实验室研究、临床试验和现场试验等。实验室研究主要包括动物试验和体外试验等,动物试验是临床试验的基础。临床试验设计类型主要包括随机对照试验、随机自身交叉同期试验、半随机同期对照试验、非随机同期对照试验、自身前后对照试验和交叉试验等。护理科研中常用的是临床试验和现场试验等方法。

3. 理论与方法研究（study on theory and method） 包括对基本原理、资料收集、分析方法和实验方法的研究等。

一项课题中可以使用一种研究方法，也可以同时使用几种研究方法。在研究计划中，必须对本课题所采用的具体研究方法详细加以说明，包括随机化分组的方法、设立对照的方式等。

（四）确定观察指标

研究因素作用于研究对象后所显示出的结果称为效应，效应通过具体的观察指标来体现。如果观察指标选择不当，所取得的研究结果就缺乏科学性。在确定观察指标时应注意以下几点：

1. 观察指标应与研究题目有关联性，要紧密围绕研究目标设置观察指标，且能准确反映研究因素的效应。

2. 尽量选择客观、定量指标，如心率、血压、血糖等，而少用主观、定性指标如心慌、头晕等。在护理课题中，正确选择和使用恰当的量表能较客观地反映研究对象的实际状况，从而准确反映研究效应。

3. 最好选择灵敏度高、特异性好的指标。灵敏度高的指标能更好地显示研究因素，而特异性高的指标易于揭示研究因素的作用且不受其他因素的影响。

4. 所设计的观察指标要精确，尽量减少误差。指标的精确性不仅与检测的仪器、试剂、试验条件、试验方法等有关，还与研究者的操作技术水平有关。

5. 指标的内涵、计算方法要统一，指标不宜太多但要完整，还要保证指标测量的标准化。

（五）确定资料收集与统计方法

在制订研究计划时，不仅要考虑如何对研究对象进行资料收集，还要事先确定收集到的资料用什么方法进行归类、整理及统计分析，以免造成人力、物力及时间的浪费。常用的资料收集方法有以下几种：

1. 现场调查 是临床科研中最常用的资料收集方法，大多采用调查问卷来了解研究对象的相关情况。护理科研中常用访谈式问卷调查和自填式问卷调查。

2. 体检与检验 通过对研究对象进行相关的身体检查与检验，了解其疾病恢复情况或防治效果等。

3. 常规记录 如临床记录或病理报告、死亡报告、用药记录等，可作为相关因素的分析资料。

4. 随访 包括用电话、电子邮件、传真、家访或门诊随访等形式来追踪了解研究对象的有关情况。是临床研究课题中常用的资料收集方法。

资料收集后采取什么统计方法来分析是研究计划中很重要的一个环节，具体的统计方法见有关章节。

（六）误差与偏倚的控制

误差（error）是指研究对象某一特征的测量值与真实值之间的差异，即样本统计量与总体参数之差。在科学研究的各个阶段都有可能产生误差。最常见的是系统误差和随机误差。系统误差（systematic error）是在研究过程中，由于某种确定的原因，如所使用的仪器不精、试剂不准、实验条件差异及操作人员技术不熟练、不规范等引起。系统误差对研究结果影响较大，必须依靠科学的研究设计和合理的资料收集、整理、正确分析等措施来减少或消除。随机误差(random error)是由一些偶然的、无法预测的未知因素和个体差异等引起，可通过改善研究设计、增加样本量、优化测量工具等统计学方法来减少或控制。

偏倚(bias)是指由于系统误差的存在，使得研究结果偏离真实值，从而导致错误的结论。偏倚可产生于研究过程的任何一个环节，主要影响研究结果的真实性，包括选择偏倚、信息偏倚和混杂偏倚。因此，在制订研究计划时，必须充分考虑到可能产生误差或偏倚的因素，通过周密设计来加以控制。具体控制方法见有关章节。

（七）明确研究进度与期限

每项研究课题都需要一定的时间期限，时间太长，会降低研究价值；时间太短，会影响研究质量。在制订研究计划时，要根据研究目的、研究内容、样本量及项目的具体要求设定合理的时间期限。同时，在总体的期限范围内，还要根据研究内容、实施步骤及主客观条件确定具体的研究时间进度。

（八）研究经费的预算

研究经费是保证科研课题顺利实施的必要条件。在研究开始前，要根据研究课题的不同性质对研究经费做出合理的预算并要有具体的预算依据，如研究所需的仪器设备购置费、材料印刷费、调查人员的劳务费、交通费、论文发表费等。如果不做好事先预算，可能会因为研究规模大而出现经费不足，最后导致研究课题半途而废。

（九）明确研究组织工作

由于现代医学的发展，在医学研究中经常会出现多学科交叉、多部门合作或国际间的合作等项目，需要许多研究人员的协作或配合，因此，做好研究课题的组织工作非常重要。课题负责人应该在研究实施前根据研究任务、每个成员特点及能力、研究条件全面安排好各项工作，各级人员分工明确、各司其职，组织有序，成果共享。

（曹癸兰　孙春花）

思 考 题

1. 结合实际，谈谈如何就护理科研选题做好准备？
2. 概述护理科研选题的原则和基本内容有哪些？
3. 试述最常见的护理文献检索数据库？
4. 阐述如何进行准确有效的文献检索？
5. 作为护理科研工作者，怎样全面开展科学研究，其计划如何？

参 考 文 献

1. 程金莲.护理研究过程及论文写作[M].北京:中国科学技术出版社,2004:26-30.
2. 孙继红,吴瑛.护理科研 STEP BY STEP[M].北京:人民军医出版社,2010:23-27.
3. 肖顺贞.护理科研实践与论文写作指南[M].北京:北京大学医学出版社,2010:78-125.
4. 王建华.流行病学[M].6版.北京:人民卫生出版社,2004:22-25.
5. 绪方昭.护理科研与统计学入门[M].北京:科学出版社,2002:26-30.

6. 唐瑶,饶立琴,邓玉兰.手术室应用干罐持物钳的效果观察[J].南方护理学报,2001,8(2):14-15.

7. 钟旋,王思琛,欧燕妮.激励理论在护理管理中的应用[J].中国护理管理,2004,4(5):37-38.

8. 王会英,王燕,邓艳,等.不同胃肠减压方式对胃癌根治术后患者胃肠功能恢复的影响[J].中华护理杂志,2010,45(11):90-91.

9. 岳联勤.《手术安全核查表》在手术室的实施效果及探讨[J].当代医学,2011,17(28):5-6.

10. 严丽萍,刘云娥,郭建勋.开展优质护理前后住院病人满意度的调查[J].护理研究,2011,25(60):1615-1616.

11. 刘晓荣,张鹭鹭.西北地区军队医院"有效护理工时"描述性分析研究[J].解放军护理杂志,2002,19(4):12-13.

12. 濮丽萍,陈静,陈冯梅.反思性学习对护理专科实习生专业自我概念的影响[J].中国护理管理,2009,9(11):34-36.

13. ARTHUR D. Measurement of the professional self-concept of nurses: developing a measurement instrument[J]. Nurse Education Today,1995,15(5):328-335.

14. Arthur D,Pang S,Wong T,et al. Caring attributes,Professional self-concept and technological influences in a sample of registered nurses in eleven countries[J]. International Journal of Nursing studies,1999,36:387-396.

15. 袁静.急性左心衰的诱因分析及护理措施研究[J].中外医学研究,2012,10(24):68-69.

16. 单伟颖,刘恩君,何仲.两种静脉输液拔针按压方法的临床止血按压效果的比较[J].护理研究,2003,17(12):1390-1391.

17. 马泰.地方性甲状腺肿与地方性克汀病[M].北京:人民卫生出版社,1980:67.

18. 赵志红,郎静芳,张采红.综合护理干预对心血管疾病病人遵医行为和预后的影响[J].现代中西医结合杂志,2013,22(28):3183.

19. 袁长蓉,王志红.护理科研设计和论文写作实例解析[M].上海:第二军医大学出版社,2001:176.

20. 李淑芬.不同护理模式对骨折病人情绪状态影响研究[J].医学信息,2011,24(3):156.

21. 侯淑肖,刘宇.护理管理科研如何选题[J].中国护理管理,2006,6(4):62-64.

22. 左月燃.护理管理学[M].北京:人民卫生出版社,1997:76-85.

23. 李希明,李婧,邓大军.护理科研的选题与科研基金的申报[J].护理管理杂志,2006,6(9):42-47.

24. 房雪雁.护理科研选题技巧[J].中国医疗前沿,2010,5(20):92.

25. 张华.科研设计[J].实用临床医药杂志,2006,2(3):81-85.

26. 袁长蓉.目前护理科研选题趋势分析[J].解放军医院管理杂志,2003,10(1):75-76.

27. 徐淑秀,祖狄冲.谈护理科研选题[J].山西护理杂志,1999,13(3):138.

28. 朱建英.现代护理科研选题的探讨[J].上海护理,2006,6(1):64-65.

29. 颜巧元,张亮,胡翠环,等.学科视野下的护理科研及其论文选题[J].中华护理教育,2011,8(6):275-277.

30. 王福彦.医学科研方法[M].北京:人民军医出版社,2013:15-56.

31. 陈坤,陈忠.医学科研方法[M].北京:科学技术出版社,2011:351-360.

32. 苏秀兰.医学科研方法[M].北京:科学技术出版社,2011:58-88.

33. 孟红旗主编.医学科研设计与论文写作[M].北京:人民军医出版社,2010:1-68.

34. 吴颂,李大鹏.Internet网上检索中医药信息资源的途径和方法[J].现代情报,2007(7):169-170.

35. 张旭昶,李小方,马小琦.互联网医学文献信息开发与利用[J].现代生物医学进展,2010(21):4136-4137.

36. 付佳,闫实,石丹,等.循证医学在医学文献检索教学中的应用[J].医学信息学杂志,2011(5):87-89.

37. 李美花,李永强.医学论文关键词的正确标引[J].延边大学医学学报,2005,28(3):231-233.

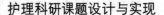

38. 陆伟路,周满英.中医药科研工作者信息检索的主要方法[J].中华医学图书情报杂志,2010,19(9):55-58.

39. 田才,邢春国,黄薇等.中医药文献检索策略的制定及其调整初探[J].中华医学图书情报杂志,2008,17(3):51-53.

40. 陈缤.中医药文献信息检索方法探析[J].中华医学图书情报杂志,2010,19(3):62-63.

第五章 护理科研课题设计

第一节 概　述

一、科研设计的概念

在研究问题确立后,则进入科研整体设计阶段。科研设计(research design)是科研工作中很重要的一个环节,是研究者根据预期研究目的选择合理设计方案,用以指导研究过程的步骤和方向,目的在于得到理想和可信的研究结果。

科研设计可使抽象的研究目的具体化,形成研究方案,指导研究工作者有计划地收集资料,归纳和分析资料,最后完成研究目的。

科研设计依据研究的类型可分为调查设计和实验设计。任何科研设计均涉及专业设计和统计学设计,二者紧密结合、相辅相成、缺一不可。

(一) 专业设计

指运用专业理论知识和技术进行设计,选定合适课题、根据假说运用专业知识拟定研究内容、对象、方法和技术路线等,常以标书形式向有关部门提供。主要是解决研究结果的有用性和独创性,以回答、解决科学问题,验证专业假说,因此是科研是否有用、先进的前提。

(二) 统计学设计

统计学是研究数据资料收集、整理、分析、判断假说的科学,是研究不可缺少的重要手段。统计学设计是指运用数理统计学理论和方法进行设计,包括资料收集、整理、分析全过程的统计学设想和科学安排,以保证样本的代表性和样本间的可比性,以最少的调查和实验观察例数进行高效率的统计分析,得到准确的结果和可靠的结论。因此,统计学设计是科研结果可靠性和经济性的保证。

二、护理科研设计的目的

(一) 保证护理研究的科学性、可靠性和诚信度

科研设计是护理科研中至关重要的环节。完善的科研设计,可以保证护理研究的科学性、可靠性和诚信度,是研究实现预期目标的重要保证。如科研设计有缺陷,即使在调查或实验过程中观测非常细心、精确,也不能获得有价值的资料。所以周密的科研设计是科研过

程的依据,也是提高科研工作质量的重要保证。

（二）提高护理科研的水平

护理科研的质量与事先有无严谨的科研设计和科研设计的水准密切相关。有价值、高水平的护理科研往往事先有规范的科研设计;而论证强度低的护理科研往往缺乏事先设计或设计粗糙。对于同一个问题的研究,由于科研设计的科学性不同,往往会得出相差甚远的结论,而引起学术争论。评价这些结果正确性的方法是运用临床流行病学的原理和方法去认真分析各个研究设计的科学性,设计执行情况,资料收集方法和数据处理过程中是否存在偏倚,以区分孰是孰非。

（三）节省人力、物力、财力和时间

在精心设计的基础上,有计划地进行科研工作,必然收到节省人力、物力、财力和时间,实现工作效率高、结果可靠、论文水平较高的目的。

（四）改变我国护理科研的现状,促进护理学科的发展

任何一门学科的发展都依赖于科学研究,护理学也不例外。近年来护理科学研究越来越受到重视并取得一定的成果,对护理学的发展起着推动作用。由于广大护理工作者的不懈努力,护理刊物不断创刊,国内外学术交流频繁,高等护理教育的快速发展,促进了国内护理科研的发展。虽然我国的护理研究取得了巨大进步,但与发达国家相比,仍有较大差距,还有很多不足之处影响到我国科研结果的可信度,具体归纳为:①研究方法,国内护理文献中前瞻性的研究文章和系统有特色的专科护理文章仍然较少。许多是临床护理工作经验的总结、介绍,回顾性研究多于前瞻性,观察或调查性应用研究多于实验研究;②研究设计,选用量性研究方法的较多,并以调查法(问卷调查)收集资料为多见,而质性研究方法采用较少;③科研的思路不够开阔,只停留在解决问题的阶段,还未上升到研究的台阶。以上原因导致我国护理科研成果的科学性不高。因此,进行严谨的科研设计,将有利于推动护理科研事业的发展并逐步向国际护理研究并轨,护理研究的方法及手段将趋于多样化、科学化、多方法、多手段。

三、科研设计的一般原则

科研设计需符合科学性、创新性、规范性、逻辑性及伦理性等一般原则。

（一）科学性

科研设计首先要实事求是,有科学的理论依据。因此,应在理论学习、技能掌握、文献调研、研究积累的基础上提出假说,设计新的实验或试验。研究过程中,须不断发现新的现象,做出合理推论,并不断修正和调整研究计划或内容,使之更切合实际并获得更理想的结果。

（二）创新性

创新性是科学的灵魂。要注意尽可能在研究中采用新的观点、方法及步骤,尤其要注意提出自己的见解。同时,对所提出的观点和方法,应进行充分地科学性论证和反复推论,以保证更有把握地展开创新性研究。切勿未经深思熟虑而随意地付诸实施,否则往往导致失败或造成时间和经费的浪费。

对各种技术和方法的原理和适应范围,应有明确的认识,以便于在研究中准确、有效地应用。一种新发现、新观点的形成,往往取决于所采用方法的适当,故科学地掌握研究方法

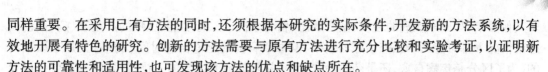

同样重要。在采用已有方法的同时,还须根据本研究的实际条件,开发新的方法系统,以有效地开展有特色的研究。创新的方法需要与原有方法进行充分比较和实验考证,以证明新方法的可靠性和适用性,也可发现该方法的优点和缺点所在。

（三）规范性

科研设计除需具有科学性和创新性外,在制订及实施研究计划时,要严格按照质量管理范围进行,以减少差错和遗漏,使研究结果客观、真实、可靠、可信,并使科研与国际水平相适应。

（四）逻辑性

科研设计应符合逻辑性原则。因此,要求研究目标明确,设计方案合理、可行,论证严谨,逻辑性强,层次清楚,技术路线清晰。

（五）伦理性

科研设计必须遵守医学伦理道德。尊重人的尊严的原则、有益原则、公正原则是护理研究中最基本的伦理原则。研究者要依据以上伦理学原则,对研究方案进行具体的设计,并在正式开展研究之前,将完整的研究设计提交本单位或相应要求的伦理委员会,经审查批准后方可正式启动研究项目实施。在项目实施过程中,研究者如对研究方案进行修改,须将修改方案报伦理委员会,审批通过后方可实施修改后的方案。此外,研究对象的知情同意也是保障贯彻实施伦理学原则的重要措施之一。

第二节　护理科研课题设计的基本原则

好的科研设计,除须注意其科学性、创新性、规范性、逻辑性、伦理性等一般原则外,从统计学角度还须做到对照、随机、重复、均衡以及盲法原则,以期用较少的人力、物力和时间,获得相对较多的信息,最大限度地减少误差,从而达到高效、快速、经济的目的。

一、对照原则

（一）对照的概念、意义及要求

1. 概念　对照（control）是在实验中设置可与实验组相互比较的组别,设立对照时要求"组间一致"性,对照组与实验组间均衡性好,即除观察研究的处理因素外,实验组与对照组的一切条件均应尽量一致。均衡性越好,实验组与对照组的可比性就越强,从而消除非处理因素所致误差,对试验观察的项目得出正确的科学结论。

2. 意义　任何事物间的差异均通过比较而显示,无比较即无鉴别。设置对照即为消除非处理因素的干扰和影响,使实验更具可比性、可靠性和说服力。其主要意义如下:

（1）鉴别处理因素与非处理因素的差异:非处理因素指处理因素以外的其他所有可能影响受试对象效应评价指标的因素。处理因素的效应大小应通过对比才能得到结论。临床上许多疾病（如感冒、气管炎、早期高血压等）不经药物治疗也可自愈,故只有通过对照才能鉴别处理因素与非处理因素的差异。对照的关键在于实验组与对照组的非处理因素相等或接近。

如在压疮护理中,我们欲观察某局部用药的治疗效果,这种药物是研究因素,而还有许多其他因素,如原来疾病的性质、全身状态、营养状况、心、肾功能、压疮的严重度、病程、创面感染情况等都可能影响压疮治疗的效果,但每个病例的压疮自愈时间(病程)又是难以预料的,为了区分是疾病自愈,还是药物治愈,为了排除非研究因素的干扰,最好的方法就是设置有可比性的对照组,使这些非研究因素在两组分布均衡,而两组所不同的只是受到研究因素的作用与否,这样,把两组效应方面的差异归于研究因素就是理所当然的。

(2)消除和减少实验误差:护理研究的对象主要是人,人的生命现象和疾病规律极其复杂,不仅受自然环境、实验条件、社会、经济、文化等外在因素影响,还受遗传、营养、健康素质、心理因素及某些未知因素的影响。对照是使实验组和对照组的这些非处理因素处于相等状态,以使实验误差得到相应的抵消或减少。

3. 要求　欲发挥对照组上述作用,护理研究中对照组的设置须满足如下要求:①对等,即除处理因素外,对照组须具备与实验组对等的非处理因素;②同步,即对照组与实验组设立后,在整个研究进程中始终处于同一时间和同一空间。前者容易理解,后者是指若有两家医院进行合作研究,如果用甲院的病人作为实验组,乙院的病人作为对照组,就不满足相同空间的要求,从多中心临床试验的要求来看,最好是将甲院的病人随机分为实验组和对照组,乙院按照甲院的方案也将病人随机分为实验组和对照组;③专设,即任何一个对照组均是为相应的实验组而专门设立,不得借用文献记载、以往结果或其他研究资料作为本研究对照。

(二)对照的形式

1. 空白对照(blank control)　指对照组在不给予任何处理或干预措施的"空白"条件下进行观察的对照。例如研究膳食补充对儿童生长发育的影响,实验组加铁强化剂,对照组则不用铁强化剂,实验因素完全是空白的,最后对比两组人群的生长发育情况。又如观察某种新疫苗预防某种传染病的效果,实验组的儿童接种这种疫苗,对照组的儿童不接种这种疫苗,也不接种任何免疫制品,实验因素完全是空白的,最后对比两组的血清学和流行病学指标。采用空白对照的前提是:不延误对照病人的诊断;不影响对照病人治疗和康复。空白对照仅适用于病情轻且稳定的病人,即使不给予任何处理也不会产生伦理道德方面的问题。

2. 实验对照(experimental control)　在许多情况下,只有空白对照常不能控制影响结果的全部因素,特别是处理因素带来的心理应激,而应采用与实验组操作条件一致的对照措施。这种采用与实验组操作条件一致的干预措施,称为实验对照。凡是可能对实验结果产生影响的操作、溶媒、试剂等,均应设立实验对照。例如观察穴位注射某种药物,对照组也采用同样方法注射稀释药物的溶剂,取得两组的均衡,这样的对照组就成为溶媒实验对照。在外科手术研究中,如进行心脏缺血的研究,往往对照组也采取同样的开胸等手术处理,即假手术组,这也是一种操作性实验对照。

3. 安慰剂对照(placebo control)　安慰剂是指外观与受试药物相同且无药理活性的物质,在临床研究中用于代替受试药物,以排除精神心理等非药物因素的影响。安慰剂能产生主观感觉和客观指标的变化,例如心率加快、血压升高、皮疹、胃酸降低、白细胞升高等。安慰剂的镇痛作用最为明显。安慰剂对照的设立须慎重,应限制在一定范围内使用,其原则是以不损害病人健康为前提:①仅在无其他治疗方法可供采用时,安慰剂才可在临床试验中作为对照;②安慰剂仅适于慢性病且病情稳定的病人,不会因使用安慰剂而延误病情;对于危重病人、病情发展迅速的病人,不得使用安慰剂;③对受精神因素影响较大的慢性疾病,应尽量采用安慰剂对照。安慰剂对照常用于如下情况：①新药和老药新用治疗慢性病的临床试验；②轻度精神忧郁、癔症，安慰剂可作为心理治疗的一部分；③诊断已确定、无需药物治疗的病人。

4. 标准对照（standard control）　指以现有标准值或正常值作为对照，以及在所谓标准的条件下进行观察的对照。例如研究血红蛋白的变化时，以成年女性130g/L，成年男性140g/L为正常值。在评价某种药物、新疗法、新护理方法的效果时，以目前公认的有效的处理方法（如某病的常规疗法、护理常规、有效的护理治疗方法）作对照。标准对照施加给对照组的处理措施效果稳定，较少引起伦理道德方面的问题，是临床研究中常用的对照方法。

5. 自身对照（self control）　将研究对象分为前、后两个阶段，施以干预措施后，比较两个阶段的变量差异。例如健康教育前后患者知识增长程度。又如对同一病人治疗前后，某生化指标的对比。自身对照主要用于病程长且病情变化不大的慢性反复发作性疾病的干预性研究，其优点是消除研究对象的个体差异，减少一半样本量，并保证每个研究对象接受同样的干预措施，但是难以保证两个阶段的病情完全一致，可能存在处理先后对结果的影响。

6. 相互对照（mutual control）　几个实验组相互对照，比较各组实验效应之强弱。例如，两种免疫方法都有效，比较其免疫水平；两种疗法都有效，比较其治愈率。虽然实验对照与相互对照都接受实验处理，但是实验对照的"实验"是为了消除非实验因素的干扰，而相互对照各组的"实验"本身就是实验因素，参与比较是为了判断各组实验因素的效应强弱。

7. 历史对照（history control）　历史对照是将研究者以往的研究结果或他人文献上的研究结果与本次研究结果作对照。这种对照缺乏齐同对比的前提条件。因为不同时间的发病率、致病因素特性、诊断标准、治疗方案、操作条件、技术水平、病人的病情、实验室条件等均有变化，即使同一实验室也难以均衡，其可比性差，一般不主张采用。但若考核由于时间因素所致变化，则可采用历史对照。例如不同时期肿瘤病人的肿瘤手术切除率和死亡率随着时间的改变而不断下降，绝不能以此做出某种手术方法优于另一种手术方法的结论，因为在不同条件下，不同时间和不同手术者所做的手术很难放在一起比较；另外，选择病例和手术例数也有很大差别，所以它们的可比性是较差的。除非影响实验的因素极小，鉴定指标非常明确，才能用历史对照，如儿童身高可以采用历史对照，得出儿童身高逐渐增加的长期趋势。

二、随机原则

（一）随机化的概念与意义

1. 概念　随机化（randomization）是指在对某研究总体的抽样或实验研究过程中，使总体中每一个研究对象（观察单位）都有同等机会被抽到研究样本中或以概率均等的原则被随机地分配到实验组和对照组。随机化是抽样研究和实验分组时须贯彻的重要原则。

2. 意义　随机化的意义在于避免研究人员在对实验对象分组时，由于主观选择实验对象，导致已知或未知影响因素产生的偏性所引起组间的不平衡，进而影响实验结果真实性。因此，随机化原则是实验研究中保证取得无偏估计的重要措施。同样，从总体中进行抽样研究，其目的是用抽样结果去估计总体的情况，为使样本对总体有较好的代表性，常采用随机抽样方法，其意义和特点在于能客观计算抽样结果的可靠程度和评价抽样结果的精确度。

（二）随机化的方法

随机化的方法很多,对小样本采取抽签、掷币、抓阄等,大样本采取随机数字表、随机排列表或用计算机产生随机数。用于医学科研抽样研究和实验对象的分组中,以随机数字表和随机排列表较为方便。它们均根据数理统计学中的等概率原理,随机抽样编制工具表,其结果比抽签、掷币等更理想。使试验对象随机而均匀地进入各处理组(各对照组和实验组),以避免各种不同客观因素对试验结果的干扰。试验对象例数越多,随机的优势越大;但试验中例数并不在多,应根据试验特点采用不同的随机方法。兹介绍几种常用的随机方法。

1. 抽签法　该法简便易行。它是先将调查总体的每个单位编号,然后采用随机的方法任意抽取号码,直到抽足样本。一般地,抽签法就是把总体中的 N 个个体编号,把号码写在号签上,将号签放在一个容器中,搅拌均匀后,每次从中抽取一个号签,连续抽取 n 次,就得到一个容量为 n 的样本。

2. 随机数字表法　随机数字表是根据随机抽样原理编制而成,除可用于随机分配外,还可用于随机抽样。表中各数字均彼此独立,无论从横向、纵向或斜向的顺序,数字均随机出现,故可在任意一方向、从任意一处开始按顺序取用随机数。应用的具体步骤是:将调查总体单位一一编号;在随机号码表上任意规定抽样的起点和抽样的顺序;依次从随机数字表上抽取样本单位号码。凡是抽到编号范围内的号码,就是样本单位的号码,一直到抽满为止。

三、重复原则

（一）重复的概念与意义

重复(replication)有两层含义:①指实验的样本量须足够大,在相同的实验条件下要有足够的重复观察次数,以避免实验结果的偶然性,突出表现其必然规律;②指任何实验结果的可靠性应经得起独立实验重复的考验,重复实验是检查实验结果可靠性的唯一方法。一个不可重复的研究则无科学性。在此重点讨论第一层含义。

重复的目的有两个:一是稳定标准差,获得实验误差估计值;二是可使均值接近真实值,从而准确地显露实验组与对照组的差异。在正确估计实验误差和了解组间差异的基础上,便可科学地做出统计推断,结论较为可靠。

对照和随机原则,能在很大程度上抵消非特异性因素对试验结果所造成的偏性,但还不能完全消除其影响。因此,重复又是一个很重要的原则。因为在试验过程中,很难排除偶然因素的影响。此外,重复次数越多,即样本量越大,越能反映客观真实情况;但过多重复也给工作增加困难,造成不必要的浪费。样本太少,则无代表性,容易把偶然性或巧合的现象当作必然的规律性现象,所下结论不可靠。因此,正式实验观察前,须预先恰当地估计样本大小。执行重复的原则,就是为了保证实验结果具有一定的可靠性的条件下,确定最小的样本含量,节省人力和经费。

（二）样本含量估计

护理研究人员在抽样设计中需要解决有关研究所需样本含量的问题。样本含量(sample size)是研究者在保证研究结论的可靠性的前提下,确定的该研究中所需要的最低研

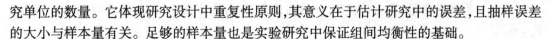

究单位的数量。它体现研究设计中重复性原则,其意义在于估计研究中的误差,且抽样误差的大小与样本量有关。足够的样本量也是实验研究中保证组间均衡性的基础。

1. 与样本量相关的一些参数

(1) 第一类错误概率大小 α(或置信度 1−α),α 越小,所需要的样本含量越大,根据研究问题的性质和研究目的决定 Ⅰ 型错误的概率值,通常情况下,α 取 0.05,α 可取单侧或双侧。

(2) 第二类错误概率大小 β,β 越小,检验效能 1−β 越大,所需样本量也越大,一般要求检验效能不低于 0.80。β 一般只取单侧。

(3) 总体标准差 σ 或总体率 π,常根据预试验以及前人的研究结果或统计理论进行估计,σ 愈大或 π 愈远离 0.5,所需样本量越大。

(4) 容许误差 δ,是指研究者要求的或客观实际存在的样本统计量与总体参数间或样本统计量间的差值,容许误差既可以用绝对误差来表示,也可用相对误差来表示,容许误差值越小,所需样本量越大。

2. 确定样本量的方法　护理研究中,通常可以通过经验法、计算法、查表法等方法确定样本含量。

(1) 经验法:指根据前人无数次科研经验所积累的一些常数作为大致的标准。例如,在干预性的研究中,一般认为采用计量指标的资料如果设计均衡,误差控制得较好,样本量可以小些,有 30~40 例病人即可;采用计数指标的资料则样本要大些,即使误差控制严格,设计均衡,也需 50~100 例。一般可参考如下标准:采用计量指标时每组病人不得少于 10 例;采用计数指标时每组病人不得少于 20~30 例。在调查性研究方面,一般认为确定正常值范围的研究项目至少需要 100 人以上;肿瘤死亡率调查不能少于 10 万人口;估计人口年龄、性别构成的抽样应为总人口数的 1/10。另外,描述性研究一般样本量应为总体的 10% ~ 20%;而实验性研究样本量则可以少一些。

(2) 查表法:利用根据数理统计已专门编制成的样本量查询表,一查即得,十分便利。查表前,也需要提前确定检验水准 α、检验效能 1−β、容许误差和差值 δ,以及总体标准差 σ 或总体率 π。在预试验中所获得的某些初步数据,常可为样本含量估计提供有用的参考资料。

(3) 计算法:亦称数学法,通过一定的数学公式估算出所需样本含量。研究资料的性质不同、研究的科研设计不同、抽样方法不同,估计样本量的计算公式也不相同。在此仅以简单随机抽样为例,介绍简易的估计样本量的计算方法。对于计量资料可用公式一计算,而计数资料可用公式二计算。

公式一

$$n = \left(\frac{t_\alpha S}{\delta} \right)^2$$

式中 n 为样本含量;S 为总体标准差的估计值,可通过查阅以往文献或预试验得到;δ 为容许误差,通常需要结合专业自行考虑规定;α 一般取双侧 0.05,此时 t≈2。

公式二

$$n = \frac{z_{\alpha/2}^2 p(1-p)}{\delta^2}$$

式中 n 为样本含量；P 为总体率 π 的估计值；δ 为容许误差；α 一般取双侧 0.05，此时 $Z_{\alpha/2} \approx 2$。

由于估算的样本量是最少需要量，在抽样过程中，可能遇到受试者中有不合作者、中途失访等情况，所以在进行实验时尚需增加 10%～15% 的样本量。

四、均衡原则

（一）均衡的概念

实验组和对照组或各实验组之间，除所观察的受试因素外，其他一切条件应尽可能相同或一致，例如：动物的种属、品系、窝别、年龄、性别、体重、健康状况、生理条件、饲养环境等要保持一致；若受试对象是病人，则要求病人的病种、病期、病型、病程、年龄、性别、生活、社会心理等因素保持均衡一致。

（二）均衡的意义

实施均衡原则的作用是使受试对象受到的非实验因素的影响完全平衡，确保实验因素各水平组间不受其他因素或重要的非实验因素不平衡的干扰和影响，从而真实地显现所考察的实验因素在不同水平条件下对观察结果的影响。均衡原则与实验设计的随机化、对照、重复和盲法原则密切相关，且均衡原则是核心，其贯穿于随机化、重复和对照原则中，相辅相成，相互补充。一般来讲，通过随机化、对照、重复等原则，可使实验组与对照组间各种影响因素分布均衡。但这并非绝对，即使在大样本情况下，也不能保证实验组与对照组基线的一致，究其原因即忽视均衡原则所致。

五、盲法原则

（一）盲法的概念与意义

观察结果是在了解病情、观察测量等收集信息时，信息的提供者和收集者常常自觉不自觉地存在某些倾向性。如在病例对照研究中，研究者期望病因假设得到证实，在调查病例对某因素是否暴露时，可能反复询问、多次启发、暗示，使其回忆起暴露；而询问对照时，轻描淡写，草草了事。在诊断试验中，如果事先知道是某病病人，检查出现阴性，研究者可能不甘心，可能会反复检测。在临床试验中，病人为取悦医生，总喜欢把自己的疼痛、不适说得轻些，医生也希望得到药物有效的结论。凡此种种，由于研究人员和研究对象的主观心理因素的作用，得到不真实的观察结果。

盲法（blinding）是指在实验性研究中，由于受研究对象和研究者主观因素的影响，在资料收集或分析阶段容易出现信息偏倚，为避免这种偏倚，使研究者或研究对象不明确干预措施的分配，研究结果更加真实、可靠。

（二）盲法的分类

盲法可分为单盲、双盲及三盲 3 种。

1. 单盲（single-blind）　只有研究对象不知道自己属于实验组还是对照组，叫做单盲。单盲法简单易行，可以减少来自病人的偏倚。假设病人知道他在接受一种新的治疗，就可能有心理因素的影响。相反，病人知道他在接受传统的治疗方法或是根本无效的治疗方法时，可能得到不应有的相反结果,这些病人对治疗的态度会影响他们对研究的合作程度,如合作的依从性,病人作答的确切性。单盲法的缺点是不能避免观察者主观愿望的干扰。比如,医生对接受新疗法的病人观察特别仔细,护士对新疗法组病人更关心和热情。

2. 双盲(double-blind) 受试者和研究者双方都不知道分组情况,也不知道受试者接受的哪种干预措施,称为双盲。双盲通常用于随机对照试验,其优点是减少在资料收集和分析时的偏倚,但双盲要求的条件严格,很难实行。双盲法比较复杂,设计要周密,采取一定的便于保密的措施,如将对照药物制成形状、大小、颜色、用法、包装等相同的剂型,给试验药与对照药以代号或编码使用。实施时制定一整套严格的管理与监督措施,要注意观察病情。此外,双盲不适宜用于危重病人。

3. 三盲(triple-blind) 受试者、研究者和资料收集或分析者都不知道参与受试的对象分在哪个组和接受哪种干预措施,称为三盲。三盲可以避免双盲法在资料分析时的偏倚。如在药物临床试验研究中,除了采用盲病人、盲研究者以外,还加上盲疗效评价者,即治疗结束以后,不让给病人做检查的人员知道谁是哪一组的。盲疗效评价者其实也是非常重要的,试想如果都希望该药物有效,能得出阳性结果,如果检查人员知道哪些病人是服用药物的,在检查的时候很可能出现不公正的行为或者心理暗示。三盲法虽然能将偏倚减少到最小的程度,使评价的结果即受试者应答及反应更符合客观情况,但三盲比较复杂,执行起来有一定困难,难以坚持。

第三节 护理科研课题设计的主要内容

一、科研设计前的准备工作

(一) 科研设计前工作即提出问题和形成假设

研究问题确定以后,必须清楚地陈述其相应的研究目的、研究目标及研究假设。研究目的往往提示研究类型(描述性、相关性、类实验性或实验性),且往往包含了研究人群、变量及场所等。研究目标可为识别、描述、解释或预测某种现象或关系。研究假设是研究前对所要研究的问题提出的预期目的,根据假设确定研究对象、方法和观察指标等。通过获得的试验结果来验证或否定假设,并对提出的问题解释和回答。假设是科学性和推测性的统一,常由理论推测而得,所以假设能提供研究方向、指导研究设计。但是并非所有的研究都需要提出明确的预期目的,如量性研究(quantitative research)需要有研究设计,因此有假设的提出,而单纯描述性研究就不一定要有假设形成。质性研究(qualitative research)在研究开始可能没有假设和研究设计,然而在研究完成时,可能会产生研究的预期性答案。

(二) 定义研究变量

变量(variable)是研究工作中所遇到的各种因素,是可以观察到或测量出来的。确认研究变量可以帮助完善科研设计。研究变量可根据研究目的、目标、假设来确定。常见的变量主要可分为自变量、因变量和混杂变量等。

1. 自变量(independent variable) 能够影响研究目的的主要因素,自变量不受结果的影响,却可导致结果的产生或影响结果。

2. 因变量(dependent variable) 指想要观察的结果或反应,它随自变量改变的影响而变,也可受其他因素的影响。

3. 混杂变量(extraneous variable) 又称干扰变量或外变量,指某些能干扰研究结果的因素,应在研究设计中尽量排除。设立对照组能达到排除混杂变量的作用。

总体来说,自变量是研究问题的"因"或"影响因素",而因变量是"果"或"被影响因素",大多数科研都可事先确认研究变量,再通过研究结果来解释变量间的相互关系。

二、科研设计的主要内容

科研设计是科研人员必备的能力,有无严谨的科研设计对是否能获得有价值的科研结果十分重要,与科研论文的质量也是密切相关。理想的研究设计不在于其设计的复杂程度或花费人力和物力的多少,主要是看科研设计能否达到研究目的和结果是否有说服力。

科研设计内容主要包括选择科研设计类型、确定研究对象、选择研究场所、确定干预方法及分组方案、确定观察指标及数据收集方法、制定数据收集及分析计划等,此外还要考虑研究进度、预期成果、人员分工、经费预算等。

(一)选择科研设计类型

研究设计种类指导研究总体的选择、抽样程序、测量方法、数据收集及分析计划等后续步骤。设计、测量和评价是科学研究方法学的核心内容,因此护理研究方法主要依据研究设计方法的不同而进行分类。按照设计内容不同可分为实验性研究、类实验性研究和非实验性研究;进行临床研究时,按照研究目的不同可分为回顾性研究和前瞻性研究;按照研究性质不同可分为量性研究和质性研究。各种设计类型各有其适用范围、优势及劣势,应根据研究内容和目的选择合适的设计类型。

1. 实验性研究、类实验性研究和非实验性研究

(1)实验性研究(experimental study):属于干预型研究,能准确地解释自变量和因变量之间的因果关系,反映研究的科学性和客观性。任何实验性研究中都必须具备以下三项内容:①干预:即研究者有目的地对研究对象人为施加某些措施;②设立对照:"对照"是指将条件相同、诊断方法一致的研究对象分为两组,一组是对照组,另一组为实验组接受某种与对照组不一样的实验措施,最后将两组结果进行比较,设对照组的目的就是为了排除与研究无关的干扰因素(混杂变量)的影响,突出实验中干预措施的效应;③随机化:包括随机抽样和随机分组,使实验组和对照组能在均衡条件下进行比较,样本更具有代表性。

实验性研究中对照随机的设计最大程度上控制了处理因素以外的干扰,能比较准确地解释处理因素和结果之间的因果关系,较客观科学。但由于护理研究对象多数是人,许多研究问题较难控制干扰变量,如个性、环境、病情程度,以及伦理问题等,导致此方法在具体实施过程中受到限制。

(2)类实验性研究(quasi-experimental study):与实验性研究方法基本相似,属于干预性研究,但可能缺少随机,或缺少对照,或两个条件都不具备。

类实验性研究在论证强度上要比实验性研究差一些,因为研究过程中的干扰因素无法均衡分布,在判断效果时很难完全归因于干预措施。但由于在实际工作中,很难做到对研究对象完全随机,或者找到完全没有区别的对照组,所以尽管类实验性研究存在着一定的缺陷,但它在护理研究中的应用比实验性研究要广泛。

（3）非实验性研究（non-experimental study）：研究中对研究对象不施加任何干预措施，主要观察研究对象在自然状态下的某些现象和特征。可以同时收集较多的信息，是最简便、易行的一种研究方法，适用于对研究问题了解不多时选用。非实验性研究不能直接得出变量间的因果关系，但往往能给后续研究提供线索和基础。

2. 回顾性研究和前瞻性研究

（1）回顾性研究：运用临床现有的资料（如病历）进行分析和总结的一种方法。这种研究不需要预先进行设计和随机分组，资料从随访调查或查阅病历中得到。其研究结果除可总结经验外，还可发现问题或为进一步深入研究提供线索。其优点是较省时、省钱、省人力，易为护理人员采用，也是进行深入研究的基础。缺点是偏差大，粗糙，常因记录不全而不够准确，使误差增大，且主观因素多。因此只能作试探性研究，其结果不能得到科学的结论。

（2）前瞻性研究：多采用随机对照方法进行研究，如比较性研究中的队列研究，观察已存在差异的两组或两组以上的研究对象，在自然状态下持续若干时间后，两组研究对象某现象的变化。前瞻性研究，是一种科学的、合理的研究方法。它有严谨的研究设计、设对照组，有可比性，并有明确的研究指标，一般研究人员也是相对固定。因此，研究结果是可信的，可做出科学的结论。

3. 量性研究和质性研究　量性研究和质性研究的本质区别在于其各自建立在不同的哲学观和认识事物的方法上。量性研究建立在实证主义的哲学观基础上，遵循客观的原则去认识事物和验证事物。而质性研究则建立在诠释主义或批判主义的哲学观基础上，认为理解一个事物或过程的最佳途径就是去经历和体验这一事物或过程。同时，质性研究者认为任何现实都不是唯一的，对事物的认识只有在特定的情形中才有意义。由于量性研究和质性研究之间的本质区别，因此其科研设计的具体类型也是截然不同的。

（1）量性研究（quantitative study）：是一种计量研究方法，是按照预先设计的研究方案进行研究，通过观察指标获得数据资料，用科学方法来验证模式或理论，用数字资料来描述结果的研究方法。量性研究在各学科中均得到广泛的应用，也是发展学科的一种常选用的研究方法，它具有一定的客观性和代表性。目前护理学杂志所刊登的论文，其采用的研究方法大多为量性研究。

（2）质性研究（qualitative study）：是研究者凭借研究对象的主观资料和研究者进入当事人的环境中参与分析资料，观察、记录、分析、解释人类生活中不同层次的共同特性和内涵，用文字描述报告结果，属探索性和叙述性研究，并从中建立新模式、发现新知识和新理论。

（二）确定研究对象

研究设计中的研究对象称为样本（sample），它是研究课题总体（population）的代表，需从样本的研究结果推论总体。因为科研资料来自样本，样本的选择要服从于研究目的，必须按设计规定的条件严格进行取样。在研究设计中选择样本的注意事项：①严格规定总体的条件，明确具体的诊断标准、纳入标准和排除标准；②明确抽样的方法，尽量按随机原则选取样本，并应注意具有代表性；③每项研究课题都应规定有足够的样本数，例数过少则无代表性，而样本数过大对实验条件不易做到严格控制，则易产生误差大。故应根据不同的课题内容，合理设计总体的条件、抽样方法和样本例数。

（三）选择研究场所

研究场所是研究项目开展的所在之地,护理研究通常可分为三类场所:①自然场所:是指在不加改变和控制的自然状态下的环境中开展研究,一般非实验性研究及质性研究选择这种场所;②部分控制场所:指研究者对环境进行部分改变和控制,目前较多的类实验性研究在部分控制场所中开展以检验护理措施的效果;③高度控制场所:是专门为做研究而人为创建的环境,如实验室、研究或实验中心、医院检验科等,此种场所可减少外变量的影响,主要用于开展实验性研究。

（四）确定干预方法

实验性研究及类实验性研究需要施加干预,以观察自变量对因变量的影响。因此,需确定清晰的干预方案,包括干预措施的性质、强度、实施次数、起始时间、终止时间、间隔时间与施加方法,以及干预效果的测量和干扰因素的控制方法等。

（五）设立分组

合理对照是研究设计的重要原则之一。并非每个研究课题都要设立对照组,但绝大多数研究需要设立对照组,特别是护理研究中,研究对象的个体差异如性别、年龄、病情程度、病种、心理-社会状况,甚至环境、气候等都可能影响研究结果,采用同期对照方法可以消除或减少这些因素的影响。因此设对照组目的是为排除与研究无关的干扰因素的影响,突出主要实验因素的效应,减少误差,提高研究的精确度,使结果更具有可比性。如果研究需设立对照组,则需考虑清楚组别及分组方法。若采用随机分组,需要具体明确随机的过程和方法。

（六）确定观察指标

观察指标是确定研究数据的观察项目,通过指标所取得的各项资料,可归纳出研究结果。如研究一种新降压药,血压可以说明药物有无降压作用,所以以血压是判断降压作用的重要的观察指标之一。又如身高和体重是反映儿童发育状况的标志之一,所以选择身高和体重可作判断儿童发育情况的观察指标。

研究指标的选择要与研究中的变量相对应。如在"体重与血压关系的研究"中,体重与血压值就是该研究中的观察项目。再如"抚触疗法对早产儿生长发育的影响研究"中,早产儿为受试对象,抚触疗法为处理因素,24h进奶量、体重及睡眠时间是反映早产儿生长发育标志之一,因此选择24h进奶量、体重及睡眠时间为本研究的研究指标,用做判断早产儿生长发育情况。

在选择观察项目过程中,应注意指标的以下特征:①客观性:客观指标多采用仪器或化验等方法测量数据,如测血糖、血钠、尿钙等,用客观指标会有较好的重现性。而主观指标如疼痛、焦虑等,是通过研究者或受试者自己判断结果,易受主观因素影响,且不易量化。在护理研究中,如果能选用客观指标进行测量的,就尽可能选用客观指标。但由于护理研究的对象为人,因此往往会涉及很多需要主观指标表达的变量,如疼痛、舒适感、满意度、需求程度等。此时,研究者应尽可能选择一些信度和效度较高的研究工具进行测量这些指标。同时,研究者也应与被研究对象间建立一个彼此信任的关系,使得被研究对象能说出其内心真实的主观想法,减小主观资料所导致的误差。②合理性:所选指标能准确反映研究的内容,且具有特异性。如判断泌尿系感染,用体温和血液白细胞计数升高说明有无感染,这些指标属非特异性指标,而采用尿常规、尿培养、膀胱刺激症状(尿频、尿急、尿痛)等作指标,就具有特

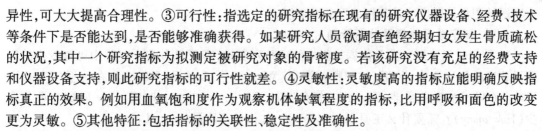

异性,可大大提高合理性。③可行性:指选定的研究指标在现有的研究仪器设备、经费、技术等条件下是否能达到,是否能够准确获得。如某研究人员欲调查绝经期妇女发生骨质疏松的状况,其中一个研究指标为拟测定被研究对象的骨密度。若该研究没有充足的经费支持和仪器设备支持,则此研究指标的可行性就差。④灵敏性:灵敏度高的指标应能明确反映指标真正的效果。例如用血氧饱和度作为观察机体缺氧程度的指标,比用呼吸和面色的改变更为灵敏。⑤其他特征:包括指标的关联性、稳定性及准确性。

研究指标选择主要取决于假设(研究的预期目的)和相关的专业知识,同时也要注意结合统计学的要求。通常每项科研设计都会选择多个指标,很少采用单一指标,指标选择的目的是使最后获得充分资料用于分析和作出更合理的判断。指标选择的多少应根据研究目的和内容而定,选择恰当数目的指标来综合分析问题,可以提高论点的说服力。如有关肾透析病人营养状况的调查研究,研究者就可以使用身高、体重、血白蛋白等指标进行营养状况的评定;再如研究社区高血压病人的治疗依从性,研究者一方面可以从病人口中获取主观性的描述资料,另外也可以通过数药片数目、查阅门诊就诊病历等以综合评价病人的用药依从性。

(七)　选择测量方法及工具

1. 选择测量方法　在护理研究过程中,应综合应用各种方法和手段进行资料的收集,常用的收集资料的方法有问卷调查法、观察法、访谈法、生物医学测量法等。其中,问卷法和访谈法又可归类为自陈法。根据其预先设计方案是否详细具体,所收集的资料要求是否标准明确以及指导语是否清晰明确,自陈法和观察法又可分为结构式、半结构式和非结构式。结构式资料收集在研究工具选择上有严格的要求,以确保资料的信度和效度,一般用于量性研究。非结构式资料收集一般用于质性研究,是探索新领域和新知识时常用的资料和收集方法。

(1) 问卷法(问卷调查法):是研究者将所需要的信息以问卷或表格的方式表达出来,通过询问研究对象或让其自己填写而获得资料的方法。可以采用公认的量表或自行设计的问卷进行资料的收集。一般根据研究目的要先查询所要研究的课题的目的相一致的量表或问卷,如果可能,尽量使用公认量表或问卷进行数据的收集。如症状自评量表(SCL-90)。

(2) 观察法:是指研究者通过对事件和观察对象行为的直接察看,收集和记录研究对象信息的一种方法。

(3) 访谈法:是一种研究性的交谈,是研究者通过口头谈话的方式从被研究者那里收集第一手资料的一种研究方法。从被研究者的角度看,访谈法有时看起来是一种一般的、随意式的闲聊,但实际上它与日常谈话有着明显的区别。包括访谈问题的设计、访谈者的培训、访谈的准备、访谈的技巧、访谈的记录等。

(4) 生物医学测量法:是通过使用特别的仪器设备和技术,从研究对象中测量获取生理、生化资料的方法。分为:①机体指标的测量:通过体检、工具直接从生物体测得结果。如生命体征、氧饱和度、关节活动度、心电图等。②实验室指标的测量:收集标本后通过实验室检验测得结果。如血常规、血气分析、痰培养、活检组织病理检查等。

2. 选择测量工具　开展量性研究需使用最精确的工具来测量研究变量。研究工具的质量直接关系到研究结果的质量和可信度。在选择测量工具时,如是现有的工具,应考虑工具的适用范围、信度、效度、赋值方法和评分标准,以及该研究工具在本研究中的信度和效度的评价计划等;若是自行研制的研究工具需要思考研制过程及其质量保证措施;如果是采用生物医学测量仪器应描述其精确度和准确度。

（八）制定数据收集及分析计划

1. 数据收集计划　涉及数据收集中的一系列安排,需要思考整个过程中可能发生的问题及相应的解决方案,包括:收集哪些资料(What)？什么时候(When)？在哪里(Where)？谁收集(Who)？对象是谁(Whom)？怎么收集(How to do)？多长时间(How long)？收集多少(How many)？需要什么工具、材料(cost)？如何保证质量(control of quality)？

2. 数据分析计划　包括应用什么统计分析软件？如何进行统计描述和统计推断？数据分析计划基于研究问题、目标及假设,数据类型,研究设计类型及可得计算机资源等确定。通常研究得到的资料可分为计量资料(定量资料)和计数资料(定性资料),介于其中的为等级资料(半定量资料)。三类资料统计学分析时所选用的方法和计算公式都不同,应注意区分资料类型并选择合适的分析方法。

（九）其他

1. 研究进度安排　主要考虑两个问题:①完成整个研究课题所需要的时间;②几项主要工作的具体进度计划(各阶段持续时间、主要成员分工及成果形式和数量等)。制定出这种规划,既便于有关方面随时进行检查,又有利于研究组各成员按部就班地进行工作,并督促课题如期完成。较大的研究课题,则应以子课题或阶段为单位制定出明确的进度计划。交叉项目较多的进度计划,用文字叙述往往不便,可采用简单而又清楚的"项目开发时间进度表"加以表示。进度表左纵列为"工作项目",顶端横栏为科研周期的几个年度,每一年度下再分为12个月或者4个季度,表体中则用一条条起止符号标明各项工作的开始与完成时间,如此可以大大减轻文字叙述的繁乱之感。

2. 预期研究成果　预期研究成果须兼顾理论和实用价值,包括成果内容、成果形式、成果数量,应明确、具体。成果内容指在哪些问题上将取得进展并获得成果,表明通过本课题研究能提出和证明某项科学假说,但切忌无根据的假说。成果形式是指以何种载体反映所取得的研究结果,包括论文、学术专著、研究报告、政策性建议、专利等。成果数量指不同形式成果的数量。

3. 人员分工　科研项目常实行课题项目组长(主持人)负责制。如果是较大的研究课题,还细分为多个子课题负责人。课题负责人对课题全面负责,具有管理权。全面负责课题的进度、经费、人员调配、物资领取、课题奖金和绩效奖励分配等项工作,按课题进度完成各项任务。护理科研课题,涉及选题、研究设计、资料收集、资料分析、论文撰写等各个环节,课题组成员应根据团队个人的专业知识领域和特长,进行项目分工,分工宜具体,责任到人。

4. 经费预算　科研项目预算编制应当根据项目任务的合理需要,坚持三性原则:①目标相关性:预算的支出内容要紧紧围绕项目要实现的总体目标,不能偏离目标,不能安排和项目目标不相关或关系不紧的支出内容;②政策相符性:符合国家的财政政策、财务制度、政府集中采购制度、海关进口审批、环境保护、消防安全规定等。③经济合理性:设备的品种、价格、台件、出国人次、会议规模次数、样本采集数量、病历数量、原材料的种类价格数量、返聘人员数量报酬等。科研经费的开支范围一般包括仪器设备费、试剂材料费、技术协作费,以及其他费用支出如情报调研、图书资料、人员培训、经验交流、差旅交通、仪器维修、办公用品等所需各项费用。

（龚桂兰）

思 考 题

1. 什么是科研设计？
2. 简述科研设计的目的和原则。
3. 结合实际，谈谈护理科研设计应遵循哪些原则？
4. 护理科研设计的主要内容有哪些？

参 考 文 献

1. 胡雁.护理研究[M].4 版.北京：人民卫生出版社,2012.
2. 刘宇.护理研究[M].上海：上海科学技术出版社,2010.
3. 李晓惠.医护科研基础[M].2 版.北京：科学出版社,2008.
4. 王克芳.护理科研[M].北京：北京大学医学出版社,2006.
5. 钟南山.医学科研设计[M].广州：中山大学出版社,2007.
6. 陈代娣.护理研究[M].北京：人民卫生出版社,2013.
7. 李卓娅,龚非力.医学科研课题的设计、申报与实施[M].北京：人民卫生出版社,2008.
8. 孙继红,吴瑛.护理科研 STEP BY STEP[M].北京：人民军医出版社,2010.
9. Nancy Burns, Susan K. Grove. The practice of nursing research：appraisal, synthesis, and generation of evidence [M]. 6th edition. Saunders, 2009.

第六章　量性研究设计

　　基于实证主义哲学基础的量性科学研究,在研究目的、研究问题的性质、研究的程序、研究所采用的技术和方法以及研究者与被研究者的关系等方面都有着与质性研究所不同的鲜明特色。质性研究与量性研究在科学研究中分别发挥着自己的功能和作用,也分别有着各自的特点和适用范围。

　　量性研究讲究严密、客观和控制,认为事实是绝对的,只有一个由仔细的测量决定的事实;认为所有个人行为都是客观的、有目的的、可以测量的,必须用正确的测量工具去测量行为。基于此,量性研究设计方案要求对研究的对象、研究的类型、研究工具的选择、资料收集方案、数据处理的统计学方法等多种因素充分考虑,制定严密、周全的研究计划书,同时还要考虑时间进度、参与研究人员的培训、经费的预算等影响研究进程的种种因素。

第一节　研究对象的设计

　　选择何种人群或动物作为研究对象取决于研究者个人的专业特点或者兴趣爱好。但是量性研究中为了保证研究过程的顺利实施以及研究结果的一致性,往往需要服从研究目的并依据专业知识对研究对象的选择制定适当的纳入标准或排除标准,需要估算需要的研究对象数量即确定样本量,选择抽样方法以及样本分组的方法。

一、研究对象的总体与样本

　　拟定的护理研究往往以具有某些特征的人群作为研究对象,因此总体(population)是根据研究目的确定的同质观察单位的全体,样本(sample)是来源于总体的部分研究对象,是总体的代表,研究最终需要用样本的研究结果推论总体。

　　例如:在一项研究合同制护士职业发展对离职意愿影响的研究中,研究的总体是"合同制护士",但是这一群体不但人数众多,且分布地域广阔,研究者要想联系到所有的研究对象是不可能、不现实的,因此研究者选择所在省市某一家医院的合同制护士作为研究的样本。而研究者需要用问卷的方式分别测定研究对象的职业发展和离职意愿两项观察指标,因此根据研究需要设定了纳入和排除标准,其中纳入标准包括①从事临床护理工作的在职护士;②无精神、心理疾患;③签署知情同意书,即自愿参加研究。而将两年内受过医院处分者列为排除标准,以避免由于研究对象的负性情绪影响资料的真实性。同时,研究者为了评价研究的结果,选择同样数量同一所医院的正式编制护士作为对照组,保证了研究结果不会因为来源医院不同而有偏差,便于研究结果的比较和解释。

二、抽样

从研究总体中选择满足研究需求的研究样本可以通过多种方法获得,而抽样方法的基本要求是要保证所抽取的样本对总体具有充分的代表性。因此,将从研究的总体中抽取一部分研究对象作为样本的方法称为抽样(sampling)。通过不同的抽样方法产生的样本对总体的代表性不同。

在实际工作中选取样本的方法通常有两种,一种是研究者用客观的、随机的方法抽取样本,即概率抽样或所谓随机抽样(probability sampling/random sampling),这种抽样方法使总体中的每个个体有同等的机会被抽到。此法有统计学理论依据,可计算抽样误差,能客观的评价结果的精度。常用的有单纯随机抽样法、系统抽样法、整群抽样和分层抽样法。而另一种称为非概率抽样(non-probability sampling)的方法则是指总体中各个个体被抽中的概率是未知的、无法计算的。常用的有配额抽样、便利抽样、滚雪球抽样和判断抽样。非概率抽样获得的样本适用于探索性的观察研究,不宜作对总体的推断分析。

(一) 概率抽样法

1. 单纯随机抽样(simple random sampling) 是先将全部的研究对象编号,再用随机数字表或者抽签等方法随机抽取部分观察对象组成样本。抽签法和随机数字表法是常用的抽样方法。抽签法即将所有研究对象编号,充分混匀编号之后,随机抽取,筹足样本量个数即可。随机数字表法是一种由许多随机数字排列起来的表格,使用时可以有多种方法。例如在上述研究合同制护士职业发展与离职意愿的研究中,研究者对医院 730 名护士编号,其中正式编制护士 501 名,合同制 229 名,用随机数字表法选取 120 名合同制护士作为研究对象,同样用随机数字表法选取 120 名正式编制的护士作为对照组。单纯随机抽样方法是最基本的抽样方法,也是其他抽样方法的基础,其缺点是当总体例数较多时,要对研究对象一一编号,甚是麻烦,甚至在实际中无法实施。

2. 系统抽样(systematic sampling) 又称为等距抽样或者机械抽样,即先将总体的研究对象按照某一特征顺序编号,并根据抽样比例即样本含量与总体含量之比,确定抽样间隔。随机抽取一个起始号,再依次按照抽样间隔随机抽取一个研究对象组成样本。比如 1000 个人抽 100 个人,先标号 1000 个,然后 1 到 10 随机一个数字比如 6,那么 6,16,26……996 就是抽到的样本 100 人。这种抽样方法的缺点在于当总体的观察单位按顺序有周期趋势或呈单向增、减趋势时,可能产生明显的偏倚。

3. 整群抽样(cluster sampling) 整群抽样不同于前面所述的两种直接从总体中随机抽取若干观察单位组成样本的抽样方法,整群抽样先将总体划分为若干个群组,每个群包括若干观察单位;再随机抽取其中的几个群,并将被抽取的各个群的全部观察单位组成样本。整群抽样的优点是简单易行,便于组织,省时、省力、省钱,容易控制研究质量。缺点是当样本例数一定时,其抽样误差一般认为大于单纯随机抽样的误差。但是在实际工作中,获得全部的观察单位名单,编号之后实施单纯随机抽样很困难,可行性较小,而整群抽样因为类似地域划分、业务单位、社会集团等则是范围清楚可以直接利用的"群",故颇为常用。群间差异越小,抽取的"群"越多,精度越高。因此在样本例数确定后,为了降低抽样误差可采取增加抽取的"群"数而相应的减少"群"内的观察单位数。例如,某医院拟调查护士开展护理科研的难点所在,可以先将护士按照不同的病区划分,再选取某几个病区的全部护士,所有抽取的病区护士全部列入研究样本。这样,在样本量一定的情况下,抽取的病区越多,每个病区的人数越少,则产生误差的机会越小;反之,如果抽取的病区越少,而每个病区的人越多,则产生误差的机会增加。

4. 分层抽样(stratified sampling) 又称分类抽样。即先按对观察指标影响较大的某种特征,将总体分为若干差别较大的层,然后从每一层内按比例随机抽取一定数量的观察单位,合起来组成样本。

例如上述在研究合同制护士的职业发展对离职意愿影响的研究中,假如认为工作年限是影响离职意愿的因素之一,研究人员可以将 730 名护士分别按照工作年限分为若干层,获取每个年限层的人数,每层按照一定比例抽取护理人员作为研究样本或者参考各层观察单位数的多少和标准差的大小采用最优分配的方法产生样本数。

由于分层后增加了层内的同质性,因而观察值的变异度减小,减少了抽样误差;而且分层后可以根据各层的特点采取不同的抽样方法;还可以对不同的层独立地进行资料分析。

一项研究样本的获得有时候不是一种抽样方法就可以满足的,在面临的研究总体非常庞大、情况复杂、观察单位多而且分布面广时,需要分阶段、多种抽样方法结合使用,获取完整的样本,这种方法叫做多阶段抽样(multistage sampling)。

(二) 非概率抽样

1. 配额抽样(quota sampling) 也称定额抽样,先将总体按照某种或某些特征分成不同的类别,然后依据每一类中的个体数占总体的比例来抽取响应数目的个体构成样本的方法。与分层抽样有相似之处,但是配额抽样注重样本与总体在结构比例上的一致性。

2. 便利抽样(accidental sampling) 又称为偶遇抽样,研究人员选取偶然遇到的人或者选择那些距离近、容易找到、方便联系的人作为研究对象。比如,护理人员欲研究临床护理人员对绩效考核的看法或者感受,选择自己医院或者科室的护理人员作为研究对象等。

3. 滚雪球抽样(snowball sampling) 是指当研究人员对总体人群的确切范围所知甚少而又想了解他们的相关情况时,只能从找到的少数个体入手,并请他们介绍认识的符合研究条件的人,再去找那些人进行调查,如此重复下去直到满足样本量的要求。例如对吸毒者、同性恋、艾滋病等人群的研究。

4. 判断抽样(judgment sampling) 也称为立意抽样(purposive sampling),研究者根据研究目的主观判断选定认为"好的"有代表性的调查对象的抽样方法。这种方法要求研究者对总体有很好的了解或技巧,某些情况下或许可以产生好的效果,但是由于缺乏理论依据,总的说来不宜采用。例如,研究者拟了解肝癌病人介入手术治疗的情况,在开展此项手术的医院中选择病人作为研究对象。

三、样本量

一项量性研究课题的设计和实施中,需要有一定的方法确定需要多少的研究对象或者

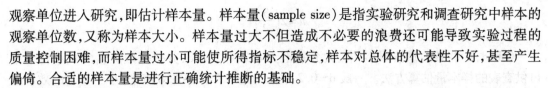

观察单位进入研究,即估计样本量。样本量(sample size)是指实验研究和调查研究中样本的观察单位数,又称为样本大小。样本量过大不但造成不必要的浪费还可能导致实验过程的质量控制困难,而样本量过小可能使所得指标不稳定,样本对总体的代表性不好,甚至产生偏倚。合适的样本量是进行正确统计推断的基础。

因此,在研究设计阶段需要用一定的统计学方法协助估算出适宜的样本量。我们将应用一定的统计学方法在保证研究结论具有一定可靠性的前提下所确定的最小样本例数称为样本量估算(sample size estimate)。

(一) 样本量估算的参数

在估计样本含量之前,首先要对以下几个统计学参数加以确定或做出估计。

1. 规定有专业意义的差值,即容许误差 δ,是指所比较的样本统计量与总体参数间或两样本统计量之间相差多大以上才有专业意义。δ 是根据试验目的人为规定的,但必须有一定专业依据。容许误差既可以用绝对误差也可以用相对误差来表示。δ 值越小,所需样本含量越大。

2. 确定做统计推断时允许犯 I 类错误("弃真"的错误)的概率 α,即当对比的双方总体参数值没有差到 δ,但根据抽样观测结果错误地得出二者有差别的推断结论的可能性,α 越小,所需样本含量越大。在确定 α 时还要注意明确是单侧检验的 α,还是双侧检验的 α。在同样大小的 α 条件下,双侧检验要比单侧检验需要更大的样本含量。一般情况下取 α=0.05 或者 α=0.01,选择 α=0.01 时需要比 α=0.05 更多的样本量。

3. 总体标准差 σ 或总体率 π　在其他条件相同的情况下,σ 越大,即总体中各观察单位计量值的变异程度越大,所需的样本含量越大;反之,σ 越小,所需的样本含量越小。总体标准差 σ 若不了解,需通过预实验或根据过去的经验及有关资料做估计。

4. 提出所期望的检验效能(power)用 1-β 表示。β 为允许犯 II 类错误("取伪"的错误)的概率。检验效能就是指在特定的 α 水准下,若总体间确实存在差异,此次研究能发现差异的能力,也称把握度。即当对比双方总体参数值间差值确实达到 δ 以上时,根据抽样观测结果在规定的 α 水准上能正确地作出有差别的推断结论的可能性。在科研设计中常把 1-β 定为 0.90 或 0.80,且只取单侧。

检验效能受多种因素的影响,其中总体参数的差异越大,检验效能越大;个体差异(标准差)越小,检验效能越大;样本量越大,检验效能越大;检验水准 α 越宽,检验效能越大。在以上四种因素中总体参数、总体标准差和检验水准 α 通常是相对固定的,不能人为的调整。可以人为调整的因素只有样本量,且样本量对检验效能的影响最大,所以,样本量估计在研究设计中具有举足轻重的地位。

5. 效应量(effect size)　是反映自变量与因变量之间关联强度的指标量,代表变量之间关联的紧密程度或差异程度。在心理、行为等方面问题的研究中,当研究者有理由相信自变量和因变量之间高度相关时,较小的样本量即可以揭示其统计学的差异。例如,研究者在人体检验一种高效的新药,少量的研究对象即可展示药物的有效性。相反,一项效果适中的干预措施,且变量之间关联较弱,而研究者没有充分的预知的理由相信两者之间有较强的关系时,则需要较大的样本量。

以两样本 t 检验为例,样本量、检验效能、效应量之间的关系如下公式所示。其中 n 代表样本大小,d 代表效应量,δ 值由检验效能决定,当检验效能为 0.8 时,δ 为 2.8。

$$n = 2\left(\frac{\delta}{d}\right)^2$$

Cohen, J. 将效应量按照小、中、大分别定为 0.2, 0.5, 0.8, 并依据效应量的大小建立了可供查表的样本量估算方法。一般 d=0.2 被认为是一个很小的效应量, 小于 0.2 的效应量则不值得去做研究。

以上五种参数在不同类型的研究中, 对估计样本量发挥着不可或缺的作用。

（二）样本量估算的方法

样本量估算可以用查表法或者计算的方法。查表法是按照研究条件直接查样本量表来获得样本量, 但其范围有一定的限制。样本量表是统计学家为方便使用, 根据特定的公式, 按不同 α、1-β 等条件编制的数据表, 方便直接查询, 获取样本量的数值。计算法是使用样本量的计算公式来估算样本量, 其公式往往是根据检验统计量的公式反推而来求得样本量。

样本量的计算公式多, 计算复杂, 目前已经有专门计算样本量的软件, 如 PASS（power analysis and sample size）。

具体各种研究类型对应的样本量估算方法参考量性研究设计的统计学设计部分。

样本量估算是研究设计阶段的内容之一, 在研究开始之前, 而样本量估算又需要已知效应量、总体标准差、总体率和容许误差的估计值等参数, 因此, 这些数据需要根据前人的研究结果、预实验的结果或统计理论进行估算。

（三）样本量估算需要考虑的其他因素

样本量估算可以用多种方法相结合, 选择较大的样本量估计值作为最终估计值。同时在估计值的基础上, 考虑以下的因素:

1. **样本丢失** 样本量估算为最少的需要量, 研究过程中, 可能存在有不合作者、中途失访、意外死亡等情况, 会减少有效观察对象, 故需要将样本量增加 10% ~20%。

2. **变量数** 一般说来, 自变量和无关变量的个数越多, 样本量较单一的自变量和因变量研究应该更大。

3. **研究工具的敏感性** 不同的测量工具对研究中的概念的测量能力和敏感性不同。一般认为, 生理性的测量工具性能稳定、敏感, 而心理、社会、行为研究使用的问卷等测量工具敏感性较弱、不稳定, 因此选择此类的研究工具时样本量应适当放大。

4. **单双侧检验与设计类型** 研究的其他条件相同时, 单侧与双侧检验的样本量不同, 双侧检验需要更多的样本量。同时不同的设计类型, 样本量也不同, 样本量的估算方法也不一样, 具体可以参考各种设计类型的样本量计算公式。

5. **亚组分析** 研究者有时不但希望在全部人群中验证一项研究假设, 更希望在这组人群的某个特殊类型中验证或比较。因此, 不但需要全部样本量能满足研究需求, 兴趣的亚组样本数量也需要满足统计分析的要求。例如, 研究者拟观察一组设计的训练游戏对婴幼儿运动技能的改善效果, 研究者同时希望能在研究中比较该训练节目对早产儿的效果是否优于其他婴幼儿。这时, 就需要从总样本中分开的早产儿的样本量能够满足进行统计分析的要求, 足够与其他婴幼儿的样本量进行比较。

总之, 足够的样本量是研究科学性的体现, 对保证结果的准确性具有重要的意义。作为设计阶段的重要内容之一, 应该引起足够的重视。

四、定义研究对象

研究对象（subject）指在研究中接受处理并作为实验观察的人、动物或其他实验材料，是处理因素所作用的对象，也称为实验对象。不同的研究选用不同的研究对象，遴选研究对象时需要注意三个方面的问题：①研究对象是否对处理因素敏感；②研究对象是否对处理因素的反应稳定；③研究对象须有严格的纳入标准和排除标准。在以人作为研究对象的研究中还需要注意保证处理因素对研究对象的安全、无害。例如，研究一项护理措施对脑卒中病人的干预效果，研究的理论总体为所有的脑卒中病人，但是在实际研究中为了保证研究对象的同质性，排除混杂因素，需要对研究对象罹患脑卒中的病程长短、严重程度、配合研究的能力等有一定的限定，对研究对象是否同意进入研究需要知情同意，否则研究结果将难以解释，甚至研究将难以完成。不仅如此，在研究设计中需要对研究对象有可操作性的定义，例如诊断的依据，依据的版本等，而且需要通过伦理委员会的审核，保证研究对象的合法权益。

例如：戴莉敏等研究饮食运动口诀在 2 型糖尿病病人管理中的应用与效果，为研究方便，研究者选取 2012 年 1 月到 6 月在某院内分泌科住院的 2 性糖尿病病人 200 例，并制定如下纳入与排除标准：纳入标准：①符合 1999 年 WHO 有关 2 型糖尿病的诊断标准；②年龄 13～80 岁；③小学及以上文化程度；④意识清楚，有良好的语言沟通能力；⑤有时间参加、能耐受且乐意接受中等强度锻炼者；⑥自愿参与研究，出院后愿意定期参加随访者。排除标准：①有急性并发症；②严重糖尿病肾病、眼底病变、糖尿病足；③血压大于 160/100mmHg；④正在参加其他干预性研究的病人。如此可见，研究者非常明确地对该项研究的研究对象进行了界定。

五、研究变量的选择和定义

（一）选择概念和变量

变量（variable）也称研究因素，是研究者操纵、控制或者观察的条件和特征。研究变量是抽象程度不同的概念，有的概念非常具体，如血压、血糖、白细胞数等，比较抽象的概念如自我效能、幸福感、焦虑、抑郁等，这样的一些研究变量因为抽象，测量的方法、手段、稳定性也不如血糖等指标，故称为研究概念。研究中的变量应该是根据研究的目的进行选择的，而选择的研究变量应该反映研究的理论框架中的概念，并依据理论框架对研究变量制定可操作性的定义。

量性研究的目的是揭示两种变量之间的因果关系，在变量上的反映就是了解自变量对因变量的影响。其中自变量（independent variable）是研究者控制和操作的变量，因变量（dependent variable）也叫依变量，就是随自变量的变化而变化的变量，是研究需要观察的结果或反应。例如研究放松训练对手术病人焦虑的影响，放松训练是自变量，焦虑则是因变量。为了证明研究的效果，需要设立对照组，实验组采用放松训练而对照组不给予任何干预措施或者仅仅给予常规的护理，比较后解释评价放松训练在减轻焦虑中的作用。

（二）定义概念和变量

构建理论框架或概念框架时应首先界定与研究有关的概念。概念的界定应该是在充分的文献回顾的基础上,引用文献中的经典概念,或者在查阅文献的基础上,结合自己的研究自行对概念进行界定。在研究计划书中,应对研究的变量明确定义。变量的定义可以是概念性的,也可以是可操作性的定义。概念性定义(conceptual definition)对研究变量或指标本质的概括,以揭示其内涵,并将其与其他变量或指标区别开来。可操作性定义(operational conceptual)指用可感知、度量的事物、事件、现象和方法对变量或指标做出具体的界定、说明。操作性定义的特征就是可测量性,操作性定义就是将变量或者指标的抽象陈述转化为具体的操作陈述的过程。

设计操作性定义的常见方法包括:①方法和程序描述法,即通过特定的方法和操作程序给变量或者操作指标下定义的方法,如"疲劳"定义为连续工作 8 小时后个体存在的状态;②静态特征描述法,即通过描述客体或事物所具有的静态特征给变量下定义的一种方法,如"聪明"可定义为学识渊博、语言词汇量大、思维敏捷;③动态特征描述法,即通过描述客体或事物具有的动态特征给变量下定义的一种方法,如"依从性"可定义为按照医嘱的药品、剂量、时间执行服药,并及时随诊。

六、观察指标的确定

观察指标是在研究中用来反映或说明研究目的的一种现象标志,也就是确定研究数据所对应的观察项目,通过指标所取得的各项资料,从中归纳出研究结果。如研究降血压新药的临床效果,血压就是观察指标。研究放松训练对手术前焦虑的影响,通过问卷测量的焦虑得分即为观察指标。

研究观察指标的选择,需要注意:①客观性:采用仪器、设备、检验等方式获得的测量数据具有较好的重现性,相对比较客观。而主观指标如疼痛、焦虑、自我效能等,往往是通过问卷调查等方式,由研究对象主观判断的,易受影响,缺乏稳定性。②合理性:指所选指标能准确反映研究的内容,且具有特异性。如研究贫血的改善情况,血常规检查中的红细胞数、血红蛋白值具有特异性;而研究感染的情况时,则应该将白细胞数、淋巴细胞数作为观察指标。就如同测量重量就应该选择重量克、千克等单位,测量高度就应该选择高度的指标米、千米等一样。③灵敏性:即所选择的指标应能明确反映出指标真正的效果。④稳定性:观察指标应能反映研究变量的稳定特性,改变测量时间、方式、测量的人等对结果的影响不大。例如,用体重秤反复测量研究对象的体重可以获得相对稳定的结果。

研究观察指标的选择主要取决于研究的预期目的和相关的专业知识,同时注意统计学的要求。为了增强研究的说服力,一项研究可以选择多项观察指标,也可以结合主观、客观的指标,增强研究结果解释的力度。

第二节　研究类型的设计

一、常见护理研究的类型

长期以来护理科研设计大多选用流行病学常见的研究方法,如描述性研究、队列研究和病例对照研究等,近年在实验性研究和质性研究等方面也进行了有益的探索。科学研究方

法学中公认的核心内容包括设计、测量和评价。护理研究方法依据研究设计的不同分类,常见的有以下几种类型:

(一) 实验性研究、类实验研究和非实验性研究

按照研究设计内容的不同分为实验性研究、类实验性研究和非实验性研究。

1. 实验性研究(experiment study) 随机、对照、干预是实验性研究必备的三项内容,满足这三项内容的研究称之为实验性研究。其中干预(intervention 或 manipulation)指研究者人为的给研究对象施加的某些护理措施等因素。对照(control)即设立对照组,主要目的是为了排除干扰因素,控制无关变量的影响。设立对照组使研究的实验组和对照组的无关变量一致,只有干预因素不同,结果的不同才可以归因于干预因素。随机(random),在实验性研究中随机包含两方面的因素,随机抽样和随机分组。随机的目的在于使符合研究条件的研究对象公平的拥有进入研究或者进入实验组的权利,这就要求研究者在抽样和分组中采用随机抽样的和随机分组的方法。例如,采用单纯随机抽样、系统抽样、整群抽样和分层抽样等方法进行抽样,而随机分组可以采用抽签、摸球、掷硬币或者随机数字表、随机排列表法等将研究对象公平的分配到实验组和对照组。

实验性研究能解释自变量与因变量之间的因果关系,反映研究的科学性和客观性较高。

2. 类实验性研究(quasi-experiment study) 顾名思义,类似实验性研究,与实验性研究非常相似,干预因素是必不可少的,而随机和对照两个内容的任何一个缺如或者不完善,称为类实验性研究。例如,一项研究放松训练对手术前病人焦虑的影响,选择病人自身在放松训练前后的观察指标进行对照,由于自身对照在严格意义上是不随机的,所以不能认为是纯粹的实验性研究。

3. 非实验性研究(non-experiment study) 指研究者不对研究对象施加任何的护理干预和处理的,研究在完全自然状态下进行,简便易行。例如,研究者欲了解护理人员健康生活方式的执行情况,随机选择方便获取的护理人员发放问卷,汇总问卷信息,做出护理人员生活方式现状的描述。这一研究,研究者没有对研究对象施加任何的干预措施,只是直接收集了相关信息进行描述。

(二) 量性研究和质性研究

按照研究性质的不同分为量性研究和质性研究。质性研究是从实际观察资料的研究中发现共性问题,属探索性和叙述性研究,从中建立新模式、发现新问题和新理论。量性研究则是一种计量研究的方法,通过观察指标获得数据性资料,用科学的方法验证理论或模式。例如,研究者欲探索护士夜班工作的体验,了解其价值观念、情感感受和行为规范,为护理管理着提供人性化管理的依据。采用现象学研究方法深度访谈 16 名夜班护士,得出夜班护士身体疲乏、情绪低落、工作动机差及个人无成就感等疲溃现象。这就是质性的研究,研究中不涉及数据的收集和数据资料的处理,不需要验证事先的科研假设,与量性研究有本质的不同。

(三) 描述性研究、分析性研究和实验性研究

按照传统的流行病学研究分类方法,将研究分为描述性研究、分析性研究以及实验性研究。其中横断面研究属于典型的描述性研究,病例对照研究和队列研究为分析性研究,而临床实验、现场试验等属于流行病学实验研究。

二、实验性研究设计

（一）实验设计的三大原则

实验性研究中设计的主要作用在于减小误差、提高实验效率，为此，在设计中须遵循"随机、对照、重复"的三大基本原则。

1. **随机原则**　随机原则即随机化原则。量性研究设计旨在通过数据资料解释自变量对因变量的因果关系，实验设计的完善程度是保证研究结果解释力度的重要保证。随机化原则包括了两层意思，一是根据研究目的确定的研究对象，只要符合研究规定的纳入标准，有同等机会被选入样本，没有任意挑选的机会；二是对于每一个入选的研究对象应该用随机的方法分配到各组。调查性研究中的随机化则只针对从同质化的研究总体中随机抽样。

2. **对照原则**　实验性研究中设置对照的作用在于通过比较区分干预措施的作用，从而验证自变量因变量间的因果关系，体现"有比较才有鉴别"。比较的基线就是对照组，通过与基线的对照，充分暴露干预措施的实验效应有无与大小。因此对照是控制各种混杂因素的基本措施。均衡性检验就是根据无关变量的类型通过不同的统计学方法检验实验组和对照组是否一致，均衡性检验没有统计学意义，可以认为相应因素在对比组之间是均衡的。也只有在两组均衡性检验没有差别的前提下，对比组之间的差异才可以认为是来自于干预因素。

不同的实验研究目的和研究类型可以选择不同形式的对照，常用对照有以下几种类型：空白对照；标准对照；安慰剂对照；自身对照；实验对照；历史对照；相互对照。

3. **重复原则**　重复（replication）是指各处理组及对照组的例数要有一定的数量。如果例数太少，有可能把个别情况误认为普遍情况，把偶然性的或者巧合性的现象当作必然的规律性现象。例数太多会增加实验控制的困难，造成不必要的浪费，这也正是设计中估算样本量的意义所在。

（二）常用的实验性研究设计方案

1. **实验前后对照设计**（pretest-posttest experimental design）　该种研究设计将研究对象随机分为实验组和对照组，实验组给予干预措施，对照组不给予干预性措施，比较和分析两组研究结果的差别，得出自变量对因变量的影响（图6-2-1）。

R	E	O_1	X	O_2	R=随机分组
R	C	O_1		O_2	E=实验组　C=对照组

R=随机分组
E=实验组　C=对照组
X=施加干预或处理因素
O_n=第 n 次观察或测量

图 6-2-1　实验前后对照设计原理

实验前后对照设计是目前公认的标准方法，其论证强度大，偏倚性少，容易获得正确的结论。但是由于该设计方案有一半的研究对象作为对照组，得不到新方法的治疗或护理，在临床实施中有一定的困难，且工作过程复杂，该设计应用和推广受到一定的限制。

适用范围:该设计适用于临床护理或预防性研究,探讨和比较某种新的护理措施对疾病的康复和预防的效果。

2. 单纯实验后对照设计(posttest-only design) 将研究对象随机分为实验组和对照组,只有实验组给予干预或处理因素,然后观察或测量研究的变量,比较两组结果的不同(图6-2-2)。

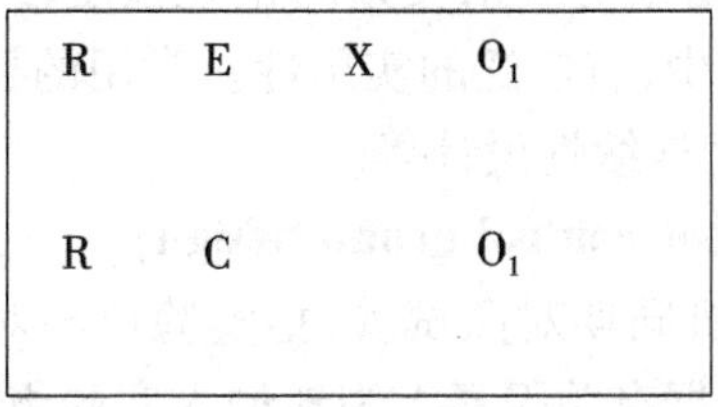

| R | E | X | O_1 |
| R | C | | O_1 |

R=随机分组
E=实验组 C=对照组
X=施加干预或处理因素
O_n=观察或测量

图6-2-2 单纯实验后对照设计原理

该设计类型的研究减少了因霍桑效应所导致的结果偏倚,适用于一些无法进行前后比较的护理研究。霍桑效应是指研究对象因为受到额外的关注而改变行为等,使产生的结果偏离实际。例如:研究信息支持对肠造口病人术后焦虑的影响,选择术后病人80例,随机分为实验组(E)40例和对照组(C)40例,两组均按常规进行护理。实验组入院当日护理人员即给予信息支持(X)直到术前1日。观察(O_1)两组病人术后焦虑程度的差异。

3. 随机对照试验设计(randomized controlled trial design, RCT) 该研究设计将研究对象随机分为实验组或对照组,基线水平观察或测量所研究的应变量,然后向各组施加不同的干预或处理因素,在一致的条件下或者环境中,再次观察或测量所研究的应变量,比较两组结果的变化(图6-2-3)。

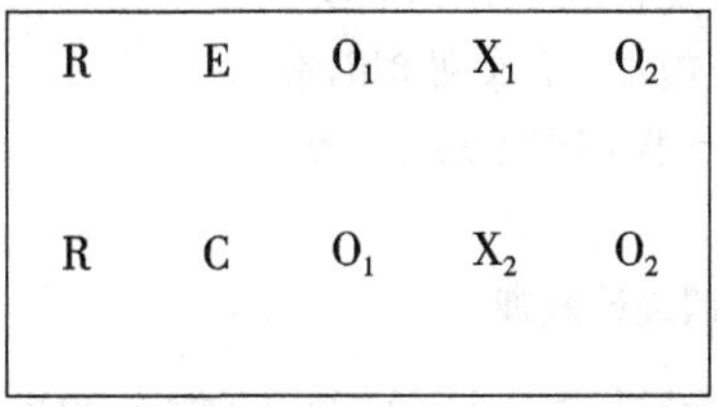

| R | E | O_1 | X_1 | O_2 |
| R | C | O_1 | X_2 | O_2 |

R=随机分组
E=实验组 C=对照组
X_1=施加一种干预因素 X_2=施加另一种干预因素
O_1=第一次观察或测量 O_2=第二次观察或测量

图6-2-3 随机对照试验设计原理

适用范围:①该设计适用于临床护理或预防性研究,探讨和比较某种新的理论、预防或其他干预措施在疾病的康复和预防的效果,为正确的医疗护理决策提供科学依据。②当所研究的因素被证明对人体确实没有危险性,但又不能排除与疾病的发生有关时,可用于病因研究。

优缺点:随机对照试验随机分配研究对象,使组间的基线资料保持相对一致,增加了可比性;可以较好地防止人为因素影响,即使存在不为人知的偏倚或混杂因素,也可维持组间的相对平衡;对研究对象制定严格、统一的纳入和排除标准,有利于验证研究结果并确定研究结果的推广价值。

但是随机对照试验费时,人力、财力支出较大;而且有严格的纳入和排除标准,保证了研究对象的同质性,但是也导致了研究结果的代表性和外在真实性受到局限。某些情况下受到伦理道德的限制,致使研究的适用性降低。

三、类实验性研究设计

类实验性研究 也称为半实验性研究,指在研究中,研究者对研究对象实施一定的干预措施,但是不能完全控制研究对象的分组,缺少了实验性研究的随机和对照两个原则或者两个原则中的其中一个。尽管类实验性研究结果对因果关系的论证强度较弱,但也能说明一定的问题,在以人群为研究对象的护理研究中,有广泛的实用性。常用的类实验研究包括不对等对照组设计、自身前-后对照设计及时间连续性设计等。

(一) 不对等对照组设计(non-equivalent control group design)

不对等对照组设计即流行病学的非随机同期对照试验,指实验组与对照组的研究对象不是采用随机的方法分组,而是由研究者根据有关因素人为地纳入实验组或对照组,进行同期的对照试验。如研究某项护理措施的效果时,将住院病人按照住院号的偶数、奇数进行分组,将偶数号的纳入实验组,奇数号的纳入对照组。该设计包括不对等对照组前-后对照设计和不对等对照组后测对照设计(图 6-2-4,图 6-2-5)。

$$E \quad O_1 \quad X \quad O_2$$
$$C \quad O_1 \quad \quad O_2$$

E=实验组 C=对照组
X=施加干预或处理因素
O_n=第 n 次观察或测量

图 6-2-4 不对等对照组前-后对照设计原理

$$E \quad X \quad O_1$$
$$C \quad \quad O_1$$

E=实验组 C=对照组
X=施加干预或处理因素
O_1=第 1 次观察或测量

图 6-2-5 不对等对照组后测对照设计原理

本设计的适用范围与随机同期对照试验相似,但是设计方法简单,易于掌握,可行性好,容易被研究者和研究对象接受,依从性好;短时间内可获得较大的样本。但是由于缺乏随机分组,实验组与对照组往往缺乏良好的可比性,受选择性偏倚和测量性偏倚的影响使结果的真实性下降,结论的因果关系论证强度减弱。

(二) 自身前-后对照组设计(one-group pretest-posttest design)

研究者没有设对照组,将符合纳入与排除标准的个体随机或者人为地纳入研究对象后做基线调查,然后接受干预措施,测量干预后的效果,最后将前后两次测量结果进行比较(图6-2-6)。

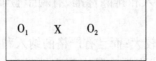

$$O_1 \quad X \quad O_2$$

X=施加干预或处理因素
O_n=第 n 次观察或测量

图 6-2-6 自身前-后对照组设计原理

自身前-后对照组设计适用于干预措施简单并时间较短,需要迅速获得前后测试结果的研究。该设计方法简单,易获得结果,且可以排除个体差异,所需要的样本量小,代表性好,更符合伦理学原则。但是在干预前后的两次测量可能因为观察期较长,使病情本身的演变无法估计,可比性差,且两个处理阶段之间存在"洗脱期",应该有适当的估计。因此,结论的论证强度非常弱。

四、非实验性研究设计

非实验性研究(non-experimental study)就是流行病学的观察性研究,此研究设计类型对研究对象不施加任何的护理干预和处理的研究方法,研究在研究对象的自然状态下进行。

非实验性研究属于探索性研究,其研究结果可用来描述和比较各观察指标的状况,虽然获得的资料不能解释因果关系,但可以作为实验性研究的重要基础。通常非实验性研究提供研究的线索和信息,再用实验性研究予以验证。

(一)描述性研究

描述性研究(descriptive study)是利用已有的资料或特殊调查的资料进行整理归纳,对疾病或健康状态在人群中的分布加以描述,并通过初步分析,提出有关致病因素的假设和进一步研究方向的设计类型。例如:临床护士健康生活方式的调查分析,神经内科护理人力分层配置与工作现状调查分析。

描述性研究是目前护理领域应用最多的一种研究方法,当对某个事物、某组人群、某种行为或某些现象的现状尚不清楚的时候,为了观察、记录和描述其状态、程度,以便从中发现规律,或者确定可能的影响因素,用来回答"是什么"和"什么样"的问题的时候,多从描述性研究着手,通过了解疾病、健康或时间的基本分布特征,获得启发,形成假设,为进一步分析打下基础。例如上述神经内科护理人力分层配置与工作现状调查的研究,即可以为科学设置护理岗位,优化护理队伍,保证护理质量并提高病人满意度提供参考依据。

描述性研究往往收集的是比较原始或初级的资料,影响因素多,仅能提供病因线索。因为事先没有预期的目的,常常还不知道自变量和因变量,只需在开始前确定观察内容和观察指标,以便做到有系统、有目的和比较客观的描述。描述性研究主要有横断面研究和纵向研究。

1. 横断面研究(cross sectional study) 在特定时间和特定空间内对某一人群事件的发生状况及其影响因素进行的调查分析。由于所获得资料是在某一特定时间点上收集的,又称为现况研究或现患率研究。

应用范围:横断面研究是分析性研究的基础,应用广泛,主要包括:描述群体中事件的发生率、疾病的患病率、感染率等;初步了解与事件或疾病发生的有关因素;研究人群中医疗卫生服务的需求以及质量的评价等。

现况调查根据研究对象的范围分为普查和抽样调查。

(1)普查(census):是根据一定目的,在特定时间内对特定范围内所有研究对象进行调查或检查。"特定时间"理论上应该是一个时间点,操作中尽量缩短持续时间,防止某些指标在调查期间发生变化。"特定范围"可以是一个单位、一座城市、一个省或者全国。主要用于在人群中早期发现病人,例如女性子宫颈癌、乳房疾病、甲状腺疾病的普查等;描述健康状况及疾病的基本分布情况,例如儿童营养状况评估,结核病的分布等。

普查的原则:①选择发病率较高、早期发现治疗意义大的疾病进行普查,以免资源的大量浪费;②普查在设计阶段应全面考虑,确定普查范围和调查对象,统一时间和期限;③筛查的诊断标准和检测方法必须统一固定,保证资料的可比性;④普查中使用的方法应该灵敏度和特异性均高,且现场易于操作;⑤尽量减少漏查率,保证普查代表性的意义。

优点:通过普查发现人群中的全部病例,使其能及早得到治疗;而且可以普及医学知识;普查资料可以用来全面描述和了解病的分布与特征,有时还可以解释疾病的规律性,为病因分析提供线索。例如克山病、大骨节病是一种典型的地方性疾病,通过定期的普查发现人群的患病状况,连续的普查资料显示了疾病发病的典型的"波浪性"特征,为寻找病因提供了重要的线索。

缺点:工作量大、参与人数多时,工作不易细致,质量控制难,容易产生偏倚;诊断工具简单,不能满足最终的诊断要求;现患率低、诊断手段复杂、早诊断对疾病预后意义不大的疾病不适宜进行普查。

(2)抽样调查(survey):是根据一定目的,在特定时间内对特定范围内某人群总体中,按照一定方法抽取一部分对象作为样本进行调查分析,并用其结果来推论该人群状况的一种调查方法。需要根据调查的目的,选择合理的调查方法,要有足够的样本量,遵循随机化的原则。

抽样调查比普查花费少、速度快、覆盖面大且正确率高。一般较常用。抽样调查不适用于患病率低的疾病及个体间变异过大的资料,且设计、实施和资料的分析均较复杂。

无论是普查还是抽样调查,总体而言横断面调查容易实施,科学性较强,一次研究可以观察多种事件的发生状况及相关因素,但是不能得出确切的因果关系,且需要投入大量的人力、物力。

2. 纵向研究(longitudinal study) 也称为随访研究,是在不同的时点对同一人群的疾病、健康状况和某些因素进行定期随访,以了解这些因素随时间的动态变化情况,属于前瞻性研究。随访的间隔根据研究内容的不同,可以是每天、每周、每年,甚至十几年。纵向研究观察的对象常常影响结论的范围,环境因素和病人的个体特征也影响疾病的转归,因此观察对象的代表性非常重要,且纵向研究没有对照组,下结论一定要慎重。

纵向研究适用于做病因分析,也可以全面了解某病的发展趋势和结局,认识疾病的影响因素和疾病的自然发展史。

纵向研究能观察到各变量的时间动态变化,展现自变量与因变量之间的时间先后顺序,结果较横断面研究更具有说服力。

(二)相关性研究

相关性研究(co-relational study)是一种探索各个变量之间的关系或者是否存在关系的研究。与横断面研究一样同样没有人为的施加任何的干预措施,不同的是相关性研究要有比较明确的几个变量,研究结果回答的是变量之间是否有关系和关系的大致趋势、强弱的问题。如研究哮喘病人信息支持与生活质量的关系,护士职业发展与离职意愿的研究等都属于相关性研究的范畴。

相关性研究适用于分析某种因素与疾病或健康状况分布的关系,查找相关线索,为疾病的检测提供依据。

相关性研究可以利用常规资料和现成资料,节省人力、物理和时间,在研究初期提供方向性的信息,但是由于无法控制混杂因素,容易产生偏倚,造成虚假联系,准确性较低,结果的论证强度有限。

(三) 分析性研究

分析性研究(comparative study)是在自然状态下,两种或者两种以上不同的事物、现象、行为或人群一同进行比较的研究方法。分析性研究属于观察研究,暴露不是人为干预和随机分配的,而是在研究前客观存在的,所以不同于实验性研究。分析性研究必须建立对照组,这是区别于描述性研究的重要区别。流行病学的病例对照研究和队列研究是常见的分析性研究。

1. 病例对照研究(case control study) 是一种回顾性研究,是通过结果事件追溯发生原因的研究方法。从已经患病的病例,寻找过去可能暴露的因素。研究的方法是通过发生事件的研究对象回顾过去研究因素的暴露情况,与具有可比性的没有发生事件的对照组回顾过去相同研究因素的暴露情况进行对比,从而区分研究因素与结局事件之间的关系。吸烟与肺癌的关系研究是流行病学病例对照研究的典范。研究回顾性收集肺癌病人过去的吸烟史,选取匹配的非肺癌病人同样回顾性收集吸烟史,比较两组人群吸烟史的区别,发现两组之间的显著性差异,确定了吸烟与肺癌的密切相关性。

病例对照研究适合于罕见疾病以及潜伏期长的疾病的病因研究。研究省时、省人力、物力,能充分利用资料信息,需要少量研究对象,一次研究可以探索多种可疑因素。但是由于该研究是追溯性研究,研究对象的回忆偏倚、选择性偏倚难控制,而且对照选择困难,外部变量难以完全控制。

2. 队列研究(cohort study) 属于前瞻性研究,是观察目前存在差异的两组或者两组以上研究对象在自然状态下持续若干时间后分析比较两组的情况。

研究方法是从一个人群样本中选择和确定两个群组,一个群组暴露于某一可疑的致病因素或者具有某种特征,这些因素或特征被怀疑与所研究疾病的发生有关。这一群组成为暴露组。另一个群组则不暴露于该可疑因素或不具有该特征,称为非暴露组或者对照组。两个群组除暴露因素有差别外,其他方面应基本相同。将这两个群组的所有观察对象都同样的追踪一个时期,观察并记录在这个时期内研究疾病的发生或者死亡情况,然后分别计算两个群组在观察期间该病的发病率或者死亡率,并进行比较,如果两组确有差别,则可以认为该因素或特征与疾病之间存在着联系。例如,研究儿童时期肥胖与成人糖尿病之间的关系,研究分别选取年龄、性别、生活环境等相似的肥胖儿童和非肥胖儿童各若干人,追踪随访至成年,确定两组研究人群糖尿病的发病情况,并进行比较。

队列研究是从"因"到"果"的研究,是纵向的、前瞻性的,但是暴露因素和特征是客观存在的而不是人为给予的,因此可以直接计算发病率,并作为评价暴露因素与疾病的关系。

　　与病例对照研究相比,队列研究能够直接获得两组的发病率和死亡率,以及反应疾病危险关联的指标,可以充分而直接地分析病因的作用,检验病因假设的说服力强于病例对照研究。但是投入的人力、物力、时间均大,且因为研究周期长,研究对象失访的可能性大。罕见病的病因研究更不适合。

五、三种研究类型的比较与评价

　　无论是实验性研究、类实验性研究还是非实验性研究,因为设计内容的不同,每一种研究方法都有各自的现实需要,也分别有着各自的优点和局限,并不能完全说明研究水平的高下,只有根据研究问题选择恰当的研究方法,才能得到理想的研究结果。

　　实验性研究能准确解释自变量与因变量之间的因果关系,是检验因果假设最有说服力的一种研究设计。科学性和客观性较高。但是由于实验性研究设计的严格性和复杂性,在以人群为主要研究对象的护理研究中尚不普及,应用的普遍性差。而且由于伦理学的限制,随机和对照的应用都受到种种的限制,很难落实。

　　类实验研究相比实验性研究,在护理研究中的可行性高,因而更加实用。特别是在护理实践中无法严格控制干扰变量而不能采用实验性研究来回答因果关系时,更显优势。但是由于类实验研究无法随机,实验组和对照组的干扰因素无法达到均衡,特别是无对照组的类实验设计,最终的效果判断很难归因于干预措施,对自变量与因变量的因果关系解释力度弱。

　　非实验性研究完全在自然的状态下进行,简便易行而且可以同时收集较多的信息,特别适用于对研究问题知之甚少或研究问题比较复杂的情况。此类研究主要用来描述、比较各种变量的现状,为实验性研究打下基础,在护理研究中最为常用。但是由于非实验性研究没有人为的施加干预措施,也无法控制其他变量的影响,因而无法解释变量之间的因果关系。

第三节　研究工具的选择与性能

一、研究工具的选择

　　量性研究选定的观察指标,需要事先周密设计收集方法并选择对应的测量工具,保证研究能够从研究对象处获取真实、准确的数据和资料。研究工具的敏感性、准确性直接影响研究结果的真实性和科学性。

　　对应护理学研究资料收集的方法观察法、自我报告法和生物学测量法,研究的工具选择可以是多方面的。观察法可以通过研究者的直接观察获得研究资料,自我报告法可以通过会谈或日记的形式,也可以通过问卷调查的形式,获得研究对象的信息,其中,问卷是护理研究中常用的研究工具。

　　生物医学测量法是通过不同的仪器、设备、技术获得准确的客观数据,这些作为研究工具的仪器、设备等需要注意其灵敏性和特异性的问题。一般认为只要事先做好仪器或工具的校对工作,减少测量偏倚,生物测量法获得的数据客观、准确,可信度高。但是,生物学测量需要的经费高、仪器和技术的操作掌握需要一定的专业帮助、需要对研究人员进行培训等问题均需要在设计阶段充分考虑,避免因为考虑不周影响试验进度或者真实、准确实验数据的获得。

二、研究工具的性能

信度和效度是用来反映研究工具质量高低的两个指标,高信度和高效度的研究工具是良好研究质量的保证。

(一) 信度

信度(reliability)是指使用研究工具获得研究结果的一致程度或准确程度。稳定性、内部一致性和等同性是信度的三个主要特征。当使用同一研究工具重复测量某一研究对象时所得结果的一致程度越高,则该工具的信度就越高;越能准确的反应研究对象的真实情况的工具,其信度也就越高。因此,信度反映的是测量工具能否稳定的测量所测的事物或变量。

1. 稳定性(stability) 是评估量表或问卷信度重要特征之一。指同一研究工具两次或多次测定同一研究对象,其结果之间的一致性程度。一致性程度越高,研究工具的稳定性越好。研究工具的稳定性大小常用重测信度表示。

重测信度反映问卷在时间跨度上的稳定性和一致性,计算方法是应用同一测量工具,对同一研究对象先后两次进行测评,然后计算两次测量值之间的相关系数。理论上,相关系数在 0~1 之间。相关系数越靠近 1,说明工具的稳定性越好,重测信度越高,结果越可靠。一般情况认为量表或问卷可接受的重测信度应该在 0.7 以上。

在使用重测信度时,需要考虑几个问题:①重测信度的两次测量之间须有一定的时间间隔。间隔的时间长短取决于测验目的、性质以及被试的特点,以第一次的测量的记忆不会对第二次造成影响为宜,一般是 2~4 周。②重测信度适宜用作性质相对稳定的心理特征的测试,如个性、生活质量、尊严等,而不适合用来测量态度、行为、知识、情感等性质不稳定变量的测量。例如用问卷在不同的时间点测量大学生对爱情的态度,可能期间类似失恋或者恋爱的某个事件可能改变其对爱情的态度,因而得到完全不一样的结果,这样不是问卷本身的稳定性问题,而是态度问题不适宜用重测信度测量;③测量环境、方式等的一致性。两次测量应该尽量在测量者、测量的程序、测量的时间、测量的周围环境等方面保持较高的相似度,避免因为外界的影响造成结果之间的差异。如研究者是否对问卷条目提供解释,测量时病人的精神状态是否一致等。

2. 内部一致性(internal insistency) 指研究工具各条目之间的同质性和内在相关性。当研究工具包含多个条目时,需要评定各条目之间的关系。内在的相关性越好或者同质性越好,说明研究工具的各条目都在一致的测量着同一个问题或指标,也就是工具的内在一致性好,信度就越高。假如在一项测量造口病人社会支持的问卷中,出现的条目问题有关于病人情绪、焦虑等条目时,将无法评定量表的内部一致性。内部一致性通常用折半信度、Cron-

bach'α 系数与 KR-20 值。

内部一致性是信度测量最常用的方法,因为不需要测量两次,而且更适合心理社会方面的研究。

折半信度是测定内部一致性最古老的方法。是将研究问卷的奇数、偶数条目分别计分,计算条目得分之间的相关系数,或者是将条目的前、后半部分折半计分后计算相关系数,根据测得的系数,用 Spearman-Brown 公式计算折半信度。折半信度因为折半的方法不一样,信度的结果就不一样。而 Cronbach'α 系数与 KR-20 值计算的是所有条目间的相关系数,其中 KR-20 值是特殊形式的 Cronbach'α 系数,专用于以"是,否"为备选答案的二分制工具的信度计算。这两者的计算过程较复杂,可以直接使用 SPSS 软件中计算。

3. 等同性(equivalence) 指不同的研究者使用同一研究工具测量相同对象,或者两个相似的测量工具同时测量同一对象时结果之间的一致性程度。评定者信度和复本信度是用来表达研究工具等同性的指标。

不同的评定者使用相同的工具同时测量相同研究对象时,需要计算评定者间的一致程度。一致程度越高,则该测量工具的等同性越好,信度越高。特别是在观察性研究中,观察者和观察表两方面的因素都可能引起观察偏倚,因此需要计算评定者信度确定观察表的信度,同时培训观察者尽量统一规范的使用观察表。

两个大致相同的研究工具同时被用于研究对象,需要计算复本信度,复本信度在护理研究中比较少见。

信度是研究工具的特性之一,使用工具前需要对其信度充分了解。发展成熟的研究工具,尽管有信度系数的报道,但在不同研究人群中使用时,需要重新测定,并在研究报告中,准确报告工具在该研究中的数值和计算方法。测定方法可以通过预实验选择 10～20 例进行信度测试,有一定把握时也可以在全部研究结果输入计算机后测定,最后报告,便于其他读者了解工具性能选择使用。

(二) 效度

效度(validity)是指某一研究工具能真正反映它所期望研究的概念的程度。反映研究概念的程度越高,效度越好。研究工具的效度可以用表面效度、内容效度、结构效度、效标关联效度等来反映。但是效度同样作为研究工具的特性之一,不如信度容易测量和评价,甚至没有客观的统计学依据。

1. 表面效度(face validity) 是由评估者根据自己对研究概念的理解,判断工具是否测量了所要测量的特征。例如,研究护理质量评价的指标体系,评估者需要根据自己的经验以及自己对护理质量及其相关维度的理解,从表面上判断指标体系是否测量了护理质量。表面效度只是研究工具效度测定的开始阶段,是其他效度测定的基础,但是评定仅限于问卷表面"有或无"反映测量了变量,没有程度上的区分。

2. 内容效度(content validity) 指研究工具条目所涉及的内容对欲测试概念或者变量内容范围的代表性程度。是根据理论基础以及实际经验来对工具是否反映了所要测量的变量、是否包括了足够的项目而且有恰当的内容分配比例等所做出的判断。内容效度通常是由具有专家委员会进行评议的,需要建立在大量文献查阅、工作经验以及综合分析、判断的基础之上,专家数量 3～10 人,以 5 人为宜。专家应包括研究工具涉及的各相关领域。例如研究护理质量评价的指标体系构建,则所请的专家应该对质量管理或临床护理相关领域相对熟悉。根据专家的修改意见进行修改,并在间隔 10 ~ 14 天之后组织评议,以免时间过近,使专家因为保留的印象而影响第二次评议的结果。

3. 效标关联效度(criterion-related validity) 是反映研究工具与其他测量标准之间的相关关系,不是研究工具与其所测量概念的相符程度。相关系数越高,表示工具的效度越好。如研发了新型的电子血压计,为了测量其效度,选择传统水银血压计作为参考标准,计算电子血压计与水银血压计测量数据的相关程度。若相关系数高则效度高,说明电子血压计可以用来测量血压。可见,被选作标准工具的性能影响着研究工具的效度。

4. 结构效度(construct validity) 重点是了解工具的内在属性,而不是关心工具使用后所测得的结果。它主要回答"该工具到底在测量什么"、"使用该工具能否测量出想研究的抽象概念?"这类问题。结构效度反映的是工具与其所依据的理论或概念框架的相结合程度,概念越抽象越难建立结构效度。结构效度的建立最复杂,需要通过探索性因子分析和验证性因子分析方法进行测定。

研究工具的信度和效度是工具的主要特征,而对于一个研究工具而言信度和效度不是"全"或"无","有"或"没有"的问题,是程度上的"高"或"低"的问题,两者之间存在一定的关系。信度低的工具效度肯定不高,因为研究工具不能准确反映研究对象的情况,又怎能真正达到我们要研究的目的? 信度高的也只能是有效度高的可能。如用校正好的体温计测量病人体温以反映其焦虑水平,虽然信度高,因为能始终准确的反映病人的体温情况,但其效度不高,因"焦虑"的概念不能简简单单地用体温数值来表示。

第四节 资料收集方案的设计

科研设计是一个经过充分、深入的文献检索和阅读之后选题、定题、建立理论和概念框架,再全面规划课题研究过程的系统工程。周密的科研设计方案需要用开题报告或者科研标书的形式记录设计内容,便于备查。如前所述,科研设计内容包括研究对象、研究类型、研究的工具等方方面面的问题,对资料的收集方案等研究的步骤和技术路线也需要事先设计,并经过小范围预实验进行验证和修改,才能最终完成设计,确保研究过程的顺利进行,保证研究资料的真实可靠。因此,就研究中资料收集方案的设计需要考虑以下问题:

一、资料收集方法的确定

资料收集时到底是采用结构式的还是非结构式方法收集? 结构式的资料收集是按事先设计的特定结构(例如问卷)进行资料收集,所收集的资料一般可以作精确地统计分析,但是必须事先设计出严谨的研究工具或选择具有良好信度效度的量表;而非结构式资料收集,是研究者提出开放性问题,在一个或几个主题下让研究对象自由阐述,所收集的资料比较深入,无需设计或寻找合适的研究工具,缺点是要获得高质量的研究资料需要有一定的会谈技巧,收集的资料也较难分析。

二、资料收集方法确定后需回答的问题

确定资料收集方法后需要进一步回答"4W1H"问题:考虑由什么人(who)、什么时间(when)、什么地方(where)、怎样收集(how)、收集什么样的资料(what)。比如:测量住院病人的满意度,确定采用结构式问卷进行资料收集,那么由谁来发放问卷(病房护士? 护士长? 护理部? 院内第三方人员? 院外第三方人员?),什么时间(是住院期间? 出院时? 出院后?),什么地方(病房? 家庭? 出院结账室? 专门的访谈室?),怎样收集:什么形式(面对面发放? 书信? 电子邮件? 电话?),什么程序(资料收集人员当面提问,代笔回答? 资料收集人员简单指导语后病人自己作答? 或者是资料收集人员逐条目解释,病人自行作答?)等等,所有的问题均需要考虑周全,制定详细的收集方案,便于研究质量的控制和研究结果的推广。

三、预实验

仔细推敲和斟酌之后的资料收集方案,也称为技术路线,需要选择 5~10 例研究样本进行预实验,一方面验证资料收集方案的可行性,根据预实验结果对收集方案进行修订完善,另一方面测量研究工具的信度效度等性能。尽管研究者周密的计划了资料的收集方案,但是方案在实际运行中还是可以发现一些问题,或者是多人参与研究中细节的地方需要统一,这些都需要研究者及时发现并修订、完善资料收集方案。例如,研究者拟进行渐进性肌肉放松训练对住院病人焦虑的研究,事先需要设计采用何种方式评价病人焦虑,如何实施渐进性肌肉放松训练,什么人、什么时候、什么地方、何种情形下、如何实施、实施何种版本的放松训练等。

四、资料收集人员的培训

需要多人参与收集资料时,需要就收集方案进行培训,培训中可以组织模拟练习,保证资料收集过程中细节上的一致性。

五、选择数据统计处理方法

根据收集资料的类型,考虑选择用何种统计学方法,根据统计学方法的要求,在收集资料时注意满足统计分析的条件,妥善处理极端值。

(周晓荣)

思 考 题

1. 护理科研设计的内容有哪些?
2. 简述科研设计中设立对照的目的和要求。

3. 利用查表法或者计算法获得的样本量估算值后,还有哪些因素影响样本量的大小?

参 考 文 献

1. 李铮,刘宇.护理科学研究方法[M].北京:人民卫生出版社,2012:30-90.

2. 肖顺珍.护理研究[M].北京:人民卫生出版社,2010:35-90.

3. 韩世范,程金莲.护理科学研究[M].北京:人民卫生出版社,2010:123-189.

4. 杨树勤.卫生统计学[M].北京:人民卫生出版社,1999:144-154.

5. Denise F. Polit, Bernadette P. Hungler. Nursing Research Principle and Methods[M]. 4th ed. New York:J. B Lippincott company,1991:149-272.

6. Roger Watson, Huge Mckenna, Seamus Cowman, etc. Nursing Research Design andMethods[M]. New York: Churchill Livingstone,2008:179-269.

7. 郭新晓,陈静淑.合同制护士职业发展对离职意愿影响的研究[J].中华护理教育,2014,11(3):172-175.

8. 周晓荣,朱云霞,李金娜.护理人员健康生活方式的调查分析[J].中华护理杂志,2007,42(4):374-376.

9. 周晓荣,李小妹,刘美丽,等.放松训练对急性心肌梗死病人的干预研究[J].中国实用护理杂志,2003,19(11):56-57.

10. 刘可,颜君,张美芬.质性研究和量性研究的区别[J].中华护理杂志,2003,38(1):68-69.

11. 戴莉敏,方英,刘媛,等.饮食运动口诀在2型糖尿病病人管理中的应用与效果[J].护理管理杂志,2013,13(9):650-652.

12. 夏家芬,胡雁,李志红,等.关于护士夜班工作体验的现象学研究[J].中华护理杂志,2005,40(4):290-292.

第七章 质性研究设计

多年来,护理学领域的研究者们都致力于量性研究并不断地在理论上强化这一研究方法,他们也揭露出一些有用的用于临床病人的量性研究方法。近年,越来越多的护理研究者对护理学研究方法进行了研究,他们认为仅仅使用量性研究方法进行护理研究存在很多局限,因为传统的护理学是以个体和整体的环境为重点的,而且随着人文关怀护理理念的提出,人们发现质性研究的理论与护理学理念更相一致,于是护理研究者们开始探索适用于护理学的质性研究方法。

（一）质性研究的特点

1. 自然主义的探究 传统质性研究是在自然情境下,研究者与被研究者直接接触,通过面对面的交往,实地考察被研究者的日常生活状态和过程,了解被研究者所处的环境以及环境对他们产生的影响。自然探究的传统要求研究者注重社会现象的整体性和关系性。在对一个事件进行考察时,不仅要了解事件本身,而且要了解事件发生和变化时的社会文化背景以及对该实践与其他事件之间的联系。

2. 对意义的"解释性理解" 质性研究的主要目的是对被研究者的个人经验和意义建构作"解释性理解",从他们的角度理解他们的行为及其意义解释。由于理解是双方互动的结果,研究者需要对自己的"前设"和"偏见"进行反省,了解自己与对方达到理解的机制和过程。

3. 研究是一个演化的过程 随着实际情况的变化,研究者要不断调整自己的研究设计,收集和分析资料的方法,建构理论的方式。因此对研究的过程必须加以细致的反省和报道。

4. 使用归纳法,自下而上分析资料质性研究中的资料 分析主要采纳归纳的方法,自下而上在资料的基础上建立分析类别和理论假设,然后通过相关检验得到充实和系统化。因此,"质性研究"的结果只适用于特定的情境和条件,不能推广到样本之外。

5. 重视研究关系 由于注重解释性理解,质性研究对研究者与被研究者之间的关系非常重视,特别是伦理道德问题。研究者必须事先征求被研究者的同意,对他们所提供的信息严格保密,与他们保持良好的关系,并合理回报他们所给予的帮助。

（二）质性研究的适用性

质性研究方法最常适用于以下四类问题的研究:

1. 特殊性问题 指的是一个特殊的个案所呈现的问题,研究只对这个个案本身进行探讨。

2. 过程性问题 探究的是事情发生和发展的过程,将研究的重点放在事情的动态变化上,如"学科见习在医学生学习临床技能过程中有什么作用?"

3. 意义类问题　探讨的是当事人对有关事情的意义解释。如:"护理学专业学生如何看待护士这一职业?"

4. 情境性问题　探讨的是在某一特定情境下发生的社会现象。如:"某三甲医院神经内科医生每天是如何履行自己的职责的?"

(三) 质性研究的种类

随着科学研究领域的发展,目前质性研究的种类多种多样,目前运用比较广泛的有叙述性研究、现象学研究、扎根理论研究、人种学研究、个案研究等。

第一节　质性研究的理论基础

在不知不觉中,我们通常会在研究中用到某些特定的理论。需要研究哪些内容如何设计研究问题以及如何收集数据等,这些在质性研究过程中实际存在的问题都需要理论基础来支持。我们在阅读文献、专业培训和学术交流等过程中或多或少的了解到一些研究理论的知识,理论是一项研究的基础和灵魂,它会引导着研究的发展。在一项质性研究中,我们不仅要学会运用理论知识,还需要将理论以文字的形式在研究报告上展现出来,这就可见理论基础的重要性。在这一节中,将介绍一些常用的理论术语和几种重要的理论。

一、理论术语

(一) 绪论

本章节会介绍许多理论术语,对于初学者可能是一种很枯燥和混乱的感觉。理论术语一般没有严格的标准表述,所以对其缺乏了解的人常常会纠结于应该在研究中使用何种定义。在此,我们必须要首先认识到的是:对理论术语的理解远远比记忆其定义更重要,我们要做的就是通过这一章节的学习对一些常用的理论术语有大致的了解,然后在以后学习研究文献的过程中在加深理解和认识。

(二) 理论

有很多人对"理论"这一术语给出了自己的定义,其中有一种容易理解但或许不是很全面地解释是:理论是用系统的方式来描述或解释某一现象的一系列相关联的叙述。理论是由概念和概念间的关系两部分组成的,用于解释某两个现象之间的关联或某一现象发生的原因。一个新的理论通常是通过推测或思考得出的,没有对错之说,也不需要证明其正确性,但这并不是说理论不受任何因素的支配,它会随着科学的发展和经验的累积而不断被修正和完善,如果一项理论与科学或经验性的证据相违背,它就是没有实际价值的,将会被废弃。

(三) 概念

概念是反映对象的本质属性的思维形式,我们在认识某一现象或事物的过程中,把所感知的事物的共同本质特点抽象出来,加以概括,就形成了概念,它能在一定程度上反应真实的情况。概念分为形象概念(如心脏)和抽象概念(如爱),前者在定义时会更简单。

(四) 构成

一个很抽象或很复杂的概念通常需要借助一些表示其组成和构造的词语来表达它的意

义,这些词语或术语就叫做概念的构成。构成的作用是描述不能被直接观察的现象,或给予抽象的现象以形象的解释。构成必须是可以通过确定的可衡量的概念来呈现。以健康一词为例,它可以用实验室数据和临床观察两种方式来表现,但前者在描述健康状况时会更客观,所以是更好的衡量指标。

(五)假设

假设即研究者对研究结果的期望。在研究过程中,研究者会预测两者或多者独立和非独立变量之间的关系,然后给所设计的研究问题以预测的答案,这就是假设。当然,假设必须是可以验证的,研究者需要在实际研究过程中观察和测量指标来验证假设是否成立。例如在研究行乳房切除术的女性身体心像与自信水平间的关系时,研究者可能会假设身体心像与自信水平呈正相关,然后再通过发放问卷、访谈等方式收集资料来验证这一假设。

(六)模型

模型是一些现象的特征性代表,将某一种或一类现象的重要特征提炼出来并进行归纳总结即可构造一个模型。我们最常见的是描述事物构造的模型,如模型火车、模型飞机、模型心脏等等。在护理研究中最普遍的是用结构图和图表来表示模型,一个表格或图形能很形象的描述某一理论的结构及其各部分的关系。理论侧重于描述现象和解释现象间的关系,而模型的作用是形象地展现现象的结构和组成。

(七)概念框架和理论框架

框架可以帮助组织一项研究,是研究的灵魂。概念框架和理论框架是每一项质性研究必备的部分,它们为研究的开展提供背景和基础。

理论框架是解释现有的理论中各个概念间的关系,使读者都这一理论有大概的理解。概念框架中没有现成的理论,是研究者结合既往的研究结果和自身的经验将几个理论中的某些概念联系起来,解释它们之间的关系。概念框架中没有现成的理论作为参考,所以比理论框架的建立难度大一些,它可以促进新理论的形成。

二、理论种类

根据所描述和解释的现象的范围不同,将理论分为基本理论和针对性理论。

(一)基本理论

基本理论是指环境和人群经历中广泛存在的现象。针对性研究在每个学科中都很重要,在护理学领域,更多的人在研究基本理论,护理研究者们研究环境、健康、病人、护理等广泛存在的现象,随着越来越多的人从事相关内容的研究,目前已经很难从这些基本理论中找到有价值的命题来开展研究了,这也在一定程度上促进了针对性理论的发展。

(二)针对性理论

针对性理论的范围窄,针对性强,是环境和人群经历中较个别的现象。护理研究中的针对性理论在运用上的最大不足是其理论大部分来自于其他学科,如社会支持、焦虑、应激、身体心像等。虽然只是并不属于某一学科,但不同学科看待问题的角度不同,所以不能认为某一学科的理论一定适用于其他学科,这也增加了护理学科领域针对性理论的研究难度。目前护理学研究还处在"基本理论阶段",虽然相对基本理论而言针对性理论的价值更大,但后者的难度也更大,人们正在不断地探索。

第二节　质性研究的具体内容

一、质性研究的步骤

（一）确定研究问题

确定研究问题是量性研究的第一步,同样,在开始一项质性研究之前,首先要做的就是确定研究问题或研究现象。在量性研究中,研究者们一般会先确定一个较大的研究范围,然后再慢慢缩小到一个较小的范围,进而对这个小范围中的研究对象进行数据收集。而在质性研究中,研究范围和研究现象可能保持不变直到研究者真正深入到研究中,紧接着,研究范围可能会被缩小。

一项质性研究所调查的问题能在一定程度上表明研究问题和研究对象的一般性。

（二）阐述目的

阐述研究目的对质性研究来说是很重要的,读者往往能在文章中看到一句话来明确的陈述此项研究的研究目的。例如"描述在 2010 年日本 7 级地震中幸存的海地人的经历",这就是一项质性研究的研究目的。

（三）选择研究方案

质性研究研究方案的设计主要在于选择研究方法,而研究方法的选择取决于研究的内容、现象和方向。例如,同样是关于某地地震后幸存者的研究,如果是研究幸存者在灾难中的经历,需要采用现象学研究方法;如果想要研究幸存者是如何在地震中摆脱困境进行自救的,扎根理论研究方法会更适合;如果想要研究护士与幸存者们应该如何相互协助配合以促进灾难状况中的解救,就可能优先考虑行为学研究方法。

（四）回顾文献

量性研究中,在研究开展之前首先要做的就是查阅和回顾文献,研究者需要借助既往文献来了解同类主题研究的种类和数目等信息,从而掌握这一主题的研究现状。而且同类研究的相关文献可以为研究起到参考和指导的作用。

而在质性研究中,回顾文献这一步骤目前还存在较大的争议。部分研究者认为应该在开展研究前查阅文献,这样会使研究方向更明确、焦点更清晰;也有许多研究者认为应该在研究完成后再查阅文献。

与量性研究相比,质性研究的研究者通常不会在一开始就查阅文献,但这并不是说质性研究不重视回顾文献。如果在进行质性研究(尤其是现象学研究)之前查阅大量的文献,很可能会对研究方向产生错误的引导从而使研究结果出现偏差,因此,许多研究者并不想在收集自己的研究数据之前知道别人关于这一主题想法或看法,他们会在研究总结阶段再来查阅文献,然后将研究结果与查阅文献所得的信息相比较,以更好地向读者展示。

（五）选择样本

目前质性研究遭人诟病的特点之一就是与量性研究相比其样本量很小。质性研究中,所得资料的质量远比数量更重要,它并不像量性研究那样有必需样本量的要求。如果样本量太小就不足以支持得出的结论,会造成信息冗余或理论饱和;如果样本量太大也会限制深入的,针对案例取向的分析。大部分情况下,质性研究的样本量是很小的。例如,4 名面部

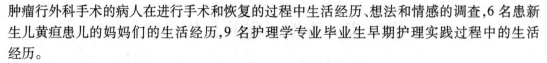

肿瘤行外科手术的病人在进行手术和恢复的过程中生活经历、想法和情感的调查,6 名患新生儿黄疸患儿的妈妈们的生活经历,9 名护理学专业毕业生早期护理实践过程中的生活经历。

饱和是质性研究中一个关于样本量的概念。若研究者在增加调查对象后询问时得到了重复或跳跃的答案,说明样本量达到了饱和,已经无法获得新的信息,继续调查下去只会使数据变得冗余。饱和可能发生在访问 10 人之后,也可能直到访问 100 人才出现饱和,饱和样本量与研究内容和性质等有关。

(六) 获得进驻研究地点的许可

开展一项量性研究时,研究员首先要与当地卫生保健机构和机构审查委员会(IRB)协商并获得他们的许可,然后在当地定居一段时间展开调查研究。质性研究的研究者会在研究对象工作或生活的地方展开调查,在此之前研究者也需要获得当地 IRB 的许可。另外,为了获得研究基金,研究者还必须证明这一研究计划已经得到了当地 IRB 的支持。

一般情况下,质性研究的研究者要试图去联系当地的关键人物。在人种学研究中,这些个体被称为主要参与者,他们或许能够帮助调查者与潜在的研究参与者取得联系,这些潜在的研究对象可能会为研究现象提供有价值的信息。

(七) 保护被研究者的权利

在质性研究中,研究者与研究对象间很容易相互影响,因此,质性研究中的伦理问题比量性研究更重要。也正是由于研究者与研究对象间亲密的关系,人们才愿意把很私人的信息告诉研究者。

质性研究中通常是不用考虑匿名的,因为研究者知道研究参与者的身份,然而,保密是一个很重要的问题,研究者必须特别留心保护参与者的身份信息。样本量通常是比较小的,又因为调查结果是以丰富的叙述信息形式呈现的,因此很容易鉴别出研究对象,所以,在研究报告中,研究者必须省略关于研究对象的重要的人口学信息。例如,研究者可能会省略年龄、受教育水平和职业等信息。

(八) 收集资料

质性研究中常用的资料收集方法是访谈法和观察法。访谈法是指调查者与调查对象面对面或电话交谈以获取答案。与量性研究相比,质性研究中所运用的访谈法的组织性和结构性不强,其难度更大,初学者需要在经验丰富的老师的指导下不断训练才能胜任。观察法要求调查者作为环境的一部分,然后对这一环境中的人、群体和文化等进行直接观察并记录相关信息。其他类型的资料收集方式包括开放式的问卷调查,日记,生活史,官方文件,信件,照片等。

(九) 分析资料

量性研究中的资料分析就像给选择题或判断题评分,每一个题目的答案和分值都是确定的。相比之下,质性研究分析资料就好比给问答题评分,每个人都会根据自己的理解而有独特的回答,所以评分也会更难。

在质性研究中,分析资料是在电脑软件程序的帮助下对参与者各种言语的表述和谈话笔记等进行整理、分类,然后对这些资料进行解释和分析以得到一些新的发现,进而将这些发现像讲故事一样呈献给读者。与量性研究相比,质性研究的资料分析比较随意,没有特定的规则,通常在开始收集资料的同时就会进行资料分析,工作量也会更大,一个大的研究可能需要花数月的时间来整理和分析几千页的谈话笔记。

（十）解释资料

质性研究和量性研究一样都需要对调查所得的资料进行解释,然而,在质性研究中,这一步骤并不像量性研究那样清晰。资料的解释总是与资料收集同时进行,研究者一遍又一遍地整理和分析从参与者口中获得的信息,希望获得有意义的东西。他们沉浸在资料的世界中,不断地寻找与研究主题相关的东西。尽管质性研究的研究者一般不会试图概括他的研究发现,但他们会花较多的时间致力于探究研究结果的实际应用价值,并在研究报告的末尾标注这一问题。

（十一）阐述研究成果

目前研究成果可以借助多种媒体或媒介以多种方式来呈现,越来越多的质性研究在各种杂志上发表文章。

（十二）运用研究成果

一项科学研究,在得出研究成果或发表研究报告后,最重要的内容就是将研究结果运用于实际。研究者通常会在研究报告的末尾阐述此项研究的实用价值,教会读者怎样运用这一结果。

综上所述,在护理研究领域,质性研究的发展较滞后于量性研究,但近年来越来越多的护理研究者尝试涉足质性研究领域,护理学研究的发展前景将会更广。也有一些研究者建议在一项研究中同时使用质性研究和量性研究这两种方法,又称为混合性研究。

二、质性研究设计的类型和特点

本节我们将详细介绍六种不同类型的研究设计以及它们最大的特点。

（一）现象学研究

现象学研究在质性研究中是最好掌握的,但是它的研究对象却是很少被人关注到、被知晓,甚至可以被称作边缘化的个人或者群体。现象学研究的重点就是这些研究对象的某些生活经历以及这些经历给他们带来的意义,核心就是寻求和认识现象背后的真实含义。例如研究社区老年高血压病人的不遵医行为。

在研究之前,研究者需要有一个"自我曝光"的过程。什么叫自我曝光呢？简单来说,就是清理自己本身的想法。当确定研究课题后,研究者总会不自觉的预测,无论是预测研究对象的想法亦或研究的结论,都是有可能的,特别是在现象学研究中,研究者一定会设身处地考虑。但是实际上,研究过程并不需要这些。为了得到真实的资料,研究者必须抛开自己的想法,接受来自研究对象的一切内容。

在研究的过程中,研究对象的与课题相关的经历以及对于体验的真实感受都会通过采访、书面交流方式等被记录下来。研究者可能会提出一些开放性且不具有诱导性的问题来引导研究对象尽可能具体而全面的说出自己的真实感受。此时,对于研究者来说,应将自己与研究对象放在同一个位置上,去倾听,去感受,这样才能正确了解这些生活经历对与研究对象的意义,并且应当一边收集资料,一边分析资料。

现象学研究不仅存在于质性研究中,在量化研究中也是存在的,但是两者方法的运用差别是很大的。在质性研究的现象学研究中,当研究者缺乏哲学背景知识时,这种研究可能会变得异常困难。尽管它常被人称作为软科学的一种,但是它仍然是非常严谨的。建议刚接触现象学研究的新手找一个有经验的导师从旁指导。

（二）人种学研究

人种学研究致力于以共享文化的群体为研究对象进行资料的收集与分析。整个研究过程就是对一个人群的文化或者亚文化以其生活方式的系统的观察、描述、记录以及分析,最终可以达到对已有的社会文化理论进行检验,甚至提出新的理论。

在人种学研究中,对研究者的要求与现象学研究不尽相同。研究者要暂时放弃自己明确个人见解与信仰,然后融入研究对象的群体,切身体会研究对象的真真实实的习惯、礼仪、甚至风俗。而对于研究对象,则可大可小,大到一个种族,小也小到一个护理单位或者一群护士,这取决于研究者的研究课题。

人种学研究提出了一个独特的概念,称"Key Informants",可以叫做"关键信息提供者"。这种人对研究群体的文化应该知之甚多,是可以被称作"长老"的人物。通过他们了解到资料有可信度的保证。对于这种关键人的采访,可以为研究者提供新的想法,甚至达到人种学研究的最终目的——文化的发展。

不得不说,人种学研究方法对于护理研究者来说还是一份新鲜的血液,尽管它在人类学研究中历史悠远,甚至早已成为主要研究方法。但是值得一提的是,人种学研究在护理领域有着独特的地方,因为它为护理研究者提供了一个发展的角度来了解护理与卫生保健,是别的研究不可替代的。

（三）扎根理论研究

扎根理论是由两位社会学家 Glaser 和 Strauss 提出的一种质性研究方法,它主要运用归纳与演绎来进行理论的构建。它刚被提出时,由于专业化的术语过多,很难被研究者理解,但随着时间的推移与应用的增多,它已经逐渐被人们接受,并且得到了发展及完善。

扎根理论,顾名思义,就是将理论的产生扎根于资料的收集与分析,由此也可见,在这种研究方法中资料收集与分析的重要性。通常情况下,扎根理论是在自然条件下通过广泛性访谈、参与式观察等对社会现象进行深入细致和长期的研究。由于每个研究对象都是不同的,为了达到资料的饱和,研究对象的选择就不再采用概率抽样,而是使用理论抽样,即选择具有与研究课题相关特质的对象,且这个选择标准会随着对原始资料的分析而发生变化。在分析资料的过程中,一个新的概念"持续比较"被提出。它包含了扎根理论的精华,即资料的收集与分析同时进行,通过对资料的编码形成理论命题与条件,进而将其带回资料中进行检验以对理论进行修正与发展。

在扎根理论中,一旦概念群被确定下来,研究者需要立即查阅文献以检查是否已经有相同关联早已被发现,这个过程在量化研究中被称为文献查新。但是它们是有区别的,在量化研究中,查新被放于开展研究之前;但在质性研究中,可以看到的是,在开展研究之前,并没有提到任何查新步骤。这是为什么呢？很简单,这项工作很容易限制了研究者的创造性。一个新的理论的开创就是需要一个灵活且开放的头脑,要对新的信息有敏感的直觉,而不能被已有的内容所限制。

扎根理论相对于其他的研究来说,更多的将注意力放在理论的产生而非检验假设,再加上它的"持续比较"的方法,使得这个由社会学家提出的理论在护理研究领域有着重要的地位。

（四）历史研究

近些年,护理学逐渐完善这个领域的方方面面,例如建立更细分的专科。若是将护理比作一个胎儿,现在或许就是它的末端肢体由一整块逐渐发育成蹼进而分为十指的时期。当需要从长计议的时候,就轮到历史研究发挥作用了。历史研究注重鉴别、定位、评价和统合过去的资料。当然,它还肩负着把过去引申到现在甚至未来的任务。历史研究正是扮演着源头的角色。

尽管如此,真正将历史研究用到护理科研中的人并不多,绝大多数研究者都是喜欢实验性研究的行动派们,在他们眼里,历史研究只能被称为"查究"。事实上,历史研究和其他研究在很多方面都是一致的,都需要确定研究课题,回顾文献、阐述问题、最后收集资料和分析资料。不过必须承认,历史研究确实是比其他的研究更难以掌握,对研究者也有着更高的要求,除了基本素养外,还需要有强烈的好奇心、长期坚持的耐心、不屈不挠的韧心和刨根问底的疑心。

历史研究的资料通常是在历史物品、历史文献中寻找的。物品本身就是证据,而文献则会包含大量的印刷材料,甚至还会有一些被记录下来的口头报告。这些材料可能会散在很多地方,比如说图书馆、档案室、或者个人收藏。但是更多的有价值的材料可能早已被遗落在历史中,因为如果不做这个研究,没有人会意识到它们的重要性。

历史资料的来源可以被分为主要来源与次要来源。主要来源就是通常说的第一手资料或者直接证据,例如口述历史、手写记录、日记、目击证据、图像资料、实物证据等;而次要来源则是第二手甚至三手四手资料了。也正因为如此,对资料的评估显得尤为重要。历史研究中的资料需要从内外两方面评估。首先要纳入评估的是外部考察,要考察资料的权威性和真实性;如果外部考察过关,就要进行内部考察,此时就要考察资料的准确性。总的来说,就是一方面建立资料的有效性,另一方面建立它的可靠性。

尽管目前能掌握历史研究的护理研究者并不多,且研究对象也大多集中在护理领域领头羊身上,但是其广度与宽度的发展趋势是不可忽视的。

（五）案例研究

案例研究是对个人或者一群人的深入考察。当然也不局限,它也可以用来考察制度或者习俗,例如临终关怀。案例研究方法发源于社会学,但是经常被运用到人类学、法学、医学等多个领域。在医学领域中,案例研究主要针对特定疾病。在护理领域中,案例研究方法会被拿来回答一些问题从而能深入探索一些实际的临床问题,例如病人和护理人员如何应对化疗时的呕吐现象。有人可能会问案例研究也是量化研究的一种,怎么出现在质性研究中。事实上,它既可以是量化研究,也可以是质性研究,这完全取决于研究者设计研究的目的。

案例研究的资料收集渠道可谓是多种多样,可以通过问卷调查、采访、观察、研究对象的记账本等。举个例子,护理研究者可能会对糖尿病病人对胰岛素泵的反应感兴趣。通常会对一个或一群糖尿病病人进行一段时间的研究才会确定他们对胰岛素泵的反应。最后护理研究者会针对每天的记录来分析并做出结论。

案例研究的资料评估使用的方法是内容分析。它包括对交流信息的归纳与考量,然后总结出一些话题。就拿刚才的糖尿病病人胰岛素泵的反应来说,研究者通过阅读每日的记录,会总结出一些话题,例如:由于严格的注射时间表而得到更多自由的生活、正常的生活、疼痛的释放等。

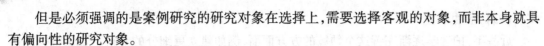

但是必须强调的是案例研究的研究对象在选择上,需要选择客观的对象,而非本身就具有偏向性的研究对象。

总结来说,案例研究很省时,但是花费很多。而且存在一个研究对象流失的问题。不过它有它独特的一面,这是不容忽视的。

(六) 行动研究

行动研究,顾名思义,是一种探究提高实践的行动和研究这种行动带来的影响的质性研究。行动研究通过一个"行动-反馈"循环圈来改变临床现状。一般情况下,行动研究的进行都会将地点放在一个特定的医疗机构。和其他质性研究一样,它也并没有可能会出现的结论。它的特点在于答案的发现就在实施的过程中,不像其他研究,有结论到运用所得有一个延迟的过程。

三、评判研究质量

每个研究都应该有一套自己的评判标准。但是不同于量性研究,对于质性研究的评判相对来说是很困难的,没有一个确切标准,毕竟每个研究都有自己的一套,每个研究都是独一无二的。

相信通过前一节对各个研究设计的分析,对于质性研究的评判,有一个核心词是会被细心的人发现的,那就是——可信度。借用 BECK 提出的一个五条标准来评判可信度:资料的可信度、资料的恒定度、结论的可验度、结论的应用度、过程的真实性。

下面提供一些问题供大家评判:

1. 这个现象是否用量化研究会更适合?
2. 这个研究是否将重点放在研究对象的自然生活体验中?
3. 是否用到具体的质性研究方法?
4. 这个研究的发现是否对护理领域有重要意义?
5. 研究者是否清晰描述如何选择研究对象?
6. 研究对象的数量是怎么确定的?
7. 研究报告是否详细提供了资料收集和记录的过程?
8. 研究报告有没有明显的偏向性?
9. 研究所采用的资料分析方法是否和研究目的和结果相关?
10. 研究结果是否清晰却不需要专业背景知识即可理解?
11. 建议是否基于研究结果,有益于更深的研究?

初时,研究者可能会非常不情愿去评判质性研究。当对研究的课题不熟悉的时候,评判者会觉得自己缺乏相应的专业知识所以不够格去评判。但是旁观的评判者却能反映出一份研究报告是否可以将资料的收集分析过程完整的展现出来、是否用资料将概念描述清楚、是否能用最终结论或者理论去解决相应问题。这都是一个评判者可以做到的。

综上所述,很多护理人员对质性研究都很感兴趣,因为它侧重于洞察和理解个人对事件和环境的感知。每一种研究设计都有其独特的一面:现象学研究通过参与者的描述研究现象的本质;人种学研究通过关键人了解一群人;扎根理论从资料中创建理论,然后再回到资料中修正与完善理论;历史性研究注重历史给现在及未来提供的信息;案例研究将理论实践化,从而提高实践的质量;行动理论研究行为的改变带来的变化。当具体的课题选定时,不同的研究设计可以提供不同的角度,总能找到一个适合的。

(李　节)

附实例:

关于艾滋病的认知描述的现象学研究

引自:Anderson EH,Spencer MH. Cognitive representations of AIDS[J]. Qualitative health research,2002,12(10):1338-1352.

不同疾病的认知表征决定了各种不同的行为。艾滋病病人如何看待其所患得疾病是认识病人遵医性和健康行为的关键因素。本研究旨在描述艾滋病病人对其疾病的认知表征,采取目的抽样方法调查58名艾滋病病人。采用Colaizzi(1978)的现象学研究方法,研究工具具有可靠的信度和效度。研究中从病人陈述的175个关键词中提取出11个主题词。艾滋病病人主要将艾滋病看待为死亡、身体损害或者仅仅是一种疾病。他们的应对方式主要是不去想疾病、期望寻求合适的药物治疗或自我照顾。调查艾滋病病人关于艾滋病的认识有助于护理人员评估护理措施并能加强医护关系。

一位53岁的老人,有吸毒史、犯罪史,无家可归,并使用美沙酮维持给药,他对艾滋病的描述:

"HIV病毒就是彻底损害健康的一个罪魁祸首。与其感染HIV,还不如杀了我,因为艾滋病夺走了我生命的一切。患有艾滋病就如入狱一样,它剥夺了我的一切。而我能做的就是等死。我感到非常害怕和伤心。大多时候我不再能照顾自己。然后会开始想我患的病,不敢相信那些医药治疗是发生在了我的身上。"

迄今为止,全世界有3600万人(疾病预防和控制中心,2001b)感染HIV病毒并发展至艾滋病晚期。在美国,448 060死于艾滋病相关的疾病,超过322 000忍受着艾滋病,这是据报道的最大数字。95%艾滋病病人需依赖逆转录药物控制疾病,这种药物对抑制病毒复制和控制突变链转录十分必要。但是依赖这疗法只能控制病情并不能治愈艾滋病。艾滋病病人经常伴有许多使用逆转录病毒药物的不良反应,如药物剂量使用不当、体重严重下降、生存质量下降等。如今通过降低药物滥用以及性行为的发生使艾滋病的发生率有所下降。为了达到更大的个人及公共卫生利益,探索艾滋病病人对疾病认识以及针对疾病的自我调节模式框架将十分有帮助。

在疾病认知的自我调节模式中,病人作为主要的问题解决者,通过自我对疾病威胁的认知应激反应,形成行为。在这一过程中,病人将内部刺激(如症状)或外部刺激(检验结果)转化为自身理解和适应的自我认知和情绪反应。同时情绪影响了疾病认知的形成并能激发个人行为或促使自我去摒弃某些行为。该模式的最后一步是评价处理方法的结果并提供反馈以进行进一步信息处理。

虽然疾病认知十分个体化,但它是引导应对方式和评估后果的中心框架。病人对疾病的理论认识依赖与许多因素,包括有个体经历、疾病史、外部信息。一种疾病认知过程有五个属性:特性(如标记,症状);时间线(如开始时间、持续时间);可感知的原因(如性别、压力、遗传);后果(如死亡、残疾、丧失社会能力);可控性(如可治愈、可控)。

这些属性都分别有抽象形式和具体形式。例如,"特性"的抽象形式表现为标记(如艾滋病),它有具体形式为症状和体征(如恶心和呕吐)。症状是用于描述疾病的线索,帮助一个人正确或错误地认识疾病。虽然症状与高血压在医药上并无关联,但研究发现,那些相信药物可减轻症状的病人有更好的遵医行为并更好地控制血压。

由此可见,了解个体如何认知艾滋病以及他们的应激反应,可以有助于促进病人遵从治疗方案的行为,减少高危行为,促进生存质量的提高。现象学研究学提供了丰富的描述性数据因此成为推演认知表征的理想研究方法。因此,本研究主要目的是在现象学研究背景下探究病人的艾滋病的经历和对疾病的认知。

1. 文献综述

Vogl 等在 1999 年对 504 名未使用蛋白酶抑制剂的非卧床艾滋病病人的研究中发现,病人出现较多的症状有担心、疲劳、伤痛、疼痛。症状的多少及其严重程度与心理因素及每况愈下的生存质量有关。研究显示有静脉注射毒品史的病人表现出更多的症状以及更大的痛苦。相比之下,在对 45 名艾滋病病人的电话随访调查和图表回顾中发现蛋白酶抑制剂疗法伴随着体重升高、CD4 计数升高、HIV RNA 反转录链减少、机会感染减少以及生活质量的提高。

在关于来自病人角度的疼痛研究中显示 249 名艾滋病病人经历中度疼痛,却只有80%的病人采取了有效控制疼痛的措施。疼痛程度越高,生活质量越差。在关于疼痛的现象学研究中,艾滋病病人不仅将疼痛视为一种生理症状而且是经历身体受损、难以消除或者是源于社会的疼痛。

Turner(2000)在针对艾滋病病人的解释学研究中发现,艾滋病相关的损失是一种强度的、反复的痛苦过程。损失包含着生活中的损失和生活之外的损失这两种。同样的是,Brauhn(1999)对 12 名男性和 5 名女性的现象学研究中发现,虽然艾滋病病人将疾病视为一种慢性病,但疾病对于他们本身有着深远而普遍的影响。参与者计划以审慎乐观的态度去面对未来而只是想疾病好的方面。

McCain 和 Graming 在关于艾滋病应对方式的现象学研究中指出应对中经历三个过程:忍受死亡、与病魔反抗、精疲力竭而放弃。Koopman 等人发现,在 147 名 HIV 阳性人群中,那些收入越低、行为或心理上失与应对疾病、以缺乏安全感或者焦虑的方式处理人际关系的病人有最大的心理压力。Farber,Schwartz,Moonen 和 McDaniel 也得出了类似的结果,指出心理压力越小,生活质量越高,对世界、人及自我价值有更积极的信念,病人越能适应疾病。Fryback 和 Reinet 在其对女性癌症病人及男性艾滋病病人的定性研究中表示精神因素是影响身体健康的主要部分。据报道那些在疾病中认识到生活意义的受访者相比诊断之前有更好的生活质量。

Dominguez 将墨西哥艾滋病女性病人生存的基本要素总结为在绝望中努力的忍耐这一让女性的自尊和存在受尽威胁而又致命的、有传染性、备受社会侮辱的病魔。那些女性病人被眼睁睁看着经历羞辱、责备、另眼相看他们的孩子而只能选择沉默。一个关于五个患有艾滋病的非裔美国女性的现象学研究中出现了 12 个主题词,分别涉及暴力、震惊、拒绝不确定性、幸存者。研究指出因其复杂的经历,我们需要在采取有效的医疗措施之前对女性病人有更好的了解。

针对艾滋病病人对疾病的认识和描述的研究几乎没有。因此本研究着眼于艾滋病病人如何认知和描述他们的疾病,填补了空缺。

2. 研究方法

2.1　抽样

采用目的抽样方法,抽取艾滋病病人男性 41 名、女性 17 名参与现象学研究。受试者中主要是黑种人(40%)还有白种人(29%),西班牙人(28%);平均年龄为 42(SD = 8.2);52%的人处于高中以下的教育水平;53% 未婚,但大多数都有交往对象。CD4 平均计数为 153.4(SD = 162.8),平均病毒载量为 138 113(SD = 270 564.9)。从被诊断出艾滋病到接受访问的平均时间间距为 106.4(SD = 64.2)。受试者纳入标准为:被诊断为艾滋病;年龄在 18 岁及以上;可以使用英语进行交流;简易精神状态检查量表得分在 22 分以上。

2.2　研究设计

在现象学中,研究者由认识和经历向上或向下推演以更深层次的理解某一现象。这种方法试图从新视角分析生活经历来推演出丰富的描述性数据。曝光是一个排除个人的信念、情绪和感觉,使人体更加开放和诚实表露其对某一现象的想法的过程。作为一个艾滋病的医护人员和研究者,参访者有必要努力和尝试着曝光他们的经历。研究中排除采访者的病人。

Colaizzi 指出现象学研究的成功取决于问题的深度是否触及至生活经历并与理论解释有所区别。探究病人对艾滋病的认识挖掘了先前研究中未涉及或临床上未与医护人员分享的个人经历。

2.3　研究过程

获取相关大学机构审查委员会和医院审查委员会的许可之后,选取满足纳入标准的人群并邀请其参与研究。研究员对以下三个区域的艾滋病病人进行为期 18 个月的访问:医院诊所,长期护理机构,住宅区。所有的采访内容均进行录音和记录。研究中让受试者处于多种生活情境中,就个体计划、出院、回归正常生活或疾病进展相关问题进行无重复的随访。研究中有 1 位受试者存活时间短于 4 个月。每次访问持续 10 ~ 40 分钟直到受试者没有新的内容出现。由于那些未认真考虑过艾滋病的人提供了很短的访问内容,因此,为了获取更加丰富的数据和多样性的主题,本研究选取了 58 位受试者。

经获取受访者知情同意书之后,要求每一位口头阐述一下几个问题:你患艾滋病的经历是怎样的? 在你心里你是怎样看待艾滋病的? 或你怎样描述艾滋病? 艾滋病对你的生活产生了哪些影响? 随着认知描述内容的丰富,通过让受访者描绘艾滋病并解释其描述内容以使受访者更深层的认识显而易见。其中 8 为受访者描绘出了艾滋病的印象。

采用纸质问卷获取背景信息,采访近期 CD4 和病毒载量值由病人一览表获得。根据协会政策,给予长期护理机构参与者和居民 $5.00,临床参与者 $20.00。

3. 数据分析

采用 Colaizzi 的现象学研究方法分析参与者的叙述。采用这种方法,多次阅读书面叙述,获取一个总体的感觉。从每一份叙述中,辨别出直接表示艾滋病生活经历的重要词组或句子,并将其意思简化阐述。将简化阐明的意思归类于不同的主题,并保证主题词与参与者叙述意思相符合。最终结果整合为一个对艾滋病的有深度的、综合性的图表。一经获取相关主题词和描绘,研究者的最后一步是让一部分参与者再次检查结果是否有效,如果新的数据出现,就将其加入最终的描写中。

通过应用检验、信度和效度,保证研究过程的严谨。检验是达到研究项目的效度的第一步。经过文献搜索、依靠现象学研究方法、曝光过去经历、进行现场记录、利用充分的例举、鉴别阴性案例、采访持续到所有数据收集完成这一系列过程,达到以上的标准。信度是研究过程中的一个评估,可通过综合多种数据收集方法(观察、采访和制图),用更有经验的研究院进行数据分析和处理,使参与者、资料主要提供者、审查跟踪员进行检查确认,以实现研究信度。效度是研究的结果性目标,它基于可信度和外部评论。

4. 结果

研究中从 58 份逐字记录的文本中凝练了 175 个重要说明。表 1 列举了一些重要说明以及其简化意思。将简化意思组合在一起最终得到了 11 个主题;表 2 列举了其中的两个从受试者重要阐述中整合出的主题。

表 1　关于病人描述中重要语句及其概括意思的选择性举例

重要语句	意思概括
在开始,我意识到我真的患了这个病,虽然它使我很烦恼,但在我看来它并不是一件很突然的事。我知道它是一件如此糟糕的事,它让我精神受挫。	艾滋病是一件令人受挫的现实以至于病人难于说出"艾滋病"这个词。
(艾滋病)不可能治愈的疾病,意味着恐惧和死亡,你开始以你最好的方式去抗争;你开始用自己的一切来与他抗争以求生机。	艾滋病是一个如此危险的疾病,以至于你需要把每一个血管都倾注与斗争中以得到生还的机会。
我看到许多人从一个健康的人沦为一无所有的人——骨瘦如柴,极度恶劣。我有很多朋友都是那样从我身边消失。到最后什么都不是。我过去常常是一个柴油机器。我甚至不能搬运杂货上一段楼梯。	随着经历身体的改变,艾滋病对身体的消耗主导了思维。
第一印象——死亡。立刻是恐惧和死亡。那是因为我比任何人都了解的更好。现在是毁灭。帕克们吃光你所有的免疫细胞,以致于你没有能力防御。	一个对艾滋病的强烈认识就是死亡和毁灭,没有任何能赢的希望

表 2　采用相关的简化意思举例两个主题

致命的身体损害	毁灭生活
身体改变包括口干、体重下降、精神状态变化	生活观完全被改变
劳累、视力损害、全身症状	没有机会组建一个家庭
大屠杀的受害者	生命停止了
全身压疮,卧病在床	不能在工作
体重极度下降	将不能与女性有任何正常关系
以一种可怕的方式死亡	不确定一天一天下去会发生什么
从一个健康的人变得骨瘦如柴	努力工作却失去一切
身体损害	

5.1　主题1:不可避免的死亡

疾病最终负面预后是艾滋病病人一个趋向性的感觉。采访过程中受试者很迅速且自发地回答艾滋病就是"死亡，就是死亡""麻风""噩梦""黑云""总是跟在你背后的一股邪恶的势力"。艾滋病病人明显地表示出一种难以逃避的感觉，他们描述为"幽浮魔点，一种巨大的果冻，总是朝你逼近试图吞噬你，就好像掉进了一个走不出的洞里"。另一种说明是"艾滋病就像是一个杀手，随时都会听从上帝的指令降临到你的身边"。

一个西班牙艾滋病病人在阐述中明显有一种挫败感，他们直接说自己就是一个将死之人，他说道："患上艾滋病你就仅剩一次抗争的机会，一旦这个字眼进入你的病案，就意味着你买了通往死亡的车票"。

一个 29 岁的女性，在采访前的 9 个月被诊断出患有艾滋病，她画了一个簇拥在黄色花海中的带有细腻的红色坟墓，并在墓碑上写着"愿逝者安息，深爱的妹妹和女儿"。越过坟墓，她画了被乌云遮盖的太阳，用以象征亲人对她的逝世伤痛。

5.2　主题2：致命的身体损害

这一组，受试者主要集中在疾病给身体造成的改变。艾滋病病人被看做是骨瘦如柴，极度虚弱，深陷痛苦，精神萎靡，卧床等死。许多受试者的描述一致，例如，看着家庭成员或朋友死于艾滋病或是成为这场大屠杀的受害者。他们感到这是一种令人畏惧的结局，给人带来深深的痛苦。他们认为身体形象预示着身体健康状况和死亡时间。

一位女性病人将艾滋病描述为一场骨骼的哭喊。一个等着在 44 岁生日前夕做喉头切除术的极高又瘦男性在描述艾滋病时说："看看我，就知道了"。另一个人回忆着电影《费城故事》里的 Tom Hanks 说："那个在医院的伙计，变得那么苍老，那么瘦弱。你会开始担心……你并不想那样结局，我讨厌这种我所见的艾滋病给我留下的印象。"一个 53 岁伴有十年艾滋病史的老人把艾滋病描述为一个长着很多个犄角、眼里充满血丝、满口锋利牙齿的魔鬼。他说那个魔鬼嘴里从牙缝里滴着血，试图吸干你的血液。还有一个人把艾滋病描述为一个生气的长满红色牙齿的紫色动物，他说"紫色的牙齿象征着淤青，红牙齿象征着毁灭。"一个 36 岁的女性黑人在她的画里表现出艾滋病对于身体和心理的巨大危害。在她的画里，自己躺在一个被丈夫和孩子围绕的床上。她写着，"从头到脚的疼痛，没有头发，75 磅，不能动，不能吃，孤单而害怕。亲人永远爱着你，而你却不能再爱他们了。"

5.3　主题3：毁灭着生活

人们会为逝去的人伤心。一个 41 岁的男性这样描述艾滋病："因为我的生命被其吞没，我不可能再与朋友一起四处闲逛或是在公园散步"。另一个人写到："我的生命已经停止了"。一个 48 岁的女性说："我感觉我好像已经没有生命了，艾滋病已经改变了我所有的看法"。

"诊断出艾滋病后，我所有美好的梦想：结婚、生孩子、工作都破灭了。艾滋病对每一个生命的影响都是那么难以估量，从丧失工作能力到失去孩子、家庭、财富和自我存在感。想着离开孩子、家庭和朋友的决定那么艰难却又是现实"，一位 4 个年龄在 8～12 岁的小孩的妈妈这样说："这是一个你不想患上却实际患上的疾病，因为它是那么的糟糕。有时我因为这个病而感到伤心。我将不久于人世，可是我还有孩子。我真的不舍离开他们。我想看他们成长，关注他们的一切。可是我知道那是不可能了"。

同样，受访者感到生活的巨大破灭，犹如下面的这段话所说："它不仅夺走了我生活的一切而且还颠覆了我的生活。我不能做我以前常常做的事。因为她我失去了房子，失去了所有我努力工作挣来的一切。"一个有 2 个男孩的 44 岁的母亲伤心地说到："它毁了我的生活。

我失去了我的孩子,不能再照顾他们了。它还改变了我的自由和人际关系。因为我一直病着,我没法照顾我的小儿子,所以他被迫远离了我。"

一个女性黑人对艾滋病对她的生活产生的深远影响描述如下:现在我的一切都不同了,我的样子、说话、走路、每天的感觉都变得不同了,我真的失去了我原本的生活,失去了很多很多,因为我感到很伤心,甚至都不想去考虑它。

5.4 主题4:期望适当的药物治疗

这一组,人们关注艾滋病的药物治疗或治愈方法。受访者怀着深切的希望,期待研发的药物能够帮到她们,或是在她们的余生能够发现治愈的方法。一个人这样描述,"你逐渐变得很焦虑,不断地期望今天能收到关于新药的好消息或者听到一些对疾病有所帮助的好消息"。另一个在3年前被诊断出艾滋病的病人认为,"即便她们告诉你尝试所有的新药或一切治疗方法有可能让你能够正常生活和增长你的寿命,我想,时间会说明一切。"

而有一些受访者被告知没有能供她们使用的药物。一个31岁女病人,患病长达16年,据她报道,她们不可能研发出能阻止我们患病的药物,所以我不会使用任何艾滋病药物。其他的人说她们正等待着看身体对那些新开的ART药的反应。一个西班牙人清晰地说出他的研究,我尽力不为这个病感到困扰,因为我的病毒载量以及其他结果值非常低。那些药物对我不起任何作用。我作为医护人员兼病人将会一直努力去发现有效药物。只要我还活着,我就会乐此不疲。

许多人都希望找到治愈方法。一个10年前被诊断为艾滋病的53岁男性说道,我现在很高兴待在这里,而且希望在这里等到他们有新的发现。另一个人说,仅仅为了寻求一个治愈方法,我才一直坚持着。相反,一个9年前被诊断出艾滋病的男性陈述,"没有任何治愈方法,我也没看到任何新的发现。"一个56岁的男性,患病长达13年,表达了同样的观点:我不认为会有治愈方法,没有任何的转机,就算有也不会是我活着的时候。

5.5 主题5:自我照顾

艾滋病病人尝试着通过良好的自我照顾来控制病情。这在以下的回答中表现明显:"如果我不照顾自己,我想我会死于艾滋病","如果我不照顾自己,我必死无疑。"一个西班牙男人解释说,"我们从不知道自己将活多久。如果想再多活几年,我不得不照顾自己。"一个女性说起她应对时的恐惧和付出:"我非常害怕——体重下降,失去理智或是类似的事。虽然我很恐惧,但是我不想被这些击垮。我认真地思考,无论将来发生了什么。我会情不自禁地想到这些。我努力照顾自己,不断前进。"

关于如何照顾自己并不总是那么明了。饮食和服药看似成为主要的焦点。"每次我起床,我想到的第一件事就是吃饭和服药。如下的叙述中这一专一目的进一步表现,"我想不起任何事情除了好好照顾自己,以便我能活得再久一点。吃药,活得久一点。"

5.6 主题6:仅仅是一个疾病

这一组的印象中,人们认知上认为艾滋病病因是"一种看不见的病毒","像一些感染,""一种常见的感冒,""一种微型窃听器。"一个受访者轻视外部病因,把艾滋病当做是一件麻烦事,另一个看做是一副坏牌。

一些趋于正常的艾滋病病人把艾滋病看做是一种慢性病。就像癌症和糖尿病人,艾滋病病人觉得他们需要继续她们的生活,不能只想着自己的疾病。她们臆测如果按时服药,接受治疗,就能像癌症病人和糖尿病病人一样控制病情。但并未提及其他慢性病出现的心理和身体上的影响。以下的两段摘录说明了这一疾病的想象：

艾滋病就是一个疾病。自从我来到志愿团队以及其他等，她们告诉我就把艾滋病当做是像癌症或糖尿病一样，做你该做的事。吃完药，然后把药放在一边，这样你就会活得更长。

艾滋病就是一个可控制的疾病，不是一个诅咒。我可以在我们的余生控制它。我非常幸运。我一点问题都没有。我坚持保持着这种想法。可能这是一种错误的想法，但是这让我变得更好了。

有时，关于艾滋病的一些说明在科学上是错误的，但却不失为一种好的处理方法。一个男人这样描述艾滋病："它就是一场病，一种癌症的形式，可能会伴随你好多年，从诊断确认开始就伴随着。"

5.7 主题7：时刻保持警觉

这一组，人们集中表现为在与病魔斗争中过度警觉。在疾病的长期困扰中，人们的每一个血管都用来与这改变生活的病魔做抗争。一个48岁的老人在采访前6个月诊断出艾滋病，他说，"我不得不关注疾病，因为如此严重以致让我失业。"另一个男性，患病长达6年，在他的回答中非常坚定地表示："我是一个战士，直到找出治愈方法，我将不会放弃。"这些想法基本上是积极的，正如以下关于艾滋病像是野猫的抓伤并不严重的描述：

对我来说艾滋病有点像在头上的野猫，盯着你的脸，咆哮着，猛咬你。只要你留心，就可能使其不逼近。如果你放手或是不注意，它会伸出爪子抓伤你。这对许多人来说，不是一件超级严重的事情，却是一件值得注意的事，它会让你住院或发生类似的事情。于是你逐渐非常严格地遵守规则，更不会放手。如果你放手，它就会从你身上辗过。

保持警觉不仅用于控制自己疾病的进展，而且还保护了他人。一个3年前被诊断出艾滋病的女人说，只是有意识地注意一下，因为当你有孩子或是和亲人住在一起，你不得不要非常地谨慎。你逐渐随时随地都有这种意识。你不得不在脑中回想，自己已经患了这个病，不想别人也跟我一样。甚至你一次都不能在孩子受伤时出现。

5.8 主题8：不去思考的魔咒

一些病人非常地努力去忘记疾病，有的时候，是遗忘治疗的需要。有一些没有任何艾滋病的想法。想到艾滋病就会变得愤怒，焦虑，伤心和抑郁。不去想艾滋病看起来很有魔力地抹去了现实，这提供了一个控制情绪和疾病的方法。一个41岁的男性，患病10年，这样描述艾滋病：

这是个疾病，但我并不认为我得了这个病，因为只要你一想到患有艾滋病，就会有很多负面东西侵袭而来。这更像是一场思维游戏。为了尝试和维系生命，你甚至想都不能想它。不把它放在心上。

从病人在描述中不提及艾滋病这个字眼，而是用它代替，可以看出病人尽力不去考虑艾滋病的程度。一个44岁西班牙女性说，"它是一件痛苦而伤心的事，它是一件令人生气的事。我不会过多地去想它，我尽力忘却它。"另一个女性说道，"它是一次可怕的经历，非常糟糕，我甚至不能去解释它，我从不想它。我努力地不去想它，就是不去想它，就是这样，从心里略过它。"

5.9 主题9：接受艾滋病

这一组，认知表征的重心在普遍接受艾滋病的诊断。接受患病的事实对于病人良好的

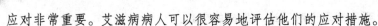

应对非常重要。艾滋病病人可以很容易地评估他们的应对措施。

一位西班牙女性说道,"我不在否认我患了这个病。"一位 39 岁的中年西班牙男人,患病 8 年,他说,"不论你喜欢与否,你都必须处理这个疾病。"另一个人说,"你不得不忍受它,处理它,而这就是我现在一直在努力的事情。"一位患病 13 年的 56 岁男性总结了他的应对方法:无所谓你是否适应它。你会怎么做呢? 那是一条生命。随你怎么做。我很高兴。我吃得好还能照顾自己。我经常外出,不让这件事局限我。有时你不喜欢这样,但是因为这已经是无法改变的事情,你不得不接受。

最近很多被诊断出有艾滋病的病人变得努力去接受他们的疾病。一位在 2 年前被诊断出患有艾滋病的黑人在他接受的过程中曾犹豫过:"我讨厌那个词。我仍然尽力接受它,我想,是的,我一直在尽力去接受。"然而,他也说到他避免考虑艾滋病且不在家庭中公开谈论这些。另一位 3 年前确诊的男性先前写到:

我还是不相信这一切发生在了我的身上,它占据了我所有的时间去控制它或是处理好它。但我还没有处理好它,但是我正在努力。最终我留下了深刻印象,我患了这个病,我开始对此感到非常厌烦。

这些受访者直至最后都没有提及 HIV 或艾滋病这些词。

5.10　主题 10:转向更高级的力量

这个主题中,艾滋病的认知描述主要与"上帝,""祷告者,""教堂,""精神"相关。一些人把艾滋病看做是他们改变生活和向上帝伸手的一个动机。一个患病 6 年的西班牙男性说:"如果我没有艾滋病,我可能还在外面酗酒、吸毒、害人。我使我的生活变好了。我将自己转向耶稣。"另一个人说,"这使我担忧。我做的就是一些祈祷。这是我投向上帝。"

其他人把信教当作一种帮助解决艾滋病的方法。一位这样表述:"我知道我能借助上帝的恩惠搞定它。耶稣是我的拯救者,是让我每一天持续向前的力量。"一个男人讲述了他的精神慰藉是如何帮助应对且使其变得更好:

一方面,我只是想放弃。如果我没有意识到耶稣的力量我是不可能有力量坚持下去。现在我感觉我的精神面貌更好了。也许从健康的角度来看并非如此,更多地了解了这个疾病。

相反,一个罪犯在监狱里被诊断出艾滋病,他认为这是上帝对他的惩罚:"有时上帝惩罚你。就像我告诉了我妻子我应该自我检点而实际上没有做到。"

5.11　主题 11:弥补时间的损失

虽然刚开始有非常强烈的恐惧和震惊,但时间会治愈一切,随着时间的推移,我的印象、情绪和应对的过程发生了变化。当他们正一心想着疾病、丧失希望、毒瘾加大的时候,一种生命的紧迫感席卷而来。伴有艾滋病促使他们做出改变。一个女性说,"当我第一次得知自己患病,我很想自杀来了结一切。但现在不同了。我想活下来,哪怕活一阵子。"另一个人这样讲她的过渡期,"起初我以为我会把一切过的一团糟,筋疲力尽,看起来很怪像个废物,但是现在我不再想那些事。我只是好好地活着。"

随着时间的流逝,不良行为消失,转而开始认识自己的疾病,努力遵医嘱用药,代替为一场在相信他们的人推动之下的个人成长之旅。一个男人说他最初对艾滋病的印象是全身长着卡波西肉瘤、鼻中插着导管卧病在床,然后改变为除了不能工作基本上能正常生活。

从一个男性的描述中能看到他随着时间线对艾滋病认识的改变。他在第一阶段的顶端画了一条很宽的垂直线,以红色标注,意思是情况不好,就像一起上的红色警示;在下一个阶段标记为浅蓝色,代表"药物治疗、教育,接受",代表从他的病床上望去的一边蓝天;在最后阶段,用了明亮的黄色,代表"希望"。

一个 40 岁的西班牙男人画了一段从酒到注射海洛因等 5 种上瘾物质的生活记录。然后他又草拟了他自己的四个观点来显示他疾病的最后阶段:一根站立的骨骼,没有脸,头发,衣服或鞋子;一个满脸沮丧的光头躺在医院的病床上;一个花海中的坟墓。最后一张画是一个没有毒瘾的人,身体状况很好,面带微笑,有头发,穿着鞋子和衣服,表示他准备去 Florida 度假。相反,一个 53 岁的老人说他患病的 14 年里从没改变对艾滋病的认识,一致觉得它就像一团乌云。

结果整合为一个关于艾滋病的基本计划。艾滋病的生活经历最初是感到恐惧,害怕身体损耗和个人的损失。

艾滋病的认知描述包含不可避免的死亡,身体损害,与疾病斗争,患有慢性病。应对方法有需求合适的药物治疗,自我照顾,接受诊断,摒弃艾滋病的想法,求助于上帝,时刻保持警觉。随着时间的推移,大部分人适应了伴有艾滋病。感觉从"可怕、伤心、生气"变为"平静、不担心"。

6. 讨论

本研究中艾滋病病人主要认为艾滋病晚期的消耗、虚弱、精神萎靡是痛苦的、致命的、难以避免的结果。最初的反应是忽略疾病的存在,症状时刻提醒着疾病的存在,迫使他们寻求治疗方法。在等待有效药物出现的过程中他们怀着希望,坚持到找到治愈方法的那一刻。很多受访者认为生命的长度与自我照顾的情况有关联。

一些受访者关注着死亡的最终结果,而另有一些涉及他们生活中遭遇的情感和社会上的影响。他们努力调节情绪,关注疾病进展,控制想法,接受疾病,并寻求精神寄托。一部分人把艾滋病当做像癌症或糖尿病一样的慢性病来对待。

早期的研究中提到了 3 种艾滋病的应对方法:忍受死亡、与疾病作斗争、精疲力竭。在第一组(难以避免的死亡)和第七组(养了一只野猫)表示出强烈的忍受死亡和作斗争的心理。本研究的受试者很好地认识到不论他们是否处理,疾病的预后是一样。许多人谈到接受和处理艾滋病,然而一部分人难以忍受这个词,避开去想它,或是直接用"它"来指代。

本研究的第十组结果与 Fryback 和 Reinert 的研究相一致,都反映出受访者在面对死亡时,以转向更高级的力量的方法来应付。像 Turner 列举的例子,目前研究中的受访者经历了许多生活的改变和损失,考虑了死亡。与 Turner 的接受教训的主题一样,一些受访者将艾滋病看作是人生的一个转折点。

结合 Brauhn 的研究,对艾滋病的认识描述就是慢性病。与 Brauhn 的列举相比,这些受访者将其命为慢性病来缩小艾滋病的负面影响。可以假设本研究中关于艾滋病病人在未来的计划中缺乏审慎乐观的态度这一点并不突出因为所有的样本均是艾滋病病人。

7. 理论根据

据 Diefenbach 和 Leventhal(1996)所描述,认知描述是非常个体化的,并不总是与临床事实相一致。与其他疾病的相关研究一致,艾滋病病人同样有反应结果、病因、疾病迁延时间和控制力之间归因关系的认知描述。尤其是我们发现了 3 个主题,集中在艾滋病经历的结果。难以避免的死亡、致命的身体损害包括负面的生理损害在无治愈方法的疾病晚期是可以理解的。摧毁生活的主题中关注受访者经历了深远的情感上、社会上、经济上的影响。在"仅是一场疾病"的主题中,反映了艾滋病病因的认识;"弥补时间"的主题组发现了从诊断到死亡的疾病迁延时间线的内容。

六个主题(渴望合适的药物、自我照顾、保持警觉、避免考虑艾滋病、接受它、转向更高级力量)与疾病认知过程中的能空性相似。已有的研究侧重于通过个人或专家的干预如服药或做手术来控制疾病。这一发现在渴望合适药物和自我照顾的主题组得到了证实。同时,本研究独有的发现是艾滋病病人不仅努力尝试控制自己的情绪,还通过警觉、避免、接受、精神寄托的应对方法来控制疾病。这在以下的陈述中表现得相当明显:"为了尝试着生存下来,我甚至让自己不去想它"。本研究延伸了已有的关于艾滋病的认知描述的研究,并认为能控性在艾滋病的应对方法中发挥了重要作用,为自我调节理论做出了贡献。8个受访者画出了相关的记录并描述了他们对艾滋病的主要认识。这些描绘提供了对受访者的关注、恐惧和信念的揭露。让受访者画出艾滋病的认识,为评估病人主观的疾病认识提供了一个新的方法。

8. 护理启示

询问病人对艾滋病的认识,对护士评估病人的疾病认识和应对过程以及加强医护关系来说,是一个有效而又划算的方法。回答艾滋病是死亡或是摒弃它的病人可能需要更多的心理支持。

许多回答者把他们对艾滋病的描述当作是分享疾病的起点。随着病人逐渐面对了即将死亡的事实,他们与珍贵他们故事的人一起回忆变成了一个无价的馈赠。询问他们关于艾滋病的认识触及了他们先前从未分享的情感经历,促进病人对疾病的自我发现和认同。

9. 研究发展方向

我们已经了解了艾滋病的认知描述。通过本研究可以推测出病人对艾滋病的认识是如何影响服药遵医行为,高危行为和生活质量。如果艾滋病病人放弃了希望,他们还会接受药物治疗或是有毒副作用的治疗吗?一个经历了艾滋病对其情感和社会方面影响的人会更多去保护其他人免受疾病的侵袭吗?那些与疾病作斗争或自我照顾的病人将会更好遵医的假设是合理的吗?那些借助更高级力量应对疾病、接受诊断、减小疾病的影响的病人会有更好的生活质量吗?未来的研究需要结合艾滋病的认识、遵医用药的客观措施、高危行为和生活质量来确定特异的疾病认知、遵医行为、高危行为和生存质量之间是否有所关联。

思 考 题

1. 从本章介绍的六种研究方法中选择一种写出一份课题设计报告。

2. 搜索并阅读一篇质性研究的文章,思考并讨论作者采用此种研究方法的原因和研究方法所具有的特点。

3. 根据你的课题设计,思考如何提出研究问题。

4. 根据你的课题报告,设计并实施访问法或观察法收集资料,记录你所收集的资料,并分析在收集资料时遇到的问题和挑战;并思考该如何改进。

参 考 文 献

1. Armstrong D, Gosling A, Weinman J, et al. The place of inter-rater reliability in qualitative research: an empirical

study[J]. Sociology,1997,31(3):597-606.

2. Anderson EH,Spencer MH. Cognitive representations of AIDS[J]. Qualitative health research,2002,12(10): 1338-1352.

3. Angen MJ. Evaluating interpretive inquiry:reviewing the validity debate and opening the dialogue[J]. Qualitative Health research,2000,10(3):378-395.

4. Babchuk,WA. Grounded theory as a"family of methods":a genealogical analysis to guide research[J]. US-china education review,2011,8(2):1548-1566.

5. Bernard HR. Research methods in anthropology:qualitative and quantitative approaches[M]. 2nd ed. Thousand Oaks,CA:Sage,1994.

6. Bogdan RC,Biklen S K. Qualitative research for education:an introduction to theory and methods[M]. Boston: Allyn & Bacon,1992.

7. Denzin NK,Lincoln,YS. Introduction:the discipline and practice of qualitative research. The sage bandbook of qualitative research[M]. 4th ed. Thousand Oaks,CA:Sage,2011:1-19.

8. Flinders DJ, Mills GE. Theory and concepts in qualitative research [M]. New York:Teachers College Press,1993.

9. Giorgi A. A phenomenological perspective on certain qualitative research methods[J]. Journal of phenomenological psychology,1994,25(2):190-220.

10. Hamel J,Dufour S,Fortin D. Case study methods[M]. Newbury Park,CA:Sage,1993.

11. Hammersley M,Atkinson P. Ethnography:principles in practice[M]. 2nd ed. New York:Routledge,1995.

12. Kerlinger FN. Behavioral research:a conceptual approach[M]. New York:Holt,Rinehart & Winston,1979.

13. Kvale S,Brinkmann S. Interviews:learning the craft of qualitative research interviewing[M]. Los Angeles,CA: Sage,2009.

14. Marshall C,Rossman GB. Designing qualitative research[M]. 5th ed. thousand Oaks,CA:Sage,2010.

15. Nieswiadomy RM. Foundations of nursing research[M]. 2nd ed. Norwalk,CT:Appleton & Lange,1993.

16. Saldana J. Fundamentals of qualitative research[M]. Oxford:oxford university press,2011.

17. Anderson EH,Spencer MH. Cognitive representations of AIDS[J]. Qualitative health research,2002,12(10): 1338-1352.

（李　节）

第八章 焦点小组法在质性研究中的应用

第一节 概　述

一、焦点小组法的概念和特点

（一）焦点小组法的概念

焦点小组法（focus group）是质性研究的一种方法,常用在了解特定人群对特定问题的看法和观点,为该问题的进一步研究提供依据和基础。被邀请的参与者（研究对象）围绕一系列的问题展开讨论,并各自发表自己的观点,他们就是该问题的专家。现场需有主持人、录音者、记录者各一名。主持人主要负责活跃气氛,明确参与者对问题的看法会帮助到研究者,抛出问题,但不对问题的答案做出任何暗示,也不对参与者的观点给予任何评论,只是中立态度推动参与者按照既定的问题展开讨论,了解他们对某一问题的看法。录音者负责焦点小组法讨论的录音。记录者主要记录录音无法记录的资料,如参与者的行为、表情、手势、姿态等,以及小组的凝聚力,成员的表现特点等;有时录音者和记录者为一人。

（二）焦点小组法的特点

焦点小组法是非定向式访问,不对结果做任何预测,不提任何带有暗示性的问题,也不对参与者的观点做任何评价,同时让参与者感觉舒适安全、自在,愿意真实地表达自己的观点和看法。总之,焦点小组法成功开展的两大要点是:参与者主领问题的讨论;参与者即专家,我们研究的目的就是获得他们对某问题的看法和观点。

二、焦点小组法的实施

（一）总则

1. 参与者口头表达自己对某问题的看法和观点。

2. 常常应用在探索性的研究论题。

3. 研究对象没有接受任何暗示性教育,他们所说的不一定是他们的真实想法。

4. 有限的时间和资金支持。

5. 针对一些敏感性的话题展开讨论和研究,研究的目的就是获知目标人群对该问题的看法。

（二）组织

1. 确定抽样范围:6~8人每个小组。

2. 确定讨论的问题。

3. 必要时准备好问卷或量表。

4. 需准备预实验的焦点小组。

5. 征集参与者:多种方式征集参与者,如海报、网上征集等。

6. 焦点小组主持者:需要进行特别培训。

7. 录音者(记录员)。

8. 参与者:被研究的对象。

（三）焦点小组的开展程序

主要分为五个阶段:

1. **确定研究目的**　研究者需明确通过焦点小组想要探索什么问题,或证明何种假设,并以此为基础展开其他策划和准备。在之后的每一阶段中,研究者应评估当前结果是否服务于研究目的,并根据评估结果及时进行调整。

2. **招募人员,准备物资**　需要招募的人员分为项目组成员和参与者。项目组成员即研究人员,包括主持人、记录员等,负责焦点小组的策划、准备、主持、分析和汇报等工作;参与者即被调查者,通过主持人的引导在焦点小组讨论会上参与讨论,表达自己对某一问题的看法。物资的准备包括场地的预定、材料的打印和讨论会当天所需物品的采购等。研究者应为物资准备留出足够的时间,并尽可能让参与者感到放松和舒适。

3. **实施焦点小组讨论会**　焦点小组讨论会是焦点小组法的主体部分。项目组成员应提前布置好会场,严格按照程序开展焦点小组讨论会。讨论会上主持人应向参与者介绍研究的背景和本次座谈的目的,积极引导参与者参与讨论,获取尽可能多的信息;记录员则应细致观察并完整记录讨论会内容,既要注意参与者口头回答的要点,又要注意参与者的语气、表情等非语言反应。小组讨论会实施后项目组成员定期对焦点小组的情况进行讨论,比较笔记、交流想法,并对焦点小组的程序进行调整。

4. **分析数据**　为保证结果的可靠性,数据分析应紧随小组讨论会后进行。首先应根据讨论会的录音和记录,整理出讨论会录音稿,其中包括主持人和参与者的所有语言(问题、回答)和非语言信息(表情、语气、音量等)。之后对文本进行"编码",即通过总结归纳列出录音稿中的要点,将繁杂的内容整理成要点明确、便于比较的形式,让人一目了然,便于之后的工作汇报。

5. **汇报成果**　研究者结合实际情况选择最恰当的汇报形式。汇报形式可以是书面的论文,也可以是与观众面对面进行的演讲。无论选择何种形式,研究者开头都应解释调研目的,申明所调查的主要问题,描述小组参与者的个人情况,并说明招募参与者的过程。接着,在报告的主题部分,按主题总结重要观点,使用逐字逐句的真实记录对观点进行支撑,并以同样的方式一一总结所有的主题。最后,声明本次焦点小组活动与研究目的的一致性,并总结调研发现、提出建议。

三、焦点小组法的应用范围

通过焦点小组法,研究者可以透过样本人群深入理解现象、探讨原因或得出某种结论,并将结果应用于多个领域。

（一）需求评估

评估本次研究目的是否切合某种人群的需求,确定需求量和需求形式。

（二）探索性研究

对某些了解甚少的研究领域进行破冰,发掘不同人群对该问题的看法,从而提出新的假设。

（三）为研究设计打下基础

检查当前研究计划是否合理,是否需要改进,是否有遗漏。

（四）对研究方案进行评价

评估研究结果是否符合预期,研究目的是否达成。

（五）对方法或产品进行评价

了解人群对某方法或产品的真实看法,评价其有效性。

（六）为拓宽产品市场提供策略

总结提炼样本人群的意见,向产品制造者提供生产改进或市场营销方面的建议。

第二节　焦点小组法的准备与实施

一、焦点小组法的前期准备

（一）参与者的招募

1. 参与者的特点

（1）有共性的参与者:在拥有共性的群体中,人们一般会更乐于交流自身经历和看法;因此应尽量招募相似性大的参与者,如同一年龄段、同一性别、相似教育背景或拥有与研究内容相关的相似经历的人群等。选择拥有哪一种共性的参与者没有绝对标准,研究者须根据研究目的制定最合适的方案。

（2）自愿原则:参与焦点小组讨论会是参与者在了解研究目的、研究内容和保密措施等细节的基础上的自觉自愿行为。研究者应让参与者自行决定是否参与到研究中来。在整个焦点小组法的实施过程中,参与者可以随时提出疑问,也有权利退出研究。

（3）有行为能力者:参与者可以独立进行活动,不受他人的意志约束。

（4）有理解能力者:参与者须清楚地理解所讨论问题的意义,准确地把握其他参与者的看法。

（5）有口头表达能力者:参与者在讨论会上的发言多为即席发言,这种发言不是事先准备好的,而是在发言过程中受到某些事物的刺激或在谈话时联想和诱发出来的。参与者须在认真听取别人发言的基础上,迅速形成自己思想脉络的发言提纲,准确地表达自己的看法。

2. 招募参与者的方法

（1）网络召集优选:选择访问量大的大型网站或规模较小但与研究领域密切相关的网站发布征募广告,根据报名情况选择合适的参与者。

（2）当面邀请:可直接邀请符合要求的亲朋好友,或在不冒犯他人的前提下当面邀请偶遇的符合条件的陌生人。

（3）电话联系：通过合法渠道获取相关人士的联系方式，通过电话进行征募。应向受邀者解释是如何获得他们的联系方式。

（4）旁人推荐：积极询问身边亲朋好友或相关专业人士，扩大征募网络。

（5）滚雪球式，口口相传：拜托已经同意参与研究的被征募者向亲朋好友宣传本次征募活动，交流参与焦点小组研究的感受，用参与者的亲身感受发动感染更多的人参加。

（6）发传单：在医院、商业街、地铁口等人流密集的地方散发传单。传单应简洁、明了，吸引眼球。

（7）写信邀请：通过合法途径获取相关人士的地址，写信进行征募。注意措辞礼貌，态度诚恳。

（8）电子传单：即群发电子邀请函。应凸显专业性，避免被当作垃圾邮件或诈骗信息。

（二）项目组成员的分工

不同的角色承担着不同的职责，应根据团队成员的个性和特长进行分工。若团队内部无合适人选，可邀请其他人员提供帮助。

1. 主持者的职责

（1）组织：①明确目标；②明确变量；③说明程序；④说明模板；⑤紧随模板；⑥宣布结束。

（2）协调：①提供焦点；②引导讨论深入；③控制讨论中产生的矛盾和冲突；④鼓励参与；⑤防止个别参与者独白，而其他参与者仅为听众；⑥鼓励不积极参与者发言；⑦避免发表任何意见；⑧保持中立态度；⑨允许有片刻沉默；⑩控制时间。

（3）澄清：①控制变量；②一般到具体；③征求参与者举例子；④请求参与者对某些名词给予定义；⑤深入探求细节；⑥重述参与者要表达的意思；⑦概括参与者表达的观点；⑧征求参与者是否同意自己所总结的观点；⑨提醒小组进行到哪里了；⑩与录音者保持沟通。

（4）沟通：①主动倾听；②记录语言行为；③观察非语言性行为；④尊重所有参与者；⑤发言简明扼要；⑥公正；⑦温和友善；⑧平易近人。

（5）管理冲突：①申明我们的讨论不是要解决申明问题，而是要询问每个人对某问题的看法；②承认有冲突的存在；③推动谈话向正面发展；④澄清冲突的观点；⑤和参与成员核实各自的观点；⑥征求补充的观点；⑦调节观点的一致性；⑧认可大家对问题的不同观点；⑨保持中立；⑩保持冷静；⑪沟通的过程中保持对大家的足够尊重。

（6）控制独白：①保持冷静；②考虑独白者的角色；③认可独白者的贡献；④运用非言语性语言；⑤重申问题；⑥询问一致性，大家是否认可这个观点；⑦征求其他看法；⑧澄清程序；⑨重申小组目的；⑩请独白者做总结；⑪进展到下一个问题。

2. 录音者职责

（1）仔细地听。

（2）记录：①寻找主题；②强调共同的观点；③记录小组一致认可的观点和分歧点；④记录讨论的气氛和氛围。

（3）澄清。

（4）沟通：①保持眼神沟通；②澄清自己听到的内容；③要求参与者澄清自己所说的内容。

（5）记录内容：①参与者坐的次序；②分别用不同颜色或字体记录问题和参与者反应；③用线分开各个参与者的反应；④总结陈述观点；⑤标注引用部分；⑥用括号标出非言语性反应，如(李林笑了)。

（三）问题的设计

1. 必须是开放性的。

2. 不要做任何假设。

3. 限定 5~6 个一般性问题。

4. 用一个简单的，无伤害的问题开头，任何人都可以回答这个问题。

5. 在焦点小组法结束后纠正参与者不正确的概念。

6. 使用"提示"和"探针"。"提示"是用于激发参与者讨论的问题，"探针"则用于对某一问题进行更深入地讨论。

7. 对问题进行预实验。实验个体应与目标参与者具有同质性，根据预实验结果可对问题进行调整。

（四）《项目组成员指南》的编写

《项目组成员指南》是一份关于焦点小组法讨论所要涉及的话题概要，一般包括三个阶段：首先，建立友好关系、解释小组中的规则，并提出讨论的个体。第二阶段是由主持人激发深入的讨论。第三阶段是总结重要的结论，衡量信任和承诺的限度。项目组成员指南帮助主持人向参与者解释研究目的、了解焦点小组的规则和其他重要信息，有效地保证了每一次焦点小组活动都以同样的标准进行，提高了焦点小组法的可信度。

（五）物资的准备

完备的物资准备能帮助小组讨论会高效、有序地进行，并让参与者感到舒适和放松。提前起草物品清单并着手准备是十分必要的。临时出现的物资与场地问题可能会使主持人感到紧张或让参与者感到不快，从而影响讨论效果。

二、焦点小组讨论会的程序

1. 与应征的参与者确定焦点小组讨论的地点、日期、时间，确定参加的人数。

2. 在开展焦点小组的前一天再次与应征的参与者联系确定焦点小组的地点、日期、时间，并确定参加的人数。

3. 项目组织者碰头讨论细节，包括焦点小组的时间地点。

4. 检查需要带到焦点小组现场的所有物品，准备清单，并照清单仔细核对物品。

5. 至少提前 45 分钟到达现场，将椅子摆成一圈，准备好茶歇用的点心和水等。

6. 检查房间是否有噪音干扰，调整适宜的温度。

7. 尽量将焦点小组的干扰降到最低，保护参与者的隐私，如在门口挂上"请勿打扰"的牌子。

8. 尽量请录音者立于房间的正中，并测试录音设备是否完好备用。

9. 准备好 90 分钟的录音容量，并做好标记，如#1，#2 等。

10. 将各种材料放置妥当，如各种文件、宣传册、笔等。

11. 准备好笔记本、笔、焦点小组的问题提纲在自己的座椅上。

12. 也为记录者准备好笔记本、笔、焦点小组的问题提纲。

13. 准备名牌和记号笔。

14. 为自己和记录员准备名牌。

15. 如有必要为参与者准备路标标志。

16. 参与者到达后向他们致意问好,并请他们写好名牌,并请他们随意吃点心、茶歇食物。

17. 当所有参与者坐定后,简要地为大家介绍一下所有参与者,以及他们的方位。

18. 当焦点小组的参与者都坐定下来后,记录参与者的一般表现,如谁比较爱说话,谁比较沉默不说话。

19. 宣布焦点小组讨论很快开始,请还未坐定的人坐下来,鼓励所有参与者互相沟通谈话。

20. 宣布焦点小组讨论马上开始。

21. 在介绍前,打开录音笔。

22. 首先感谢所有参与者的参与,并介绍本次焦点小组的目的,特别强调焦点小组法的要点是参与者互相讨论问题,他们是主角,没有对和错,只要他们发表各自的观点。

23. 介绍结束后,确认没有问题的情况下,开始讨论本次焦点小组的问题。

24. 结束后,再次感谢所有参与者的参与。

25. 总结此次焦点小组的状况;如果时间允许,参与者也有兴致,请录音者回顾他所记录的小组状况,确定其准备总结各小组的讨论情况,并询问参与者是否有其他特别问题。

26. 关闭录音设备。

27. 清理一切焦点小组中参与者错误的概念和不正确的观点,回答参与者的任何关于焦点小组的问题。

28. 和录音者坐下来对本次焦点小组进行总结。

29. 打开录音笔重申本次焦点小组的地点、日期和时间。

30. 和录音者讨论本次焦点小组的总体印象,记录整体趋势,对个别问题的特殊反应、特殊的个性,小组的动态,参与者的自在程度,时间安排。记录所有相对于草案的变化处。记录你和录音者对参与者和焦点小组的整体印象,记录所有关于对问题、程序、参与者组成的建议。

31. 与项目负责人沟通焦点小组的状况。

32. 录音者需在 5 天内将所有录音材料整理成文字,针对每个问题进行整理,每个问题下面应该有所有参与者的观点,特别注意参与者的语言表达的真实内容。同时结合肢体语言、表情,语音、语调、音量,是否与他人互动等都需记载。

第三节　焦点小组法的资料分析

一、质性研究的资料分析方法

总的来说,需按照质性研究资料的处理方法进行处理。适用于焦点小组法的质性研究资料分析方法有比较分析、内容分析、语境分析和话语分析。

（一）比较分析

主要包括三个阶段：

1. 开放式编码　将资料分组为若干小单位，每个单位拥有一个"代码"，即中心思想。

2. 中轴式编码　将细化的编码归类分组，合并具有相关行的代码。

3. 选择式编码　为每组代码归纳出主题，并剔除无用代码。

在需要实施多次焦点小组的研究中，比较分析法尤其适用。通过比较分析研究者可以评估在不同小组中是否出现了类似的主题，从而使结果更具说服力。

（二）内容分析

与比较分析类似，内容分析也包括开放式分析和中轴式分析两个阶段，但在第三阶段中，内容分析法着手于清点每组代码的具体数量，而不是归纳出主题。研究者须得出每种代码的出现频率，并在报告中详细描述该代码的具体内容。内容分析便于项目组成员研究是否每个参与者或每组参与者都使用了某一种代码，并找出支持某一种代码的所有例证。

（三）语境分析

语境分析着眼于关键词在语境中的用法。所谓关键词是指与讨论主题发展密切相关的、反复出现的重要词语。相同的词在不同的语境中会被赋予不同含义，焦点小组讨论又是一个互动的过程，因此捕捉关键词并分析其在不同语境下的具体含义显得尤为重要。研究者可以在不同层次上进行语境分析，如在不同焦点小组间进行，在同一小组的不同参与者间进行，或在同一参与者的不同语句间进行。

（四）话语分析

话语分析通过研究特殊的讨论片段，揭示参与者内在的社会心理特征。在发言的同时参与者进行着各种社会行为，如支持、疑问或批评，而他们所使用的语言随着行为的不同而变化。因此，话语的差异性可以很好地反映个体对某一问题的态度，从而帮助研究者进一步分析不同个体的社会心理特征。

二、焦点小组资料分析的步骤

（一）两大阶段

第一阶段	第二阶段
1. 确定审查资料的框架 Determine framework for examining data	1. 明确有共性的代码 Develop detailed codes with consensus
2. 确定目标小组以汇集资料 Determine target groups to aggregate data	2. 转录录音资料为文本 Transcribe tapes
3. 用框架对资料进行分析 Analyze data within framework	3. 回顾录音和文本材料 Review tapes and transcriptions
4. 汇报成果 Report on emerging themes	4. 给文本编码 Code transcriptions
	5. 获得评定者的信度 Obtain inter-rater reliability
	6. 分析文本和量性指标 Analyze transcriptions/quantify selected variables

1. 确定分析资料的框架　结合研究的目的和性质,从上述常用的质性研究方法中选出合适的一种作为本次焦点小组资料分析的框架,并在后续分析中紧随框架进行。

2. 转录录音资料为文本　将录音中主持人和参与者的讨论一字一句地转成文本形式,并用括号在语句后注明非语言反应。

3. 找出目标片段以汇集资料　完整回顾录音盒文本材料,按所选框架的要求对必要信息进行定位和汇集。

4. 用框架对资料进行分析　对资料进行"编码",压缩原始材料,归纳、提炼主要内容,并将具有共性的代码分类。

5. 得出结论或提出建议　总结分析成果,说明对某种现象的理解,解释其内在原因或提出改进建议等。

(二) 资料分析的注意事项

1. 讨论会结束后立即开始对资料的分析。

2. 尽力浓缩讨论内容。

3. 对参与者的语言和非语言表现给予同等的重视。

4. 在讨论会中记录下完整的笔记,注意捕捉不在计划之中的讨论内容。

5. 始终紧紧围绕研究目的进行。

三、资料的汇报

(一) 资料汇报的方式

1. 原始资料方法　直接展示焦点小组法研究过程中的各种原始资料,如录音、录音稿等。

2. 描述性总结法　对原始资料进行一定的整理,总结现有成果。

3. 解释性总结法　研究者加入自己的理解,提出猜想、解释原因或给出建议。

(二) 资料汇报的注意事项

1. 决定报告的形式　独白式或标号式。独白式的汇报较为自然流畅,便于覆盖到每个细节,但耗时较长;标号式汇报简洁明了,观众可在短时间内迅速把握主要内容。

2. 决定报告的顺序按问题或按主题　汇报者可以选择按讨论会上的问题——介绍研究结果,也可根据归纳出的主题重新串联汇报顺序。前者能很好地描述讨论会当天的进行流程,后者则更能展示焦点小组的整体面貌。

3. 介绍参与者的基本情况　简要介绍参与者组成和特征,如性别比例、受教育程度等。

4. 引用参与者的原话　参与者的原话一方面是研究结果最有力的证明,另一方面可以给读者带来直观的感受,使读者更容易理解汇报内容,便于汇报者与读者的交流。

5. 总结本次焦点小组结果与研究目的的一致性　解释本次焦点小组活动如何加深了研究者对某种现象的理解,是否很好地服务于本次研究的目的。

附1

招募信(样本)

尊敬的＿＿＿＿＿＿＿＿＿＿＿＿：

谨代表＿＿＿＿＿＿＿＿＿＿＿＿＿＿＿＿我邀请您和＿＿＿＿＿＿＿＿＿＿＿＿＿＿＿＿＿＿参加关于＿＿＿＿＿＿＿＿＿＿＿＿＿＿＿＿的焦点小组。

我们邀请您是鉴于您＿＿＿＿＿＿＿＿＿＿＿＿，我们会问您对于＿＿＿＿＿＿＿＿＿＿＿＿问题的观点和看法。

焦点小组将在＿＿＿＿＿＿＿＿＿＿＿＿＿＿举行，为期2小时，讨论将被录音。当然，我们确保您对该问题的看法是严格保密的，我们愿意与您分享焦点小组的发现总结。我将在＿＿＿＿＿＿给您打电话确定您参与的时间和地点。在此期间如果您有任何问题请与我联系，电话：＿＿＿＿＿＿，邮箱：＿＿＿＿＿＿。

此致

敬礼

附2

焦点小组用物清单

1. 录音设施，带麦克风；
2. 笔记本；
3. 笔；
4. 名牌；
5. 记号笔；
6. 钟表；
7. 联系方式：招募人员、地点等；
8. 路标标识；
9. 地图；
10. 焦点小组要讨论的问题；
11. 焦点小组的介绍（项目组成员指南）；
12. 点心和水；
13. 一次性杯子；
14. 纸巾。

附3

项目组成员指南(简要版)

一、欢迎并感谢各位的参与。

二、焦点小组的目的

1. _____想更多了解关于_____的信息;

2. 想在_____人群中提炼相关信息;

3. 所有信息将被整理分析并与所有参与者共享;

4. 为了确保信息的真实性,所有焦点小组的访谈将被录音,以备将来能无误使用。

三、什么是焦点小组

1. 针对某一特定问题展开直接讨论(即小组的"焦点");

2. 这不是一个治疗小组;

3. 目的是为了收集信息;

4. 参与者即专家,我们收集的正是他们对某一特定问题的看法和观点;

5. 告诉所有参与者,你们的知识、观点和理念将有助于我们了解;

6. 尽量鼓励参与者最大限度表达他们对某一问题的看法和观点;

7. 讨论大约持续2小时左右。

四、焦点小组成员角色定位

(一) 主持者:总的来说,主持者主要的职责是组织、协调、确认参与者所说的信息,以及沟通。主要包括以下内容:

1. 提问;

2. 澄清所有不明问题和事项;

3. 核证所有信息;

4. 不做任何评论;

5. 不回答任何讨论的问题,特别强调要了解参与者的观点和看法,没有正确或错误的答案;

6. 当焦点小组讨论跑题时,及时将问题摆出请大家聚焦问题讨论;

7. 总结报告焦点小组对问题的讨论情况,并给自己的评论,必要时做补充;

8. 注意控制时间。

(二) 录音者

1. 记录笔记;

2. 根据自己的理解提炼焦点小组的讨论内容信息;

3. 不要与参与者有交谈和互动,只需要专心听和记录;

4. 提炼结论。

(三) 参与者的角色功能

1. 对问题进行开放性讨论;

2. 你们说的每句话对我们此次科研都很有价值。

五、焦点小组开展座谈的规则

(一) 每次只有一位发言;

(二) 大声并清除地表达自己的观点,我们有录音记录;

（三）如果你对他人的观点持有不同态度，请在他人结束发言后再表达；

（四）参与者尊重小组成员的隐私：对所有谈话内容进行保密；

（五）项目组工作人员也绝对遵守保密原则

1. 不得泄露参与者的名字；

2. 集中汇报时，不标注单个小组或参与者的信息；

3. 录音者记录的所有信息将封存锁好；

4. 录音转成文本后将销毁。

（六）参与者可以在任何时候退出焦点小组的座谈。

六、任何疑问？

七、开始第 1 个问题的讨论。

（胡翠环）

思 考 题

1. 什么是焦点小组法？

2. 焦点小组法的应用范围有哪些？

3. 焦点小组法讨论中问题的设计应具备什么特点？

参 考 文 献

1. Barry Nagle, Nichelle Williams. Methodology Brief：Introduction to Focus Groups［Z］. APA center for assessment，planning and accountability：1-12.

2. Owen Doody，Eamonn Slevin，Laurence Taggart. Focus group interviews in nursing research：part 1［J］. British Journal of Nursing，2013，22（1）：16-19.

3. Owen Doody，Eamonn Slevin，Laurence Taggart. Preparing for and conducting focus groups in nursing research：part 2［J］. British Journal of Nursing，2013，22（3）：170-173.

4. Owen Doody，Eamonn Slevin，Laurence Taggart. Focus group interviews. Part 3：naiysis［J］. British Journal of Nursing，2013，22（5）：266-269.

第九章 统计学分析

第一节 常用护理科研统计学方法

一、基本概念

护理科研中,常常需要运用医学统计学的有关理论与方法来处理实际护理科学问题,从而获得定量的分析结果与更为有力的证据,以提取有说服力的证据,帮助护理人员进行因果推断。

（一）医学统计学的定义与研究对象

1. 定义　统计学(statistics)是指关于数据收集、表达和分析的普遍原理与方法。医学统计学则是指根据概率统计的原理和方法,研究医学中数据收集、表达和分析的一门科学。

2. 研究对象　医学统计学的研究对象是具有不确定性的医学数据,其基本的研究方法是通过收集大量资料(data),通常是人、动物或生物材料等的测量值,发现其中隐含的统计学规律。

（二）医学统计学的主要内容

1. 统计设计　主要包括调查设计和实验设计。其中,调查设计主要有调查对象、抽样方法、调查技术、质量控制等;实验设计主要有各种实验对象、设计模型、随机分组方法、样本量估计等。由于统计设计直接影响到实验的成败,一旦设计上出现失误或缺陷,就有可能导致整个研究的无效与资源的浪费。因此,统计设计是保证统计描述和统计推断正确性的最根本性基础。

2. 统计描述　主要对原始数据进行归纳整理,选择合适的统计表或统计图来掌握数据大体趋势与规律,并且,利用相应的统计指标,如率、均数等,来表示出研究对象的统计数量特征。

3. 统计推断　在统计描述的基础上,对统计指标的差异性、关联性和一致性等进行分析和推断。

（三）护理学统计资料的类型

在护理学研究中,实验或观察结果应按分组因素和反应变量分别记录。

分组因素是指研究者根据试验目的主动给予的某种干预,如不同护理手法、不同护理期限、不同护理形式等。在某些无法施加干预的观察性研究中,研究者感兴趣的因素,如年龄、性别等,也可看做分组因素。这些因素,亦称为危险因素。

反应变量则是指施加干预后的研究对象的某种反应,如是否治愈、是否死亡、血压值等。统计资料类型通常针对反应变量而言,如收缩压是连续型变量、心电图是否正常属于二分类变量、护理效果评价则是有序分类变量等。根据变量的性质,数据资料可以划分为计量资料、计数资料和等级资料三大类。

1. 计量资料(numeration data) 是定量测量的结果,具有计量单位。如,血压(mmHg),脉搏(bp/min)等。计量资料具有连续性,如收缩压可以是110,120,130,也可以是140等。

2. 计数资料(enumeration data) 是定性观察的结果。有二分类和多分类两种情况。二分类观察结果只有两种相互对立的属性,如"死亡"或"存活"、"正常"或"异常"、"阳性"或"阴性";多分类的定性观察结果有两种以上互不相容的属性,如新生儿出生缺陷的种类、不同的护理方式等。在统计时,通常将各种观察结果按属性分类计数,如阳性人数、阴性人数、死亡人数等。

3. 等级资料(ranked data) 介于定量和定性之间的半定量观察结果,通常有三个及以上等级,如不同的护理等级、不同的病情等级等。

等级资料与计数资料,统称为分类资料(categorical data)。它们的区别在于,等级资料虽然也是多分类资料,但各个类别间仅存在大小或程度上的差别。

许多实际资料有多个反应变量,而且包括不同的资料类型,如收缩压、舒张压属于计量资料;心电图属于计数资料;护理等级属于等级资料。

(四) 医学统计工作的基本步骤

研究设计、收集资料、整理资料和分析资料是统计工作的四个基本步骤。这四个步骤是紧密联系且不可分割的整体,某一环节发生问题,都将影响最终的统计分析结果。

1. 研究设计(design) 是影响研究能否成功的最关键环节,是提高观察或实验质量的重要保证。通常按照研究者是否观察对象施加干预(即处理因素),分为调查设计和实验设计两大类。调查设计(不加干预)主要是了解客观实际情况的现场工作。实验设计(加干预)根据研究对象不同分为动物实验和临床实验(或现场试验)。无论是调查设计,还是实验设计均包括专业设计和统计学设计两个方面。专业设计是运用专业理论(如护理学、临床流行病学等)技术知识进行设计;统计学设计是运用统计学知识和方法进行设计。两者应相互结合,缺一不可。

2. 收集资料(collection of data) 是一系列获取准确可靠原始数据的有关步骤。

(1) 统计资料的来源:常用的来源有统计报表、经常性工作记录、专题调查或实验研究、统计年鉴和统计数据专辑等。如护理工作记录和报告单(卡)、住院病例、健康检查记录等;又如,根据专题调查或实验研究的需要而临时设计的调查表或调查问卷、临床实验的病例报告单、动物实验的数据记录等。

(2) 统计资料的要求:原始资料是统计工作的根本依据,把好收集资料这一关,要求做到:资料必须完整、正确和及时;要有足够的数量;注意资料的代表性和可比性。

3. 整理资料(sorting data) 的任务是将原始数据净化、系统化和条理化,以便进一步计算指标和分析。

(1) 原始数据的检查与核对:检查核对原始数据有无错漏,以及数据间的相互关系是否合乎逻辑,并予以必要的补充、修正与合理的剔除。对原始记录的检查核对,应在调查现场完成,而整理资料过程则是从不同角度,用不同方法进一步净化数据。它包括:统计数据的常规检查:如检查原始记录的数据有无错误和遗漏;调查项目是否按要求或填表说明填写;统计表格的行栏合计应与总计相符。数据的取值范围检错:可利用频数分布表检查是否有异常值的出现;数据间的逻辑关系检错:逻辑检查是为了查明资料项目之间是否有矛盾,例如,糖尿病病史与糖尿病用药记录。

（2）数据的分组设计和归纳汇总:按资料的性质和数量特征分组,以反映事物的特点。例如,整理针对重病病人的某护理措施效果资料,在获得必要的总护理人数的基础上,按照年龄、性别等多种特征进行分组,得出各组的有效人数和有效率,才能对护理措施效果进行进一步的分析。如,疗效按治愈、好转和无效等分组作为结局变量,也可根据需要,将计量资料转换成计数资料或等级资料,进行分组,例如,脉搏在60～100次/分钟时,为正常脉搏,否则,为异常脉搏。又如,猝死多发于中年人。年龄分组时,可适当地将中年组分得更细一些,其他年龄阶段可分得粗一些。

4. 分析资料(analyzing data)　是按照事先的研究设计要求,结合具体情况,如资料来源、类型、结构等,计算有关指标,揭示事物的内在联系和规律。

（1）用一些统计指标、统计图表等方式表达和描述资料的数量特征和分布规律,不涉及由样本推论总体的问题。

（2）对样本统计指标作参数估计和假设检验,并结合专业知识解释分析结果,目的是用样本信息推断总体特征。

（五）统计学的几个重要概念

1. 同质(homogeneity)与变异(variation)　同质是指受试者的本质相同,换句话说,它们的基本特征是一致。然而,在护理学与医学研究中,有些个体特征往往是无法控制的(如遗传、性格等),甚至是未知的。因此,在通常意义下,同质可以理解为受试者的主要特征是相同或基本近似的。通常将受试者限定某时某地的某类特殊人群。例如,2014年武汉市20岁成年男性总体,仅需成年男性属于武汉市,且在2014年满20岁即可,其他特征如高矮胖瘦等就可以忽略。

具有同质的个体之间差异称为变异。如2014年武汉市20岁成年男性的脉搏可以相差较大。在客观世界中,变异是普遍存在的,在生物医学领域中,更是如此。统计学的处理对象就是变异。如果同质总体中,所有个体完全一样,那么,只须观察任一个体,即可了解全部总体,也就不需要进行统计分析了。

2. 总体(population)与样本(sample)　任何统计研究的最基本单元,称为观察单位(observed unit),亦称个体(individual)。观察单位,可以是一个人、一个家庭、一个地区、一个样品、一个采样点等。

总体是根据研究目的确定的同质观察单位的全体,或者说,是同质的所有观察单位某种观察值(变量值)的集合。例如欲研究2014年武汉市20岁成年男性的脉搏,那么,观察对象是2014年武汉市20岁成年男性,观察单位是每个2014年武汉市20岁成年男性,变量是脉搏,变量值(观察值)是脉搏次数,则2014年武汉市20岁成年男性脉搏次数构成一个总体。它的同质基础是同地区、同年份、同性别、同为成年男性。总体又分为有限总体(finite population)和无限总体(infinite population)。有限总体,即目标总体,是指在某特定的时间与空间范围内,同质研究对象的所有观察单位的某变量值的个数为有限个。如2014年武汉市20岁成年男性总体是有限的;无限总体,即研究总体,是抽象概念,不受时间和空间的限制,观察单位数是无限的,如研究特级护理对重症病人生存的影响效果,该总体的同质基础是重症病人,同时,接受特级护理;显然,在该总体中,不受时空约束,包括了过去、现在、甚至未来的重症病人,可见,观察单位数是无限的。

在实际工作中,所要研究的总体无论是有限的还是无限的,通常都是采用抽样研究。样本是按照随机化原则,从总体中抽取的有代表性的部分观察单位的变量值的集合。如从上例的有限总体(2014年武汉市20岁成年男性)中,按照随机化原则抽取50名2014年武汉市20岁成年男性,他们的脉搏次数即为样本。从总体中抽取样本的过程,称为抽样,抽样方法有多种,如简单随机抽样,整群抽样等。随机抽样研究的目的,就是用样本信息推断总体特征。

统计学帮助人们如何根据研究设计,从总体中,随机抽取样本,确定样本中的观察单位数(样本含量,sample size),进而,由样本来推断总体的规律性。

3. 资料(data)与变量(variable)及其分类　总体确定之后,对每个观察单位的某种特征进行测量或观察,称为变量。如若变量的取值具有随机性,则称为随机变量。在统计学中,随机变量通常简称为变量。如身高,体重,性别,血型等。变量的测定值或观察值,称为变量值(value of variable)或观察值(observed value)。由众多个体的变量值组成的集合,称为资料。

按变量的值是定量的还是定性的,可将变量分为以下类型,变量的类型不同,其分布规律亦不同,对它们采用的统计分析方法也不同。在处理资料之前,首先要分清变量类型。

(1) 连续型变量(continuous variable):其变量值是定量的,表现为数值大小,可经测量取得数值,多有度量衡单位。如身高(cm)、体重(kg)、血压(mmHg,kPa)、脉搏(次/分)和白细胞计数($\times 10^9$/L)等。这种由连续型变量的测量值构成的资料,称为定量资料(quantitative data)。大多数的数值变量为连续型变量,如身高、体重、血压等;而有的数值变量的测定值只能是正整数,如脉搏、白细胞计数等,在医学统计学中把它们也视为连续型变量。

(2) 分类型变量(categorical variable):其变量值是定性的,表现为互不相容的类别或属性。分类变量可分为无序分类变量和有序分类变量两类:

1) 无序分类变量(unordered categorical variable):是指其类别或属性之间没有程度和顺序的差别。它分为两种。一是,二项分类,如性别(男、女),疗效(有效和无效)等;二是,多项分类,如血型(O、A、B、AB),职业(工人、农民、教师、公务员)等。对于无序分类变量的分析,应先按类别分组,清点各组的观察单位数,制作分类变量的频数表,所得资料为无序分类资料,亦称计数资料。

2) 有序分类变量(ordinal categorical variable):是指其类别或属性之间具有程度和顺序的差别。如,血尿按-、±、+、++、+++分类;疗效按治愈、显效、好转、无效分类。对于有序分类变量,应先按等级顺序分组,清点各组的观察单位个数,制作有序变量(各等级)的频数表,所得资料称为等级资料。

变量类型并不是一成不变的。常常根据研究目的,各类变量之间可以进行相互转化。例如,尿铅(g/L)属于连续型变量,可按照是否异常,分为两类,即,正常与异常;若按脉搏次数,可分为缓脉、正常、速脉三个等级。

4. 总体参数(parameter)与样本统计量(statistic) 总体参数是指总体的特征指标,如总体均数、总体率等。总体参数是固定的常数。多数情况下,总体参数是不易知道的,但可通过随机抽样抽取有代表性的样本,用算得的样本统计量估计未知的总体参数。

样本统计量是指样本的统计指标,如样本均数、样本率等。样本统计量可用来估计总体参数。总体参数是固定的常数,统计量是在总体参数附近波动的随机变量。

5. 频率(frequency)与概率(probability) 医学研究的现象,大多数是随机现象。对随机现象进行实验或观察称为随机试验。随机试验的各种可能结果的集合,称为随机事件(random event),简称事件。例如,对一批重症病人,均采用特级护理,但是,每名病人的治疗可能为治愈、好转、无效、死亡等,每种结果都是一个随机事件。

对于随机事件来说,每次随机试验中,只能发生其中某个随机事件。如果重复进行相同的随机试验,各种随机事件的发生是有规律可循的。可用事件发生次数 f 除以总试验次数 n,称为频率。概率用于描述随机事件发生的可能性大小,常用 P 表示。概率无法直接测量,只能通过频率来予以估计。当 n 趋于无穷大时,频率就会趋于概率。

随机事件概率的大小在 0 与 1 之间,即 $0<P<1$。P 等于 1,表示某事件必然发生;反之,P 等于 0,表示某事件不可能发生。可以把它们看成随机事件的特例。

若随机事件 A 的概率 $P(A) \leqslant \alpha$,当 α 较小时,如 0.05,0.01,称 A 为小概率事件。其统计学意义是小概率事件在一次随机试验中不可能发生。如果小概率事件在一次随机试验中就出现了,该事件发生概率较小就值得怀疑,这称为小概率事件原理。

二、统计描述

(一) 定量资料的统计描述

1. 频数表 将所有观察结果的频数按一定顺序排列在一起,就形成了频数表(frequency table)。频数分布的主要用途有四:一是,描述频数分布的类型:频数分布分为对称分布和偏态分布。各组段的频数以频数最多组段为中心左右两侧大体对称,就认为该资料是对称分布。右侧的组段数多于左侧的组段数,频数向右侧拖尾,称右偏态分布,也称正偏态分布。左侧的组段数多于右侧的组段数,频数向右侧拖尾,称左偏态分布,也称负偏态分布。二是,描述频数分布的特征;三是,便于发现一些特大或特小的离群值;四是,便于进一步做统计分析和处理。

对于定量资料而言,频数表编制步骤:①找极值;求极差(全距),即最大值和最小值之差 R;②确定组段数和组距,通常组段数在 10~15 之间;③根据组距写出组段;④分组划记并统计频数,包括频率、累计频数、累计频率等。

2. 频数分布图 为了更直观地定量资料的分布特点,可以根据频数分布表,进一步绘制频率分布图。频数分布图,亦称直方图,它能直观地反映连续变量各种取值出现的几率。

3. 集中趋势指标

(1) 算数均数:简称均数(mean),习惯上用 μ 表示总体均数,用 $\bar{X}$ 表示样本均数。在实际工作中,总体均数 μ 通常是未知的,多数情况下需要计算的是样本均数 $\bar{X}$。当资料服从对称分布,特别是正态分布时,常采用算数均数描述其平均水平。

(2) 中位数(median):是指一组小到大顺序排列的观测值中位次居中的那个观测值。

全部观测值中,大于和小于中位数观测值的个数相等,各占总例数的50%。

对于对称分布资料,理论中,中位数和均数的计算结果是一致的。对于不对称资料(或称偏态资料),不宜采用均数来描述资料的平均水平,可用中位数代替。中位数具有不受两端特大或特小值影响的特点,当资料的一端或两端无确定数值时,无法计算出算数均数,而中位数却可以。

(3)几何均数(geometrical mean):是描述偏态分布资料的集中趋势的一种重要指标。它尤其适用于描述以下两类资料的集中趋势:①等比资料,如,医学上血清抗体滴度、人口几何增长资料等;②对数正态分布资料(即,原始数据经对数转换后,服从正态分布),如血汞水平、某些疾病的潜伏期等。

(4)百分位数(percentile):是一个位置指标,用 Px 表示。将由小到大排列的观测值分成100等份,对应于第 x% 的观察值,即为第 x 百分位数。中位数就是 P50 百分位数,是一个特定百分位数。百分位数常用于描述偏态分布资料在某百分位置上的水平及确定偏态分布资料医学参考值范围。

4. 描述离散趋势的指标

(1)极差:亦称全距(range),用 R 表示。极差是一组变量值的最大值与最小值之差,可用于任何分布资料。仅用极差来描述数据的变异程度也不全面,且受样本含量 n 的影响较大。其主要缺点是:①除最大值和最小值外,不能反映组内其他数据的变异程度,对离散趋势的描述相当粗略;②易受个别最大值、最小值的影响,不够稳定。

(2)四分位数间距(quartile range):是把全部变量值分为四部分的分位数,即第1四分位数(QL=P25)、第2四分位数(M=P50)、第3四分位数(QU=P75)。四分位数间距 QR=QU-QL,一般和中位数一起描述偏态分布资料的分布特征。

(3)方差与标准差:方差与标准差是描述对称分布资料离散趋势的重要指标。方差和标准差的数值越大,说明观测值的变异度越大,即离散程度越大,此时的数据就会越分散,均数的代表性就越差。

(4)变异系数:变异系数(coefficient of variation),是相对离散趋势指标,用 CV 表示,指标准差 s 与均数 $\overline{X}$ 之比,常用百分数表示,公式如下:

$$CV = \frac{S}{\overline{X}} \times 100\%$$

(二)定性资料的统计描述

1. 频数表 定性资料的变量值是分类型的,表现为互不相容的属性或类别。将互不相容的各情形的频数用统计表的形式列出来,即为频数表。

2. 相对数 包括率(rate)、比例(proportion)和比(ratio)。

(1)率:说明某现象发生的频率或强度,常用百分率,千分率,万分率等表示。某一分率改变不影响其他分率变化。

(2)构成比:表示事物内部某一部分的个体数与该事物各部分个体数的总和之比,用来说明各构成部分在总体中所占的比重或分布。某一部分构成比的改变将影响其他构成比的变化。

(3)相对比:简称比,是两个有关指标之比,说明两指标之间的比例关系。两个指标可以是绝对数、相对数或平均数。

（4）应用相对数的注意事项：①结构相对数不能代替强度相对数：构成比用以说明事物内部某种构成所占比重或分布，并不说明某现象发生的频率或强度；②计算相对数应有足够数量，否则会使相对数波动较大；③正确计算合计率：对分组资料计算合计率或称平均律时，不能简单地由各组率相加或平均而得，而应用合计的有关实际数字进行计算；④注意资料的可比性：a. 观察对象是否同质，研究方法是否相同，观察时间是否相等，以及地区、周围环境、风俗习惯和经济条件是否一致或相近等；b. 观察对象内部结构是否相同；⑤对比不同时期资料应客观条件是否相同；⑥样本率（或构成比）的抽样误差：不能仅凭数字表面相差大小下结论，而应进行样本率（或构成比）差别的假设检验。

（5）率的标准化法：采用某影响因素的统一标准构成以消除构成不同对合计率的影响，使通过标准化后的标准化合计率具有可比性。标准化法只适用于某因素两组内部构成不同，并有可能影响总率比较的情况（两个率不具有可比性）。标准化率只表示相互比较的资料间的相对水平，不再反映实际水平；此外标准化率表示样本值，存在抽样误差。

三、统计推断

统计推断是用样本信息推断总体特征，包括总体参数的估计和假设检验。它是统计学的核心内容。定量资料的统计推断主要包括总体均数估计、t 检验、方差分析和基于秩的非参数检验；定性资料的统计推断主要包括总体率的估计及其 Z 检验、χ^2 检验和基于秩的非参数检验；两变量关系的统计推断主要包括简单相关与简单回归。限于篇幅，本节仅简要地介绍这些统计分析方法的基本原理、基本步骤和注意事项，其具体的分析方法，更为深入的内容，可参见相关医学统计学专著。

（一）假设检验的基本原理

假设检验（hypothesis test），是统计推断的核心，在医学研究中，应用极广。通常把需要判断的总体特征，称为统计假设，简称假设。利用样本信息判断假设是否成立的统计方法称为假设检验。假设检验是利用小概率反证法思想，从问题的对立面（H_0）出发间接判断要解决的问题（H_1）是否成立，然后在 H_0 成立的条件下计算检验统计量，最后获得 P 值来判断。其中，小概率思想是指小概率事件在一次试验中认为基本上不发生，其概率是相对的，在进行统计分析时要事先规定，即检验水准 α；反证法思想是首先针对研究总体 H_0 假设，在假设成立的前提下，通过计算样本统计量，判断抽到现有样本的可能性是否为小概率事件，若为小概率事件，则拒绝 H_0；否则，不拒绝 H_0。假定总体分布类型已知，对其参数进行假设检验，称为参数检验，如假定总体服从正态分布，对总体均数进行 Z 检验、t 检验、方差分析等；若总体分布类型未知，或偏态分布资料，对总体分布类型不作任何假设，其假设检验不是对总体参数进行检验，称为非参数检验，如 χ^2 检验、秩和检验等。

（二）假设检验的基本步骤

假设检验主要分为三步：

1. 建立检验假设，确定检验水准

（1）根据统计推断目的，提出对总体特征的假设检验有两种：

一是，无效假设：亦称零假设，用 H_0 表示。一般将欲否定的假设设为 H_0。

二是,备择假设:用 H_1 表示。H_1 与 H_0 是相互对立的假设,当 H_0 被拒绝时,则接受 H_1。

(2) 确定检验水准:检验水准,亦称显著性水平,用 α 表示。它是事先确定的允许犯 I 类错误的概率,是否拒绝 H_0 的界值。通常把 α 取为小概率事件界值,如 $\alpha = 0.05, 0.01$。当然,研究者可以根据研究目的规定 α 的大小,一些探索性研究 α 可取为 0.10 或更高。

1) 选定检验方法,计算检验统计量:要根据统计推断的目的、设计类型和样本大小等条件,选用不同的检验方法和计算相应的统计量。假设检验的具体方法通常以选定的检验统计量来命名,如检验统计量 t 值和 Z 值,分别对应于 t 检验和 Z 检验,检验统计量 F 值对应于 F 检验(方差分析)。实际应用时,应注意各种检验方法的适用条件。

检验统计量是在 H_0 假设的条件下,计算出来的。其抽样分布在统计推断中是十分重要的。不同检验方法要用不同的公式计算现有样本的统计量值(如 t 值、F 值、χ^2 值等)。

2) 确定 P 值,作出推断结论:P 值的含义是指从 H_0 所规定的总体中作随机抽样,获得等于及大于(或等于及小于)现有样本的检验统计量值的概率。将 P 值与 α 检验水准比较,从而,得出推论。当 $P \leq \alpha$ 时,按所取检验水准 α,拒绝 H_0,接受 H_1,差别有统计学意义;当 $P > \alpha$ 时,按所取检验水准 α,不拒绝 H_0,差别无统计学意义。然后,结合实际资料作出专业结论。

(三) 假设检验的注意事项

1. 两类错误 假设检验根据样本统计量对总体参数作出的推论,必然具有风险。可能犯以下两类错误:

(1) I 类错误:拒绝了实际正确的 H_0。这类假阳性错误,称为 I 类错误。犯 I 类错误的概率用 α 表示。假设检验常规 $\alpha = 0.05$,其含义是拒绝 H_0 时,犯 I 类错误的概率不超过 5%,即理论上 100 次拒绝 H_0 的检验中最多约有 5 次发生拒绝正确的 H_0 的错误。α 愈小,越不容易拒绝 H_0,犯 I 类错误的概率越小,越有理由认为 H_0 不真。

(2) II 类错误:接受了实际上是不成立的 H_0。这类假阴性错误,称为 II 类错误。犯 II 类错误的概率用 β 表示。一般情况下,β 的大小是未知的。但是,α 和 β 的大小有一定的关系。当样本含量 n 固定时,α 愈小,β 愈大;反之,α 愈大,β 愈小。要同时减小 α 和 β,则通常可以增加样本含量 n。

$1-\beta$ 称为检验效能,又称为把握度(power)。它的含义是,当两总体确实有差别时,按照规定的检验水准 α,能够发现两总体间差别的能力。实际工作中,要保证比较高的检验效能,很重要的条件是具有足够的样本含量。

假设检验的结论不能绝对化,即拒绝 H_0,不能认为"两个总体均数肯定不相等";反之,不拒绝 H_0,也不能认为"两总体均数肯定相等"。无论拒绝 H_0 或不拒绝 H_0,假设检验的结论都有犯错误的可能。

2. 变量变换 变量变换是将原始数据作某种函数转换,如将原始数据转换为对数值,进行变量变换的目的主要有以下几个方面:①使各组数据达到方差齐性;②使资料转换为正态分布,以满足检验的正态假设前提。通常条件下,一种适当的函数转换还可以达直线化的目的,以满足线性模型的要求,常用于曲线拟合。常用的变量变换有对数变换、平方根变换、倒数变换、平方根反正弦变换等。

3. 检验方法的正确选择 每种检验方法有其适用的条件,应根据研究目的、设计方案、研究变量的类型、资料的分布、样本大小等进行选择。宜资料符合参数检验条件,应选用参数检验,如,两个独立样本均数比较可用 t 检验,多个独立样本均数长比较可用方差分析,配对设计资料可用配对设计 t 检验,随机区组资料可用随机区组设计的方差分析等。定量资料不符合参数检验条件的可用非参数检验,根据资料设计类型选择相应的秩和检验。

4. 结果解释　正确解释"差别有统计学意义"的含义。一般情况,假设检验中 $P \leqslant 0.05$,称为差别有统计学意义;$P \leqslant 0.01$,称为差别有高度统计学意义。此时,由于样本信息不支持 H_0,因此,"拒绝 H_0,接受 H_1",可以认为两个总体均数不同。愈小,拒绝 H_0 时犯 Ⅰ 类错误的概率越小,越有理由认为 H_0 不真,但这不意味着两个总体均数相差很大,差别的大小及差别有无实际意义,应专业知识来确定。当"不拒绝 H_0"时,称为差别无统计学意义,不能认为两总体均数相差不大,或一定相等。应同时考虑其统计学意义与临床意义。例如,两种药物治疗糖尿病时,二者降糖效果相关 0.5mmol/L,显然,即使有统计学意义,从专业角度来看,这点差距无关紧要。

四、基本统计分析方法

(一) t 检验

t 检验的基本假设前提是个体间随机独立、资料服从正态分布、方差齐性。根据完全随机单样本设计、配对设计和完全随机两样本设计,分为

1. 单样本 t 检验　即已知样本均数与已知总体均数的比较,要求样本取自正态总体(样本均数与已知总体均数不等,原因有二:a. 非同一总体即 $\mu \neq \mu_0$;b. 虽为同一总体即 $\mu = \mu_0$,但有抽样误差)。

2. 配对样本 t 检验　简称配对 t 检验,也称成对 t 检验,适用于配对设计的计量资料,要求差值服从正态分布。(配对设计是将受试对象按照某些重要特征配成对子,每对中的两个受试对象随机分配到两处理组。主要有以下情形:a. 两同质受试对象配成对子分别接受两种不同的处理;b. 同一受试对象分别接受两种不同处理;c. 同一受试对象接受一种处理前后。)

3. 两样本 t 检验　又称成组 t 检验,适用于完全随机设计两样本均数的比较,要求样本来自正态总体,且两总体方差齐性。当两样本含量较小,且均来自正态总体时,要根据两总体方差是否不同而采用不同检验方法。如若资料不满足正态与方差齐性假设前提时,可首先考虑变量变换方法,将原始数据变成满足前提条件时,仍可直接应用相应的 t 检验;否则,才可能考虑非参数检验或 t' 检验等。如,方差不齐时,可采用 t' 检验,包括①Cochran&Cox 近似 t 检验——对临界值校正;②Satterthwaite 近似 t 检验——对自由度校正;③Welch 近似 t 检验——对自由度校正。

(二) 多个样本均数比较的方差分析

由 R. A. Fisher 首创,又称 F 检验。方差分析基本思想:根据试验设计的类型,将全部观测值总的离均差平方和及其自由度分解为两个或多个部分,除随机误差作用外,每个部分的变异可由某个因素的作用(或某几个因素的交互作用)加以解释,如组间变异 $SS_{组间}$ 可由处理因素的作用加以解释。方差分析是综合的 F 检验。实验数据有三个不同的变异:①总变异:全部观测值大小不同,这种变异称为总变异,其大小可以用离均差平方和表示 $SS_{总}$;②组间变异:各处理组由于接受处理的水平不同,各组的样本均数也大小不等,这种变异称为组间

变异,记为 $SS_{组间}$;③组内变异:在同一处理组中,虽然每个受试对象接受的处理相同,但观测值仍各不相同,这种变异称为组内变异(误差),记为 $SS_{组内}$ 。 $SS_{总}=SS_{组间}+SS_{组内}$, $\nu_{总}=\nu_{组间}+\nu_{组内}$ 。变异程度与离均差平方和与自由度有关。各部分离均差平方和除以相应的自由度,其比值称为均方差,简称均方(MS)。应用条件:①各样本是相互独立的随机样本;②均来自正态分布总体;③相互比较的各样本的总体方差相等,即具有方差齐性。方差分析与研究设计相互联系,有某种研究设计形式,就必然有与之相应的方差分析方法。以下所介绍的方法,具体分析过程,请参阅相关专著或教材。

1. 完全随机设计资料的方差分析 完全随机设计是采用完全随机化的分组方法,将全部试验对象分配到 g 个处理组(水平组),各组分别接受不同的处理,实验结束后比较各组均数间的差别有无统计学意义,推论处理因素的效应。变异分解: $SS_{总}=SS_{组间}+SS_{组内}$, $\nu_{总}=\nu_{组间}+\nu_{组内}$ 。

2. 随机区组设计资料的方差分析 随机区组设计又称配伍组设计,是配对设计的扩展,先按影响试验结果的非处理因素将受试对象配成区组,再分别将各区组的受试对象随机分配到各处理组或对照组。随机分配的次数要重复多次,每次随机分配都对同一个区组内的受试对象进行,且各个处理组受试对象数量相同,区组内均衡。区组内各试验对象具有较大的差异为好,利用区组控制非处理因素的影响,并在方差分析时将区组间的变异从组内变异中分解出来。误差比完全随机设计小,试验效率高。变异分解: $SS_{总}=SS_{处理}+SS_{区组}+SS_{误差}$, $\nu_{总}=\nu_{处理}+\nu_{区组}+\nu_{误差}$ 。

3. 拉丁方设计资料的方差分析 拉丁方设计是在随机区组设计的基础上发展的,实验涉及一个处理因素和两个控制因素,将两个控制因素分别安排在拉丁方设计的行和列上,每个因素的类别数或水平数相等,增加了均衡性,减少了误差,提高了效率。变异分解: $SS_{总}=SS_{处理}+SS_{行}+SS_{列}+SS_{误差}$, $\nu_{总}=\nu_{处理}+\nu_{行}+\nu_{列}+\nu_{误差}$ 。

4. 两阶段交叉设计资料的方差分析 二阶段交叉设计是 A、B 两种处理先后以同等的机会出现在两个试验阶段中,不仅平衡了处理顺序的影响,而且能把处理方法间的差别、时间先后之间的差别和受试者间的差别分开来分析。但是前一个试验阶段的处理效应不能持续作用到下一个试验阶段,故在两阶段之间设计洗脱阶段以消除残留效应。多用于止痛、镇静、降压等药物或治疗方法间疗效的比较。分析方法: $SS_{总}=SS_{处理间}+SS_{阶段间}+SS_{受试者间}+SS_{误差}$ 。

5. 多个样本均数间的多重比较 当方差分析的结果为拒绝 H_0 ,接受 H_1 时,只说明 g 个总体均数不全相等。样本均数间的多重比较不能用两样本均数比较的 t 检验,否则会加大犯 I 型错误的概率,即假阳性。①LSD-t 检验,即最小显著差异检验,适用于一对或几对在专业上有特殊意义的样本均数之间的比较;②Dunnett-t 检验,适用于 g-1 个实验组与一个对照组均数差别的多重比较;③SNK-q 检验,亦称 q 检验,适用于多个样本均数两两之间的全面比较,最常用。

6. 多样本方差比较的 Bartlett 检验和 Levene 检验 Levene 检验法在用于对多总体方差进行齐性检验时,所分析的资料可不具有正态性。

(三) χ^2 检验用于计数资料的分析

该方法以 χ^2 分布为基础,以 χ^2 值为检验统计量的计数资料的假设检验。 χ^2 分布为连续型分布,只有一个参数 ν 。 $\nu \leq 2$ 时曲线呈 L 型;随着 ν 的增加,曲线趋于对称;当 $\nu \to \infty$ 时, χ^2 分布趋近正态分布。此外 χ^2 分布具有可加性。其基本思想为 χ^2 值反映实际频数 A 与理论频数 T 的吻合程度。

1. 完全随机两样本设计四格表 χ^2 检验 应用条件：①n≥40，T≥5，用四格表 χ^2 检验的基本式或或专用式计算；②n≥40 且 1≤T<5，用四格表 χ^2 检验的校正公式；③n<40 或 T<1，用四格表 Fisher 确切概率法，该法不属于 χ^2 检验范畴。

2. 配对设计四格表 χ^2 检验 即 McNemar 检验，适用于同源配对设计的计数资料。首先应当求出各对的差值，然后考察样本中差值的分布是否按照 H_0 假设的情况对称分布。McNemar 检验只会利用非主对角线单元格上的信息，即它只关心两者不一致的评价情况，用于比较两个评价者间存在怎样的倾向。但是，对于一致性较好的大样本数据，McNemar 检验可能会失去实用价值。

3. 行×列表资料的 χ^2 检验 ①多个样本率的比较：R×2 表；②多个样本构成比的比较：C×2 表；③双向无序分类资料的关联性检验：R×C 表。注意事项：①行×列表资料中各格的理论频数不应小于 1，并且 1≤T<5 的格子数不宜超过格子总数的 1/5；②多样本率的比较，若统计结果是拒绝 H_0，接受 H_1，仅说明个总体率之间总的来说有差别，不能说明任两个总体之间有差别；③对有序的 R×C 资料不能用 χ^2 检验。

4. 多个样本率的两两比较 当比较组 k≥3 时，χ^2 值有统计意义，可分解多个四格表了解各样本率两两间的差别。要进一步推断哪两两总体率有差别，若直接用四格表资料的检验进行多重比较，将会加大犯Ⅰ类错误的概率。常用多重比较的方法，有 χ^2 分割法、Scheffe'可信区间法、SNK 法。

（四）非参数检验

亦称任意分布检验，是指对总体分布不作严格规定，即在应用中可以不考虑被研究对象为何种分布以及分布是否已知，检验假设中没有包括总体参数的一类统计方法。秩转化的非参数检验是先将数值变量资料从小到大，或等级资料从弱到强转换成秩后，再计算检验统计量，其特点是假设检验的结果对总体分布的形状差别不敏感，只对总体分布的位置差别敏感。非参数检验的优点是不受总体分布的限制，适用范围广。但其缺点是适宜用参数检验方法的资料，如果用非参数检验方法，由于没有充分利用资料提供的信息，就会降低检验效能增大。秩转化的非参数检验适用范围：①未经精确测量的资料（包括等级资料）；②偏态分布且无法转化为正态分布的资料；③分布不清的资料。

1. 配对样本比较的 Wilcoxon 符号秩检验 亦称符号秩和检验，用于配对样本差值的中位数和 0 比较；还可用于单个样本中位数和总体中位数的比较。基本思想：在 H_0 成立的前提下，配对差值的总体分布是对称的，总体中位数应为 0，$T+$ 与 $T-$ 应接近 $n(n+1)/4$，若正、负秩和相差悬殊，则 H_0 成立的可能性很小。基本步骤：①建立检验假设，确定检验水准；②计算统计量 T 值：a. 求差值 d，b. 编秩，c. 求秩和并确定统计量 T 值；③确定 P 值并做出统计推断：可用查表法（小样本）和正态近似法（大样本）求 u 值，确定 P 值（若 T 值在上、下界值范围内，其 P 值大于相应概率水平；若 T 值恰好等于界值，其 P 值等于或近似等于相应概率水平；若 T 值在上、下界值范围外，其 P 值小于相应概率水平）。适用资料：不满足 t 检验条件的配对设计或单样本的计量资料、等级资料和其他不能精确测量的资料。

2. 两个独立样本比较的 Wilcoxon 秩和检验 用于推断计量资料或等级资料的两个独立样本所来自的两个总体分布是否有差别。基本思想：如果 H_0 成立，则两样本来自分布相同的总体，两样本的平均秩次 T_1/n_1 与 T_2/n_2 应相等或接近，含量 n_1 的样本的秩

和 T_1 应在 $n_1(N+1)/2$ 的左右变化。若 T 值偏离此值太远,H_0 成立的可能性就很小。若偏离出给定值所确定的范围时,则 $P<\alpha$,拒绝 H_0。适用资料:完全随机设计两样本资料的比较,分布偏态或方差不齐的计量资料的比较,单向有序资料或无法精确测量的资料的比较。

3. 完全随机设计多个样本比较的 Kruskal-Wallis H 检验 用于推断计量资料或等级资料的多个独立样本所来自的多个总体分布是否有差别。基本思想:同两个独立样本比较的 Wilcoxon 秩和检验。适用资料:方差不齐或不服从正态分布的多组定量资料的比较,多组有序分类变量资料的比较或多组无法精确测量资料间的比较。

4. 随机区组设计多个样本比较的 Friedman M 检验 用于推断随机区组设计的多个相关样本所来自的多个总体分布是否有差别。基本思想:在 H_0 成立的条件下,各区组内观测值取秩为 $1,2,\cdots g$ 的概率相等,则各处理组的秩和应接近 R=n(g+1)/2,而 M 值反映了实际获得的 g 个处理组的秩和与 R 偏离的程度。M 值越大,就越有理由怀疑各处理组的总体分布不同。随着 n 和 g 的增大,M 值近似服从自由度为 g−1 的 χ^2 分布。适用资料:随机区组设计资料,但不满足随机区组设计方差分析的前提条件,也可用于随机区组设计的等级资料比较。

5. 有无差异还要依情况而定 无论是完全随机设计多个样本比较的 Kruskal-Wallis H 检验还是随机区组设计多个样本比较的 Friedman M 检验,当结论为拒绝 H_0 时,并不能直接判断各处理组间差异有无统计学意义,应进行组间的两两比较:多个独立样本两两比较的 Nemenyi 法检验和多个相关样本两两比较的 q 检验。

(五) 双变量回归与相关

1. 简单直线回归是研究两个连续性变量间线性依存关系的一种统计分析方法 直线回归分析是用直线回归方程描述两个变量间变化的数量关系。直线回归分析的前提条件是:①线性:两个变量间存在线性关系;②独立性:任意两个观察值互相独立;③正态性:应变量 Y 是服从正态分布的随机变量;④等方差:给定 X 后,应变量 Y 的方差相等。直线回归方程表达式:$\hat{Y}=a+bX$,其中 $\hat{Y}$ 为回归方程的预测值;a 为常数项,是回归直线在 Y 轴上的截距,其统计意义是当 X 取值为 0 时相应 Y 的均数估计值;b 为回归系数,是直线的斜率,其统计意义是当 X 变化一个单位时 Y 的平均改变的估计值。确定 a 和 b 要根据"最小二乘法"原理,即以各实测点到直线的纵向距离的平方和最小来确定回归直线。回归方程需要进行假设检验,以推断两个变量间的线性关系是否存在,常用方差分析和 t 检验。对简单直线回归而言,二者是等价的。回归方程可用于:①描述两变量间依存变化的数量关系;②利用回归方程进行预测;③利用回归方程进行统计控制。

2. 直线相关 亦称简单相关,是分析服从正态分布的两个随机变量 X 和 Y 有无线性相关关系的一种统计分析方法。直线相关的性质可由散点图直观的说明。相关分析的前提条件是两变量均为服从正态分布的随机变量,且它们存在线性关系。相关系数,亦称 Pearson 积差相关系数,是用来说明具有直线关系的两变量间相关的密切程度与相关方向的统计指标。以符号 r 表示样本相关系数,符号 ρ 表示其总体相关系数。相关系数没有单位,其值为 $0 \leqslant r \leqslant 1$,$r$ 为正表示正相关,r 为 1 表示完全正相关,r 为负表示负相关,r 为 −1 表示完全负相关;$r=0$ 表示零相关,即两变量间没有直线相关关系。R 的绝对值越接近于 1,表示两个变量间相关关系的密切程度越高;越接近于 0,则相关关系越不密切。必须对样本相关系数予以假设检验,推断两变量间有无直线相关关系。如若资料分布不明或为等级资料,则宜使用 Spearman 秩相关,亦称等级相关,是用双变量等级数据作直线相关分析,对原变量分布不作要求,属于非参数统计方法。Spearman 等级相关系数 r_s 是说明两个变量间直线相关关系的密切程度与相关方向的统计指标,其取值和意义同 r。r_s 同样需要进行假设检验。

3. **直线回归与相关应用的注意事项**　①根据分析目的选择变量及统计方法,做直线回归与相关分析要有实际意义,不能把毫无关联的两个事物或现象做相关与回归分析;②进行相关、回归分析前应绘制散点图;③用残差图考察数据是否符合模型假设条件;④进行相关与回归分析都必须进行假设检验,以推断两变量间的线性关系是否存在;⑤结果的解释及正确应用:反映两变量关系密切程度或数量上影响大小的统计量应该是相关系数或回归系数的绝对值,而不是假设检验的 P 值,此外回归方程一般只适用于自变量 X 的取值范围内,可以内插,不宜外延。

（六）生存分析

亦称生存率分析或存活率分析,起源于对寿命资料的统计分析,是指根据实验数据或调查数据,对人的生存时间进行分析和推断,研究生存时间和结局与众多影响因素间关系及其程度大小的方法。生存分析也可能涉及有关疾病的愈合、死亡,或者生长发育等时效性指标。生存分析与随访研究设计紧密联系在一起。这主要是因为随访研究中,常因失访等原因造成某些数据观察不完全（称为截尾数据,或删失数据）,且不服从或近似服从正态分布,致使常规的统计分析方法不适用,而需要用专门统计分析方法予以合适的统计处理。生存分析主要目的:①对随访资料进行统计描述,常用的统计量有生存率及其标准误、中位生存时间及四分位数间距、死亡概率与死亡率、生存概率与生存率、生存率曲线等,估计方法主要为非参数法,如乘积极限法、寿命表法等;②对有关总体特征进行统计推断,比较各组的生存率比较（生存曲线比较）,如 log-rank 检验、Gehan 检验、广义 Wilcoxon 检验等;③生存过程的影响因素分析,应用最为广泛的半参数模型,如 COX 比例风险模型（COX 回归）。相关统计分析方法请查阅有关文献与著作。

（七）多元分析

亦称多变量分析,是指研究多个变量之间相互关系的一类统计分析方法。多元分析是单变量与双变量统计方法的发展和推广。在医学研究中,人的生理、心理、行为和社会等具有复杂的内在结构,受到多种因素的影响与制约。仅采用单变量或双变量分析难以揭示其内在结构以及各种影响因素的主次作用和交互影响。多元分析,主要包括三大类:①线性模型方法,如多元方差分析、多元回归分析和方差分析,Logistic 回归等,用以研究确定多个自变量与因变量之间的关系;②判别函数分析和聚类分析,用以研究对事物的分类;③主成分分析、典型相关和因素分析等,用以研究数据内在结构与相互关联关系。以上三类多元分析方法各有优点和局限性。每一种方法都有它特定的假设、条件和数据要求,例如正态性、线性和方差齐性等。因此在应用多元分析方法时,应在做好严密的研究设计的基础上,收集相应的准确、可靠数据,通过良好的数据整理,最后决定采用何种合适的多元统计分析方法,来挖掘复杂数据的内在结构与复杂关系。限于篇幅的原因,在此不作更进一步的详细介绍。

第二节 偏倚及其控制

一、误差

护理学研究中一个极为关键的问题是如何保证研究结果的真实性。这主要是因为研究结论的正确直接依赖于研究结果的真实性。影响研究结果真实性的因素就是误差(error)。误差是指观察值与真值之差,反映观察与真实之间的偏差程度。它主要有三类,包括人为误差、随机误差和系统误差。减少这三类误差,就能够有效地提高研究结果的真实性。

人为误差是指因人为主观因素所导致的误差。如,人为记录错误,原始记录脱漏等。可通过相关制度与数据清洗技术来避免与控制。

随机误差,亦称抽样误差或变量误差,是指随机抽样所得的估计统计量与总体参数的差异。由抽样样本的变异性造成,与样本大小,研究对象之间的差异大小有关,可以通过统计学方法予以估计和控制,只能减少,不能避免。如,通过增加样本量,随机误差就可减少。随机误差具有两个特点。一是,样本的估计值都在其平均值上下分布,从许多无偏倚样本中得到的观察估计值,如若样本量很大,则将趋向于接近总体参数;二是,随机误差的范围可以用可信区间估计,当保持随机方法而加大样本时,样本均值逐渐向总体均值接近。

系统误差,亦称偏倚(bias),是指当样本统计量与总体参数之间具有偏向性的误差。偏倚的方向一致或基本一致,并且偏离总体参数的程度也基本保持恒定。偏倚与随机误差的主要区别有二:一是,偏倚不会以样本量的增大而减少,随机误差则可以;二是,适当的重复试验可以减少随机误差,但不能减少偏倚。

衡量误差的统计指标,通常用变异性来表示。

二、研究结果的变异性

研究结果的变异性(variability),是指描述性统计指标和分析性统计指标的离散趋势或变动趋势。变异性常具有多水平特征,例如,由高水平向低水平分类,可以有群体水平,研究水平,个体水平等,详见表9-2-1。

表 9-2-1 变异性的水平和来源

层次	变异来源
群体水平	个体间遗传学变异,环境变异,测量误差
研究水平	抽样方式,样本大小,测量误差
个体水平	个体生物学变异,重复测量变异

变异来源大致分为两个层次:

(一) 生物学(真实)变异和测量变异

生物学变异,反映真实的客观变异,测量变异,反映测量过程的误差。通常由个体间遗传变异(个体累计变异),环境变异,测量不确定性所引起。其主要特点是,变异程度常常大于个体的变异,群体水平的变异性也受到测量误差的影响,并且,一般可根据群体变异水平来确定个体测量值参考值范围。例如,在个体水平上,某病人的脉搏具有一定的周期性,通常以天为单位,随着人体活动强度的不同而不同,这一周期内的脉搏变异反映的是真实的生物学变化;同时,在脉搏的重复测量过程中,又存在一定的测量误差,由此造成的脉搏测量值之间存在变异,这反映的是测量变异。该病人脉搏值的总变异,就包含生物学(真实)变异和测量变异。

(二) 随机变异和系统变异

随机变异的幅度和方向呈随机变化趋势,并通常近似于正态分布。系统变异的幅度和方向基本保持恒定。测量误差,就可分为随机误差和系统误差。例如,脉搏测量中,脉搏计数围绕均值上下波动,通常小于 2.58σ,即为随机误差,而其均数与真实脉搏数值呈存在偏向性的误差,即为系统误差(偏倚)。

三、研究的真实性

(一) 概述

研究的真实性,是指从研究数据,到分析结果,直至所作的研究结论对客观实际事物的真实接近程度。当对研究的真实性予以分析与评估时,通常使用效度和信度这两个指标来予以表示。研究的效度(validity),是指指研究的正确性程度,即,研究的原始数据、分析结果和所作推断在多大程度上反映了客观实际存在的真实特性。效度越高,表示研究数据、分析结果和所作推断越能显示所针对的研究对象的真正特征。效度是一个多方位的概念,它是相对于特定的研究目的和研究侧面而言的。因此,检验效度必须针对其特定的目的及适用范围,从不同的角度收集各方面的数据,利用不同的统计分析方法,分别同一客观实际存在事物进行多角度研究。常见的效度,有表面效度、内容效度、准则效度等。研究的信度(reliability),亦称精确度(precision),是指研究数据、分析结果和研究结论的可靠性程度,也就是说,研究方案与方法能否足够稳定地反映所针对的研究对象的程度。在实际研究中,常用分析结果中的随机误差大小来反映,随机误差小,则表明研究信度高。随机误差可以用统计学方法来估计,与样本含量成反比例关系。如诊断试验指标常用灵敏度或特异度等来表示。常见的信度有重测信度、复本信度等。在进行研究时,误差是不可避免的,这就使得真实值和观察值之间,存在不一致性。这种不一致性可用如下公式来表示:

$$X = T + B + E$$

其中,T 表示真实值,B 表示偏倚,即系统误差,E 表示测量误差,即随机误差。显然,T 反映了客观实际特征,B 反映了研究效度,E 反映了研究信度。

按照适用范围来分,研究真实性可以分为内部真实性和外部真实性。

(二) 内部真实性

内部真实性(internal validity),是指研究结果与实际研究对象真实情况的符合程度。它反映了研究问题、研究方案是否内在的真实性或一致性。一项研究的内部真实性高,表明所设定的研究问题与客观实际存在特征与规律相一致,并且,所提出的研究方案能够有效地获得反映客观实际存在特征的研究数据、分析结果。提高内部真实性的措施,通常从两个方面进行,一是,在设定研究问题,注意其科学性、合理性、可行性等,依赖于前期研究结果、文献查阅、研究者背景等;二是,在设计研究方案时,限制研究对象的类型和研究的环境条件,限定干预措施的场景等。因为这样可以降低群体水平的变异性,或者使因果机制趋于一致等。需要注意的是,这些措施可能在提高研究的内部真实性的同时,降低研究的外部真实性受限。

(三) 外部真实性

研究的外部真实性(external validity),亦称普遍性(generalizability),是指所作出的研究结论对象扩展至类似外部总体的程度。它反映了一项研究的结论能否推广应用到本次研究对象以外的总体。外部真实性,表示所作结论是否在扩展总体表现出相当程度的一致性。内部真实性只是外部真实性的必要条件。研究只有内部真实性,往往是不够的。还需要在更广泛意义下的总体中,作进一步研究,以提高相应的外部真实性。例如,提高研究对象的同质性,如限制对象的类型(如年龄、性别、病情、病型等),可以极大地改善内部真实性,但会降低外部真实性;反之,提高研究对象的异质性,就会导致外部真实性上升,而内部真实性下降。因此,在实际研究确定研究对象时,需要综合考虑,以平衡研究对象的同质性和异质性,取得内部真实性与外部真实性的最优性。例如,针对武汉地区所作的研究,能否推广到北京、上海、广州等地? 针对汉族做的研究,苗族、壮族的人群是否也表现出相似的特征与规律? 多水平研究设计可较好地解决这个问题。

四、研究的偏倚

偏倚是指在护理学研究的设计、实施或资料分析阶段,由于设计者、操作者的人为因素,在选择观察对象、收集资料、处理数据、分析资料或解释结果时产生的各种系统误差。偏倚,是根据研究设计,随机抽取样本,通过样本所获得的结果,不能完全如实反映目标人群真实特征的一种系统误差,具有恒定的幅度与方向性。

研究中,偶然性机遇与偏倚(系统误差)往往难以分辨清楚。从提出研究问题、到设定研究设计,再到收集数据,然后获得分析结果,直至最后作出推论,研究者都需要谨慎小心予以区分。偶然性机遇,是指观察结果的精确性(可重复性)受到随机影响,是一种随机误差。而偏倚,是指观察结果系统地、向一个方向(或大、或小)发生偏差,而不能反映真实情况,是一种系统误差。偶然性机遇,是研究无法避免的,常用 I 类错误(假阳性),II 类错误(假阴性),与可信区间来表示。偏倚,可发生在护理学研究设计、实施、分析以至推论的各个阶段。增加样本量,并不能降低偏倚。

只有深入研究,才能全面认识各类偏倚,以便在研究过程中尽量加以避免或控制,进而,保证研究结果的真实性。1976 年,Miettinen 详细讨论了偏倚的定义与分类,将偏倚分为三大类,即选择偏倚、信息偏倚、混杂偏倚。

(一) 选择偏倚

护理学研究通常采用随机研究设计,只是从总体中随机抽取具有代表性的一部分。如何选择合适的样本,保证其具有较高的代表性是研究成败关键之一。因此,只要采用随机研究设计,就必然面前的选择偏倚。选择偏倚(selection bias),是指所选择的研究对象(样本)与所研究的目标人群之间在某些特征方面存在的系统误差。主要是由于在研究对象的选取过程中,所采用的抽取与分组方式不当,导致入选对象与未入选对象之间存在系统差异,由此造成的样本代表性不高。研究对象抽取与分组方式,采用的是非完全随机方式,甚至是随意方式。例如,按照病人入院顺序,奇数入实验组,偶数入对照组,这就一种典型的随意分组方法。常见于探索性研究(如,横断面研究,病例对照研究等)、确证性研究(如,队列研究,临床试验等)。

下面对常见的选择偏倚进行阐述。

1. 入院率偏倚(admission rate bias)　亦称伯克森偏倚(Berkson's bias),是指利用医院就诊或住院病人作为研究对象时,由于入院率的不同或就诊机会的不同而导致的偏倚。研究对象采用住院病例时,可能将抢救不及时死亡的病例,距离医院远的病例,无钱住院的病例,病情较轻的病例排除在研究对象之外。如,某研究特级护理对不同失能病人的影响,实验组采用心血管病失能住院病人,对照组为同期住院的骨折失能病人,显然心血管病与骨折的入院率受不同因素的影响,而导致不同,这样就会导致特级护理对失能病人产生偏倚。

2. 现患-新发病例偏倚(Prevalence-incidence bias)　又称奈曼偏倚(Neyman bias),凡因现患病例与新病例的构成不同,只调查典型病例或现患病例的暴露状况,致使调查结果出现的系统误差都属于本类偏倚。这往往是由于暴露率不同会导致联系强度发生较大改变。常发生那些病死率高而病程短的严重致死性疾病,如心梗,或者,病程短的病人易于痊愈,或者,存在大量轻型不典型病例。

3. 无应答偏倚和志愿者偏倚(non-respondent bias and volunteer bias)　无应答者指调查对象中那些因为各种原因不能回答调查研究工作所提出的问题的人。一项研究工作的无应答者可能在某些重要特征或暴露上与应答者有所区别。如果无应答者超过一定比例,就会使研究结果产生偏倚,即无应答偏倚。一般来说,志愿者参加研究,入选研究对象,而非志愿者往往落选,由于两者在许多方面存在着重大差异,使得二者之间不具备着相互代表性,从而,引起志愿者偏倚。这主要是因为无应答(或非志愿者)人群与有应答(或志愿者)人群存在着系统性差异。造成无应答的原因很多,并且,往往是多方面的,如身体健康状况、对健康的关心程度、对调查内容是否感兴趣、年龄、受教育程度等。在探索性研究与确证性研究中均可发生此类偏倚。

4. 检出症候偏倚(detection signal bias)　亦称为揭露伪装偏倚(unmasking bias),指某因素与某疾病在病因学上虽无关联,但是,因该因素的存在,导致该疾病症状或体征的出现,从而使病人及早就医,接受多种检查,导致该人群较高的检出率,以致得出该因素与该病相关联的错误结论。这主要是因为病例发现机会(时间)不同会引起联系强度变化。此类偏倚常发生病例对照研究之中,特别是肿瘤、动脉硬化、结石等研究。

5. 集合偏倚(assembly bias)　指由于医院的性质与任务不同,各医院收治病人的病情、病程、临床类型就可能不同,就诊病人的地区、经济收入、职业文化等亦可能不同。由这样的病人集合成队列进行随访,观察到的预后差异,往往可能是上述因素差异所导致,而非所研究的预后因素造成的。这类偏倚主要是由于不同医院在某些特征上,具有明显的不同,并且,也将导致入院对象存在着明显的差异,使得在不同医院的研究,会出现不同的结果与结论。

6. 排除偏倚(exclusive bias)　在研究对象的确定过程中,没有按照对等的原则或标准,而自观察组或对照组中排除某些研究对象,这样导致因素与疾病之间联系的错误估计,称为排除偏倚。例如,在一项关于阿司匹林与心肌梗死关系的病例对照研究中,病例组与对照组均不包含患慢性关节炎者与胃溃疡病人,因为前者倾向于服用此药,后则相反。若这两种病人在两组中分布不均衡,就可能导致阿司匹林与心肌梗死联系的错误估计。

常用的控制选择偏倚的方法,有在研究设计阶段,设立严谨的入选标准与排除标准;在数据收集阶段,严格把握对象选取的各个环节,注意选取对象的代表性,避免非完全随机或随意的抽取与分组方式,严格按照纳入与排除标准确定研究对象,增加研究对象的应答,减少脱落,等。

控制选择偏倚的基本方法主要有三个方面:

1. 研究者对整个研究过程可能出现的各种选择偏倚应有充分的了解、掌握　在选择研究对象、研究方法等过程中是否存在产生选择偏倚的原因?是什么原因?在设计时应周密考虑,并采取针对性措施在相应的环节降低其产生的可能性,以减少或避免其产生。

2. 严格掌握研究对象的纳入与排除标准　采用或制定明确、统一与公认的诊断标准,尽可能选择各级医院的早期病人为研究对象。

3. 采取措施提高应答率　研究中尽量取得研究对象的合作,以获得尽可能高的应答率,减少失访与退出。做好组织工作,加强对病人及其家属宣传研究工作的意义,以提高依从性;建立健全随访管理制度,随访要有专人负责,对失访者要及时采取措施以保证随访;回答病人来信的要求,不失信于病人;改进随访信格式与内容,删除使病人及其家属反感的措辞,采用关心体贴的言语。调查手段要简便易行,对调查内容中的敏感问题采取适当的处理技巧。

4. 采用多种对照　采用多种对照,可以对选择偏倚作出估计,减少选择偏倚对研究结果的影响。

在常见研究设计中,控制选择偏倚的主要措施如下:

1. 横断面调查　采用随机抽样,并保证一定的样本含量,以增强样本的代表性,必要时可采用分层随机抽样的方法,尽量提高应答率。

2. 病例对照研究　最好用人群中全部新发病或新发病的随机样本;对照应能代表产生病例的人群。若难以做到,则在多个医院选择病例,同时选择医院与社区对照,并尽可能选用新病例,不用死亡病例和老弱对象。

3. 队列研究　尽量减少失访和失访率。

4. 平行对照研究　随机抽样选择研究对象,并进行随机分组。尽可能扩大选择病例的范围,如多中心临床研究,并包括主要特征的各类各种病人。

（二）信息偏倚

信息偏倚(information bias),亦称测量偏倚(measurement bias),或观察偏倚(observation bias),是来自于测量或资料收集方法的问题,使得获取的资料存在系统误差。主要发生在资料收集阶段,亦可发生于研究设计与资料整理分析阶段。信息偏倚,也会对探索性研究和确证性研究的结果产生不良影响。在测量、诊断、询问或抄录过程中,由于收集资料不当,使观察对象的某些特征被错误分类而产生的系统误差。例如,病例对照研究中,随着时间的推移,病人会出现回忆模糊,甚至不准确的问题,或者,诊断标准发生较大变化,使每个体所提供的信息不均等。

常见的信息性偏倚阐述如下:

1. 回忆偏倚(recall bias)　指研究对象在回忆以往发生的事情或经历时,由于在准确性和完整性上的差异所致的系统误差。在回忆过去的暴露史或既往史时,研究对象的记忆往往失真,或者不完整,使其准确性或完整性与真实情况间存在的系统误差。此类偏倚发生的主要原因有:所调查事件或因素发生频率太低,未给研究对象留下深刻印象而被遗忘;所需回忆事件时间久远,研究对象对其已记忆不清;研究对象对所调查的内容或事件关心程度不同,而致回忆的认真程度不一。

2. 诊断怀疑偏倚(diagnostic suspicion bias)　当研究者事先已经知道研究对象的暴露史,怀疑研究对象可能已经患有某种疾病,诊断或判定治疗效果时,主观上作出对其结果有利的判断,因此,对已暴露者进行非常细致而全面的检查,提高诊断的灵敏度。而未暴露者采用常规检查手段,从而,导致研究结果出现偏差,影响结论的真实性。诊断怀疑偏倚多见队列研究和临床试验,病例对照研究也可以发生。

3. 暴露怀疑偏倚(exposure suspicion bias)　与诊断怀疑偏倚相反,指研究者若事先了解研究对象的患病情况或某种结局,主观上认为某病与某因素有关联时,在病例组和对照组中采用不同的方法或使用不同深度和广度的调查方法探索可疑的致病因素,从而导致错误的研究结论。该偏倚多见于病例对照研究。此外,对同一研究对象以不同的调查方法(如查阅常规记录与深入调查)收集资料,其结果可出现很大差别,也是暴露怀疑偏倚。例如,调查表设计不完整,开放性问题,调查的深度与广度不一致,记录不完整等,就可能会夸大可疑因素与结局的关联。

4. 报告偏倚(reporting bias)　亦称说谎偏倚,与回忆偏倚不同,是指研究对象因某种原因故意夸大或缩小某些信息而导致的偏倚。例如,对一些涉及护理伤害问题的研究,不同的研究对象既可能夸大暴露与伤害的关联(如,一线护理工作者),以期获得更多的关注与补贴,也可能贬低暴露与伤害的关联(如,医院管理人员),以便隐瞒问题,提高自身政绩。

5. 霍桑效应(Hawthorne effect)　指那些意识到自己正在被别人观察的受试者,具有改变自己行为的倾向,而导致观察结果与实际出现系统误差。例如,实验组研究对象因受到护理人员的特殊关注,往往更愿意向研究者报告好的结果,隐瞒坏结果,夸大治疗本身的效应。该类偏倚常见于确证性研究(如,临床试验,队列研究等)之中。

6. 依从性偏倚(Compliance bias)　指研究对象对所给予的治疗或干预具有不同依从程度,分为完全依从、部分依从和拒绝依从,研究对象的依从程度对治疗或干预效果产生系统性偏差。若研究对象完全依从,则这些对象的表现即为治疗或干预的效应。然而,如若研究对象非完全依从,那么,他们的表现不仅仅是治疗或干预的效应,还包括其他干扰因素(如,其他治疗或干预,精神状态等)的影响。

鉴于信息偏倚主要发生在资料收集阶段。因而,为防止信息偏倚的产生,通常采用以下方法:

(1) 必须制定明细的资料收集方法与严格的质量控制流程。

(2) 尽可能采用客观反应指标或客观方法来获得数据。

(3) 尽可能采用盲法收集资料。

(4) 精心设计调查表,使得每个条目的答案标准化,具有较高的效度、信度与可接受度。

(5) 扩大资料收集范围,收集各类资料,以便从多个方面予以分析。

(6) 改善研究人员的科学态度与科学素养,确保研究过程的客观性与科学性。

（7）努力提高研究参与人员与研究对象的依从性,理想状态是完全依从性。

（三）混杂偏倚

混杂偏倚(confounding bias)是指暴露因素与疾病发生的相关(关联)程度受到其他因素的歪曲或干扰。引起混杂偏倚的因素称为混杂因子(confounder),指与研究因素和研究疾病均有关,若在比较的人群中分布不均,可歪曲研究因素与疾病之间真正联系的因素。混杂偏倚主要见于确证性研究,并可发生于研究工作的各个阶段。研究某暴露因素与疾病(事件)之间的关联时,由于一个或多个既与疾病(事件)有制约关系,又与所研究暴露因素密切相关的外来因素的影响,掩盖或夸大了所研究暴露因素与疾病(事件)的联系。混杂因素,既可以是危险因素,也可以是保护性因素。混杂效应往往因混杂因素在不同人群中分布的不同而不同。主要是由于设计和资料分析阶段对混杂因素未加控制,从而导致研究真实性下降。与选择偏倚和信息偏倚不同,混杂偏倚可以在结果分析时进行评价,通过分析暴露与疾病的关联发生改变,来表明混杂效应的存在。混杂效应往往会在不同的研究中,产生不同的作用,表现出较大差异。

混杂偏倚的判定准则有三条:一是,必须是所研究疾病的独立危险因素,如果不予以控制,那么,会扭曲暴露与疾病之间的关联;二是,必须与所研究的暴露因素存在统计学联系;三是,一定不是研究因素与研究疾病因果链上的一个环节或中间变量。

混杂偏倚具有方向性与无特异性。如若粗效应大于分层后效应,则混杂因子的作用是正的,夸大了暴露因素与疾病之间的关联,称之为正混杂,反之,为负混杂。混杂偏倚的无特异性反映了暴露效应并不会在特定条件下而产生,而是存在于不同的研究之中。下面将简要描述混杂偏倚引起的假关联。

1. 继发关联(secondary association) 是指混杂因素(C)既直接影响可疑暴露(E),又直接影响疾病(D),而导致的可疑暴露与疾病之间虚假关联[见图9-2-1(1)]。它这是一种纯粹由混杂偏倚产生的关联。例如,文化程度与护理天数之间的关联研究中,研究对象的社会经济地位既与文化程度有关,也与护理天数有关,从而,导致文化程度与护理天数呈现继发关联。

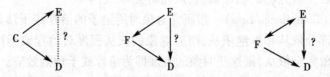

（1）继发关联 （2）直接因果关联的歪曲 （3）直接因果关联的歪曲

图9-2-1 混杂偏倚引起虚假关联

2. 直接因果关联的歪曲 是指因可疑暴露 E 与某危险因素 F 二者之间存在着某种关联(既可以是直接关联,也可以是统计关联),它们均与疾病存在直接关联,这样就会扭曲暴露 E 与危险因素 F 对疾病 D 的关联程度或方向[图9-2-1(2)、(3)]。例如,年龄与体力都会直接影响压疮的发生,但是年龄会对体力产生直接影响,这样就会影响年龄与体力对压疮的影响。

常用的混杂偏倚控制方法如下:

（1）限制:在研究设计阶段对研究对象的入选标准和排除标准进行严格控制,将已知存

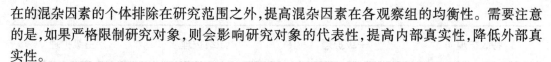

在的混杂因素的个体排除在研究范围之外,提高混杂因素在各观察组的均衡性。需要注意的是,如果严格限制研究对象,则会影响研究对象的代表性,提高内部真实性,降低外部真实性。

(2)配比:将可疑混杂因素作为配对因素,使得混杂因素在各组达到均衡状态。配比分为个体配比和频数配比。个体配比,是指每一个病例选择一个或多个条件相近的非病人作为对照,组成配伍组。频数配比,亦称成组配比,指在获得病例组后,根据可疑的混杂因素在病例组中的分布情况选择与其相同或相似的对照组,使得混杂因素在研究水平达到均衡,以消除其影响。需要注意的是,配比因素不能过多,若配比过多,就会导致配比过度。一方面,符合条件的研究对象难以获得,另一方面,在分析阶段,也可能会损失信息。

(3)随机化:在设计阶段,就应确定采用随机研究设计方法,选择合适的随机化方法,使得混杂因素在各组中达到均衡,消除混杂效应。

(4)分层:在研究资料分析阶段,按照已知或可疑混杂因素的不同水平予以分层,在各个层分别予以分析,并与合并层的分析结果相比较,分离出混杂因素的效应。主要有单纯分层分析法和 Mantel-Haenszel 分层分析法。

(5)标准化:采用直接或间接标准化方法,将需要比较的统计量进行调整,运用加权方法,使得可疑的混杂因素效应得以消除。

(6)多因素分析:应用多元统计分析方法,可以有效地消除混杂的影响。但是,多元统计分析需要较强的统计理论背景与知识,切不可盲目使用。

第三节 实例分析(正与误)

表 9-3-1 为某临床护士收集了某心管疾病的部分住院数据,其目的是研究不同护理等级与病人住院天数之间的关系。

表 9-3-1 某医院不同护理等级心血疾病病人住院天数

特级护理	一级护理	二级护理	三级护理
24	25	16	5
19	34	4	4
21	5	9	7
7	9	3	6
38	11	11	7
31	6	6	5
28	8	4	5
22	12	4	7
30	11	16	3
12	16	23	4
19	17	2	6
13	6	12	4

特级护理	一级护理	二级护理	三级护理
9	13	8	4
41	29	9	5
4	14	5	7
16	50	8	6
13	7	15	6
36	21	7	7
6	14	7	3
9	17	7	7
15	4	4	6
12	33	4	9
18	20	4	7
17	9	10	9
10	9	7	7
12	12	13	4
18	13	7	6
14	18	14	6
24	46	6	6
73	14	2	4

试分析:①不同护理等级下,心血管疾病病人住院天数的基本统计特征;②不同护理等级下的住院天数是否有所差异?③护理等级对住院天数有何影响?

分析:由于个体变异是普遍存在的,使得原始数据显得杂乱无章,需要对原始数据进行系统的整理与描述,掌握其基本的统计特征。在此基础上,进一步对病人住院天数进行差异分析,并深入研究护理等级对住院天数的影响。

错误做法:首先作统计描述,见表9-3-2。

表 9-3-2　不同护理等级下住院天数的统计特征

护理等级	集中趋势		离散趋势	
	$\overline{X}$	M_d	S_d	Q_R
特级护理	20.70	17.5	15.14	12.00
一级护理	16.77	13.50	11.47	11.00
二级护理	8.23	7.00	4.94	7.00
三级护理	5.57	6.00	1.81	3.00

通过上表,均数与中位数相关不大,且标准差与四分位数间距比较接近,因而,可以认为不同护理等级下住院天数近似正态分布。

接下来,作方差分析,见表9-3-3。

表 9-3-3　不同护理等级下住院天数的方差分析表

变异来源	SS	DF	MS	F	P
总变异	15 805.97	119	1513.19	15.58	<0.001
组间变异	4539.57	3	97.12		
组内变异	11 266.40	116			

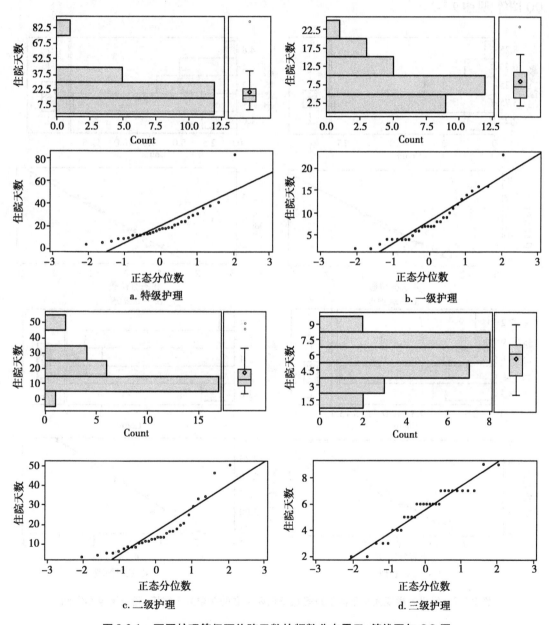

图 9-3-1　不同护理等级下住院天数的频数分布露天、箱线图与 QQ 图

由此可见,不同护理等级之间,病人住院天数存在着明显的差异。

综上所述,护理等级对住院天数具有较强的影响,护理等级是心血管疾病住院天数的重要影响因素。

正确做法:为了了解原始数据的基本统计特性,可先作频数分布图、箱线图与 QQ 图等,了解原始数据的大体规律与趋势,见图 9-3-1。

经正态性检验,所有护理等级下的住院天数 $P<0.05$。结合上图,可见,住院天数并不服从正态分布,需要作变量变换。本文对原始数据采用平方根变换,作频数分布图、箱线图与 QQ 图等,见图 9-3-2。

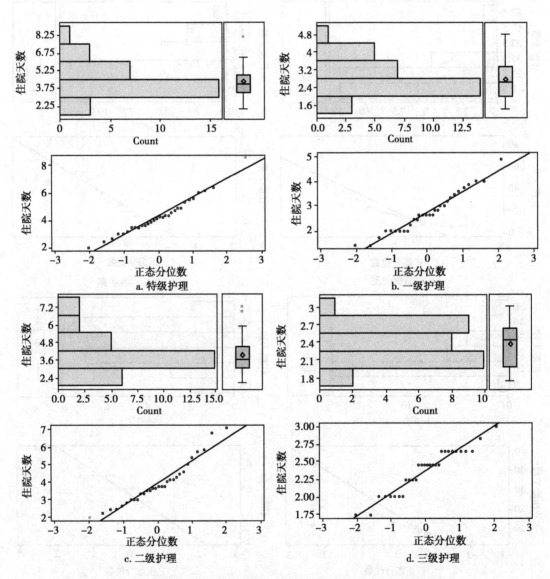

图 9-3-2 经平方根变换后不同护理等级下住院天数的频数分布露天、箱线图与 QQ 图

经正态性检验,所有护理等级下的住院天数 $P>0.05$。结合上图,可见,住院天数近似服从正态分布。

现作集中趋势与离散趋势统计描述,见表9-3-4。

表 9-3-4 平方根变换后不同护理等级下住院天数的统计特征

护理等级	集中趋势		离散趋势	
	$\overline{X}$	M_d	S_d	Q_R
特级护理	4.31	4.18	1.36	1.43
一级护理	3.90	3.67	1.27	1.47
二级护理	2.75	2.65	0.83	1.32
三级护理	2.37	2.45	0.32	0.65

通过上表可见,各级护理下的平均住院天数似乎有所不同,需要作进一步的假设检验。经 Levene 检验,$P<0.05$,可以认为各级护理下的平均住院天数方差不齐,无法作一般的方差分析。经平方根变换后,各级护理下住院天数的箱线图如图9-3-3。

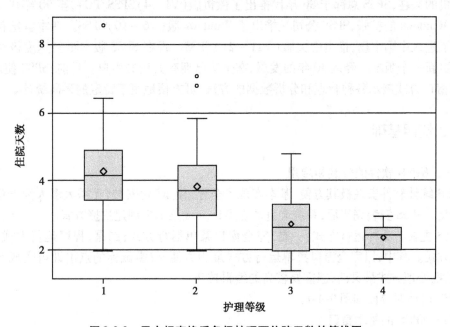

图 9-3-3 平方根变换后各级护理下住院天数的箱线图

因而,可考虑作 Wilcoxon-Kruskal-Wallis 秩和检验,其 $P<0.001$,可以认为各级护理下住院天数不等。经两两比较,特级护理与一级护理下的住院天数无明显差异,与二级护理、三级护理下的住院天数存在着明显差异。护理等级与住院天数间 Spearman 等级相关系数为0.6583,这表明护理等级与住院天数存在着一定的正向关联,随着护理等级的增高,病人的住院天数相对较长。经一般线性模型分析,发现接受特级护理与一级护理的病人平均比接受二级护理与三级护理病人的住院天数大约长 4 天。一般线性模型的决定系数为0.38,这说明除了护理等级之外,还可能有其他重要影响因素没有纳入到本次分析之中,需要对心血管疾病病人的住院天数作进一步的研究。

第四节　SPSS 统计分析软件的应用

一、概述

医学统计学为数据分析过程提供了一套完整的、科学的方法论。统计软件为数据分析提供了实现工具与手段。市面上存在着大量统计分析软件,如,SPSS,SAS,R,Splus,Stata,Statistica 等。SPSS 是社会科学统计分析包(Statistical Package for Social Science)的简称。后被 IBM 收购之后,改为统计产品与服务解决方案(Statistical Product and Service Solutions)。作为一种"傻瓜"软件,SPSS 以其界面简洁,操作方便,具有一系列人性化,而受到广大统计应用者的青睐,其应用范围极广。

SPSS 统计分析软件,早在 20 世纪 60 年代,由美国斯坦福大学三位研究生研制,并于 70 年代,在美国芝加哥成立了 SPSS 总部,并且推出了 SPSS 中小型版——SPSSX,后来,随着微型计算机的兴趣,SPSS 总部于 80 年代推出了微机版(V1～4)SPSS/PC+,至 90 年代,随着操作系统 Windows 的扩张,SPSS 公司又推出了 Windows 版(V6～10)SPSS。在本世纪初,SPSS 公司为了进入中国市场,推出中文版(V11～21)SPSS。现在 SPSS 版本更新速度极快,基本上每年更新一个版本。经近 40 年的发展,在全球已拥有大量的用户。目前,SPSS 使用 Windows 的窗口方式展示各种管理和分析数据的方法,可方便地用于特定的科研统计。

二、使用基础

(一) SPSS 软件的安装和启用

SPSS 统计软件安装极其方便,基本实现了全程"傻瓜"化安装,无需太多人为干预,即可实现安装。SPSS 安装完毕后,系统会自动在 Windows 菜单中创建快捷方式。

SPSS 主要有 3 种运行方式:一是,完全窗口菜单运行方式;二是,程序运行方式;三是,批处理方式。其中,以完全窗口菜单运行方式最为方便,仅需鼠标的点击即可完成 SPSS 启动;而以批处理方式最灵活,但需要较高的编辑技巧。

SPSS 启动时界面如图 9-4-1:

(二) SPSS 的基本窗口

SPSS 的文件系统包括 5 种类型的文件,Data(数据文件)、syntax(语句文件)、output(输出文件)、draft output(草稿输出文件)、script(程序编辑文件)。每种类型的文件在各自的窗口中通过各自的菜单、功能按钮实现自己的各项功能。

对于使用 SPSS 统计分析功能的用户来说,主要使用如下三种窗口。

1. SPSS 数据编辑窗口(SPSS Data Editor)　SPSS 数据编辑窗口主要用于创建、修改 SPSS 数据文件。SPSS 数据文件扩展名为.sav。该窗口主要功能是,定义 SPSS 数据结构,录入、编辑和管理待分析的数据。可用 SPSS 菜单系统的 File->Open(New)->Data,或者,在 SPSS 启动后,自动打开。在 SPSS 较低版本中,通常一次只能打开一个。若为 SPSS15 及以上版本,则可以一次打开多个数据文件。SPSS 数据编辑窗口包括,窗口主菜单,工具栏,数据编辑区,系统状态显示区,如图 9-4-2。

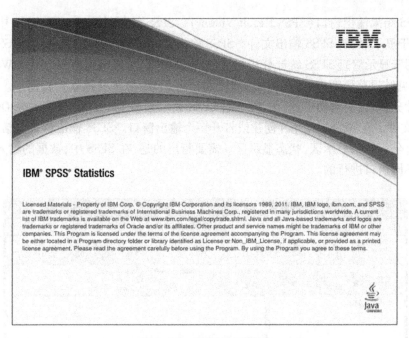

图 9-4-1　SPSS 启动界面

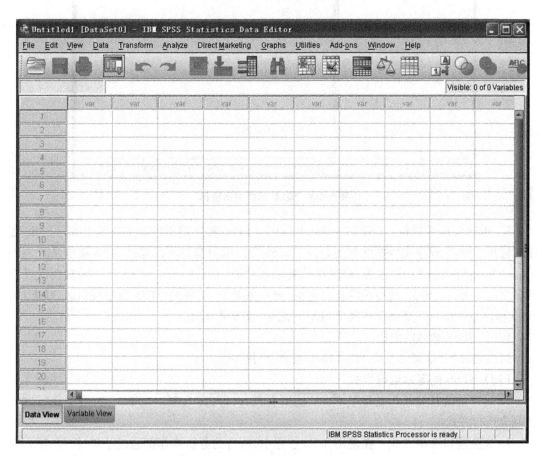

图 9-4-2　SPSS 数据编辑窗口

2. SPSS 结果输出窗口(SPSS Result Viewer) SPSS 结果输出窗口是 SPSS 中另一个常用窗口,用于显示、编辑 SPSS 输出文件。SPSS 输出文件扩展名通常为 . spo。SPSS 结果输出窗口主要用于显示管理 SPSS 统计分析结果、报表及图形,可以输出成 Microsoft Word 能够处理的文件(见结果草稿窗口,图 9-4-3),方便用户将 SPSS 与字处理软件相衔接。SPSS 第一次进行统计分析时,会自动打开,或者,通过 SPSS 菜单系数 File->Open(New)->Output,打开 SPSS 输出文件。在 SPSS 中,允许创建或打开多个输出窗口。SPSS 输出窗口包括,窗口主菜单,工具栏,分析结果显示区,状态显示区。需要指出的是,在 SPSS 中,数据的输入和结果的输出是在不同窗口进行的。

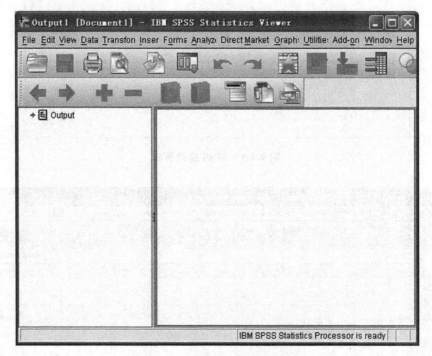

图 9-4-3　SPSS 结果输出窗口

3. SPSS 程序编辑窗口(SPSS Syntax Editor) SPSS 程序编辑窗口主要用于编写 SPSS 程序时使用。SPSS 程序文件扩展名为 . sps。SPSS 程序编辑窗口可以通过 SPSS 菜单系统 File->New/Open->Syntax 打开,或者,修改参数自动创建时,自动打开。SPSS 允许同时创建或打开多个语句窗口。SPSS 程序编辑窗口包括,窗口主菜单,工具栏,SPSS 程序编辑区,状态栏。SPSS 程序编辑窗口主要体现在菜单"RUN"之中(图 9-4-4)。

(三) SPSS 软件的退出

可以通过 SPSS 菜单系统 File->Exit,或者,直接关闭。

(四) SPSS 的基本运行方式

SPSS 中的统计分析与处理基本方式主要有三种,即,完全窗口菜单方式,程序运行方式和混合运行方式。

1. 完全窗口菜单方式 在使用 SPSS 过程中,所有的分析操作都通过菜单、按钮、输入对话框等方式来完成。

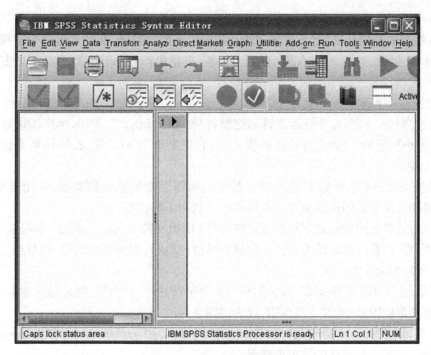

图 9-4-4　SPSS 程序编辑窗口

2. 程序运行方式　在使用 SPSS 过程中,统计分析人员根据自己的分析需要,将数据分析的步骤手工编写成 SPSS 命令程序,然后将编写好的程序一次性提交给计算机执行。

3. 混合运行方式　在使用菜单的同时编辑 SPSS 程序,是完全菜单方式和程序运行方式的综合。不马上按 OK 键,而是按 Paste 按钮。

（五）利用 SPSS 进行数据分析的基本步骤

1. 一般数据分析的基本步骤　一般数据分析基本步骤包含五个步骤。第一步,明确数据分析目标。第二步,正确收集数据。第三步,加工整理数据。第四步,选择恰当的统计分析方法进行探索分析。第五步,读懂统计分析结果。

2. SPSS 数据分析的基本步骤　SPSS 对上述基本步骤加以改进与简化为四个步骤。第一步,SPSS 数据的准备;第二步,SPSS 数据的加工整理阶段;第三步,SPSS 数据的分析阶段;第四步,SPSS 分析结果的阅读和解释。

（六）利用 SPSS 帮助系统快速入门 SPSS

SPSS 的帮助系统具有极为强大的功能,可谓是 SPSS 易用性的一大保证措施。SPSS 联机帮助在菜单 Help 中的 Topics;SPSS 图解帮助在菜单 Help 中的 Tutorial;SPSS 统计教练在 Help 中的 Statistics Coach;SPSS 在线帮助,则可以使用对话框中的 Help 及右键来实现。

三、数据文件及其基本管理

（一）SPSS 数据文件

SPSS 数据文件主要由数据的结构和内容两部分组成,可以在 spss 软件中创建、打开与编辑。SPSS 数据由行与列组成,个案(case)为行,变量(variable)为列。

（二） SPSS 数据的结构和定义方法

SPSS 数据的结构是对 SPSS 每列变量及其相关属性的描述,其定义通过变量视图完成,包括,变量名、类型、列宽、小数位宽、变量名标签、变量值标签、缺失值、列显示宽度、对齐方式、计量尺度。

1. 变量名　字符个数不宜多于 8 个(4 个汉字)。首字符以英文开头(不能以数字开头),不能包含+,−,×,∕,?,＝等运算符和逻辑符号(如:ALL,BY,AND,NOT,OR 等)。变量名不区分大小写字母。SPSS 有默认的变量名,它以字母"VAR"开头,后补足 5 位数字,如VAR00001 等。

2. 数据类型、列宽、小数列宽　数据类型是指每个变量取值的类型,常用类型有数值型、字符型和日期型。相应的类型会有默认的列宽和小数位宽。

数值型,通常有阿拉伯数字和其他特殊符号(如美元符号、逗号、圆点)等组成。默认列宽为 8 个字符,小数位宽默认为 2 位。包括标准型(默认)、科学记数法型、逗号型、圆点型和美元符号型。应用最为广泛。

字符型,由一串字符串组成,默认列宽为 8 个字符,区分大小写,输入时无需双引号。由于分析、整理都较困难,建议尽量少用,改为编码录入。

日期型,用来表示日期或是时间数据。格式很多,如 yyyy/mm/dd,dd-mmm-yyyy,mm/dd/yyyy 等。实际上是特殊的数值型变量。

3. 变量名标签　对变量名含义的进一步说明,它可增强变量名的可视性和统计分析结果的可读性。可用中文,总长度达 120 个字符。可省略,但建议给出。

4. 变量值标签　是对变量取值含义的解释说明信息,对定类型和定序型数据尤为重要。

5. 缺失数据　数据中明显错误或明显不合理的数据以及漏填的数据都可看做缺失数据。用户指定缺失值:字符型或数字型变量,可指定 1~3 个缺失值。数字型变量,缺失值可在一个连续的闭区间内并同时附加一个区间外的离散值。系统默认缺失值用 . 表示(注 . ≠ 0)SPSS 提供了专门分析缺失值的模块。

6. 计量尺度　尺度型数据(Scale):亦称连续型数据,包含两个子类,即,区间型数据(Interval):可做加减,不可做乘除。比如,温度的计量,10 摄氏度并不是 5 摄氏度的 2 倍;比值型数据(Ratio):既可做加减,又可做乘除。比如,长度的计量。

有序型数据(Ordinal):具有固定的大小顺序,但不一定等距,具有半定量特性。如,治愈,好转,有效,无效,恶化等疗效等级。

无序型数据(Nominal):没有固定的大小顺序。如,工人,农民,公务员等职业分类。

（三） SPSS 数据的管理

1. 数据的定位　当数据较少时,可直接采用人工寻找,定位即可。当数据量较大时,SPSS 可按照用户指定的条件自动寻找数据单元。其中,Data->Go to case,可实现按个案号码定位,Edit->Find,可实现按变量值定位。

2. 插入或删除一个个案或变量　SPSS 菜单操作为:Data->Insert Case/Insert Variable;或点击鼠标右键,选择 Insert Case/Variables,Cut 等命令即可。

3. 数据的移动、复制和删除　在 SPSS 中,首先定义源数据块,再单击鼠标右键 Clear/Copy/Cut,在指定目标单元块用 Paste 命令。

4. SPSS 数据的保存　SPSS 支持的文件格式,有 SPSS 数据文件(. sav),完整但通用性差;Excel 格式(. xls),dbf 文件格式(. dbf),文本文件格式(. dat)等。

SPSS 数据保存菜单操作为:File-Save/Save as,选择相应的文件名、文件类型及选择保存变量,点击 Save 按钮即可。

5. 读取数据文件　SPSS 菜单操作为:File-Open-Date,选择文件类型并输入文件名,即可。

6. SPSS 数据文件的合并　将一个(或多个)以存储在磁盘上的 SPSS 数据文件分别依次与 SPSS 数据编辑窗口中的数据合并,即合并个案。分为纵向合并,与横向合并两类。一是,纵向合并数据,将数据编辑窗口中的数据与另一个 SPSS 数据文件中的数据进行首尾对接。其操作为:Data-Merge File-Add Cases。需要注意的是,合并后的数据必须要有实际意义,并且,各变量名与含义最好完全相同。二是,横向合并数据文件,将数据编辑窗口中的数据与另一个 SPSS 数据文件中的数据进行左右对接,即合并变量。其操作为:Data-Merge File-Add Variables。需要注意的是,各数据文件中至少有一个名称相同的变量,以便数据拼接,可事先将关键变量进行排序,提高合并速度,另外,不同含义的变量最好不要同名,避免含义混淆。

四、基本统计分析

(一) SPSS 进行频数分布图的操作

根据频数分布表,将组中值与频数重新建立 SPSS 数据集,分别命名为"组中值"与"频数"。

选择"Data"菜单下的"Weight Cases. . . "。

在弹出的对话框中点击"Weight cases by"选项,在左侧变量栏中,选择"频数"变量,单击按钮"->",将"频数"选入到"Frequency Variable:"下的文本框中,点击"OK"按钮。

选择"Graphs"菜单下的"Legacy dialogs",选定"Histogram. . . "。

在变量栏中,选择"组中值"变量,单击按钮"->",将"组中值"选入到"Variable:"下的文本框,点击"OK"完成。

(二) SPSS 计量资料统计描述的操作

SPSS 菜单操作"Analyze"→"Descriptive Statistics"→"Frequencies. . . "。

在弹出的对话框左侧的变量列表中单击选择分析变量,单击按钮"->",将变量选入到"Variables"变量列表中,点击"Statistics. . . "。

选择"Mean","Median","Range","Quartiles","Percentile","Variance","Std. deviation","Minimum","Maximum"等,点击"Continue"按钮。点击"OK"完成。

(三) SPSS 计数资料统计描述的操作

SPSS 菜单操作"Analyze"→"Descriptive Statistics"→"Frequencies. . . "。

"Data"→"Weight Cases. . . "。

在弹出的对话框中选择"Weight Casesby",在左侧的变量列表中单击选择分析变量,单击按钮"->",将相应的变量选入"FrequencyVariable",点击"OK"按钮。

点击"Analyze"→"Descriptive Statistics"→"Frequencies. . . "。在弹出的"Frequencies. . . "对话框中,将分组变量选入"Variable(s)",单击"OK"完成。

（四）SPSS 总体均数置信区间估计及完全随机单样本设计 *t* 检验的操作

SPSS 软件操作为："Analyze"→"Compare Means"→"One-Sample T Test..."。

在弹出的对话框左侧的变量列表中单击选择分析变量，单击按钮"->"，将变量选入到"Test Variable(s)"变量列表中。在"Test Value"中输入要比较的总体均数，系统默认为0，由于不作假设检验，此时无需更改。

单击"OK"完成。

（五）SPSS 两总体均数差置信区间估计及完全随机成组设计 *t* 检验的操作

SPSS 软件操作为："Analyze"→"Compare Means"→"Independent-Samples T Test..."。

在弹出的对话框左侧的变量列表中单击选择分析变量，单击中间上部按钮"->"，将变量选入到"Test Variable(s)"变量列表中。然后单击选择分组变量，单击中间下部按钮"-》"，将变量选入到"Grouping Variable"变量列表中。

此时"DefineGroups"被激活，点击弹出定义分组变量对话框，在"Group1"选框中输入相应的分组变量值，单击"Continue"。

单击"OK"完成。

（六）SPSS 多个样本均数的比较方差分析的操作

SPSS 软件操作如下："Analyze"→"General Linear Model"→"Univariate..."。在弹出的对话框中，将左侧的变量列表中将所需分析的反应变量选入到"Dependent Variable"中；将分组变量选入到"Fixed Factor(s)"中。

单击"Model..."，在弹出对话框中的"Specify Model"下选择"Custom"；"Build Term(s) Type"下选择"Main effects"，然后将左侧"Factors & Covariates"中因素变量选入"Model"中；在"Sum of squares"下选择"TypeⅢ"，将"Include intercept in Model"选中。然后单击"Continue"。

单击"Options..."，在弹出对话框中"Significance level"设置为0.05，然后单击"Continue"。单击"OK"完成。

（七）SPSS 多个独立样本均数多重比较的操作

多个样本均数的多重比较的 SNK 检验用 SPSS 软件实现操作如下："Analyze"→"General Linear Model"→"Univariate..."。

在弹出的对话框中，将左侧的变量列表中反应变量选入到"Dependent Variable"中；将分组变量选入到"Fixed Factor(s)"中。

单击"Model..."，在弹出对话框中的"Specify Model"下选择"Custom"；在"Build Term(s)Type"下选择"Main effects"，然后将左侧"Factors & Covariates"中分组变量选入"Model"中；在"Sum of squares"下选择"TypeⅢ"，在"Include intercept in Model"选中。然后单击"Continue"。

单击"Post Hoc..."，在弹出对话框中将左侧"Factor(s)"中有关分组变量选入右侧"Post Hoc Tests for"中；在"Equal Variances Assumed"下选中"S-N-K"。然后单击"Continue"。

单击"Options..."，在弹出对话框中"Significance level"设置为0.05，然后单击"Continue"。单击"OK"完成。

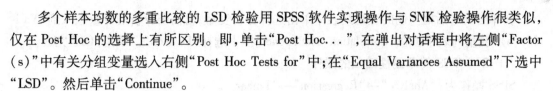

多个样本均数的多重比较的 LSD 检验用 SPSS 软件实现操作与 SNK 检验操作很类似，仅在 Post Hoc 的选择上有所区别。即，单击"Post Hoc..."，在弹出对话框中将左侧"Factor(s)"中有关分组变量选入右侧"Post Hoc Tests for"中；在"Equal Variances Assumed"下选中"LSD"。然后单击"Continue"。

单击"Options..."，在弹出对话框中"Significance level"设置为 0.05，然后单击"Continue"。单击"OK"完成。

（八）SPSS χ^2 检验的操作

SPSS 操作为："Analyze"→"Descriptive Statistics"→"Crosstabs..."。

在弹出的对话框左侧的变量列表中单击选择分析变量，将相应变量选入到相应的行变量"[Row(s)]"和列变量"[Column(s)]"列表中。点击"Statistics"，选择"Chi-square"；点击"Continue"。

点击"Cell"，依次可以选择"Observed"（结果显示四个格子的实际频数）、"Expected"（计算四个格子的理论频数），"Row"（结果显示按行计算的百分比）和"Column"（结果显示按列计算的百分比）及"Total"（结果显示合计的行和列百分比），点击"Continue"。单击"OK"完成。

（九）SPSS Wilcoxon 符号秩检验的操作

SPSS 操作为："Analyze"→"Nonparametric Test"→"2 Related Samples..."。

在弹出的对话框左侧的变量列表中单击选择分析变量，将分析变量选入到"Test Pairs"变量列表中的"Variable1"和"Variable2"。在"Test Type"中选择"Wilcoxon"。单击"OK"完成。

（十）SPSS Wilcoxon 秩和检验的操作

SPSS 操作为："Analyze"→"Nonparametric Test"→"2 Independent Samples..."。

在弹出的对话框左侧的变量列表中单击选择分析变量，将反应变量选入到"Test Variable List"变量列表中，将分组变量选入到"Grouping Variable"变量列表中。此时"Define Groups"被激活，点击弹出定义分组变量对话框，在"Group1"选框中输入 1，在"Group2"选框中输入 2，单击"Continue"。"Test Type"选择"Mann-Whitney U"。单击"OK"完成。

（十一）SPSS Kruskal-Wallis H 检验的操作

SPSS 操作为："Analyze"→"Nonparametric Test"→"K Independent Samples..."。

在弹出的对话框左侧的变量列表中单击选择分析变量，将反应变量选入到"Test Variable List"变量列表中，将分组变量选入到"Grouping Variable"变量列表中。此时"Define Range"被激活，在弹出的对话框中，在"Minimum"选框中输入"1"，在"Maximum"选框中输入"3"，单击"Continue"。"Test Type"选择"Kruskal-Wallis H"。单击"OK"完成。

（十二）SPSS Friedman 检验的操作

SPSS 操作为："Analyze"→"Nonparametric Test"→"K Related Samples..."。

在弹出的对话框左侧的变量列表中单击选择分析变量，将各反应变量选入到"Test Variables"变量列表中。"Test Type"选择"Friedman"。单击"OK"完成。

（十三）SPSS 简单相关的操作

SPSS 操作为："Analyze"→"Correlate"→"Biovariate..."。

在弹出的对话框左侧的变量列表中单击选择分析变量,将需要分析的变量选入到"Variable(s)"变量列表中。在"Correlation Coefficients"框中选择"Pearson"。单击"OK"完成。

(十四) SPSS 简单线性回归的操作

SPSS 操作为:"Analyze"→"Regression"→"Linear..."。

在弹出的对话框左侧的变量列表中单击选择应变量,将反应变量选入到"Dependent"变量列表中。在弹出的对话框左侧的变量列表中,单击选择有关的自变量,将需要分析的自变量选入到"Independent"列表中。单击"OK"完成。

(十五) SPSS Logistic 回归的操作

SPSS 操作为:"Analyze"→"Regression"→"BinaryLogistic..."。

在弹出的对话框左侧的变量列表中,单击选中反应变量,将反应变量选入到"Dependent"列表中;在弹出的对话框左侧的变量列表中,依次单击所要分析的解释变量,将各自变量依次选入"Covariates"列表中。单击"Options...",选择"CI for Exp(B):95%",表示输出 OR 值及其 95% 置信区间。选择后,单击"Continue"。单击"OK"完成。

(十六) SPSS log-rank 检验的操作

SPSS 操作为:"Analyze"→"Survival"→"Kaplan-Meier..."。

在弹出的对话框左侧的变量列表中,单击选择生存时间变量,将其选入到"Time"框中;单击选择生存状态变量,将变量选入到"Status"框中;单击选择分组状态变量,将变量选入到"Factor"框中。单击"Define event...",设置已发生事件的取值(Value(s)indicating eventh as occured),通常已发生事件为"死亡",取值为"0"。输入后单击"Continue"。单击"Compare Factor...",选择"Test Statistics"框中的"Log rank"。选择后单击"Continue"。单击"OK"完成。

(十七) SPSS COX 回归的操作

SPSS 操作为:"Analyze"→"Survival"→"Cox Regression..."。

在弹出的对话框左侧的变量列表中,单击选择生存时间变量,将生存时间变量选入到"Time"框中;单击选择生存状态变量,将状态变量选入到"Status"框中;单击选择各个影响因素变量,将影响因素变量选入到"Covariate"框中。Method 下拉菜单程序默认为"Enter"法(进入法),如果需要筛选自变量,可选择其他选项。例如,可选择"Forward:Wald"(前进法:单变量检验方法为 Wald 检验)。

单击"Options...",在"Model Statisitcs"框中选择"CI for exp(β)",并在后面菜单中选中"95%",表示输出风险值及其 95% 置信区间;在"Probability for stepwise"框的"entry"和"removal"后面的框中都输入为"0.05",表示进行逐步回归的入选和剔除标准均为 0.05。选择后,单击"Continue"。单击"OK"完成。

(蒋红卫)

思 考 题

1. 常用护理科研统计学方法有哪些?
2. 结合实际,谈谈在科研中偏倚产生的原因及其控制。

3. 谈谈你对实例分析的感触。

4. 简述 SPSS 统计分析软件的操作方法。

参 考 文 献

1. 颜虹. 医学统计学[M]. 2 版. 北京：人民卫生出版社,2013.
2. 孙振球. 医学统计学[M]. 3 版. 北京：人民卫生出版社,2010.
3. 李峥,刘宇. 护理学研究方法[M]. 北京：人民卫生出版社,2012.

第十章 常见护理科研课题(项目) 申报与评审

第一节 软科学课题(项目)

一、软科学简介

"软科学"(Soft Science)是由日本学者首次使用的词组,并在我国改革开放之后引入并迅速得到发展。成思危先生(1997 年)总结软科学的特点时说:"软科学研究有三个主要特点,一是其研究对象是社会、经济等包含人为的开放的复杂巨系统;二是其研究方法是定性与定量相结合的综合集成方法;三是其研究成果是为了支持各级各类决策。"除此之外,中国学者给软科学下了许多的定义,至今还没有得到完全的统一。尽管如此,中国软科学的研究实践在三十年发展过程里还是取得了举世瞩目的巨大成就和深远的影响。软科学指对科技、经济、社会发展战略和宏观控制进行研究,为决策提供科学依据的综合性科学,又称科学指挥学、战略科学、政策科学等。软科学一词是借用电子计算机软件的名称而来的。它综合运用系统理论、系统方法、决策科学与计算机技术等现代科学技术的知识和手段,对各种复杂社会问题和自然现象,从政治、经济、科学、技术、教育等各个社会环节之间的内在联系中,研究它们的客观规律,寻求解决问题的途径和方案,为有关发展战略、目标规划、政策制定及组织管理等提供科学的决策依据。

对软科学的定义、研究对象和研究范围尚有不同看法。20 世纪 70 年代初在日本举办的软科学讨论会上提出的定义是"软科学是一门新的综合性科学技术,它以阐明现代社会复杂的政策课题为目的,应用信息科学、行为科学、系统工程、社会工程、经营工程等正在急速发展与决策科学化有关的各个领域的理论或方法,依靠自然科学方法对包括人和社会政策在内的广泛范围的对象进行的跨学科的研究工作。"

从某种意义讲,软科学是研究技巧、信息、组织和领导的知识体系;而相对于软科学的硬科学则是研究物质设备的技术知识体系;软科学是操纵硬科学的科学。软科学主要包括科学学、管理科学、统计学、预测学、决策科学、技术经济学等学科。

二、软科学的发展历史

1914 年的一次讲座上,英国学者罗素创造性地将人类对外部世界的一切知识系统分为"软"知识和"硬"知识两大类。日本是最早使用"软科学"具体名称的国家。1970 年 5 月,日本科学技术厅举办了"软科学讨论会"。1971 年日本出版的《科学技术白皮书》正式使用了"软科学"这个概念。1977 年,在日本科学技术会议第 6 号报告中,给出了软科学的定义。

新中国成立初期到 1978 年,中国软科学事业开始起步,并缓慢发展着。20 世纪 50 年代初期,中国首先提出并发展了技术经济学,另外,运筹学和系统科学得到了较快的发展和普及应用,并成立了众多研究机构院所,培养了一大批软科学研究人才。这期间实施的《1956—1967 年科学技术发展规划》,是中国早期最成功的软科学研究案例之一。

三、软科学的研究对象与特点

软科学的研究对象是社会实践系统,即由各种相关部分综合而成的社会活动系统,而且必然是一种"人—事—物"的综合系统运动规律以及对系统整体进行优化领导和管理的理论、原理、原则与方法的综合科学。具有以下特点:一是侧重研究人和社会因素在自然现象和科技项目中的作用;二是寻求解决问题的策略和方法;三是综合运用多学科知识,为不同目的服务。

软科学表达和传递的乃是对日益复杂、深化和一体化的科技、社会、经济现实的关注,它树立了人文和科学的融合。科学知识诸领域的沟通和合作,试图在复杂和开放的条件下,有机地解决人类认识上的困境,整体地给出科技、社会、经济发展中一系列实践性问题的答案。

软科学是自然科学与社会科学相互结合的交叉科学,是科学理论与科学方法的高度集锦。针对决策和管理实践中提出的复杂性、系统性课题,为解决各类复杂社会问题提出可供选择的各种途径、方案、措施和对策。软科学在中国成为广泛接受的综合性学科、系统性视野和整体性方法的化身和符号。

在应用上,软科学技术是有前途的。以人的染色体为例,有 10 万个基因,全部密码由 30 亿个"符号"组成。有人估计,在下个世纪,人类知识每 5 年翻一番。如此浩瀚的知识不借助"看不见的头"是无法处理和利用的。软科学技术将成为 21 世纪的先导和骨干高科技。

四、软科学的应用和未来

在经济上,软科学技术也是有前途的。未来的经济是取决于智力资源的占有和配置的智力经济,而智力资源的占有和配置只能通过软科学技术的帮助来进行。软科学技术更为重要的是它的社会前途。人类社会有史以来,随着技术和知识的发展,对其占有方式也不同,可以从下看出:

$$产品→商品→技术→信息→知识$$
$$↓ \quad ↓ \quad ↓ \quad ↓ \quad ↓$$
$$私有→交换→转移→共享→公有$$

显而易见,技术和知识越是发展,其共享程度越高。

五、软科学成果评价标准与程序

(一) 软科学成果的综合评价,采用下述指标:

1. 经济效益和社会效益。
2. 科学价值和意义。
3. 对决策科学化和管理现代化的作用和影响。
4. 观点、方法和理论的创新性。
5. 研究难度和复杂程度。
6. 科研规模和效率。

(二) 评审程序

申请评审的软科学成果应具备以下条件:

1. 已完成合同约定的要求。
2. 对成果完成单位或人员名次排列无异议、无权属争议。
3. 经费使用合理。
4. 文件资料齐全,并符合科技档案管理部门要求。

六、医学与护理软科学

所谓医学软科学(medical soft science)是与医学"硬科学"(医学基础科学、临床医学、医药生物工程技术等)相对应的综合学科群。它以哲学为总体指导,把医学与一切人文社会科学进行交融,引出医学判断、分析和评价的结果。它十分注意应用自然科学、社会科学和哲学等的方法,对人、生命、疾病、健康等医学现象以及由于社会、心理、生理、病理等变化引发的复杂关系问题进行探讨和研究,把人和社会因素的关系、社会和自然因素对生命状态的影响作为医学研究的核心内容。

现代护理观充分体现了系统思想、整体观念,强调以"人"为中心,要对人进行"开放式"的从健康到疾病的全过程的护理,要求护理人员应用自然科学和社会科学于生命科学中,因为人是心理、社会、生物、文化、发展的多维体。护理人员要为病人提供生理、心理、社会等广泛内容的措施和心身全方位服务。而护理程序(评价-诊断-计划-实施-评价)其实质是系统化的科学方法论,护理管理又与护理哲理、护理制度、护理教育、护理品质保证、护理临床业务等相联系在一起密不可分,需要充分的协调。从以上我们可以看出,护理人员需要掌握"现代护理观"、"护理哲理"、"护理程序"、"护理管理"的实质;需要了解"系统化"、"模式"、"整体观"的理论;需要深入理解"人"、"心身"的内涵;需要深入学习心理学、行为医学、伦理学、社会学、美学等知识,然后才有可能进行心身的整体护理。这些与医学软科学的内涵有一定的联系。

例如:2012 年生物医学类软科学研究计划立项项目清单如表 10-1-1。

表 10-1-1　2012 年生物医学类软科学研究计划立项项目

序号	项目编号	项目名称	承担单位
18	2012GXS3D042	新形势下我国促进生物经济创新发展的政策环境研究	同济大学
45	2012GXS4D092	利用境外农业资源缓解中国粮食安全问题研究	中南财经政法大学
92	2012GXS4B061	中医药预防保健(治未病)可持续发展政策研究	福建中医药大学
100	2012GXS3B035	全民健康科技成果产业化战略研究——以口腔生物医用材料为例	北京大学
146	2012GXS4B068	医学人文关怀在构建和谐医患关系中的应用与效果评价	中日友好医院

例如:护理软科学立项课题如表 10-1-2。

表 10-1-2　2008 年山东省护理软科学立项课题:山东省城市社区老年人自我护理现状及干预策略研究

2008RKA046	山东省城市社区老年人自我护理现状及干预策略研究	科研	2008—2009	山东大学	山东省教育
2008RKA047	新形势下山东省对外直接投资的对策研究—基于全球价值链的角度	科研	2008—2009	山东大学	山东省教育
2008RKA048	妇女在建设和谐社会和生态文明中地位与作用的研究	科研	2008—2009	山东大学	
2008RKA049	推进区域性垄断产业改革研究	科研	2008—2009	山东大学	
2008RKA050	韩国的产业空洞化问题及对山东经济发展的影响	科研	2008—2009	山东大学	
2008RKA051	山东省国有大中型企业自主创新体系建设及评价体系系统研究	科研	2008—2009	山东大学	
2008RKA052	组织学习与企业创新关系研究—高新技术企业创新能力提升路径选择	科研	2008—2009	山东大学	
2008RKA053	山东省旅游品牌创建与创新发展研究	科研	2008—2009	山东大学	

第二节　社区护理科研课题(项目)

一、社区护理科研的意义

现代社会的发展使得人们的生活、工作和想法等都有很大的改变,而社区护理作为人们健康生活的基本保证,它的内涵也在不断地发展,社区卫生服务不仅重视基层医疗,也逐步重视公共卫生服务,现已从单纯的预防和治疗发展到了多因素的综合防治,使得社区医疗服务水平也在快速提升。

在美国、英国和日本等发达国家,从事社区保健的护士都必须经过严格的培训,除了掌握临床疾病护理知识外,还应具有预防、保健、科研等相关领域的知识和技能,特别是科研对于社区护士发现问题、研究问题、推广成果、提高工作效率、促进行业发展有着至关重要的作用。

为适应社区卫生服务不断发展变化的需要,满足社区居民日益增长的卫生服务需求,社区护理工作者在工作中应不断总结经验,并对社区护理的内容、方法、技术、管理以及人才培训等各方面进行深入研究,以使社区护理工作更好地发展,从而提升社区护理水平,提高社区服务质量。

二、社区护理科研选题思路与特点

(一) 人群特点

1. 广泛性　社区人群包括个人、家庭、群体。

2. 多样性　社区人群的生活方式、文化程度、工作和生活环境各不相同。

3. 复杂性　包括健康人群和患病人群。

(二) 国内外社区护理科研热点与难点

社区护理类似全科医学,属于全科性质的护理,其研究范围广,目前社区护理研究主要集中在以下 9 个方面:

1. 社区护理理论与历史的研究　研究与发展社区护理哲理、社区护理理论与模式、社区护理起源和变化及发展等方面的内容,以促进社区护理学科的专业化发展。

2. 社区护理工作方法的研究　社区护理工作方法是社区护士对社区中的个人、家庭和社区健康进行护理时所采用的方法。该领域的研究主要围绕社区护理中的护理程序、家庭访视、居家护理、健康教育、健康咨询等展开,如有关护理工作内容与流程、护理评价的研究等。

3. 社区护理管理的研究　探讨有关社区护理政策和法律、行政管理、社区护理人才流动和人力安排、领导方式、社区护理质量控制与评价等方面的问题,也研究社区护理人员自身发展,如社区护理人员的服务意识、业务素质及心理素质及社区护理人才培养模式的研究等。

4. 社区健康护理的研究　探讨有关社区环境和群体健康管理方面的问题,如促进社区居民间健康交流方法、居民共建社区健康计划的开发、社区传染病的预防与护理等方面的研究,以及开发疾病预防和健康促进方法等实证研究。

5. 家庭健康护理的研究　探讨有关以家庭整体作为护理对象的课题,如家庭健康护理的对象、方法与途径,问题家庭和危机家庭的护理援助研究等。

6. 重点人群的社区护理研究　主要研究社区中儿童、妇女和老年人的健康促进、保健管理、健康问题的预防与护理等方面的相关课题。研究内容主要侧重于重点人群的生活现状、生活质量、健康需求、健康教育、自我健康管理等。

7. 有健康问题护理对象的社区护理研究 探讨社区中有某种特定健康问题的群体,如慢性病、身体残疾和精神障碍者等的健康管理、护理与康复。侧重于探讨其在疗养和照顾过程中遇到的课题,围绕如何维持日常生活,确保其生活质量进行研究。基于多个个案实证研究的成果,寻求具有普遍性、适用性、维持和进行日常生活的方法。如社区慢性病病人的健康管理与自我管理、护理及康复的相关研究;社区身体残疾者康复护理的相关研究;社区精神障碍者健康管理和护理的相关研究等。

8. 社区临终护理研究 探讨社区临终护理的内涵、临终护理服务模式、社区临终护理管理、临终病人的疼痛护理、居丧照护及临终心理关怀等方面的课题,如临终病人生活质量研究、社区人群死亡态度研究等。

9. 突发公共卫生事件社区护理干预的研究 研究社区突发公共卫生事件,如自然灾害、食品安全、重大传染病疫情、群体性不明原因疾病等,在预防与管理、社区应急预案、应对与控制、发生后的社区急救以及后续的社区人群管理与心理护理等方面的课题。

(三) 我国社区护理科研现状

我国社区护理科研工作起步较晚,社区护理研究的发展动态与我国社区护理的发展态势相呼应。20世纪80年代末,我国开始出现社区护理的相关文献,而后经过了近10年的缓慢发展,此阶段有关社区护理的文献所刊载的内容多以介绍国外社区护理状况、开展社区护理的重要性、社区护理可行性分析及社区护理进展等为主,发表的多为经验类和综述类论文。直到进入20世纪90年代中期,社区护理论文开始迅速增长,尤其是90年代末,随着我国对社区卫生服务事业的开展与普及,社区护理研究与实践呈现了跨越式发展。此时期的论文以科研论文为主。至此,国内几乎所有的护理学杂志都相继开设了社区护理专栏,在发表社区护理研究成果上起到了相当大的作用,也为传播社区护理的先进经验提供了一条捷径。进入21世纪,社区护理研究逐年增加,研究类型在量性研究的基础上,质性研究也逐渐出现并增多。这与我国重视和不断深入地开展社区护理密切相关。

多年来,全国各省市护理学会和大专院校相继举办了多种形式的社区护理理论、实践与研究的交流班,反映了我国社区护理研究工作的动态及护士队伍对社区护理科研工作的热情,也说明我国社区护理科研工作已有较好发展,广大医务人员的社区护理科研意识在不断提高。同时建立社区护理实践基地,组织教师参与社区护理实践,积极开展社区护理研究,以研究带动社区护理发展在社区护理研究中提高了社区护士及护理教师的工作、研究能力,拓展社区护理的范围,促进社区护理的发展及社区护理教育体系的发展。

虽然我国社区护理科研工作已有较好的发展,但研究缺乏理论与实践模式的内容,研究范围局限,高水平研究群体还没有形成,社区护理的研究处于起步阶段,尚不能适应医学知识和我国社区护理工作的快速发展的形势。

第三节 护理教育科研课题(项目)

一、护理教育研究的意义

(一) 护理教育研究是促进护理教育改革的动力

一方面,观念是行为的先导,通过护理教育科学研究可以转变护理教育观念;另一方面,护理教育研究是探索护理教育体制、教育内容和方法改革的主要途径和手段,并为教育行政部门制定教育政策、提高办学质量提供决策依据。当前,护理教育改革涉及的问题和方面十分广泛。如何科学、合理、高效地解决这些问题,则需要从科学研究的角度给予正确的回答和提出切实可行的解决措施。大力开展护理教育研究活动,是深化护理教育改革,促进护理教育事业协调、健康发展,实现护理教育现代化、国际化的动力。

(二) 护理教育研究是提高护理教育质量的要求

教育质量是教育工作的生命线,质量也是教育工作的永恒主题。没有质量的教育毫无意义。"科研兴教"逐渐成为教育界的广泛认识和一致行为。当前,我们正在全面推进护理教育改革,改变护理人才培养模式,努力培养具有创新精神和实践能力的新一代护理人才。这就需要通过加强护理教育科研,探索护理人才成长规律,将护理教育科研成果变成提高教育质量的巨大力量,从而提高护理教学质量,促进一代护理人才的健康成长。

(三) 护理教育研究时改进和创新教育方法的根本途径

随着社会的发展和对人才的需求,传统教学法已经远远不能满足学生对知识的吸收和理解,教育领域新的教学方法此起彼涌,PBL 教学法、小组学习法、契约学习法、模拟教学法等都已在其他教育领域蓬勃开展并取得了丰富的教学成果,但在护理教育界的应用还比较少。对这些教学法的效果进行评价就需要开展研究效果。

(四) 护理教育研究是发展和完善护理教育科学理论的基础

一个理论的发展大致要经过这样一个发展顺序:先提出一定的理论构思,经过观察、调查和试验研究,对实践经验进行分析综合,在经过抽象、概括、推理等逻辑思维来发现规律,得出结论。这个过程实质上就是一个科学研究过程。在护理教育实践中有各种各样的护理教育现象和护理教育问题,通过对这些现象和问题的研究、深化,一方面可以使大量丰富的教育实践上升为教育理论,使教育理论建立在教育实践的基础上,另一方面教育理论应用与教育实践,不仅可以切实发挥对教育事件的指导作用,而且可以验证教育理论的正确性与普遍性,同时对原来不完善的教育理论进行修正,从而达到不断完善和发展教育理论的目的。

(五) 护理教育研究对护理教师发展起着重要作用

随着护理实践的发展,对护理教师的要求越来越高,时代要求护理教师从经验型向学者型、专家型转变,护理教育研究成为护理专业教师一项重要工作,也是一种必备能力,更是一种自觉、主动的行为。护理教育科研工作从来不是额外的工作,护理教学和科研也不是截然分开的,护理教师进行护理教育研究不是简单的为了写论文而展开研究,而是自觉学习新的护理教育成果和理论,充满激情地开展创造性探索活动。护理教育研究不仅有助于护理教师转变教育观念,改进教学方法和手段,提高护理教学质量,为社会培养更多、质量更好、层次更高的护理专业人才,而且可以让护理教师以更加科学的态度和视角来看待护理教育教学中出现的问题和现象,从而为护理教育问题的解决提供科学依据。

二、护理教育科研选题思路与特点

(一) 我国护理专业科研教学现状

任何学科的发展和进步均以科学研究为基础,科研能力作为衡量高级护理专业人才的一个重要指标越来越受到重视。加强护理专业学校和临床科研意识与科研能力的培养,对加快护理学科的发展,提升护理水平有积极的推动作用。

1. 护理科研教育现状　目前我国护理专业科研教学工作的规范化开展主要集中在学校教育阶段。随着当代医学和我国护理学科的发展,作为高层次的护理人才培养,护理本科和护理硕士人数的培养在逐年增加。《护理研究》课程作为护理科研教育的基础理论教育内容,是护理学士学位和硕士学位的必修课,该课程旨在培养和提高学生的科研能力和科学素养,是高等护理教育不可或缺的重要组成部分。但是由于我国传统的护理教育及实践模式,加之护理专业的教育长期以来是以中等教育为主体,我国临床护士的学历教育层次低于世界平均水平。据统计,2015 年我国注册护士总数将超过 286 万人,但护士的总体学历水平尚低,具有大专以上学历占 51.3%,其中本科及以上学历为 8.8%,中专学历为 46%,护士队伍仍以大中专为主,且中专人数大于大专学历人数。在比较发达的城市,大专以上的学历水平比例较高。段亚平等调查了贵州省 34 家医院 2648 名护士,中专学历占 84.4%,无学历占 1.6%。而美国从 60 年代起,本科护理教育已经成为护理教育的主力军。10 年前美国卫生社会福利和健康保障资源部公布的全美注册护士抽样调查数据为:全美注册护士大专占 34.3%,本科占 32.7%,硕士学位占 9.6%,博士学位占 0.6%。日本自 1985 年起逐渐取消中等教育,普及护士高等教育。在临床护士的继续学历教育中,课程设置存在不合理的地方。目前我国各医院强调中专补大专,大专补本科,教材以教科书为蓝本,而目前大专与中专教材重复较多,不强调新知识、新理论的学习。护士不能通过学习掌握护理的现状及发展趋势,不能及时更新知识和掌握国际上护理的研究热点。张立红等对 6 所三级甲等医院护理科研现状的调查分析显示:仅 17.1% 的护士参加过系统的护理科研知识的学习。

2. 护理研究的影响因素

(1) 护理人员进行研究的动机不正确:动机能决定事情的发展方向及最终结果。护理人员对开展科学研究重要性的认识及参与科学研究的动机直接影响着护理科研的发展。护理作为一个新兴专业,许多理论需要完善、许多技术需要革新、许多问题需要解决。护理科研应该是为回答这些问题,是为了工作的需要以及专业的发展进行的,而现在不少护理从业者进行护理科研以及撰写论文的目的是为了职称的晋升。一项对全国 12 个省市 40 所地市级医院护理人员撰写论文的动机调查结果显示,36.7% 的护理人员写作和发表论文是为了评定职称,位居首位;仅有 18.9% 报道的是科研成果和总结临床护理经验。因而写作年龄也以 30 岁年龄段为多,40 岁以上的护理人员写论文的数量明显减少。这在一定程度上反映了护理人员科研意识的薄弱。

(2) 护理研究缺乏相关的支持:我国由于护理科研基础条件差,没有足够的护理信息资源。其社会效益和经济效益不显著,造成医院对护理科研经费的投入有限,制约了护理科研的发展。与医学科研的投入相比,护理科研可利用的实验室和经费远远不足,一定程度上有重医轻护倾向;医院里其他人员,不愿意进行护士研究所提出的改革;这些都使护理人员的积极性受到挫伤,不能激发更多的人员参与。

(二) 护理科研选题思路与特点

在我国护理学科已被列为一级学科的今天,依据护理学科发展的特点,鼓励开展护理研,将更多的护理科研成果应用于临床护理工作,以此推动护理事业的发展,被越来越多的学者关注,也得到大家的一致认同。护理科研是护理学科工作的重要组成部分。护理学的不断发展,对临床护理人员知识层次和技术手段都提出了更高的要求。

1. 护理科研选题技巧与范围　正确的科研选题是护理工作者必须认真对待和掌握的重要手段。选题立意的高低是护理科研设计的关键所在,医疗单位的护理科研水平能力的高低是提高护理质量、推动医院护理工作发展的有效保证。选题应把握实用性、新颖性及可行性原则。实用性就是要解决临床护理中亟待解决的问题。新颖性就是提出新问题,阐述新观点、新见解、新理论。可行性是指在临床护理工作中的可操作性。选题内容应关注临床护理工作中的热点、难点、重点。专科护理、特色护理(如中医)、社区护理等是很好的选题领域。方法应从拟题入手,创新是重点也是护理科研的灵魂。由于护理工作一直被认为是一种技术性较强的工作,护士也只被看成是医嘱的执行者和医生的助手,这些偏见在相当程度上影响护理科研的发展,对护理科研的发展起阻碍作用,形成了长期以来只片面重视实践而轻理论的状况。目前护理科研能力培养模式存在着科研能力训练相对不足,对临床工作实践缺少有效指导等诸多问题。建立贯穿于护理人员整个职业生涯的渐进式护理科研培养模式,推进护理科研能力科学培养与规范化管理是促进医院护理科研水平整体提高的关键所在。医学科学的发展及医学模式的转变带来了医学领域中的一系列变化,先进的医疗技术及设备的引进,新知识、新技术、新疗法的推广使用以及临床医学的逐步专科化,护理工作也面临着新的挑战,护理工作范围日益扩大、内容日益丰富,对护理科技人员提出更新、更高的要求。护理学作为一门独立学科,与其他学科一样,同样需要进一步的科学研究和探讨,需要逐步更新,有许多问题有待于科研实践中得到有效解决。护理科研选题既可以是前瞻性研究,也可以是回顾性总结。随着常见病、多发病诊断和治疗技术的发展,新技术、新疗法的开拓,与之相应的护理工作也就需有要有一个质的飞跃,因而护理理论与护理工作中遇到的实际问题也需要在临床实践的基础上不断进行科学分析、归纳和总结;应用护理科研手段,实现护理工作现代化管理的科学研究在护理科研选题中起着积极、重要的作用。

2. 顺利开展护理科研的前提和必要保障　目前的护理科研工作水平还处在比较低的水平,护理科研成绩非常局限。由于医院的科研基础条件所限,主要表现高素质护理人才匮乏。因此,应该在护理队伍中组建高素质护理科研团队,以此来激发护理人员的科研创新意识。护理科研工作是护理工作的重要组成部分,是推动护理学发展的重要力量,应从建立健全护理科研管理制度、提高护理科研人员整体素质和管理水平、建立科研奖励机制、对护理科研档案加大管理力度等四个方面加强护理科研的管理。在护理科研管理过程中找出相应对策,研究护理科研管理的有效手段,推动护理科研的快速发展,以促进医院整体护理质量提高。开展以学科管理为目标、以创新发展为目的护理科研管理是护理管理者的重要任务之一。针对不同的领域和层次,采取不同的方式,培养护理科研型人才,以构建多元化护理科研框架。护理科研管理中存在的问题要及时予以解决。护理科研的目标就是通过一系列科学研究、有效的方法、系统地研究或开展以学科管理为目标、以创新发展为目的护理科研管理是护理管理者的重要任务之一。针对不同的领域和层次,采取不同的方式,培养护理科研型人才,以构建多元化护理科研框架。护理科研管理中存在的问题要及时予以解决。护理科研的目标就是通过一系列科学研究、有效的方法、系统地研究或评价整个临床护理工作中存在的突出问题,并通过研究和改进来提高临床护理工作质量,提高整个护理学科的专科水平。

第四节　护理实验动物学科研课题(项目)

一、实验动物学简介

(一)实验动物发展简史

美国实验动物医学会是国际上第一个实验动物医学专门学术机构,目前可能代表着世界上实验动物医学的最高水平。实验动物医学在美国的发展壮大也就只有不到60年的历史。美国第一篇有关实验动物疾病的综述发表于1928年,该综述的作者预见了兽医在实验动物种群管理和设施运营中的作用。兽医师Nathan R. Brewer博士是美国实验动物学会的第一任理事长和创始人之一,曾于1945～1969年间担任芝加哥大学动物实验设施的负责人。美国实验动物医学委员会于1957年获得美国兽医协会的认可,正式成为兽医学的一个专业领域,当时有18位创始人。1961年正式更名为美国实验动物医学会,经过考核获得证书的会员称之为"专家"。美国实验动物医学会的建立是为了促进实验动物医学领域的教育、培训和科研,建立实验动物医学"专家"的培养方案,并通过考核后授予"专家"证书。直到20世纪50年代末,在一些医学院校里,实验动物医学都是被当作一种"学术型"的课程来传授。

我国实验动物学的研究和管理,同国际上其他国家相比,起步较晚。中国实验动物学会于1987年4月成立,目前已发展为9个专业委员会和7个工作委员会。学会的章程、组织机构和管理工作逐渐走向完善。与此同时,全国各省市级的地方学会,管理委员会也陆续成立。如北京市实验动物学会(1983)、上海市实验动物学会(2002)、广东实验动物学会(1993)等等。地方性的实验动物管理办法和相关法规条例亦先后出台。中国实验动物学会及地方学会的成立,不仅奠定了中国实验动物科学快速发展和高效管理的基础,而且为指导国内外学术交流创造了必要的条件。

(二)医学实验动物基本原则

1. 尽量选用功能、代谢、结构诸方面与人相似的实验动物。

2. 选用标准化的实验动物。

3. 选用解剖、生理特点符合实验目的要求的实验动物。

4. 选用存在某些特殊反应、对刺激敏感的实验动物。

5. 选择与人类疾病的相关性较为密切的实验动物。

6. 选择易获得、经济实用的实验动物。

7. 遵守动物实验的一般原则。

(三)实验动物伦理学的作用

1. 关爱保护动物是建立和谐医院文化的重要组成部分　孟子曾经说过:"亲亲而仁民,仁民而爱物"。人道主义者史怀泽说:"伦理不仅与人有关,而且也与动物有关"。动物和我们一样渴求幸福,逃避痛苦和畏惧死亡。如果我们只是关心人与人之间的关系,那么我们的社会就不算真正文明和谐,真正和谐文明的社会是关注人与所有生命间的关系。和谐社会不仅要关注人与人之间的关系,也应当关注人与自然,人与动物的关系。某院动物伦理学作为医院文化建设的一部分,通过科普教育提高全院人员对实验动物的认识,使他们自发地关爱保护动物;通过实验动物的伦理学审查,规范医院的实验动物使用,落实实验动物保护工作。

2. 关爱和保护动物是培养医务工作者的医德的重要途径 《物理论·论医》曾言,"夫医者,非仁爱之士,不可托也;非聪明达理,不可任也;非廉洁淳良,不可信也"。其中明确提出了成为一名好的医者的三个必备条件:仁、聪、廉,仁德甚至在技术之前,可见医德之重要。医学伦理学与动物伦理学的核心都是仁爱精神,向广大医务工作者普及动物伦理学知识,实际是在向他们宣扬仁爱精神,能使他们更加关爱生命。如果一个医务工作者能做到关爱实验动物的生命,那么在医疗实践中就会对病人更加尊重。某医院在实际的实验动物教学和培训过程中,不断地向医学生或医务工作者灌输实验动物伦理学知识,培养他们珍爱生命的理念,为在实际诊疗中能做到"尊重病人,珍爱生命"打下坚实基础。

3. 关爱保护动物是得到准确医学研究结果的重要保证 动物的生理状态对动物实验结果的准确性有较大的影响,如果实验者不能很好地关爱保护动物,动物的痛苦或疼痛就得不到有效的缓解,动物会处于一种应激状态,各种生理生化指标也会相应地发生改变。如果实验者用处于这种状态下的动物进行实验,其实验结果会令人质疑。一些国际著名学术期刊对涉及动物实验的科研论文,均要求作者提供所在单位"实验动物伦理委员会"的审查意见,否则不予受理,其目的是保护动物和保证动物实验结果的准确性。某医院只给利用合格动物"在合格的环境下进行实验"严格遵守"3R"原则的动物实验项目出具实验动物伦理学审查证明,保证和促进了动物实验结果的准确性。

(四) 实验动物在生物医学等各领域中的应用

1. 生命科学方面 直接的、大量的应用。生命科学中,人类的健康和福利研究离不开应用实验动物。在对人的各种生理现象和病理机制及疾病的防治研究中,实验动物是人的替难者。譬如,癌症是威胁人类健康的最大疾病,由于在肿瘤的移植、免疫、治疗等研究中使用了裸鼠、悉生动物和无菌动物,对各种恶性肿瘤的致癌原因,尤其是化学致癌物质、病毒致癌、肿瘤的病毒、免疫、治疗等方面和研究有了极大的进展,计划生育研究有相当大的工作是在动物身上作的。巴甫洛夫条件反射试验和我国生物学家朱洗的无外祖父的蟾蜍,即由动物实验进行成功。各种疾病,如高血压、动脉硬化、心脏病、甲状腺疾病、糖尿病、肥胖症、肺炎、支气管哮喘、肺气肿、矽肺、神经系统疾病、精神病、重症肌无力、胃病、肾病、肺病、肝病、胆病、畸形、传染病及外科病等发病、治疗与痊愈的机制及其生理、生化、病理、免疫等各方面的机制,都经过动物实验加以阐明或证实。因此,有人统计生物医学的科研课题有百分六十以上需要用实验动物,有许多课题的研究离开了实验动物就寸步难行。

2. 制药工业和化学工业方面 这方面对实验动物的依赖更为明显。药物和化工产品的副作用,对生命的影响程度包括致癌、致病、致畸、致毒、致突变、致残、致命,都是从实验动物的试验中获得结果。制药和化学工业产品如不用实验动物进行安全试验,包括三致(致癌、致畸、致突变)试验,给人类应用将会造成十分严重的恶果。如1962年,德国某药厂生产一种安眠药 Thalidomide,推广给孕妇使用,结果在若干年内发现畸胎发生率增高,究其原因就是与孕妇服用 T-lidomide 有关。制药、化工等工业的劳动卫生措施,特别是各种职业性中毒(如铅、苯、汞、锰、矽、酸、一氧化碳、有机化合物等)的防治方法,都必须选用实验动物进行各种动物实验后才能确定。实验动物也是医药工业上生产疫苗,诊断用血清,某些诊断用抗原,免疫血清等的重要材料,都是将菌毒种等接种于动物体内而制成。例如从牛体制备牛痘苗,猴肾制备脊髓灰质炎(小儿麻痹症)疫苗,马体制备白喉、破伤风或气性坏疽等血清,金黄地鼠肾制备乙脑和狂犬病疫苗,小鼠脑内接种脑炎病毒后的脑组织制备血清学检验用的抗原等。

3. 畜牧科学方面　疫苗的制备和鉴定、生理试验、胚胎学研究、营养饮料的分析、保持健康群体以及淘汰污染动物等工作,都要使用实验动物。特别是在畜禽传染病的研究工作中,常急需要有合格的实验动物进行实验。目前在兽医科学研究上,由于所用试验动物或鸡卵不合乎标准,质量很差,严重影响科研效果,甚至在某些疫病的研究工作中,因无 SPF 动物和 SPF 卵,试验无法进行,所制备的疫苗的效果难以保证,导致大量畜禽病死,在经济上带来重大损失。如 1981 年,我国某兽医生物制品厂生产的猪瘟疫苗混有猪瘟强毒,结果注射后引起大批猪死亡,造成国家经济的很大损失,其原因是由于制苗所用的仔猪带毒,而安全检验用的动物数量和质量又符合要求所引起的,又如在生产鸡新城疫疫苗过程中,由于使用的鸡卵不是 SPF 鸡卵,使疫苗的质量得不到保证。

4. 农业科学方面　新的优良品种的确立除要做物理的、化学的分析以外,利用实验动物进行生物学的鉴定是十分重要和有意义的。化肥、农药的残毒检测,粮食、经济作物品质的优劣等,最后也还是要通过利用实验动物的试验来确定。

化肥和农药是提高农业生产的重要材料,由于未经严格的动物试验而发生的问题很多。在合成的多种新农药化合物中,真正能通过动物试验对人体和动物没有危害的只占1/30 000,其余都因发现对人的健康有危害而禁用。例如早在 20 世纪 40 年代,美国就应用杀虫剂易乙酰胺,但以后发现它是强致癌剂而停用,但已经造成了对环境的污染。50 年代研究出一种杀螨剂 Aramite,广泛用于棉花、果树、蔬菜,用了 7 年后发现能引起大鼠和家犬的肝癌,不得不停用,但也已造成了环境的污染。我国过去大量使用有机氯农药,后也发现它们有致癌作用,70 年代,我国从瑞士的汽巴-嘉基公司进口杀虫脒的生产流水线,大量投资建立了生产厂和 20 个车间,但就是因为忽略了动物的安全性试验而造成了很大损失。因为投产后,才从国外知道消息,杀虫脒能致癌,国外已经不用。此后我国只好停止发展,但已造成损失。由此可见,用实验动物进行的安全性试验对农药、化肥等生产极为重要。

5. 轻工业科学方面　人们的吃穿用,包括食品、食品添加剂、皮毛及化学纤维、生物日常用品,特别是化学制品有害成分的影响,都要用实验动物去试验。食品、食品添加剂、皮毛制品、化妆品等上市销售,都要求必须先经国家指定的机构采用实验动物进行安全性试验,以证明其对人体无急慢性毒性,且无致癌、致畸、致突变作用,才能供应市场。

6. 重工业和环境保护方面　在重工业上,对有害物的鉴定和防治,以及国土的整个环境保护,包括废物的、气体的、光辐射的、声干扰的,等各方面的研究工业中,实验动物都是监测的前哨和研究防治措施的标样。

7. 国防和军事科学方面　各种武器杀伤效果,化学、辐射、细菌、激光武器的效果和防护,以及在宇宙、航天科学试验中,实验动物都作为人类的替身而取得有价值的科学数据。人们都知道,在宇宙飞船首次遨游太空时,代替人类受试作生理试验的是实验动物。通过动物实验,研究人体在太空条件下,失重、辐射和天空环境因素对机体生理状态的影响。在核武器爆炸的试验中,实验动物被预先放置在爆炸现场,以观察光辐射、冲击波和电离辐射对生物机体的损伤,此外,在战伤外科的研究中,在防军事毒剂和细菌武器损伤的研究中,实验动物均被用来代替人类作为战争中的受难者,从而研究对各种战伤的有效防治措施。因此,实验动物在军事医学研究上具有特殊的应用价值。

8. 商品鉴定和国际贸易方面　现在已把实验动物的实验鉴定列为法规,它直接影响着对外贸易的数量、质量和信誉。

9. 行为科学的研究方面　实验动物在行为科学的研究中也占有重要地位。例如,汽车设计中的撞击,土建设计中震动的允许程度,灾难性事故的处理等,国外也已经采用实验动物模拟人类。

10. 实验动物科学本身研究方面　在实验动物科学本身研究中,由于其综合性很强,例如,涉及数学、物理、化学、生物学、动物学、胚胎学、营养学、微生物学、遗传学、解剖组织学、寄生虫学、传染病学、免疫学、血液学、麻醉学、生态学等,虽然它的直接研究目的,是取得适用于各种特性需要的实验动物,但它对生物科学的微观领域,都进行了更为深入的探索,例如,在遗传学、生殖生理学等的科学以及实用技术方面,都不断取得突破。

实验动物科学应用得如此广泛,主要是由实验动物的特点所决定的。实验动物具有无菌或已知菌群、遗传背景明确、模型性状显著且稳定,纯度高、敏感性强、反应性一致、重视性好以及繁殖快(世代间隔短)、产仔多、价格相对低廉等特点。因而被广大科学工作者称为"活的试剂"、"活的精密仪器",可以满足各种不同研究要求和生产需要,因而广泛应用于医学、兽医学、药学、营养学、农学、畜牧学、劳动保护、环境保护、计划生育与优生、食品与饮料添加物、日用化妆品、化纤织物以及生命科学和国际科学等领域。特别是医学、兽医学和有关的生物学的理论研究以及生物药品制造、化学药物筛选、鉴定等实现现代化的重要的工具之一,有力地推动着国民经济的发展。

加强对实验动物科学技术的研究,还可为野生动物资源开辟新的利用途径。我国野生动物资源极为丰富,根据1980年"中国动物学会脊椎动物学术会议"文献记载,我国的畜类有420多种,占全世界种类的11.1%(而我国的土地面积仅占世界总数的7%)。单就灵长目(猴类)而言,我国就有18种之多,日本只有1种,英国和美国都没有野生猴类。鸟类种类就更多,有1100余种。这些野生动物都是培育实验动物的宝贵资源,这个巨大的"遗传资料库"的开发和应用,不仅可以满足我国科研、教学与生产的需要,还可大量出口换取外汇与进行动物交换,将为我国现代化建设与人类健康作出更大的贡献。

我国是一个13亿多人口的国家,大小畜禽数以亿计,对实验动物的需用量特别大,据估计国家每年约需1500万~2000万头/万只(包括特殊实验动物在内)。随着科学技术与工农业生产的发展,对实验动物质量的要求愈来愈高。因此,加强对实验动物的科学研究,生产更多的、质量更好的实验动物,既可加速对医学、公共卫生学、兽医学等生物科学重大理论的研究及生命现象的探讨,促进科学技术的现代化,加速消灭150余种人畜共患病与各种常见病的危害,增进人民健康,同时还可保证生物药品制造与畜牧业的安全生产,促进国民经济的发展。所以,这不仅有巨大的科学意义,而且有重要的现实意义与深远的战略意义。

二、医学动物实验

(一) 医学动物实验范围与目的

1. 实验动物科学的研究范围　实验动物科学(Laboratory Animal Sciences)是研究有关实验动物和动物实验的一门新兴科学。前者,是以实验动物本身为对象,专门研究它的育种、保种(培育新品种、保持原有品系的遗传特性)、生物学特性(包括解剖、生理、生化、生殖及生态等特点)、繁殖生产、饲养管理以及疾病的诊断、治疗和预防,以期达到如何提供标准的实验动物;后者,是以实验动物为材料,采用各种方法在实验动物身上进行实验,研究动物实验过程中实验动物的反应、表现及其发生发展规律等问题,着重解决实验动物如何应用到各个科学领域中去,为生命科学和国民经济服务。简言之,实验动物科学是专门研究实验动物的生物特性、饲养繁殖、遗传育种、质量控制、疾病防治和开发应用的科学。

实验动物科学诞生于20世纪50年代初期,现在已发展成为一门独立的、综合性的基础科学,它是融合生物学、动物学、兽医学和医学等科学,并引用了其他自然科学的成就发展起来的。因此这门科学是综合性的,它所涉及的知识面很广泛,它所包括的内容极为丰富,其中不仅要以生物学、医学、药学、兽医学、畜牧学等为对象,以遗传学、育种学、病理学、生理学、营养学、微生物学等为基础,还要引用机械工程学、环境卫生学、建筑学等科学,对实验动物和动物实验方法进行开发和研究。

自从50年代初"实验动物科学"这个名称诞生以来,经各个领域的科学家们对实验动物本身和动物实验过程中的许多重要因素进行的广泛研究和大量资料积累,至今已成为一门具有自己理论体系的独立性学科。它的内容主要包括:实验动物育种学(Laboratory Animal Breeding Science)主要研究实验动物遗传改良和遗传控制,以及野生动物和家畜的实验动物化;实验动物医学(Laboratory Animal Medicine)专门研究实验动物疾病的诊断、治疗、预防以及它在生物医学领域里如何应用的科学;比较医学(Comparative Medicine)研究所有动物(包括人)的基本生命现象的科学称为比较医学。对动物和人的基本生命现象,特别是各种疾病进行类比研究是这门学科的主要特征。已形成比较解剖学、比较生理学、比较病理学、比较外科学等,并可采用其异同点,通过建立实验动物疾病模型来研究人类相应的疾病,即可采用人工的即实验性(experimental)的和动物自发性(spontaneously Occurred)的动物疾病作模式,研究人类疾病的发生、发展过程和诊断治疗、宿主抗力机制、临床变化、药物、致癌物质、残留毒物试验等,直接为保护与增进人类健康服务。实验动物生态学(Laboratory Animal Ecology)研究实验动物生存的环境与条件,如动物房舍、动物设施、通风、温度、湿度、光照、噪声、笼具、饲料、饮水以及各种垫料等。动物实验技术(animal experiment techniques)是进行动物实验时的各种操作技术和实验方法,也包括实验动物本身的饲养管理技术和各种监测技术等。

2. 实验动物科学发展意义与目的　实验动物科学发展的最终目的,就是要通过对动物本身生命现象的研究,进而推用到人类,探索人类的生命奥秘,控制人类的疾病和衰老,延长人类的寿命。随着医学生物科学的突飞猛进发展,认识到公害问题不仅已成为粮食、人口、老年人等的重大社会问题,而且还涉及地球上生活着的动物生存问题,例如产业公害、食品公害、药品毒性等,均直接影响人体健康,对这些问题的研究,最终必然要通过动物实验(包括动物疾病模型的开发等)来阐明解决。因此,实验动物科学,特别是实验动物的重要性愈来愈被人们所认识,它已被认为是人类追求幸福生活的支柱,故实验动物科学亦被称之为生命科学。为此,先进国家对实验动物科学的发展,均给予高度的重视,其投入的经济物资和技术力量,几乎可同发展原子能科学相提并论,其重要意义可想而知。

实验动物科学,现在已经成为现代科学技术不可分割的一个组成部分,已形成一门独立的综合性基础科学门类。这门科学的重要性在于,一方面它作为科学研究的重要手段,直接影响着许多领域研究课题成果的确立和水平的高低;另一方面,作为一门科学,它的提高和发展,又会把许多领域课题的研究引入新的境地。因此,实验动物科学技术的重要性可概括为下面三句话:它是现代科学技术的重要组成部分,是生命科学的基础和条件,是衡量一个国家或一个科研单位科学研究水平的重要标志。

实验动物科学是伴随着生物医学科学,通过漫长的动物实验过程形成的。但是,实验动物科学的迅速发展,使得实验动物的研究价值已经不仅限于生物科学方面,而且广泛地与许多领域科学实验研究紧紧地联系在一起,成为保证现代科学实验研究的一个必不可少的条件。在很多领域的科学研究中,实验动物充当着非常重要的安全试验,效果试验、标准试验的角色。

当前我们正处于世界范围内新技术革命的非常时期,生物工程、微电子技术,新材料和新能源正在突飞猛进地发展,21世纪人类将步入生命科学的新时代,作为生命科学研究的基础和条件——实验动物科学,已受到世界各国的普遍重视,投入了巨大的人力物力,这是因为在生物科学领域内,不能用人去做实验,我们必须借助实验动物去探索生物的起源,揭开遗传的奥秘,攻克癌症的堡垒,研究各种疾病与衰老的机制,监测公害、污染,保护人类生存的环境,生产更多更好的农畜产品为人类生活造福,在药品、生物制品、农药、食品、添加剂、化工产品、化妆品、航天、放射性和军工产品的研究,试验与生产中,在进出口商品检验中,实验动物是不可缺少的材料,并且总是作为人类的替身,去承担安全评价和效果试验,在生命科学领域内一切研究课题的确立,成果水平的高低,都决定于实验动物的质量,没有它,我们的科学实验就不能在时间、空间和研究者之间进行比较,我们的科研成果、论文就不能在国际上进行交流,得不到国际的公认,将被国际同行们看为科学水平不高甚至是一堆废纸。我们的生命科学怎能走向世界?因此,迅速发展我国实验动物科学事业,是加快祖国现代化建设,把我国建设成为社会主义现代化强国的需要。

(二) 医学动物实验条件与环境

在生命科学研究领域内,进行实验研究所需要的基本条件可以总括为:实验动物(animal)、设备(equipment)、信息(information)和试剂(reagent)。我们可以把它们看作是生命科学实验研究中的基本要素,可简称为 AEIR 要素。这四个基本要素,在整个生命科学研究实验中,具有同等重要的地位,不能忽略或偏废。由于科学技术的发展,获得高、精、尖的仪器设备、化学试剂和必要的情报信息已不是困难的事情了。但是,我们在实际工作中,往往把设备、信息和试剂这三要素看得比较重,也比较重视,舍得花钱,而对实验动物这一要素一般不太重视,所造成的沉痛教训是不少的。如在兽医生物药品制造上,由于猪瘟疫苗生产和检定上没有适当合格的动物,近年来的内蒙古、陕西、四川、河南、河北、湖北、广东等地,不断发生因接种疫苗后猪大量死亡及疫病扩散的事故,造成很大的损失和不良的政治影响。生物制品工作中,由于没有 SPF(无特定病原体)鸡,鸡胚污染白血病毒,所生产的麻疹疫苗等人用疫苗和鸡马立克氏病弱毒疫苗等禽兽用疫苗,出口受到影响。某医大某教授1980年去日本交流经验时,宣读了"克山病的研究论文"引起了日本医学界的重视,但当对方了解到他所使用的动物是来源历史不清的一般动物时,则认为其"实验结果的科学性不强"。这类例子并不少见。因此,急待把实验动物科学搞上去,为各学科研究提供各种标准化的实验动物。但由于实验动物品种系复杂,保持质量标准困难,规格要求严格,可使用的时间短促,无法控制的繁殖规律,对于生活环境依赖性高等特点,决定了它比其他工业产品更难生产,常可造成在生产和流通程中的特殊困难。在我国普遍采用国际上公认的标准实验动物,进行实验研究,还需要经过艰辛努力才能办到。

三、护理动物学实验

(一)护理动物学实验范围与目的

21世纪已经进入生命科学时代,作为生命科学的基础学科——实验动物学的重要性也越来越受到人们的关注,实验动物学已经开始影响整个生命科学的各研究领域,直接影响着不同专业的科学工作者在不同时间、地点所进行的科学实验彼此间的可比性、可重复性和科学性。护理学作为生命科学的分支,也需要对疾病和各种护理现象、护理活动做出科学的解释。动物实验作为临床实验的过渡,从组织病理生理学的高度为临床护理技术的革新及安全应用提供了理论参考依据,促进了护理科研的发展。美国总统青年科技奖中就有两项是通过建立动物模型进行护理科研而获此殊荣。我国护理界已经意识到实验动物学的重要性,应用动物实验进行护理科研的论文逐年增加。

(二)国内外护理动物学实验现状

国外从20世纪40年代开始就进行动物实验研究,最早进行了有关压疮的动物实验研究,一系列的实验结果为更深入地认识压疮提供了科学的实证,使对压疮的治疗从"经验治疗"过渡到"科学治疗"的阶段。Goidstein在实验中用相同的压力和剪切力同时作用于猪的双侧髂嵴和股骨大转子,认为当剪切力增加的时候,皮肤损伤发生较早在研究静脉炎与静脉渗漏的防护方面,动物实验从组织病理学的高度为合理的处理方法提供了科学依据。在1985年,杨晓燕在复方中药敷剂预防和治疗化疗静脉炎的动物实验中使用了实验兔,通过在实验兔耳缘静脉注射化疗药物制作静脉炎的动物模型,比较复方中药敷剂与中药"双柏散"的疗效。丁彩儿等通过电镜下观察实验兔气管黏膜组织和支气管肺组织的细胞形态学改变,比较了3种湿化液(生理盐水、蒸馏水和0.45%氯化钠)用于气管切开后气道湿化的效果,认为0.45%氯化钠可作为较理想的气道湿化液。Frazier等通过动物实验探讨在使用呼吸机脱机时,调节呼吸机各种参数如何影响心功能。截至目前,我国内护理动物实验不仅已经在糖尿病护理专科、急救护理专科、伤口护理专科、器官移植护理专科、重症护理专科、静脉治疗护理专科等领域进行研究,而且在基础护理技能训练教学和护理科研教学中也有应用。

黄妍、颜巧元等对《中华护理杂志》、《护理学杂志》、《护理研究》、《护士进修杂志》、《中国实用护理杂志》、《中华现代护理杂志》、《解放军护理杂志》、《护理学报》8种国内核心护理期刊10年(2004—2013年)的护理学动物实验研究相关文献进行检索,最终检索出272篇护理学动物实验研究论文,发现其研究材料采用最多的动物是兔,共129篇,占47.43%;其次是鼠,共126篇,占46.32%;少数为犬、猪、羊。从全部272篇文献中,总结出护理动物实验性研究的类别大致分为基础护理、化疗用药、专科护理、急救护理、重症护理、创伤护理、基础研究、中医食疗等8类,而基础护理、化疗用药、专科护理占50%以上,其中基础护理主要包括静脉输液、血压测量、压疮、氧疗、坐浴、吸痰、静脉炎、灌肠等内容;临床研究涉及眼耳鼻喉、心脏、肾脏、呼吸、神经、胃肠胰腺、骨科、内分泌、风湿等专科内容；化疗用药类护理动物实验所占比重不容小觑，仅次于基础护理，主要包括化疗药所致静脉炎、化疗药渗漏及化疗药心脏毒性等内容。基础护理所占内容最多，可见基础护理在护理学科知识创新和技术创新中的重要地位。

动物实验在国内护理研究领域的应用不断增多，取得了不少科研成果，但同时也面临着许多挑战。动物实验在护理研究领域的前景非常广阔，亟待更多的护理研究者继续探索，同时更需要争取更多高级别基金项目资助、扩大研究领域、规范实验设计和统计分析、提升研究质量、提高研究成果最终的临床推广应用价值，借此提高护理服务质量和水平，推动护理事业和护理科研稳步向前发展。

当然，由于在护理科研中实验动物的选择与应用尚处在初始阶段，还应积极进行创造性思维，学习有关实验动物的基本理论与技能，探索结合护理专业的特点选择合适可行的动物实验开展研究，以提供护理循证依据。

（三）护理动物学实验科研课题选题思路与项目申请

1. 护理动物学实验科研的选题必须密切结合护理临床实践　开展护理专科领域的护理动物学研究并将研究结果应用于本专科，已成为了专科护士的重要职责。专科动物实验已为各护理专科科研的发展发挥了积极的作用。因此护理动物学实验科研课题选题及模型的建立时必须有针对性，而且具有专科性，重点解决临床护理工作中有别于医疗的护理问题。例如：动物实验在康复专科护理中的应用，研究者对生理活动减弱后骨骼肌萎缩的形态学改变及其康复方法进行的系列研究中，采用实验鼠悬挂制动的动物模型。老年人由于骨骼老龄化，卧床会使老年病人存在许多潜在的预后不良，为探讨卧床对骨骼肌的影响，作者制作了无负荷对老年鼠骨骼肌影响的模型等。

2. 护理动物学实验项目申请与医学领域的其他课题一样　首先填写实验动物中心动物实验申请表-撰写申请报告-立项-研究等过程，前面已有相关阐述，此处在不赘述。

第五节　护理教育科研课题（项目）申请书的撰写

撰写科研课题（项目）申请书是研究工作的重要环节。科研课题（项目）申请书需要对立题的依据进行具体阐述，提出研究目的，陈述研究设计，描述拟开展研究的具体方案，并预测研究结果。科研课题（项目）申请书的形式包括以开展学位课题研究为目的的开题报告和以获得研究立项及经费支持为目的的研究基金申请书两大类。本章主要介绍如何撰写科研课题（项目）申请书。

一、科研课题（项目）申请书的概念

科研课题（项目）申请书（research proposal）是一个用于确定研究方案中的主要要素的书面计划，例如：研究的选题、目的、研究框架，研究设计、研究方法和步骤、技术路线图，以及研究的进度、经费预算和预期成果。科研课题（项目）申请书就是研究者将选题和研究设计方案以恰当的语言和方式传达给评审专家的一个文本。科研课题(项目)申请书的形式包括以开展学位课题研究为目的的开题报告和以获得研究立项和经费支持为目的的研究基金申请书两大类。针对学位课题研究而言,科研课题(项目)申请书通常称为"开题报告"。学生在开始学位课题研究之前需要提交开题报告,只有通过了开题答辩才允许进出入下一阶段的研究工作。另外,对于已经获得批准立项的课题,在开展正式的课题研究之前,以召开课题论证会的形式,邀请相关领域的专家对整个研究计划进行论证和把关,然后根据专家的意见和建议补充和修改科研课题(项目)申请书中的某些环节,以增加课题的严谨性,提高课题的水平和质量,也称为"开题报告"。如果撰写科研课题(项目)申请书的目的是获取研究立项和经费支持,则将科研课题(项目)申请书称为"基金申请书"、"课题申请书"或"项目申请书",有时也简称"标书"。

二、科研课题(项目)申请书的目的和作用

科研课题(项目)申请书的目的是体现研究的严谨性和计划性。其作用包括以下三个方面:作为一种沟通研究信息的方法,作为一个计划,作为一项合约。

1. 沟通研究信息 是指研究者把研究计划传达给那些能够提供咨询、授予许可或提供资金的机构或个人,以获得指导或评论,并以此作为判断是否同意研究者实施该研究计划的依据。在科研课题(项目)申请书中,研究者要沟通的信息包括:研究做什么? 为什么要做? 如何做? 如何控制干扰因素,以提高研究质量? 能够获得什么预期结果?

2. 计划 科研课题(项目)申请书是一个行动计划。一份好的科研课题(项目)申请书会把研究一步步详细地列出来,式的研究设计和研究步骤细致而周全,具有可操作性和可行性。

3. 合约 一份通过评审委员会会议并签字确认的完整的科研课题(项目)申请书,就是学生和导师之间的一份协议;一份同意资助的科研课题(项目)申请书就标志着研究者和资助方之间签订了一份合约。

研究者应该按照已获批的科研课题(项目)申请书开展研究工作,在定期的研究报告中描述研究工作进展,并提供预期的研究成果。无论是学生的开题报告还是基金资助课题,从科研课题(项目)申请书、进展报告和结题报告都要求有严格的存档和备案,也是衡量研究课题到期能否解题的重要依据。所以,科研课题(项目)申请书一经获批,研究者就要按照计划执行,可以做一些具体研究环节上的调整或补充;但不能随意改变计划书中的基本内容,尤其是不能删减研究项目内容或降低对与其研究结果的要求,否则就有可能达不到科研课题(项目)申请书获批标准的要求,而且未经过审批或论证的研究内容有可能存在违反研究伦理的风险。因此,只有在全体委员会明确同意的情况下才可以作出重大修改。如果研究者的研究课题与开题报告时的内容发生了实质性的改变,通常需要重新进行开题论证。如果基金资助课题与获批的科研课题(项目)申请书发生了必要的调整和变动,研究者需要在年度报告中如实反映,说明变动的原因,以获得批准和备案。

三、科研课题(项目)申请书的撰写思路

在撰写科研课题(项目)申请书之前,需要对即将撰写的科研课题(项目)申请书有一个大概的写作思路。包括:

1. 形成符合逻辑的研究设想　是指提出一个好的研究问题,并提出建议的解决问题的方法。选题是什么?为什么要研究这个问题?研究方案是什么?并提出恰当的研究方法。

2. 确定科研课题(项目)申请书的深度　不同级别的科研课题(项目)申请书,所需提供的信息量及其深度不同。

3. 遵循研究基金申报指南　如果以获取研究基金立项和经费资助为目的,应遵循研究基金申报指南。决定描述每个研究步骤所需的信息量。内容详细,但又简明、重点突出和引人入胜。确立关键点、研究问题的背景和重要性、研究目的、研究设计、实施步骤:包括资料收集和分析计划、人员、时间安排、预算等。

四、科研课题(项目)申请书的撰写格式

科研课题(项目)申请书的撰写格式即具有普适性,又具有特定性,但一定要严格遵循其特定指南中的要求。

1. 撰写风格　在撰写科研课题(项目)申请书时,研究者要以严格、审慎和挑剔的态度对待自己的写作,以确保科研课题(项目)申请书能够以最简明清晰的方式呈献给读者。

(1)要扣紧论题:不要呈现那些与主题无关的信息,以免造成篇幅冗长和分散读者的注意力。

(2)学术引用要服务于具体的研究任务:引用量要适可而止,要有效甄别核心文献和无关文献、权威文献和一般文献、重要观点和次要观点,并将引用的内容直接向读者表述出来,然后清楚地注明出处。

(3)语言要规范:验计划书要使用规范语言,用词要严谨、规范,尤其是研究术语,概念要清楚,要经得起推敲,避免使用"大白话"。

(4)文本格式和外观要规范:要遵循指南要求的文本格式和项目内容进行撰写。

(5)要精益求精地反复修改:对计划书中的每一部分内容都要认真审视其准确性,做到语句通顺、含义明确、语言简练、表达清楚。

2. 撰写要求　基本要求是书写一份美观和有吸引力的标书,力争达到"标致"的程度。越是高水平的竞争激烈的基金申请书,对标书质量的要求越高。只有高质量的标书才能在竞争中胜出。①没有文字、标点符号和语法错误:要精益求精、认真校对、杜绝书写错误。②遵循指南。③不漏项。④在每个项目下书写正确的内容。

3. 撰写内容

(1)送审的机构和目的:科研课题(项目)申请书的送审目的主要包括申请学位研究课

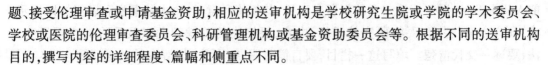

题、接受伦理审查或申请基金资助,相应的送审机构是学校研究生院或学院的学术委员会、学校或医院的伦理审查委员会、科研管理机构或基金资助委员会等。根据不同的送审机构目的,撰写内容的详细程度、篇幅和侧重点不同。

(2) 评阅人:根据评阅人是学院导师、学校或医院伦理审查会员会成员、基金委的评委的不同而有不同的撰写侧重点。

(3) 研究的类型:根据量性研究或质性科研课题(项目)申请书的规范撰写。

(4) 指南的要求:严格遵循指南要求格式、项目、内容、字数和篇幅撰写。

第六节　护理科研课题(项目)的申报与评审

一、申报课题技巧

护理科研相比较护理临床和教学来说,是我国护理事业较薄弱的环节。护理科研包括教学和临床课题的撰写和申报,是关乎护理学科发展和个人职业生涯发展的重要部分,申报成功是大家共同的追求和热切的期盼。近十年来,各界护理专家申报并获准国家自然科学基金课题、国家社会科学基金课题、省市级社会科学规划课题等各类护理课题的数量逐年增加,总结她们的申报体会,与各位护理同仁一起探讨。

首先,要有勇气。记得德国哲学家歌德曾经说过:"失掉财富,你几乎没有失掉什么;失掉荣誉,你就失去很多;失掉勇气,你就失掉一切。"这话是完全正确的。申报课题,竞争激烈。在激烈的竞争中,尤其需要有勇气,所谓"狭路相逢勇者胜",就是这个道理。因此,要想拿到课题,首先要勇于申报课题。不必顾忌其他。

第二,要在选题上多动脑筋。申报课题能否获准,选的好坏是至关重要的。新颖是选题的第一要求。所谓新颖的选题,一般包括四类:一是尚无人涉足的学术处女地;二是学科前沿的理论探讨;三是老问题的新视角考察、新材料发掘或新技术新方法的运用;四是海外新理论新观点的引进推广。其中第一类最具创新性,属于开辟新的研究领域或研究方向,甚至是创立新学科的研究项目,具有填补学术空白的价值。申报这样的课题,可以说十拿九稳。当然,新颖的选题也不要远离主管部门制定的课题申报指南中所列举的选题范围。还应当指出,没有对本学科本专业的学术研究动态有个全面透彻的了解,新颖的选题也是很难看得准、抓得住的。

第三,要在申报表的填写上狠下功夫。申报的课题最终是获得通过还是被"枪毙",决定于评审专家给予的评价高低。评审专家予以评价的唯一根据就是课题申报表,因此,填写课题申报表时,切不可草率敷衍,应慎重又慎重,特别要在重点栏目上下功夫。所谓重点栏目是指"立论依据"、"研究方案"、"研究基础"、"经费预算"等。其中,在"立论依据"栏内要充分阐述为什么要申报这个项目? 这项研究有什么价值和意义? 为此就需充分切实地了解该研究领域或研究方向上国内外的研究状况,包括从事这方面研究的单位或人员、取得的进展、发展的趋势、已获的成果等。否则就很难提出别具新意的课题。同时,还需要对这项研究的科学理论意义或实践应用前景有深刻的认识和理解。特别是对前人从未涉足、属于填补空白的新研究项目,其价值和意义,个人的洞察和展望加以揭示。在"研究方案"栏内,要将研究的目标、内容、要解决的关键问题以及采取的主要研究方法,要逐一交代清楚。填写这一栏目,要言简意明,特别是"拟解决的关键问题"、"本项目的创新之处"、"预期研究成果"等,一定要说得明确又明确,清楚又清楚。在"研究基础"栏内,要尽量将与申报项目有直接关系或间接关系的已有成果列上。有直接关系的成果表明这项研究已有良好基础,如期完成的可能性增大;有相关成果至少可以显示申报者的研究能力及知识面的广度,给评审专家提供确定评审意见的参考因子。因此,该栏目的填写要不厌其详。当然,与申报项目风马牛不相及的成果不要填上,以便激发评审专家的厌恶情绪。至于"经费预算",要细致,要实事求是。那种以为"拦腰一刀,尚可得半"的加倍申请经费的想法,是不必要的,也是有害的。此外,在"简表"栏内,要注意课题组成员部分。课题组规模要依据课题规模而定,而且要形成梯队。课题很大,课题组成员少,评审专家会以"研究力度不足"而否定;课题不大,而课题组成员庞杂,评审专家也会以"枉费经费"而置之次要,甚至"枪毙"。一个项目的研究,一方面是出成果,另一方面是藉以培养人才,因此,适当吸纳年轻科研人员是必要的。

二、申报流程(基本步骤)

以教育科研立项课题申报为例:

第一步:阅读各级课题申报通知,明确通知的要求;

第二步:学习研究课题管理方面的文件材料;

第三步:学习研究《课题指南》,确定要申报的课题(可以直接选用《课题指南》中的课题,也可以自己确定课题);

第四步:组织课题组,认真阅读关于填表说明的文字,研究清楚课题《申请×××》各个栏目的填写要求;

第五步:根据《申请×××审书》各栏目的要求分工查找材料和论证;

第六步:填写《申请×××审书》草表;

第七步:研究确定后,填写《申请×××评审书》正式表(一律要求打印);

第八步:按要求复印份数;

第九步:按要求签署意见、加盖公章;

第十步:填写好《课题申报材料目录表》;

第十一步:按时将《申请×××评审书》《课题申报材料目录表》和评审费送交相关科研组转送市、省所(也可以直接送市教科报,但必须报相关教研室备案)。

三、评审规范

全国教育科学规划课题评审标准,评审标准主要有五个方面:①研究价值:指所申报课题的理论创新意义和实践应用研究价值。②研究基础:指与所申报课题相关的研究经验和研究成果,主要与课题负责人有关。③研究设计:指所申报课题的研究目标、研究思路和研究内容。④研究方法:指所申报课题运用的研究方法和技术。⑤研究条件:指所申报课题的支持条件,如个人和单位所拥有有社会资本、技术资源和人力资源等。

全国教育科学规划课题评审标准见表10-5-1;高校人文社会研究优秀成果评审标准见表10-5-2。

表 10-5-1　全国教育科学规划课题评审标准

评审内容	权重系数	评审标准			
内容	1.00	A 级（高限 100 分）	B 级(高限 80 分)	C 级(高限 60 分)	D 级（高限 40 分以下）
研究价值	0.20	有重要创新性或应用性	有比较重要的创新性或应用性	创新性或应用性一般	基本属于重复性工作
研究基础	0.15	已有相关成果丰富,熟悉研究现状,所列参与文献具有代表性	已有比较丰富的相关成果,比较熟悉研究现状,所列参与文献比较有代表性	已有一般相关成果,一般了解研究现状,所列参与文献有一定代表性	没有相关成果丰富,不了解研究现状,所列参与文献没有代表性
研究设计	0.40	目标明确,内容充实,思路清晰	目标比较明确,内容比较充实,思路比较清晰	目标基本明确,内容基本充实,思路基本清晰	目标不够明确,内容空泛,思路模糊
研究方法	0.15	方法适切	方法比较适切	方法基本适切	方法不当
研究条件	0.10	完全具备	比较具备	一般条件	不具备

表 10-5-2　高校人文社会研究优秀成果评审标准

评审指标	评分	参考	标准	（百分制）	实际打分
研究内容意义和前沿性	很大(20~16 分)	较大(15~11 分)	一般(10~6 分)	较小(5~0 分)	
主要创新和学术价值	很大(30~24 分)	较大(23~17 分)	一般(16~10 分)	较小(9~0 分)	
学术影响或社会效益	很大(30~24 分)	较大(23~17 分)	一般(16~10 分)	较小(9~0 分)	
研究方法和学术规范	很大(20~16 分)	较大(15~11 分)	一般(10~6 分)	较小(5~0 分)	
小计					

备注:一等奖:90 分以上;二等奖:80 分以上;一等奖:70 分以上

（高学农　李昕）

思 考 题

1. 谈谈你对医学与护理软科学的理解。
2. 试述怎样进行护理动物学实验科研课题选题。
3. 结合实际,浅谈怎样进行护理科研项目申报、评审。

参 考 文 献

1. 庞万勇,朱德生,贺争鸣,等.美国实验动物医学发展简史——对中国实验动物医学发展的思考[J].中国比较医学杂志,2011(21):81-86.
2. 方喜业,邢瑞昌,贺争鸣.中国地方性的实验动物质量控制[M].北京:中国标准出版社,2008:38-108.
3. 陈领,胡景杰,陈越,等.重视和加强中国实验动物的研究[J].动物学杂志,2013,48(2):314-318.
4. 黄妍,颜巧元,曾娜,等.近十年我国护理学动物实验研究计量实证分析[J].护理学杂志,2014,29(18):82-85.
5. 秦川.实验动物学[M].北京:人民卫生出版社,2010.

第十一章 护理科研课题的实施

第一节 护理科研课题实施的基本方法

一、观察法

（一）观察法的概念与特点

观察法（observation）是研究者通过对事物或现象仔细观看和认真考查，以获得第一手资料的方法。可观察的对象包括：个人特征和情形、活动形态、语言性沟通行为、非语言性沟通行为、护理技术熟练程度、环境特征等等。观察法适合不易测量的情形，例如护士的护理行为。观察是认识现象的一种手段，是通过视觉和思维对现象做出详细记录和判断的过程，由于在护理研究过程中，大部分护理问题是很难测量的，所以观察法是护理研究中常用的收集资料的方法之一。

1. 观察法的优点

（1）能提供深入的资料。

（2）适合于对行为、活动的研究：对于一些不能直接访问或不便访谈的对象，如婴儿、昏迷者、精神病人等的行为和病情，适合于通过观察法直接或间接获取资料。

2. 观察法的不足

（1）伦理问题。

（2）霍桑效益：被观察者可能因为知道被观察而有意改变自己的行为，造成结果的偏差。

（3）资料的主观性带来的偏差：观察结果受观察者的主观判断能力和分析能力影响较大，因此观察法具有相当的主观性，尤其是非结构式观察法。

（4）需要的时间较长。

（二）观察法的主要方式

1. 自然观察与实验观察　自然观察是指在自然发生的条件下进行的观察，也即不施加任何因素，不改变现象的内在和外部的任何条件，直接观察现象的发生和发展过程；实验观察是在严格的人为设计的实验条件下进行的观察。由于护理科研研究的对象是人，可能受到来自方方面面因素的干扰，同时某些必要的条件也不十分具备，因此，为了保证研究能够顺利进行,有时需要对研究对象进行必要的控制,这种观察实际上也属于自然观察的范围,临床医学研究中经常应用。因此,鉴于护理科研研究对象的特殊性,采用自然观察法进行研究时,尤其要注意排除非处理因素对结果的影响。

2. 直接观察与间接观察　直接观察指直接凭借人的器官对事物进行感知和描述;间接观察是利用观察一起或其他技术手段对事物进行考察。

护理观察本身也经历着由初级到高级、由简单到复杂的发展过程,一方面,观察辅助手段的不断提高,从简单的木制听筒开始,到今天各种以电子技术为先导的大量新技术引进医学,使观察法的技术手段更加精确和深化,在更高的水平上拓展了观察的深度和广度;另一方面,人的认识水平不断加深,使得人们能够更深刻、更全面地认识疾病的各种现象,对于观察结果做出更符合科学的判断。因此,在临床护理中,两种观察方法应用均十分广泛,是相辅相成、互相配合的。对研究对象外在的、明显的一些现象可以用直接观察的方式获得,如生命体征(体温、脉搏、呼吸、瞳孔等)、神志、心理状态、大体动作等;而机体内部的特征,则需采用间接观察的手段,如血压、心率、心血管功能、呼吸功能等。

在实际应用过程中,间接观察可在一定程度上深化及精确直接观察的内容,例如,临床上直接观察到病人出现了呼吸困难的征象,如发绀、气急等,此时可以进一步采取血气分析、血氧饱和度监测等间接观察的手段,以确定病人呼吸困难的类型及其产生的原因,给予更有效的治疗。从根本上说,任何一项科研活动或临床观察,都可以说是两者完美结合的产物。

3. 参与观察与非参与观察　参与观察指研究者以内部成员的角色加入被研究团体,并参与其中活动;非参与观察是指观察者以旁观者的身份,置身于调查对象群体之外进行的观察。临床护理研究同医学其他学科的研究相同,大多采用的是非参与观察的方法,临床观察尤其如此,如对病人病情的观察、心理状态的观察、治疗效果的观察、护理行为干预的观察等,非参与观察所得资料较为客观、真实、可靠,但有时观察可能不够深入、主动,并可能受到作为观察对象的人的主观因素影响。参与观察目前较多被应用到护理教育及护理管理学的研究中,相比较而言,这种观察方式较为深入、细致,但容易受到研究者本身主观因素的干扰,应注意避免,以实事求是地反映事物特征,保证结论的科学性。

4. 结构式观察与非结构式观察　结构式观察是指事先制定好计划,并严格按照规定的内容和程序进行观察,同时,它还有同意的、正式的观察记录表格,这种方法也是护理科研中应用较多的一种方法,它具有系统性和标志性的特点,收集资料也较全面、规范。

与结构式观察相反,非结构式观察尽管有明确的目的和任务,但它对实施过程及具体方法不作统一规定,也无统一的表格记录。这种观察经常被用到预调查的过程中,以初步了解调查对象的情况,为进一步调查内容提供依据。

观察法的上述各种类型,在实际应用中,不能截然分开,它们之间有机结合,相辅相成,关键是根据研究需要灵活应用,以达到准确收集科研资料的最终目的。同时,护理人员应重视提高观察力的训练,养成良好的观察习惯,从而更好地利用观察的方法进行护理科研。

(三) 观察的对象与内容

观察法的研究对象通常是一定地区范围内的,如某社区人群、某种范围内的护理人员及学生、某医院某科室病人、某种疾病的病人等等,研究的主动性较强,可预选,按计划、有步骤

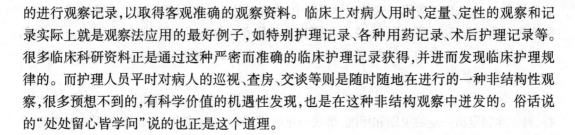

的进行观察记录,以取得客观准确的观察资料。临床上对病人用时、定量、定性的观察和记录实际上就是观察法应用的最好例子,如特别护理记录、各种用药记录、术后护理记录等。很多临床科研资料正是通过这种严密而准确的临床护理记录获得,并进而发现临床护理规律的。而护理人员平时对病人的巡视、查房、交谈等则是随时随地在进行的一种非结构性观察,很多预想不到的,有科学价值的机遇性发现,也是在这种非结构观察中迸发的。俗话说的"处处留心皆学问"说的也正是这个道理。

二、调查法

（一）调查法的概念与特点

调查法是指在对研究对象不加任何控制和干预的条件下,在系统地、直接地、有计划地收集有关研究对象经验材料的基础上,通过对资料的记载、整理、统计和分析,科学地阐明研究对象的现状及其发展规律的方法,它通过对调查所得的实施和资料的思维加工,由感性认识上升到理性认识,并说明现象的本职特征,并由此得出规律性的认识。调查法的特点在于构成课题研究的三个要素——受试对象、影响因素和效应结果都是客观上已经存在的。

（二）调查法的主要方式

调查法可以从不同的角度、按照不同的标准划分为不同的类型,各种类型具有各自的特点,在调查方法、步骤及适用范围等方面都有所不同,具体来讲,有以下几种方式:

1. 全面调查与非全面调查　全面调查,又称普查,它是指为了某一目的面对某一范围内的研究对象无一例外地进行的调查,它的目的主要是对总体的一般状况做出。全面的、准确的描述,从而把握总体的全貌,得出具有普遍意义的结论。非全面调查是通过对部分对象的调查,以了解全体。指从调查总体对象中依据某种方法抽取一部分样本进行调查,根据调查所得的结果及选取对象所采用的方法,推断总体的特征。相比较全面调查,这种方法不仅节省人力、财力、物力和事件,还可获得相对深入细致和准确的资料,因而在实际工作中较多被采用,其前提是所选择的的对象能够准确反映并解决所要调查的问题。

2. 横向调查与纵向调查　横向调查又称现状调查或横断面调查、横剖调查。它是指研究者在同一时间或空间,对属于同一性质范畴内特点对象的状况的调查研究,一般来说,横向调查属于静态的范畴,多用来研究疾病的发病率或构成比、分布特征、临床特征等,如对某一人群的疾病现状调查、心理因素调查、医院感染发生率调查等,从而为制定护理措施、预防措施及效果提供依据。纵向调查又称纵剖面研究,它是指研究者对一组研究对象在不同时期的发展、变化和特征进行的调查研究,主要目的是为了了解某一现象的历史发展过程,分析它所产生的历史背景及条件,探索现象间的前后联系,并由此发现事物发展变化的一般规律。护理科研中对某种护理措施效果的观察、某项研究的成效等,都可以采用纵向研究的方法进行。

3. 回顾性调查与前瞻性调查　回顾性调查是指通过对以往资料(如历史记录或有关档案、病历等)的统计分析或通过回忆调查,从事物的结果追溯事物的起因,即从"果"查"因"

的调查方法,此法广泛应用于流行病学研究中,因此又称为病例对照研究。前瞻性调查又称队列研究或定群研究、群组研究,它是指研究者根据有无暴露史,预先将特定人群分为暴露组与非暴露组,在一定的时间内,追踪调查两组的反应结果,并进行比较分析,以检验某因素与某现象间的联系。

4. 评价性调查与非评价性调查 评价性调查是指研究者在实施调查前按照一定的目标,科学地制定出一定的规则和标准,形成一定的、具体的指标群体,并借此对研究对象的活动过程和成绩效果进行价值判定的调查方法。非评价性调查统指不需对调查对象作出价值判断的各种调查,这类调查在自然科学领域的应用较为广泛,属描述性研究,其目的是找出现象间的联系及其规律。例如,各种病因学的调查、临床疗效观察等,均属于非评价性调查的范畴。

(三) 调查法的对象与内容

调查对象即根据调查目的确定的调查和抽样的基本单位,也是调查的观察单位。它既是调查研究的"点",也是进行分析的基本单位。调查对象可以是一个人,一个病例,也可以是人次或采样点,关键是保证同质性,也即必须事先明确选择研究对象的标准。

在临床实验中,调查法的主要内容是有:①描述疾病或健康状况在特定时间内,在某地区人群中分布情况;②描述某些因素或特征与疾病之间的关系,寻找病因及流行因素线索,以逐步建立病因假设;③研究医疗卫生与护理措施效果;④了解人群的健康水平,找出卫生防疫和保健方面应该开展的工作,为卫生保健工作的计划和决策提供依据;⑤监测高危人群,在人群中筛查病人,达到早期发现病人、早期诊断和早期治疗的目的;⑥进行疾病监测,研究某些疾病的分布规律和长期变化趋势。

三、文献法

(一) 文献法的概念与意义

文献(literature)是记录知识和信息的载体,其中知识或信息是文献是实质内容,载体是文献的外部形态,记录是两者的联系物,是文献的基本特点。记载着人类所获得的医学知识的文献称为医学文献,医学科研的成果多是以文献的形式加以记载,并得到学术认可。医学文献是提供医学科研和临床实践借鉴、交流的重要载体,护理科研人员在科研过程中,包括研究项目(课题)申报、成果鉴定、交流推广等,都要通过文献、信息查询,以了解课题的相关信息。

文献法是利用文献获取知识、信息的基本手段,掌握合理的文献检索知识和技能,有助于我们便捷、高效地收集我们需要的资料。学生学习和掌握文献检索的方法,能够提升借助文献检索平台,通过自学获取及拓展知识的能力和途径。从事护理研究的专业人员通过文件法,能够获取在该研究领域及相关领域中他人以往的研究成果、经验,研究的现状、进展及趋势等重要信息。获取这些信息,有助于研究者确定自己课题的研究问题,明确研究目的,形成理论框架,制定研究计划。文献法应贯穿于护理研究的全过程,只有这样才能为所选课题奠定循证基础,并不断为相关的研究结果进行比较分析。

（二）文献法的主要分类

文献法主要分三类：常用法、追溯法和分段法。

1. 常用法　又称工具法，即利用各种检索工具查找文献的方法，通常有三种：

（1）顺查法：是一种以检索课题的起始年代为起点，按时间顺序由远及近地查找文献的方法。如艾滋病在1981年以前无报道，因此检索此课题要从1981年以后逐年查找，这种方法比较全面、系统、可靠，但对于手工检索来说，劳动量较大，效率较低。

（2）倒查法：与顺查法相反，是一种逆时间顺序由远而近查找文献的方法，符合新兴学科的发展规律或有新内容的老课题，省时高效，短时间内可获得一些最新资料。但对课题了解不够时，就易造成漏检，补救方法是查综述，可了解课题从何时开始及它的发展趋势。

（3）抽查法：针对学科专业发展特点，选择学科发展迅速且发表论文较集中的时间，前后逐年检索，至基本掌握课题情况为止，本法能用较少的时间获得较多的文献，但必须知道学科发展特点和发展迅速的时期，才能达到预期效果。

2. 追溯法　是利用已有文献（最好是综述文献）后面所附的参考文献进行追溯查找的方法。它的优点是在检索工具不齐备或没有检索工具的情况下，根据原始文献所附的参考文献检索相关文献，较切题，但有片面性，文章漏检率高，知识多数较陈旧。

3. 分段法　是将常用法（工具法）与追溯法交替使用的方法，又称循环法或交替法。既利用检索工具，也利用文献后所附参考文献进行追溯，两种方法交替，分期分段使用，可获得一定年限内相当的文献资料线索，并能节省检索时间。

（三）如何实施文献研究方法

由于每个研究人员的文献需求不同，所选择的检索方法、途径也就不同。为了达到检索目标，读者应制定相应的检索计划或方案，指导整个检索过程，即应具有一定的检索策略，一般包括以下几个步骤：

1. 分析检索课题，明确检索目的　首先，要对检索课题进行认真细致的分析，明确检索内容和检索目的，确定检索的学科范围、文献类型、回溯年限等，由于每一检索者常是为了解决某一具体问题或选定一个研究课题而进行检索，所以检出者一定要经过仔细分析，弄清检索提问的真正含义，然后决定选择什么检索工具和检索方法最合适。

2. 选择检索工具，确定检索方法　各种检索工具均有各自的特点，应根据检索课题的要求、检索工具的特点以及检索者的外语水平选择合适的检索工具。关于检索方法，一般来说，在检索工具比较齐全的情况下，采用常用法比较合适；在检索工具比较短缺时，可采用分段法；如果没有或严重缺乏检索工具时，只能采用追溯法；如检索课题要求全面普查，可使用顺查法或交替法；若检索课题的时间紧迫，要求查准甚至查全，则应采用倒查法，也可采用抽查法。

3. 选择检索途径，确定检索标示　选好检索工具后，需进一步研究检索途径，确定检索标识。一般检索工具都有分类目次、著者、主题词等检索标识，必要时还可以借助其他辅助工具作为检索的途径，如专利索引、化学物质索引、登记号索引等。检索时必须根据自己所掌握的检索标识，选择和确定一条简捷的途径进行检索。

4. 查找文献线索　这一过程实际上是将准确表达的检索提问与检索工具中的文献标识进行比较而决定文献取舍的过程。通过具体查找，便可以从中找到所需的文献线索。

5. 获取原始文献　根据查得的文献线索获取原始文献,这是整个检索过程的最后一步。为了节省篇幅,检索工具中的文献出处项中的出版物经常采取缩写,因此,首先要将出版物名称缩写(或代号)对照检索工具所附的"来源索引"、"收录出版物一览表"等查出刊名的全称。

四、行动研究法

(一) 行动研究法定义与特点

行动研究法,是在社会情境中,实践者自我反思探究的一种形式,旨在提升他们自身社会或教育实践的合理性及争议性,以及帮助研究者理解实践工作和情境。行动研究法具有以下四个基本特征。

1. 研究者与实践者之间的协同合作　行动研究法注重实践者(个体或群体)与研究者(个体或团队)之间的相互合作关系。"实践者"被认为是在特定情境或场所的"内部"人员。他们对组织发展、个人能力、经验以及实践都有历史性的认知。"研究者"是指在理论和研究方面有专长的"外部"人员。因此,对于所研究的特定情境,研究者也是学习者。研究者与实践者之间的合作性质,可从简单的周期性参与以帮助实施行动干预到深层次的几乎贯穿整个研究过程的合作。参与合作的程度取决于研究者的目的及行动研究法的类型。

2. 解决实际问题　在行动研究中,研究人员可以运用此方法解决不同情境中的实际问题。它以行动者的实践情境为依据进行研究。由于研究情境有其特定性,因而行动研究结果不宜作情境推论。行动研究法对资料收集的方法并没有特定的要求,可以采用访谈、观察、问卷、实验等多种方法。

3. 实践中的变革　实践中所发生的实际变革取决于所识别问题的性质。变革的过程是基于研究者事先设定或与实践者共同制订的行动措施。

4. 发展理论　研究者在变革或解决实际问题过程中可以对以往的理论进行修改,或产生新的理论。

(二) 行动研究法分类

护理学中,行动研究法被分为以下三类:

1. 技术合作型　研究者的目的是测试某项行动干预措施的有效性。这种干预是基于预先设定的理论框架之上的。提出的问题是检验此干预措施能否被运用于实际的情境。研究者与实践者的合作性质为技术和辅助型。研究者带着设定的问题和干预措施到特定的情境。研究者与实践者发生相互联系的目的是引起实践者对研究的兴趣与认同,研究者协助实施行动干预措施。此类型的优点在于能产生有效的即刻的实践变革。不足之处为当组织成员的热情逐渐消退,原先的组织结构和实践形式又会重新出现,因而使得行动缺乏长期效果。

2. 相互合作型　此种类型的行动研究中,研究者与实践者一起发现潜在的问题,可能的原因和可行的干预措施。其结果是研究者与实践者达成对问题和原因的新的共识,以及对变革过程进行计划。此类型的优点在于能产生相对较长时间的变革而不仅仅是变革本身带来的瞬时热情。不足之处为当参与的实践者离开或大量新的组织成员进入此情境时,变革将难以维持。

3. 提高解放型　此种类型的行动研究中,研究者帮助实践者对自己的社会和历史进行批判性反思,了解那些深藏在自己文化中的价值观念。在此过程中,解放被传统观点所束缚的思想,提高实践者解决问题的能力。因此,较前两种类型而言,这种变革具有一定的可持续性。

（三）行动研究法适用范围

1. 护理研究应用　传统研究方法分定量研究和定性研究两大门类,行动研究的产生和发展基于对两者局限性的分析。定量研究源于自然科学研究,强调客观性,对研究情形和条件进行严格控制,并通过测量数据和统计方法验证假设,作出结论。但研究人员的个人特质会影响研究的信、效度。定性研究可深入探讨事物内在本质,但其局限性在于研究的主观性和研究范畴的狭窄性,同时结论与研究情景直接相关,推广性较差,且不实施任何干预。行动研究则是建立在沟通基础上,由实践中的一线专业人员直接参与研究,且具有多元性,即收集资料可采用定性和定量两种方法,既可干预又可深入情景对具体问题进行诠释、反思。

2. 护理临床实践的应用　尽管护理实践应该让护理对象积极参与,但实际并非总是如此,很多研究侧重于结果的测量,而不是和护理对象一起合作创造最佳的效果。行动研究则是由研究者和护理对象一起工作以探索最佳的护理方式。

3. 护理教育应用　护理教育的改革与发展应立足于护理实践,护理教育的研究应重视理论与实践的联系。护理实践的复杂性、合作性、变化性,决定了护理教育及其研究应该是多元的、合作的、多样化的,而行动研究蕴涵的"关注实践、注重合作、开放多样"的思想正契合护理教育实践性的特点与发展要求。另一方面,行动研究促使护理教师在"行动研究化、反思化,研究行动化"的教学实践中不断提高教学水平与科研能力,是我国护理师资培养的有效路径。同时,可有效地解决教学中的问题,改进护理教育质量。

五、案例研究法

（一）案例研究的结构要素

案例研究是以临床特殊实力或有目的地进行某种试验的事例为研究对象,在对其结果进行特征描述和(或)相关描述的基础上作出推论的研究。案例研究的关键是发现有意义的案例,要发现和抓住有意义的事例,不但需要丰富的经验,具备一定的注意力和观察力,而且为了进一步对研究的现象加以说明,还需具备描述能力。

案例研究的特点是所选取的对象具有典型性和代表性,能够通过研究案例,具体、深入、细致地研究个体全貌及其发展规律。它在护理科研中主要应用于罕见病、复杂病或某些新事物、新现象的研究中。例如,某例特重放射病人的成功救护及康复护理,早期器官移植的个案护理等。

（二）案例研究的表达形式

1. 尚无文献报道或认为比较特殊(罕见)的事例　因为未见报道的事例或罕见的经验,

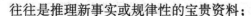

往往是推理新事实或规律性的宝贵资料;

2. 能够肯定现有理论的事例 在某一特殊条件下所观察的现象,如果能用现有的护理理论加以解释,那么该事例就具有了扩大这一护理理论使用范围的证据的价值;

3. 可能否定现有理论的事例 如果某一事例可作为否定现有理论的证据,那么它可能就是发现新事实的线索。

4. 护理新技术、新方法或新开发护理用具的经验事例。

（三）如何实施案例研究方法

1. 描述疾病或健康状况或某一时间的发生情况及其分布特征。

2. 描述与疾病或卫生事件有关的因素,为病因学研究提供线索和假说。

3. 对某特定人群中的某种事件进行研究,以便及早诊治预防。

4. 对疾病及并发症的防治措施进行评价。

六、实验研究法

（一）实验研究法概念与分类

实验研究(experiment study)又称流行病学实验或干预性研究,是研究者采用随机分组、设立对照及控制或干预某些因素的研究方法,也就是说,实验是研究人员预先设计并控制条件,使用工具而主动引起、复制事件,并对其出现的现象进行观察和记录,然后进行科学抽象,做出结论的过程。

随着生产实践和科学实验的发展,以及科学研究领域的扩大,实验研究的种类也在不断增加。人们根据不同的分类标准,将实验研究进行了分类。

1. 根据实验对象的不同,分为直接实验和间接实验。

（1）直接实验(direct experiment):以人为实验对象。一般来说,实验性研究可以在严格控制条件下进行,但由于直接实验所研究的对象是人,具有特殊的生物、心理和社会属性,因此实验时各方面条件不易严格控制,影响因素很多,往往难以十分精确的回答问题。因此,直接实验也被称为临床实验(clinical trial)或人体实验。

（2）间接实验(indirect experiment):以动物或其他对象进行实验。护理科研多以动物作为模型进行间接实验,成为动物实验,也称模拟实验。它是根据研究对象的本质特性,建立或选择一种与对象客体相似的模型,在模型上进行实验研究,然后将研究结果类推到对象客体中去,从而达到认识对象的目的。

2. 根据揭示实验对象质和量的不同特性,可分为定型实验和定量实验。

（1）定性实验(qualitative experiment):为了判定某种因素是否存在,某些因素之间有无联系,某个因素是否起作用的一种实验方法。它解决的是科学认识中的"是不是"或"有没有"的问题,例如,做细菌培养证实有没有细菌存在,结果为"阳性"或"阴性"。定性实验是定量实验的基础,是科学研究的必要途径。

（2）定量实验(quantitative experiment):是在定性实验的基础上,为了深入认识事物的性质,确定某些因素的具体数值,揭示各个因素之间的数量关系等所设计的实验方法,如细

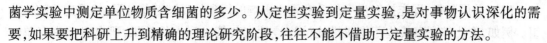

菌学实验中测定单位物质含细菌的多少。从定性实验到定量实验,是对事物认识深化的需要,如果要把科研上升到精确的理论研究阶段,往往不能不借助于定量实验的方法。

（二）实验研究法与其他方法区别

在复杂的护理研究中,为确保研究结果真实可靠,免受若干已知或未知干扰因素的影响,实验研究必须具备以下三个特点:

1. 干预(intervention) 指研究者对研究对象确定有人为的施加因素,研究设计中加有护理(或实验)的干预部分,即研究者有目的地对研究对象施加某些护理措施。这些施加因素多是作为研究的自变量来观察,其引起的结果则是研究应变量。

2. 设立对照(comparison) "对照"是指将条件相同,诊断方法一致的研究对象分为两组,一组为对照组,另一组为实验组,接受某种与对照组不一样的试验或干预措施,最后将结果进行比较,目的是控制干扰变量的影响,以突出两组(或多组)间结果的差异及其程度。设立对照组的多少依照研究目的和需要控制因素的多少而定,任何一个实验性研究根据其施加因素的数目,至少设定一个对照组。

3. 随机化(randomization) 随机化是护理研究设计的重要研究方法和基本原则之一,在护理研究中,由于受到各种因素的影响,应采取随机化的方法对研究对象进行选择和分组,以保证研究结果的准确性。随机化的涵义包括两个方面:

（1）随机抽样:目的是使研究对象总体中的每一个体都有同等机会抽取作为研究对象;

（2）随机分组:目的是使每一个研究对象都有同等的机会被分到实验组和对照组中去。

（三）实验研究法临床护理中应用

临床实验的实施需要在严格控制的条件下进行,这就要求事先按照实验设计原则做好周密的设计。临床实验设计的核心是保证研究计划的科学性,并兼顾其可行性。实施时应遵循护理科研基本程序来研究目的,选择研究对象,建立研究方法,制定观察指标,收集实验资料,分析处理因素与研究结果之间的关系,得出研究结论等,具体包括以下内容:

1. 选题 临床护理实践的最终目的就是护理好病人。大多数临床护理实验都是要判定(或比较)各种护理方法的效果,故选择应十分明确、具体。

2. 根据研究目的选择合适的研究对象 临床实验受试对象主要是病人,因此在选择研究对象时,根据研究的目的、要求、实验要求的例数以及技术力量等,在不同的人群选择研究对象,保证受试对象的代表性,同时明确选取标准,主要包括诊断标准、纳入标准和排除标准。

3. 确定合适的、可比性良好的对照 对照是临床实验的最重要原则,只有通过与对照组的比较,才可能取得研究指标的数据差异,排除处理因素以外的其他因素影响。

4. 贯彻随机原则 在临床实验中,应按照随机化的原则正确分组。随机化的主要目的是保证对照组和实验组之间的均衡可比,增加实验结果的正确性。然而,如果各病人的病型、病情、病程等有所差异,采用完全随机分配的方法往往难以保证这些条件的均衡,解决这个问题的方法:

（1）配对随机:即先将受试对象按有关的条件(如病型、病情)相同的配成对子,然后随机地将每一对子中的一名分入实验组,另一名分入对照组。

（2）分层随机：即先按对疾病预后有重要影响的因素将受试对象分层,然后进行随机分组。例如,要比较观察某些药物或措施治疗慢性支气管炎病人的效果,研究对象中有单纯型、喘息型两型病人,病程有长于或短于 5 年的,在本例中入选的病人可以按两个以上标志分层,即分为:单纯型,病程<5 年;单纯型,病程>5 年;喘息型,病程<5 年;喘息型,病程>5年。先确定每一名受试者属于哪个层次,然后分别将各层次的受试者按随机原则分入各比较组。

另外,临床实验实施时还应考虑受试者的遵从性、临床实验的协作、医德问题及资料分析中的一些具体问题。

第二节　护理科研课题的实施步骤

按照思维活动的特点与规律,护理科学研究过程由若干环节组成,具体如下:

一、准备阶段

（一）提出问题
提出问题是科学研究的第一步,直接关系到科研的成败和成果的质量。对于护理人员来说,选择护理科研课题要注意以下几点:

1. 要结合学习与工作实际　根据自己所熟悉的专业和研究兴趣,适当选择有理论和实践意义的课题。

2. 选题宜小不宜大　只要在学术的某一领域或某一点上,有自己的一得之见,或成功的经验,或失败的教训,或新的观点和认识,言之有物,读之有益,就可以作为选题。

3. 选题时要查看文献资料　查看文献资料既可了解别人对这个问题研究达到什么程度,也可以借鉴其他研究者对这个问题的研究成果。

（二）现状调查
1. 国外本领域（学科）发展状况和趋势　研究现状及其背景,开发程度和发展阶段,已取得的重大成果及水平,今后发展目标和动向。

2. 国内本领域（学科）的发展状况　研究现状,开发程度和发展阶段。已取得的重大成果水平,已初步形成的生产力和技术能力,目前的科研能力状况及科学技术存在的主要问题。

3. 本领域（学科）的优势和差距　根据国内外本领域（学科）的发展状况以及进一步开发的主要科学技术关键性问题,提出今后的发展方向。

（三）明确研究内容
1. 研究对象（受试者）　必须按研究预期目的规定条件,严格进行选择,科研资料来源于研究对象。

2. 随机分组（randomization）　随机就是按照机遇原则来进行分组。目的为排除干扰因素,尽量使干扰因素能均匀分到实验组和对照组内,避免研究结果受研究者主观因素或其他误差的影响。

3. 设立对照组　目的排除与研究无关的外变量因素的影响,对照组和实验组。能在尽可能相同的条件下进行观察,使结果具有可比性。

4. 观察指标　即指标(观察项目),在研究中用来反映研究目的的某些现象和测量标志,也是确定收集数据的途径。通过观察指标所取得的各项资料,可以从中分析出结果,如用身高、体重作为反映儿童发育状况的指标。

5. 确认变量　变量(variable)研究工作中所遇到的各种变化因素。变量分为:自变量(independent variable)、依变量(dependent variable,因变量)和外变量(extraneous variable),帮助完善科研设计。

(四) 设计研究方法

护理科研可分为回顾性研究和前瞻性研究,根据所研究的内容、具备的客观条件,选择不同的研究方法。

1. 回顾性研究　回顾性研究是护理总结经验的方法之一,其论文长期占所有文献相当高的比例,特点是省事、省力,但事先没有进行严格的设计,资料收集的完整性和准确性较差。

2. 前瞻性研究　前瞻性研究是确定护理效果的最佳实验设计,可信度较高。护理科研中各种研究方法得到的结果可信度不同,因此在最初选择实验方法时,根据研究内容,尽量选择可信度高、说服力强的方法,这样的结果更具意义。

(五) 制定技术路线

护理科研在技术路线选择上要遵循以下三个原则:

1. 科学性　所选路线要有一定的理论基础支持,不能凭空想象,更不能违背事物的发展规律,应根据现代科学基本原理、个人经验体会、前人认识的科学总结来确定,必须符合客观实际和业已证明的科学原则。

2. 可行性　所选路线在人力、物力、财力、技术方法、设备条件、研究对象可获得性和依从性等各方面都应具有可行性。

3. 创新性　选择课题要具有创新性,应该选择前人没有解决的问题或没有完全解决的问题,并且能够预期获得新的理论、新观点、新技术和新现象。在临床护理实践中具有指导意义。

(六) 科研人员分工

一个群体要取得科研工作的高效率、科研成果的高水平,就必须有把各个成员所具有的知识组合成为较合理的、优化的知识结构。其中包括:

1. 学科结构　需要门类齐全的各学科(护理、医疗、生理、生化等)人才的相互配合。

2. 职能结构　指从事不同性质工作人员所构成的比例。

3. 能级结构　指不同知识水平和能力水平的科技人员构成比例。

4. 年龄结构　指老、中、青科技人员的构成比例。

(七) 研究进度安排

研究周期是指从项目启动日期至项目结题报告上报日期止,一般分为项目启动期、项目

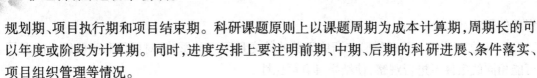

规划期、项目执行期和项目结束期。科研课题原则上以课题周期为成本计算期,周期长的可以年度或阶段为计算期。同时,进度安排上要注明前期、中期、后期的科研进展、条件落实、项目组织管理等情况。

二、实施阶段

(一) 按照制定方案实施

按照设计实施实验,是科研的重要环节。从事基础或临床护理科学研究与撰写论文,进行必要的动物实验或临床观察是极重要的一步,既是获得可观结果以引出正确结论的基本过程,也是积累论文资料准备写作的重要途径。实验是根据研究目的,利用各种物质手段(实验仪器、实验对象等)探索客观规律的方法,观察则是为了揭示现象背后的原因及其规律而有意识地对自然现象加以考察。二者的主要作用都在于搜集科学事实,获得科研的感性材料,发展和检验科学理论。

(二) 收集资料

资料是构成论文的基础,在确定选题、进行设计以及必要的观察和实验之后,做好资料的搜集与处理工作,是为论文写作所做的进一步准备。论文资料可分为直接资料和间接资料,前者是指作者亲自参与调查,研究或观察得到的观点或结果,如在实验或观察中所做的记录等,都属于这类资料;后者是指有关专业或专题文献资料,主要靠平时的学习积累。在获得足够资料的基础上,还要进行加工处理,使之系统化和条理化,便于应用。对于护理科研来说,这两类资料都是必不可少的,要恰当运用。对于直接资料的运用要做到真实、准确、无误,对于文献资料要在充分消化吸收的基础上适当引用,不要喧宾夺主。

(三) 整理分析

通常研究得到的资料可分为计量资料(定量资料)和计数资料(定性资料),介于其中的为等级资料(半定量资料)。统计学分析定量资料和定性资料和定性资料时,选用的方法和计算公式都不同。分析整理资料多用计算的方法,还可用统计图和表格来归纳研究结果。

研究问题的目的在于认识客观规律,试验只在少数受试者身上(样本)进行,而结论却要推至研究对象的全体(总体)。由于生物的变异性大,个体差异普遍存在,所以研究资料只有通过统计学方法来进行分析,才能找出规律性的答案,得到有意义的结论。数据统计方法是临床研究工作中必不可少的工具,源于概率统计学。在科研中作中,根据各种公式计算求得 P 值(probability)后,用以分析和判断研究结果,使具有科学性,也是常选用的方法。

三、总结阶段

(一) 撰写实验报告

科研实验报告是研究实验结果的文字体现,在护理科研实验后,通过进行观察、分析研究、综合判断后书写的实验报告,具有较高的学术价值。对科学研究有十分重要的参考价值。

护理科研实验报告文本结构由实验名称、作者、内容摘要、引言、正文致谢、参考文献等部分组成。择写护理科研实验报告,要注意以下几点:

一是要做好实验。在实验前要做好实验前准备,包括理论准备、方案准备、器材准备。在实验中,应按科技实验的要求、步骤进行操作,仔细观察实验中的现象,认真做好实验记录,整理好实验数据,以便为择写科技实验报告提供客观、真实、充分的材料。

二是要实事求是。所记录的实验数据要真实可靠,不得随意修改实验数据。在叙述实验现象时,不加主观成分,处理实验数据按有关规定进行。

三是在撰写护理科技实验报告时,要用说明的表述方式,简练和确切的文字,来表述实验的目的、原理、步骤和结果。同时,在护理科研实验报告中,可充分利用简明的图表来说明实验过程和实验结果。图表是表达实验结果的有效手段,它比文字描述更为直观和简洁。护理科研论文的写作程序如下:

1. 拟写论文提纲 首先,要对学术论文的基本型(常用格式)有概括了解,并根据自己掌握的资料考虑论文的构成形式。其次,要对掌握的资料做进一步的研究,通盘考虑众多材料的取舍和运用,做到论点突出,论据可靠,论证有利,各部分内容衔接得体。第三,要考虑论文提纲的详细程度。论文提纲可分为粗纲和细纲两种,前者只是提示各部分要点,不涉及材料和论文的展开,因此,对于初学论文写作者来说,最好拟一个比较详细的写作提纲。

2. 执笔写作 一篇高质量的学术论文,既要有充实的内容,科学的数据,也要讲究形式的规范与完整。文字表达要精练、确切,语法修辞要合乎规范,句子长短要适度。论文写作也和其他文体写作一样,存在着思维的连续性。因此,在写作时要尽量排除各种干扰,使思维活动连续下去,集中精力,力求一气呵成。

3. 修改 论文撰写结束并非大功告成,修改对保证和提高论文质量起着重要作用。因此,写作结束后应反复阅读,以便纵览全局,发现问题,找出修改方向及内容,尤其应注意文章的整体结构及论点,论据与结论的辩证统一,同时对诸如用词、语法、标点符号等写作技术问题也应给予注意,不妥之处加以改正。另外,论文写就最好请同行专家进行审阅,提出意见,必将对论文修改颇有益处。

4. 定稿 论文撰写完毕,便进入定稿阶段。定稿阶段首先要把论文的全部资料收集齐全,不要有所遗漏;其次,论文的论点、论据及论证过程都应肯定无疑,如有拿不准的地方,应再加以研究,以求定夺;最后,是将论文的全部内容按写作要求及图表处理规定誊抄清楚。

(二) 申报成果鉴定

科研成果鉴定是指有关科研行政管理部门聘请同行专家,按照规定的形式和程序,对科研成果进行审查和评价,并作出相应的结论。科研成果鉴定工作的目的是正确判别科技成果的质量和水平,促进科技成果的完善和科技水平的提高,加速科研成果的推广应用。护理科研成果鉴定形式一般分为监测鉴定、会议鉴定、函审鉴定 3 种(见第十五章)。

(高兴莲)

思 考 题

1. 简述护理科研实施的基本方法有哪些。
2. 结合实际,分析护理科研实施的基本步骤。
3. 概述申请科研成果鉴定所需的材料。

参 考 文 献

1. 徐燕,袁长蓉,安丰生,等.护理科研基本方法[M].北京:人民军医出版社,2004:30-54,180-186.
2. 王红红.护理科研设计[M].2版.长沙:湖南科学技术出版社,2012:79-87.
3. 肖顺贞.护理研究[M].3版.北京:人民卫生出版社,2006:16-32,175-186.
4. 胡雁.护理研究[M].4版.北京:人民卫生出版社,2013:65-73.
5. 胡雁.论行动研究在护理研究中的应用[J].中华护理杂志,2004,39(2):158-160.
6. 高兴莲,田蒔.手术室专科护士培训与考核[M].北京:人民军医出版社,2014:151-162.

第十二章 护理科研课题实施中应注意的问题

第一节 组织研究队伍

一、科研课题组织架构

科研组织是根据科学技术发展的特点,把人力、资金和设备科学地结合在一起,建立科学研究的结构。

(一) 科研课题团队成员组建

科研团队是一种特殊的工作群体,通过其成员的共同努力能够产生积极的协同作用,成员努力的结果使团队的绩效水平远远高于个体成员绩效的总和。选择科研团队成员需要考虑以下四个因素:

1. 成员的能力 团队成员主要可分为 3 类人员(或是这 3 类的交叉),即技术专长成员、能作出有效决策的成员和具有良好人际关系技能的成员。但在团队形成之初,并不需要这三方面成员全部都具备,团队的再学习从而使成员充分发挥其潜能,满足团队的要求尤其重要。

2. 对共同目标的承诺并建立具体的目标 有效的团队具有一个大家共同追求的、有意义的目标,它能够为团队成员指引方向,提供动力,让团队成员愿意为之奉献,成功团队的成员通常会用大量的时间和精力来讨论,修改和完善一个在集体层次和个人层次上都被大家接受的目标,化共同目标为:具体的、可衡量的和现实可行的绩效目标。

3. 领导和组织结构提供方向和焦点 团队成员必须对谁将完成什么及保证所有的成员承担公平的工作负荷等问题取得一致。如何安排日程,需要开发什么技能,如何解决冲突,如何作出和修改决策等。

4. 培养相互信任精神 信任包含 5 个维度,包括诚实和可信赖的正直;体现技术技能与人际知识的能力;表现出可靠,行为可预测的一贯性;愿与别人分享观点和信息的开放度。其中如何培养信任感在 5 个维度中最重要。

(二) 科研课题的组织领导

科研项目的基本管理单元由科研学术委员会和课题组二级构成。

1. 科研学术委员会 科研学术委员会多由学科带头人、专家、资深教授和学术水平较高的骨干组成。负责科研项目的论证、评估、预测、监测、成果评定、学术活动指导等工作。

2. 课题组　课题组是科研项目开展的最基本执行单元,课题组实行课题主持人负责制。课题组的成立和人员选择需要考虑以下因素:①课题组成立的背景;②选题的意义和研究价值;③本课题的研究目标及研究内容;④研究思路、方法、技术路线和实施步骤;⑤预测研究成果及成果转化。

二、科研课题组织职责

(一) 科研课题负责人职责

课题负责人是课题设计、实施的主要组织者和参与者,必须承担实质性研究任务。作为课题负责人,申请科研课题须具备如下条件:①具有副高级以上专业技术职称　不具备副高级以上专业技术职称的,一般须有两名具有正高级专业技术职称的同行专家推荐。②必须真正承担和负责组织、指导课题的实施　不能从事实质性研究工作的,不得申请。③申请人一般同时只能申报一个课题。④重大招标课题的申请人必须承担并完成过部、省级以上研究课题。

课题负责人在科研课题实施中的职责:

1. 组织精干的高水平研究队伍。

2. 组织编写课题计划任务书。

3. 严格按照课题计划任务书组织开展课题的研究工作。

4. 编报课题预算申请书。

5. 定期上报科研课题的进度与计划实施情况。

6. 负责收集和整理课题研究过程中的原始资料,记录研究过程中的主要活动情况。

7. 负责将课题研究中遇到的重大问题,及时地向科研管理部门逐级汇报,取得课题主管部门的指导意见研究成果。

8. 课题研究工作完成后,负责向科研主管部门交结题申请和结题报告。

9. 课题结题后应用和推广研究成果。

(二) 科研课题实施人员权利和义务

护理科研实施人员的权利和义务:

1. 在课题负责人的领导下,根据科研要求制定自身科研计划,执行科研程序,完成相关记录。

2. 评估自身科研实施效果,并提交课题负责人进行汇总。

3. 巡视、观察科研进展情况,完成自身工作报告。

4. 按要求参加科研课题组的阶段性讨论,并形成讨论记录。

5. 严格执行操作制度,负责科研物资、设备管理。

第二节　研究时间的安排

为使研究工作有序进行,提高研究的效率,保证研究按计划落实,有必要制定一个研究时间表,大致安排实验的基本步骤,每一个步骤在什么时间完成,以便研究者心中有数。研究时间表要根据具体的研究周期而定,研究周期长的课题,还要制定出各阶段的时间表。对

于科研项目来说,制定切实可行的时间表,要遵循以下基本要求:

1. 时间表有明确的时间和任务　不要出现"建议"、"尽快"、"可能"这些模棱两可的语句。

2. 时间安排合理　考虑可能发生的情况和事件,充分预估工作量和工作时间的关系。

3. 得到项目组成员认可　时间表应确定阶段性工作目标和关键路径,征求各方意见,得到所有项目管理、参与人员的共同认可。

第三节　科研管理部门的协调

一、内部人际关系的协调

项目负责人所领导的项目组是科研项目组织的领导核心。通常,项目管理者不直接控制资源和具体工作,而是由项目组中的参与人员具体实施控制,这就使得项目管理者和项目负责人、子课题之间以及各参与人员之间存在沟通和协调。项目管理者和项目负责人的协调工作包括:

(一) 项目负责人与技术专家的沟通

技术专家往往对子课题的具体实施了解较少,只注意科研项目方案的优化,注重数据,对论证的可行性过于乐观,而不注重社会和心理方面的影响。项目负责人应积极引导,发挥课题组人员的作用,同时注重全局、综合和方案实施的可行性。

(二) 建立完善、实用的科研项目管理系统

明确各自的工作职责,设计比较完备的科研管理工作流程,明确规定科研项目中正式沟通方式、渠道和时间,使课题组成员按程序、按规则办事。

(三) 建立科研项目激励机制

由于科研项目的特点,项目负责人更应注意从心理学、行为科学的角度激励各个课题组成员的积极性。例如:采用民主的工作作风,不独断专行,改进工作关系,关心课题组成员,礼貌待人,公开、公平、公正地处理事物,在向上级和职能部门提交报告中,应包括对项目组织成员的评价和鉴定意见,项目结束时应对成绩显著的成员进行表彰等。

(四) 形成比较稳定的科研项目管理队伍

以科研项目作为经营对象的企业,应形成比较稳定的科研项目管理队伍,这样尽管大部分科研项目是一次性的、常新的,但科研项目课题组却相对稳定,各参与成员之间相互熟悉,彼此了解,可大大减小组合摩擦。建立公平、公正的考评工作业绩的方法、标准,并定期客观、慎重地对课题组成员进行业绩考评,在其中排除偶然、不可控制和不可预见等因素。

二、科研项目课题组与科研管理层关系的协调

项目课题组与科研管理层关系的协调依靠严格执行"项目管理目标责任书"。科研项目课题组受科研管理有关职能部、处、室的指导,二者既是上下级行政关系,又是服务与服从、监督与执行的关系,即高校层次科研资源的调控体系要服务于科研项目层次科研资源的优化配置,同时科研项目资源的动态管理要服从于学校科研管理部门的宏观调控。学校科研

管理部门要对科研项目管理全过程进行必要的监督调控,科研项目课题组要按照与企业签订的合作协议,尽职尽责、全力以赴地抓好科研项目的具体实施。

三、科研项目课题组与委托单位之间的协调

委托研究方代表科研项目的所有者,对科研项目具有特殊的权利,要取得科研项目的成功,必须获得委托方的支持。科研项目课题组首先要理解总目标和委托方的意图,反复阅读合同或科研项目任务合同文件。对于未能参加科研项目决策过程的项目负责人,必须了解科研项目构思的基础、起因、出发点,了解目标设计和决策背景,否则可能对目标及完成任务有不完整的甚至无效的理解,会给科研工作造成很大的困难。如果科研项目管理和实施状况与最高管理层或委托方的预期要求不同,委托方将会干预,将要改变这种状态。所以,科研项目课题组必须花很大力气来研究委托方的意图,研究科研项目目标。

让委托方一起投入科研项目全过程,而不仅仅是给他一个结果。尽管有预定的科研目标,但科研项目实施必须执行委托方的指令,使委托方满意。委托方通常是其他专业或领域的人,可能对科研项目懂得很少,解决这个问题比较好的办法是:使委托方理解科研项目和项目实施的过程,减少非程序干预;科研项目课题组作出决策时要考虑到委托方的期望,经常了解委托方所面临的压力,以及委托方对科研项目关注的焦点;尊重委托方,随时向委托方报告情况;加强计划性和预见性,让委托方了解课题组和非程序干预的后果。

科研项目课题组有时会遇到委托方所属的其他部门或合资者各方同时来指导科研项目的情况,这是非常棘手的。科研项目课题组应很好地了解和倾听这些人的忠告,对他们做耐心的解释说明,但不应当让他们直接指导实施和指挥课组织成员。否则,会有严重损害整个课题实施效果的危险。科研项目课题组协调与委托方之间关系的有效方法是执行合同。

四、科研项目课题组与科研管理机构关系的协调

课题组应及时向管理机构提供有关科研计划、统计资料、科研进展报告等,应按科研合同的要求,接受科研管理单位的监督和管理,搞好协作配合。科研项目课题组应充分了解科研管理工作的性质、原则,尊重科研管理人员,对其工作积极配合,始终坚持双方目标一致的原则,并积极主动地工作。在合作过程中,科研项目课题组应注意跟踪科研项目进展工作,遇到内容变更、课题组成员改变或特殊工作等应及时得到科研管理部门的认可,并形成书面材料。科研项目课题组应严格地组织实施,避免在课题进展中出现敏感问题。与科研管理部门意见不一致时,双方应以进一步合作为前提,在相互理解、相互配合的原则下进行协商,科研项目课题组应尊重科研管理部门的最后决定。

五、科研项目课题组与子课题组关系的协调

科研项目课题组与子课题组关系的协调应按申请课题合同执行,正确处理技术关系、经济关系,正确处理科研项目进度控制、质量控制、安全控制、成本控制、科研要素管理和现场管理中的协调关系。科研项目课题组还应对子课题组的工作进行监督和支持。课题组应加

强与子课题组的沟通,及时了解子课题组的情况,发现问题及时处理,并以平等的合同双方的关系支持子课题组的活动,同时加强监管力度,避免问题的复杂化和扩大化。

六、科研项目课题组与其他单位关系的协调

科研项目课题组与其他公用部门有关单位的协调应通过加强计划性和通过委托方或科研管理部门进行协调。科研项目课题组与远外层关系的协调应在严格守法、遵守公共道德的前提下,充分利用中介组织和社会管理机构的力量。远外层关系的协调主要应以公共原则为主,在确保自己工作合法性的基础上,公平、公正地处理工作关系,提高工作效率。沟通和协调在管理实践中还有其他些技巧,只要有利于科研工作任务的完成和科研目标的实现,都是可以运用的。

综上所述,完成一个成功的科研项目,除了能承担基本职责外,项目组还应具备一系列技能。他们应当懂得如何激励课题组成员的士气,如何取得客户的信任;同时,他们还应具有坚强的领导能力、培养团队的能力、良好的沟通能力和人际交往能力,以及处理和解决问题的能力。科研项目管理中协调工作涉及面广又琐碎,突出了各专业协调对科研项目顺利实施的重要性,科研项目管理部门要加强方面的管理,同时做好每一部分工作,才有可能把问题隐患消灭在萌芽状态,保证圆满完成科研目标。

第四节 研究过程中的质量控制

一、前期质量控制

研究者实施科研计划前,应做好申请前的准备工作。

(一)项目申报质量管理

科研项目申报主要包括以下步骤:

1. 上级主办单位下达科研项目申报,通知到各单位的科研主管部门,科研主管部门做好申报通知。

2. 申报者按要求填写申请书,并经所在部门就该课题的立题意义、社会推广的预期效果、技术路线的可行性、课题组成员及经费预算等进行论证,提出评审意见。

3. 申请人就评审意见作相应修改,提交单位科研管理部门进行形式审核。

4. 科研管理部门确定申报项目,相关主管领导就上报的申报项目签署意见;报上级主办单位审批。

5. 科研项目申报的注意事项有以下五点:

(1)申报立项的科研项目(课题)必须具创新性、先进性、科学性和实用性。

(2)申报立项的各项资料必须填写清楚、资料要完整。

(3)申请经费一般不应超过限额。

(4)申请书和附件中需要手写签名、单位需盖章的均应按要求完成。

(5)必须严格执行申报时间,尤其应注意申报截止时间。

6. 在进行科研申报后,应做好科研项目管理工作:

（1）积极做好申报前的动员工作：科研管理部门在接到申报通知后，应认真研读，熟悉各类计划项目的管理办法，及时有力地发动科研人员积极申报。要帮助申报者吃透"课题指南"，掌握相关信息，以使选题符合计划资助的选题范围，做到有的放矢。

（2）把好填报质量关：对申报课题格式不合格的、表格遗漏的、表达凌乱的、合作单位无盖章的、经费预算不合理的、研究时间起止年月模糊不清等给予撤回，并令其纠正，严把形式审查关。

（3）把好甄选关：在项目申报时，科研管理部门应组织同行专家对申请项目的立论依据、研究目标、技术路线、研究方案、工作基础等进行评议，把好选题关、论证关、申报关，确保研究价值较高、研究方向正确、研究把握大、能产出高质量研究成果的申请课题预选上。

（4）科研管理部门将立项的项目信息入库：在下达计划任务时，将相关项目资料与信息入库，便于今后的查询管理，会使科研项目的管理工作从项目一启动就处于十分有利的条件。

（二）立项质量控制

项目申请时，要阐明立项依据、研究方案、经费预算以及申请者所在单位及合作单位的审查与保证。立项依据。

1. 立项依据包括项目的研究意义、国内外研究现状分析、主要参考文献三部分。

（1）项目的研究意义：这部分应重点说明本研究的重要性，说明项目的选择和确立是建立在科学的基础上的、项目成果对拓展专业知识领域、验证理论或解决问题等方面的实际意义和应用价值，对基础研究，应着重结合国际科学发展趋势，论述项目的科学意义；对于应用研究，应着重结合学科前沿，围绕国民经济和社会发展中的重要科技问题，论述其应用前景和实用价值。

（2）国内外研究现状分析：着重介绍国内外同类研究的现状、研究水平和发展趋势，以明确申请者提出该课题在本专业中涉及的范围是否是这个领域的空白点、是否具有创新性。在掌握国内外研究情况及发展趋势后，申请者在过去的研究基础上，提出本次课题的立足点，准备解决的问题以及与以往不同之处，以使评审者了解课题的重要性。

（3）主要参考文献及出处：在撰写理论依据时，申请者通过文献查阅了大量资料，吸收了有关最新研究成果，以帮助了解本研究课题在国际科学发展中所具有的意义和应用价值，本处要求写出查阅文献中对形成研究课题理论依据有主要影响的文献。

2. 研究方案　研究方案包括五方面：确定研究目标、研究内容和拟解决的关键问题；拟采取的研究方法、技术路线、实验方案及可行性分析；阐明本项目的创新之处；明确预期的年度研究计划和研究进展；预期研究成果。以下分别介绍具体撰写内容。

（1）研究目标、研究内容和拟解决的关键问题：这部分是项目的核心，研究者必须根据研究目的阐述研究的主要宗旨，即研究的目标。研究目标是选题的具体化，是由研究选题发展而来，因此，应结合研究目标阐述研究内容，重点明确地展示关键问题及拟创新的方向。

（2）拟采取的研究方法、技术路线、实验方案及可行性分析：这部分是知道整个研究过程的重要手段，也是将来整个研究过程实施时的主要依据，包括研究工作的总体安排、研究设计、研究方法和步骤；估计可能出现的研究误差，找出影响研究结果的主要因素，提出控制手段和方法；要求既要注意研究方法、技术路线的先进性和严谨性，又要注意其可操作性。注意研究方法需标准化，分组随机化，均需经过对照，双盲分析，样本能够客观反映总体，以保证研究结果的正确性,并对技术指标、病例选择或动物选择机器样本例数、统计处理方法等都应具体一一阐明。

3. 阐明本项目的创新之处 重点突出本项目的特色,着重阐述本项目的创新之处,项目所研究的内容和提出的问题是以往没有研究和涉及的,研究可以填补某一学科领域中的空白,或者以往研究者对此问题虽有研究,但本项目提出了新的研究方向,对过去的理论知识有所发展和补充。创新是科研工作应有的特点,没有创新的项目是没有研究价值的,是否有创新是专家们评审时关注的重点。

4. 明确预期的年度研究计划和研究进展 重点是时间和进度安排,要写明研究进度及完成期限,具体包括项目总进度和年度计划进度,年度指标要明确、客观、具体,能够检查考核。

5. 预期研究成果 主要阐述通过上述研究后,将会取得什么样的研究成果,对预期达到的成果进行科学价值、经济效益和社会效益的分析,以及对成果推广的前景作出预测。

（三）研究基础

指申请者现已具备的研究条件和基础,具体应包括以下三方面:

1. 申请者与本项目有关的研究工作积累和已取得的研究工作成绩,申请者应说明在本项目研究方面已经做了哪些基础工作,已取得哪些进展和成果,达到什么水平,作为提供研究项目的基础。

2. 已具备的研究条件,尚缺少的研究条件和拟解决的途径。应根据已有的仪器设备以及充分考虑实验室的条件,采取联合或有偿利用的办法解决仪器设备条件不足的问题。

3. 申请者和项目组主要成员的学历和研究工作简历、近期以发表与本项目有关的主要论著目录、获得学术奖励情况及在本项目中承担的任务。

这一部分主要衡量研究者是否具备完成项目相应技术力量的基本条件,因为技术力量和研究能力是完成项目并取得高水平成果的保证,因此,应重点介绍项目负责人和主要研究人员的学历和专业水平,以及研究工作简历等情况,并认真填写申请者和项目组主要成员近期已发表的文章和论著,包括获奖情况,以反映项目组成员研究能力和技术能力。

（四）经费预算

主要指完成本项目研究工作所需要的经费预算,包括申请解决的经费总额及详细开支预算,以及年度拨款计划。应预算写出各项支出科目、金额、计算根据及理由。需要预算支出的科目包括:科研业务费、实验材料费、仪器设备费、协作费、项目组织实施费等。经费预算要合理、详细,要视主管部门能给予的经费支持强度而定。

（五）申请者所在单位及合作单位的审查与保证

包括三方面内容:

1. 申请者所在单位学术委员会对项目的意义、特色、创新之处和申请者的研究水平的审查意见。

2. 合作单位的审查意见与保证。如果本项目是多单位合作承担的,则应具备合作单位同意参加合作研究,并保证对参加合作研究人员事件及工作条件的支持,使其按计划完成所承担任务的审查意见与保证。

3. 申请者所在单位领导的审查意见与保证。单位领导对学术委员会审查结果的同意意见以及保证研究计划实施所需的人力、物力、工作时间等基本条件签署的具体意见。

（六）项目负责人与主管单位签订合同，抓好项目启动前的安排工作

课题获准立项后，科研管理人员应将立项通知及有关管理办法及时通知并转发给课题组，重点是抓好课题组研究人员、研究计划、研究经费的组织落实工作。

二、中期质量控制

（一）项目启动

科研项目一经批准立项，项目组应在立项后二周内召开相应的启动会议，确定项目进展的相关具体事宜。课题组负责人将会议记录整理后，编制《科研项目启动会议记录表》，并交由科研主管部门存档。

（二）计划编制

对于护理科研，计划编制原则有以下五项：

1. 坚持科学技术同经济、社会协调发展　医学科学技术的发展速度必须符合国民经济有计划、按比例发展的规律，使自身的发展和国民经济的发展密切结合，注重社会、经济效益。同样，护理科研计划必须与本单位的总体发展规划相适应，优先安排护理领域中近期急需、效果显著、投资少、周期短的科研项目。在制定计划时，还必须把需要与可能结合起来，做到从实际出发，在现实条件允许范围内，量力而行，保证计划切实可行。

2. 要从全局出发，突出重点　科学技术的发展有其自身的客观规律，是由简单到复杂逐步发展起来的，体现出循序渐进的规律特征。突出重点是为了根据要求的难度和医药卫生事业的需要程度来确定资源分配的优先支持程度，以形成和发展特色，解决社会需要和科技发展交汇中最重要的问题。注意分清主次，抓住关键，以确保重点计划的顺利执行和完成。

3. 要有发展的观点，长远和当前相统一　处于当今科学技术高速发展时期，在制定护理科研计划时，要立足于国内实际，也要准备赶超世界先进水平；既要研究当前迫切需要解决的防病治病中的关键性科学技术问题，也要安排为根本上解决疾病发生发展、保证人民健康、提高身体素质的长远性的研究项目和课题。二者之间要有合理的比例。

4. 要适应科学发展的需要，加强科学技术协作研究　编制计划要有系统化思想，提倡多学科广泛协作，开展长期系统的研究工作，才能取得重大科研成果。现代科学的发展，产生了很多新兴的边缘学科和多学科综合性的研究课题。自选的、小规模的科学研究方式已经不能适应科学发展的需要。因此，要加强横向联合、组织跨学科、跨专业、跨部门、跨地区的科学技术协作研究。

5. 处理好科研规划与科研计划的关系　规划和计划是有区别的，科研规划是指战略目标和任务，需要计划去实施；科研计划是科研规划的具体实施方案，受规划的指导和制约，制定科研计划时，必须全面考虑，注重学科发展目标与规划的总体目标相符合，重点学科与一般学科统筹兼顾，以促进科学技术的发展。

（三）组织实施

科研项目一旦获得批准立项，即进入实施阶段，项目开题是科研工作中正式实施的第一个工作环节，由课题承担单位与课题立项批准部门进行组织。课题组在开题时，需依次进行工作：

1. 材料准备　包括科研立项任务书、开题论证书、开题报告、课程实施方案或计划。

（1）课题立项书是指由项目批准部门下达的"一题一文"的专用文书或课题立项文件，均用复印件，原件由课题组留存；

（2）开题论证书一般由课题批准部门统一制定，有统一格式；

（3）开题报告是课题组组长代表课题组向开题论证会议提交的报告，是开题论证的主要材料，其内容包括立项背景与依据、研究目标、内容与拟解决的关键问题、研究的手段和方法、研究成员与研究步骤、研究经费与条件、可行性分析、主要参考文献等；

（4）课题研究实施方案或计划，内容具体、详细，侧重于实施，可操作性强；

（5）可论证用的其他材料，如课题组成员已公开发表的与本课题研究相关的研究成果的标准附录、重要文章的复印件或重要调研材料等。

2. 提出开题申请　课题组成员在所在单位的领导和支持下做好了材料等各项准备工作后，即向课题立项部门提出开题申请。开题申请必须明确写明开题所具备的条件、建议专家名单和开题的具体日期。

3. 聘请同行专家　开题论证会须聘请同行专家，组成专家组进行咨询指导。同行专家组一般由 5 ~ 7 人组成，少的 3 ~ 5 人，并明确 1 人担任组长。同行专家的确定，首先由课题组或课题组所在单位提出具体人选，并与课题下达部门商定。

4. 召开开题论证会　由课题组所在部门领导主持，由课题组组长向会议作开题论证报告；由专家组组长主持，对课题和开题报告发表意见，进行评审，并接受咨询，形成评审意见；由课题组单位领导主持，课题成员发表意见，或进一步提出咨询并表示感谢。

项目开题后，按照研究方案正式实施，实施时要注意各类研究方法的应用，实施人员各司其职、项目进度的维护、相关记录的记录和保存等工作，项目组应召开阶段性例会，对实施过程进行小结。

（四）检查督促

中期检查是对科研课题或项目立项实施以来的项目进展情况、完成情况、项目支撑条件落实情况、项目组织管理情况等的综合评价，具体内容如下：

1. 课题支持条件落实情况　包括经费到位情况，实际支出情况，参与课题实施的科技人员投入情况，以及其他支撑条件落实情况等。

2. 项目内容完成的深度情况　检查课题组及课题负责人是否扎实推进课题研究和有足够的能力保质完成课题。

3. 项目组织管理、运行机制评述　对于项目经费、人员调配、物资领取、课题奖金分配、资料管理等管理工作进行评价。

4. 中期检查中特殊问题及处理　在项目中期检查前，在不违背原申报内容的前提下，如对项目研究范围和重点进行调整、变更项目管理方或更改项目负责人，设计转换学科和研究领域的项目，应由申报单位审查同意，并上报上级主办单位科研管理部门批准。另外，在项目中期检查前，对无论何种原因，一直未开展研究工作的项目；对未经批准擅自变更负责人的项目；由于课题组内部原因，课题研究已无法进行的项目；对逾期不递交延期申请，或延期到期仍不能完成研究任务的项目，凡有上述情形之一的，应及时向上级科研管理部门提交对项目做出撤项决定的书面报告，获批准后执行。

（五）中期进度汇报

考核项目的计划进度执行情况，主要评述课题实施以来，目标是否科学合理，是否需要调整;课题关键技术路线是否正确,能否达到预期技术目标,是否需对技术路线做调整;已取得的阶段性成果及前景如何。

三、后期质量控制

科研成果是科研项目效益的最终体现,也是衡量科研管理工作质量的重要标志,后期质量管理(项目结题管理)是项目管理的重要环节:①以正式出版、发表的著作、论文作为最终研究成果的,可免于鉴定,直接到项目主管部门办理结题手续;②以鉴定成果、研究报告等作为最终研究成果的,须由项目主管部门组织专家进行鉴定评审验收,通过后方可办理结题手续。

(一) 论文发表

科研论文是研究工作的中心部分,也是科研成果的主要产出形式。护理科研论文是护理科研工作者对本课题的创造性研究成果进行的理论分析和科学总结,除具有科学性、首创性和逻辑性外,应按规范格式和要求来写。

一篇符合标准规范的科研论文,至少应具备这些要素:题名;作者姓名和单位;摘要;关键词;引言;正文;参考文献。分述如下。

1. 题名(title) 又称题目或标题。题名是以最恰当、最简明的词语反映论文中最重要的特定内容的逻辑组合。论文题目是一篇论文给出的涉及论文范围与水平的第一个重要信息,也是有助于选定关键词和编制题录、索引等二次文献可以提供检索的特定实用信息。对论文题名的要求是:准确得体;简短精练;外延和内涵恰如其分;醒目。

2. 作者姓名和单位(Author and department) 这一项属于论文署名问题。署名一是为了表明文责自负,二是记录作者的劳动成果,三是便于读者与作者的联系及文献检索(作者索引)。

3. 摘要(abstract) 又称概要、内容提要。摘要是以提供文献内容梗概为目的,不加评论和补充解释,简明、确切地记述文献重要内容的短文。其基本要素包括研究目的、方法、结果和结论。具体地讲就是研究工作的主要对象和范围,采用的手段和方法,得出的结果和重要的结论,有时也包括具有情报价值的其他重要的信息。摘要应具有独立性和自明性,并且拥有与文献同等量的主要信息,即不阅读全文,就能获得必要的信息。

4. 关键词(key words) 是科技论文的文献检索标识,是表达文献主题概念的自然语言词汇。科技论文的关键词是从其题名、层次标题和正文中选出来的,能反映论文主题概念的词或词组。

5. 引言(introduction) 又称前言,属于整篇论文的引论部分。其写作内容包括:研究的理由、目的、背景、前人的工作和知识空白,理论依据和实验基础,预期的结果及其在相关领域里的地位、作用和意义。

引言的文字不可冗长,内容选择不必过于分散、琐碎,措辞要精练,要吸引读者读下去。引言的篇幅大小,并无硬性的统一规定,需视整篇论文篇幅的大小及论文内容的需要来确定,长的可达700~800字或1000字左右,短的可不到100字。

6. 正文(main body) 是一篇论文的本论,属于论文的主体,它占据论文的最大篇幅。论文所体现的创造性成果或新的研究结果,都将在这一部分得到充分的反映。因此,要求这一部分内容充实,论据充分、可靠,论证有力,主题明确。为了满足这一系列要求,同时也为了做到层次分明、脉络清晰,常常将正文部分分成几个大的段落。这些段落即所谓逻辑段,一个逻辑段可包含几个自然段。每一逻辑段落可冠以适当标题(分标题或小标题)。

7. 参考文献 对于一篇学术论文,参考文献的著录是必不可少的工作。在期刊上公开发表的科技论文或出版社出版的学术著作中论述的观点数据或材料,不容许在其后的论文中重复阐述。在论文编写过程中凡是引用前人或他人的观点、数据和材料等,只对它们进行简单的交代,并在文中出现的位置用方括号予以标明,在文末按顺序列出参考文献即可。在科研工作开题、查阅文献阶段,就要为撰写论文的最后事项:罗列参考文献表做准备。在摘录文献观点的同时,要按照参考文献的著录项目仔细记录,切勿漏记、错记,这是论文撰写不可忽视的问题。

科研论文完成后,经由课题组审核通过后,按照稿约要求规范文稿和投稿。在投稿前对拟投期刊稿约进行学习,是提高稿件(论文)命中率的重要环节,稿约的基本内容包括总则、撰稿要求和投稿要求。

1. 总则 总则部分一般介绍期刊的主办单位、期刊属性、征稿范围、读者对象,栏目设置及对科研论文的质量要求等。

2. 国内护理学期刊通常在该部分介绍学术论文的标准书写格式,有的期刊还分别对构成论文的引言、研究课题类型与方法,结果与讨论等撰写规范进行简要叙述,同时对文章的长度、标题层次、名词术语、计量单位、统计学符号、数字机简略语的使用提出要求。

3. 投稿要求

(1) 稿件要求:有的期刊对打印稿和手稿都能接受,有的只接受打印稿,有的要求一式两份。多数期刊既接受文字稿,又接受 E-mail 投稿。

(2) 单位、课题组推荐信:我国护理学期刊均要求投稿时附单位推荐信,对于科研项目研究,还要求附课题组推荐信,说明对稿件的审核意见、无一稿两投、不涉及保密、无署名争议等问题。

(3) 稿件的审理:关于审理时间,各家期刊不完全一致,一般 3~6 个月,期间会对稿件的提出审理意见,以便作者修改。此外,审稿还需要按照期刊要求,缴纳一定的审稿费用。

国内重要的护理学检索期刊及数据库有:《国家科技论文统计与分析刊源数据库》(中国科学技术信息研究所)、《中国科学引文数据库》(中国科学院文献情报中心)、《万方数据资源系统数字化期刊》(中国科学技术信息研究所)、《中国学术期刊》(清华大学)、《中国医学文摘》、《中华护理杂志》、《实用护理杂志》、《护理学杂志》、《解放军护理杂志》、《护理研究》等。

国外著名的系统数字化期刊及数据库有:《美国科学引文索引(*Science Citation Index*,SCI)》、《美国医学文献分析和联机检索系统及其医学索引》(*Index Medicus*,IM)、《荷兰医学文摘数据库及其医学文摘》(*Excerpta Medica*,EM)。

(二) 专著出版

科研专著出版是由出版社或图书公司对各类学术研究人员的研究成果、项目报告、学术论文等,以图书专著的形式出版出来,这类图书一般具有一定的权威性、较高的学术价值和社会价值。学术专著出版对促进学术交流、繁荣学术发展具有十分重要的意义。

代理出版是学术专著出版的主要形式。代理出版就是由专业的出书出版公司代理作者

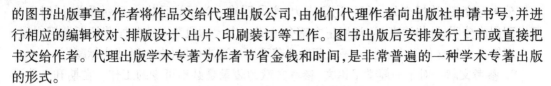

的图书出版事宜,作者将作品交给代理出版公司,由他们代理作者向出版社申请书号,并进行相应的编辑校对、排版设计、出片、印刷装订等工作。图书出版后安排发行上市或直接把书交给作者。代理出版学术专著为作者节省金钱和时间,是非常普遍的一种学术专著出版的形式。

如果研究者计划根据本次科研实施进度和研究结果,出版护理学专著,需要在通过单位同意、课题组审定的前提下,通过以下程序实施:

1. 首先作者与代理出版公司之间进行商谈,达成出版意向,确定出版要求。
2. 由代理出版公司向出版社申报选题。
3. 选题通过后作者与代理出版公司签订正式出版合同。
4. 出版社下发 ISBN 书号及 CIP 数据。
5. 代理出版公司负责书稿的编辑校对、排版、设计、出片等工作。
6. 一切确认无误后代理公司安排印刷厂印刷装订图书。
7. 图书出版后发行上市或交由作者。

(三) 结果评价

科研工作的评估是量化管理科研工作的重要内容之一,开展科研工作的评估是发挥竞争机制、实现管理目标的重要手段。通过制定多项指标对科研项目进行阶段性的定量评估分析,既可以及时掌握计划的实施情况,为科研管理提供控制和决策的依据,同时又可以使科研单位及时发现不足,及时进行调整和改进。另一方面,通过科研工作的评估,可以诊断出科研工作及科研管理工作中存在的问题,再针对发现的问题,在下一步工作中去解决和克服,以进一步完善科研体制,达到"以评促改、以评促建"的目的,从而使护理科研工作更上一层楼。科研评估的关键是建立一套综合考核指标体系,这套体系的设计原则如下:

1. 总体最优 各考核指标相互最优,避免强调一个忽视另一个,达到全面综合反映研究计划执行情况的目的。
2. 可比性 考核指标同时具有各自的纵向对比性和相互的横向对比性。
3. 合理性 各指标具有可区别性、非矛盾性和可相加性。
4. 可信性 既要科学化、定量化、又要从实际出发。

科研成果鉴定的形式见第十五章。

(四) 效益分析

随着我国社会主义市场经济体制的建立和经济增长方式由粗放型向集约型的转变,效益问题尤其为人们关注,评估护理科研成效,不仅要看科研立项数、经费数和科技人力投入数,也不只看科研成果数及其获奖数,而应增强科研管理的效益观念,努力提高护理科研管理的效果。具体进行三方面的评估。

1. 科技效益 科技效益主要是科研成果的产生情况,归纳为四个方面:一是科研成果数量;二是科研成果的获奖数和成果水平;三是对科学技术发展的贡献,包括新的学术领域、理论完善程度和相关产业的应用;四是争取更高级项目的获准率。
2. 经济效益 经济效益是指项目的资金投入后,项目、成果在收益上所产生的直接经济效益,对应用研究,经济效益在整个评价体系中显得尤为重要,一般有直接的财务上的收益指标和预期的收益;对基础研究项目,一般均要申报其他基金资助,资助的经费可以看成该项目的收益。

3. 社会效益　社会效益可以从两个层面来评价：一是学科本身的影响，二是从文化教育、人口、环境、国民经济、政策、决策等方面的影响，包括形成良好的科研氛围，加强本学科科研项目的竞争力，激励护理科研人员的积极性，对政府决策的正负面效应，促进经济持续发展，提高产品科技含量等。

（高兴莲）

思 考 题

1. 简述护理科研课题实施中需注意哪些问题。
2. 如果你是课题组的成员，如何处理好与科研管理层的关系？
3. 介绍研究过程中质量控制的分期以及每一期的内容。

参 考 文 献

1. 张东恒.科研课题申报书中应注意的问题[J].中华医学图书情报杂志,2004,13(1):8-10.
2. 陈辉,李宜,吴钰.护理科研存在的问题及管理对策[J].护士进修杂志,2007,22(8):699.
3. 阿苏阿知,古荣晴,谢娜.护士对护理科研的认识、态度及其与护理科研水平的相关性调查[J].护理研究,2007,21(11):2855-2856.
4. 杨红叶,那文艳,王志英,等.影响临床护理科研的因素分析与对策[J].护士进修杂志,2007,22(8):599-600.
5. 李晓惠,吕久余.如何确立护理科研选题[J].现代护理,2004,10(6):586-588.
6. 朱丹.护理科研论文撰写方法[J].成都医药,2004,30(4):236-239.
7. 李远贵,张茹英.临床护理科研选题[J].护理研究,2003,17(1):53-54.

第十三章 护理科研成果的呈现

第一节 研究报告的撰写

与研究计划书有关的研究报告包括：年度研究进展报告或中期进展报告和结题报告。学术论文和学位研究论文是研究课题成果的两种具体表现形式。下面以国家自然科学基金面上项目为例，说明年度进展报告和结题报告需要撰写的项目和内容。

一、年度进展报告

国家自然科学基金委员会归管理部门负责审核项目年度《进展报告》、跟踪项目进展与研究成果、核准项目负责人的次年度研究计划和调整要求、确定项目继续资助的情况。对不按要求填报《进展报告》或项目执行不力，或内容、人员等调整不当而影响项目顺利进展的，视其情节轻重要求负责人和依托单位及时纠正，或给予缓拨资助经费、终止或撤销项目等处理。《进展报告》由报告正文和附件两部分组成，报告正文请参照"《进展报告》报告正文撰写提纲"撰写，并可根据需要增设栏目，要求层次分明、内容准确。项目执行过程中的进展或研究成果、计划调整情况等，须在报告中如实反映。

（一）报告正文撰写提纲

1. 年度计划要点和调整情况   简要说明是否按计划进行，哪些研究内容根据国内外研究发展状况及项目进展情况做了必要的调整和变动，哪些研究内容未按计划进行，原因何在等。

2. 研究工作主要进展和阶段性成果   本部分是进展报告的重要部分，要认真撰写。要分层次叙述所开展的研究工作、取得的进展或碰到的问题等，给出必要的数据、图表。根据实际情况提供国内外有关研究动态的对比分析及必要的参考文献。本部分亦包括国内外合作与学术交流、研究生培养情况等。

3. 下一年度工作计划   包括国内外合作与交流计划。如要求对原研究内容和主要成员作重要调整，需明确要求调整的内容，并说明理由、必要性以及对项目实施的影响（注：为保证基金项目顺利进行，研究人员要求稳定，一般不作变更。如确需变更，须按基金项目管理办法规定的要求提出申请，经自然科学基金委归口管理部门核准后方可变更）。

4. 当年经费使用情况与下一年度经费预算   给出必要的经费使用情况的说明，逐项列出固定资产超过 5 万元的设备的名称、使用情况等有关说明。

5. 存在的问题、建议及其他需要说明的情况　说明项目执行中的问题和建议。对部分探索性强的研究,有可能未获得理想结果或甚至失败,请如实地反映,说明原因、工作状况、发展态势和建议等,供基金委员会管理人员或同行专家参考。

（二）附件

给出标注基金资助的已发表和已有录用通知的论文目录、其他成果清单和必要的证明材料复印件等。发表论文按常规文献引用方式列出。

二、结题报告

为加强基金项目资助管理,提高基金项目资助效益,国家自然科学基金委员会医学科学部从 2011 年起对当年结题的面上项目、青年科学基金项目和地区科学基金项目(以下简称三类项目)进行分类结题评估。三类项目结题评估将以项目结题报告作为主要评估依据,邀请同行评议专家进行评估。

为确保结题评估的科学性、准确性、公正性以及考虑到成果表现的多样性和滞后性,项目负责人在准备和提交结题报告时注意以下事项:

1. 为全面反映资助项目研究成果,客观评估结题项目完成情况,请严格按照结题报告的格式要求实事求是地填写,尽可能提供详细的资料和数据。

2. 在结题报告正文中,须详细说明项目的研究计划要点和执行完成情况,研究工作的主要进展、取得的主要研究成果、重要的科学发现和创新点,研究结果的科学价值和(或)社会意义及潜在的应用前景,国内外学术合作交流与人才培养情况,存在的问题、建议、未完成研究计划的原因及其他需要说明的问题。

3. 对于已发表的与本项目相关的研究论文(限首页及标注基金资助批准号所在页)、会议报告、获奖证书、专利证明、专著(限封面)、成果转化证明、国际交流、人才培养等反映相关研究成果的材料,须将原件扫描后,使用图像软件处理功能,将每张图像压缩成不超过 1MB 的 jpg 文件,粘贴在结题报告中备查。结题报告总文本大小应控制在 20MB 以内。

4. 对于尚未发表且无保密问题的内容,须提供能够反映本项目成果的各种研究成果清单及简介,包括实验失败记录、实验结果、基础研究数据、实验标本或动物模型、软件、图集、已录用未发表论文、待发表论文、通过本项目获得的其他基金资助等,并在结题报告相应位置予以体现。

5. 对于目前尚不宜公开的实验数据、原始材料等信息,请作为附件与纸质结题报告一起寄送自然科学基金委,不必在电子版结题报告中出现,但需要在结题报告中的相应位置作出保密说明。

6. 请根据项目申请书和计划书的任务要求填写结题报告,不要填写与本项目无关或不是本项目产生的研究成果。对于受到多个基金资助的研究成果,请注明基金数量及自然科学基金在其中发挥的作用。

7. 结题报告文责自负,请项目负责人确保结题报告中出现的信息、数据、资料等真实可靠。确保结题报告内容不涉及知识产权问题,不得无中生有、弄虚作假或捏造实验数据和其他成果信息,否则由此而发生的一切责任和后果由项目负责人承担。

项目负责人根据项目管理办法和上述要求准备和提交结题报告，以利于项目结题评估。

附：国家自然科学基金面上项目课题"乳腺癌病人心理调适过程模型的研究"，批准号30870770，结题报告（摘录）

摘要：采用质性研究中的扎根理论研究方法，深入访谈了37位乳腺癌病人，从她们亲身经历和体验的角度探讨了她们在得知诊断、围术期、辅助治疗期和康复期的心理调适过程，开发了"乳腺癌病人心理调适过程模型"，并开发了原创性的"乳腺癌病人心理调适状态量表"。在量性研究阶段，研究对象是1301例处于围术期、辅助治疗期和康复期等不同阶段的病人，描述了病人的心理痛苦、创伤后成长和心理调适水平及其影响因素；前瞻性地跟踪随访了93例围术期病人心理痛苦水平的动态变化；以及120例正在进行化疗的住院乳腺癌病人创伤后成长和心理痛苦水平的动态变化趋势及其影响因素；验证了本研究开发的心理调适过程模型的结构和构成要素的正确性。该模型揭示了病人康复历程的动态变化规律和心理调适过程的影响因素，为构建学科知识和开发乳腺癌病人的全程心理干预措施奠定了理论基础；提出了达到比较稳定的心理调适状态是其重返工作岗位的指标和界点，以及回归到"生病后的正常生活状态"是病人全面康复的目标，为乳腺癌病人的心理和社会功能康复提供了理论依据。该量表提供了一种判断心理调适过程正常与否的判断标准，以筛选出需要加强心理干预的脆弱人群，具有理论和临床应用价值。

研究计划要点及执行情况概述：

1. 质性研究阶段　完成康复期乳腺癌病人的心理调适过程访谈、资料转录和内容分析，开发"乳腺癌病人心理调适过程模型"和"乳腺癌病人心理调适过程量表"，然后邀请肿瘤心理治疗专家对量表的内容效度进行评价。已完成。

2. 定量研究阶段　完成文献检索、研究设计、资料收集，建立病例资料数据库，进行统计学分析，检验模型中变量之间的关系，并对开发的量表进行心理测量学评价。已完成。

3. 模型和量表的验证　采用统计学分析方法，用临床病例资料建立数据库，以验证、修正和确定模型，并确定可以预测心理调适过程的指征；书写研究论文，并完成研究工作的总结、成果汇报、学术交流和论文发表。已完成。

重要的科学发现和创新点：

1. "乳腺癌病人心理调适过程模型"描述了乳腺癌病人心理调适的一般规律，发现了患病轨迹中的几个关键点：①完成综合治疗疗程，出院回家进入康复期是病人正式启动主动心理调适过程的开始；②达到心理调适状态时，康复者的身体状况和心理状态都已基本具备恢复工作以及家庭和社会角色功能的能力，可以考虑重返工作岗位；③影响病人心理调适过程的因素包括：自我感受到的疾病威胁程度、疾病的自我控制感、个人特质、自我接纳程度、家庭支持和社会支持等；④心理调适的目标是达到"生病后的正常生活状态"，以达到身体、心理和社会功能的全面康复。

2. 乳腺癌病人"心理调适"和"心理调适状态"的理论定义　虽然大家越来越多地在使用心理调适这个词，但是，有关本概念的准确定义，以及心理调适与心理应激、心理应对、心理调节这几个概念间的区别和联系，在国内外文献中未见报道。本研究中给出了相应的定义，并描述了这些概念间的关系。

3. "乳腺癌病人心理调适状态量表"　是原创性地扎根于我国本土文化的"乳腺癌病人

心理调适状态量表"，它提供了一种评估乳腺癌病人心理调适过程是否正常的判断标准，可以筛选出需要加强心理干预的脆弱人群。

研究结果的科学价值和（或）社会意义及潜在的应用前景：

1. 乳腺癌病人的心理调适过程模型　①该模型揭示了乳腺癌病人康复历程的动态变化规律，明确了心理调适与心理应激这两个正性和负性心理状态之间的辩证关系；②可以用于指导临床医务人员在病人入院诊断的初期即开始有计划、有针对性的早期心理干预，直至围术期、辅助治疗期和康复期，降低病人的心理痛苦，促进其心理调适过程；③该模型可以用于判断身体已经进入康复期的乳腺癌生存者的心理和社会功能康复状况是否正常或延迟；④康复者达到比较稳定的心理调适状态是其重返工作岗位的指标和界点，为康复者何时考虑重返工作岗位提供了依据；⑤影响心理调适过程的因素（自我感受到的疾病威胁程度、疾病的自我控制感、个人特质、自我接纳程度、家庭支持和社会支持等）可以用于预测病人的心理调适过程，并为有针对性的干预措施提供了干预的方向和重点；⑥"生病后的正常生活状态"为乳腺癌病人的全面康复提供了目标。

2. 乳腺癌病人"心理调适"和"心理调适状态"的理论定义　这两个概念及其与心理应激、心理应对、心理调节之间的关系，可以用于增加和积累学科知识。

3. 乳腺癌病人心理调适状态量表　该原创性的量表，作为一种量化的评估工具，它不仅提供了一种评估我国乳腺癌病人心理调适过程是否正常的判断标准，用于筛选出需要加强心理干预的脆弱人群，具有临床推广应用方面的实用价值，而且具有参与国际学术交流和增加学科知识的理论和学术价值。

第二节　中文科技论文的撰写

一、医学科研论文的结构

（一）学术论文的定义

医学科研论文是从事医学临床和研究的人员日常工作中必然遇到的文字工作。研究成果受到瞩目是每个书写者的心愿。

1988年1月开始实施的《科学技术报告、学位论文和学术论文的编写格式》是中华人民共和国国家标准局颁布的国家标准，是为了统一科学技术报告、学位论文和学术论文的撰写和编辑的格式，便于信息系统的收集、存储、处理、加工、检索、利用、交流、传播而执行的标准化文件。

标准中对学术论文的定义是：某一学术课题在实验性、理论性或观测性上具有新的科学研究成果或创新见解和知识的科学记录；或是某种已知原理应用于实际中取得新进展的科学总结，用以提供学术会议上宣读、交流或讨论；或在学术刊物上发表；或作其他用途的书面文件。因此论文书写目的在于：①体现研究成果的重要手段；②展示临床和研究水平的平台；③获得研究经费的重要基础。

学术论文内容应有所发现、有所发明、有所创造、有所前进，而不是重复、模仿、抄袭前人的工作成果。医学论文是反映医学科研领域创新性成果、临床运用新技术和新知识并扩大研究内容的重要手段和方法。医学科研论文质量的优劣体现了书写者的医学研究能力，直接影响临床医师和医学研究者今后获得可持续发展的机会。因此，如何写好医学科研论文是每个医学工作者所关心的问题。

（二）医学科研论文的格式

写好科研论文，首先应了解目前中文医学科研论文的结构。不同杂志可能有不同的论文结构要求，但是，为了交流方便，多采用相同或相似的构架。

1976 年国际医学杂志编辑委员会（International Committee of Medical Journal Editors，IC-MJE）在加拿大温哥华举行会议，规范生物医学期刊编排格式，称为 Uniform Requirements for Manuscripts Submitted to Biomedical Journals：Writing and Editing for Biomedical Publication（简称温哥华格式），整个条例在 1997 年作了修改，并于 1999 年、2000 年对其中部分内容进行更新，在 2001 年、2005 年分别再次进行更新。目前已有近 700 多种国际性的医学生物学杂志采纳了温哥华格式的规范化建议。我国国家技术监督局参照国际标准于 1992 年颁布了科学技术期刊编排格式的推荐标准（GB7714-87），因此，国内外统一的规范化建议也已被我国不少医学生物学杂志所采纳。

医学科研论文的结构分为：文题、作者及作者单位、摘要、关键词、论文主体、致谢和参考文献。

其中论文主体是文章的主要部分，观察和实验类文章的正文通常分成若干部分，分别称为引言、方法、结果和讨论。采用英文名称的简写方式，称为"IMR（A）D"的格式。论文主题的基本格式如下：引言（introduction），提出问题；方法（methods），如何进行研究；结果（results），发现什么结论；讨论（discussion），所得结论的意义，简称 IMR（A）D。特殊形式的论文如长篇报道可在讨论部分下列出次级标题说明其内容，病例报告、综述和述评则可能使用其他形式，解决格式问题主要还是应根据发表刊物的具体要求。目前各种医学期刊都会在每年的第一期或最后一期刊登该刊物详细的"稿约"或"投稿须知"，并可在刊物网站上找到。作者在写作前应知晓投稿刊物的稿约，并根据相应格式进行写作。

二、论文文题

论文文题应是文章的"标签"，直接反映文章的核心内容，是文章最精华的部分，是以最恰当、最简明的词语反映报告、论文中最重要特定内容的逻辑组合。据统计每 500 篇文章中，只有 1 篇文章因读者对文章题目描述感兴趣而进行阅读。因此如何写好文题，直接影响到正文是否会被阅读。

审稿方式和读者阅读习惯决定论文的结构和特点。通常首先映入编者眼帘的是文章题目，编者会根据文章题目作出初步归类，决定是否值得送审，以及送往何种专业编委手中；同时文章一旦发表，读者通常首先阅读杂志目录，扫描文章题目决定是否翻到相应页码浏览。

此外，目前几个学术论文检索系统中都包含通过标题检索的选项，如 MEDLINE 数据库，中文万方数据数字化期刊数据库等，对论文标题也提出特定要求。题名所用每一词语必须考虑到有助于选定关键词和编制题录、索引等二次文献，同时可以提供检索的特定实用信息。

（一）文题特点

用简洁、明了、准确的语言反映文章的创新点或核心内容，以引起读者的阅读愿望。可有以下几种方式构建文题：

1. 直接点题式 直叙式方法将论文结论点明,便于读者快速了解论文内容。特点:句式采用陈述语句,含有动词,将文章结论直接提出。如:

例1:引自中华医学杂志,2007,87:6

随机对照试验表明阿司匹林不能有效预防蛛网膜下腔出血病人的迟发性缺血性神经功能缺损。

例2:引自中华医学杂志,2007,87:2

中国家族性乳腺癌人群中发现重复出现的 BRCAI 1100deIAT 突变。

2. 介绍研究目的式 只列出研究手段和研究对象,不涉及研究结果,使读者有兴趣继续阅读。如:

例1:引自中华外科杂志,2007,45:6

人工全膝关节置换术治疗膝关节伸直位强直畸形。

例2:引自中华神经外科杂志,2007,23:3

神经内镜下经鼻蝶窦入路鞍区肿瘤的手术治疗。

3. 提出问题式 将所关心的研究目标,以问题形式提出,可使文章所研究的内容一目了然。特点:所提问题可在该论文中找到答案。通常由该领域的专家述评时采用。如:

例1:引自中华手外科杂志,2002,18:2

如何治疗手部骨折——评 AO 微型钢板的应用价值

例2:引自华中师范大学学报自然科学版,2007,41:1

如何写好国家自然科学基金申请书

4. 介绍研究领域式 可将主要关键词直接提出,带或不带定义词。特点:简短:可使标题更醒目,更能吸引人。有趣:但不能带有感情色彩。如:

例1:自发性蛛网膜下腔出血的规范化研究。

例2:单基因遗传性内分泌代谢病基因诊断:从实验室到临床。

5. 问答式 提出问题,并作出回答,可用于争鸣类文章的题目。如:

例1:如何治疗脑动脉瘤——手术夹闭。

例2:如何治疗脑动脉瘤——血管内介入治疗。

(二) 撰写文题的要求

1. 格式要求 不同的期刊对题目可能有不同的要求,作者需在写作时查询将要投稿杂志的稿约,以免因格式不符要求而退回修改。

2. 书写要求

(1) 题目应力求简明、醒目,反映出文章的主题。不应使用表示谦虚的副词。避免过多形容词。以平实语气描述,避免过多感情色彩成分。文章题目应尽量避免使用过于宽泛的题目,使读者对论文主题和核心内容缺乏了解,如:"试论高血压的内科治疗",或"概论脑膜瘤的治疗",研究和讨论的范围过广。

(2) 考虑阅读对象,选择合适内容。

(3) 题目中应包含研究领域,尽量使用关键词,便于检索系统进行归类。

(4) 专有名词不宜过多,避免使用不常见的缩略词、首字母缩写字、字符、代号和公式等。

三、作者署名和单位

（一）定义

根据温哥华格式，作者的定义应是：①参与选题和设计，或参与资料的分析和解释者；②起草或修改论文中关键性理论或其他主要内容者；③能对编辑部的修改意见进行核修，在学术上进行答辩，并最终同意该文发表者。以上3条均需具备。

在大型多中心研究中，由中心决定对论文负责的作者，这些作者必须符合上述作者的定义，同时在投稿时，需提交有所有作者亲笔签名的同意投稿的意见书，确保文章的投稿和发表得到所有作者同意和知情。如：中华医学会系列杂志要求论文决定刊用后，全部作者签署《论文专有使用权授权书》，将论文专有使用权授予中华医学会。

但医学研究多是团队工作，是团结协作的过程，但署名时不可能面面俱到，对不符合上述作者定义的参与者以及对研究有部分贡献者可列于文后的致谢中。例如：在研究中提供技术支持者，协助论文书写者，科室负责人（只提供总体支持）。对多中心研究中，只提供病例，但不符合作者定义的有关人员也可在致谢中列出，同时列出他们具体的贡献，如"临床观察者"、"资料收集者"、"统计分析"、"图表制作"等。

（二）第一作者

课题主要观点的拥有者，同时是科研课题的具体操作者和文章的主要执笔者（特殊情况除外）。一般是研究工作贡献最大的研究人员，是对研究成果的肯定。作者对论文的科学性和真实性应承担主要责任。

（三）通讯作者

以往中文刊物对通讯作者没有过多要求，而较为注重第一作者。目前对第一作者和通讯作者尚无明确定义。一般通讯作者是课题负责人，承担该研究课题的设计和申请课题经费，同时监管整个研究过程，对论文的书写和最终定稿起主要作用。同时他又是投稿后直接和编辑部保持联系，回答课题情况和论文修改的直接联系人。通讯作者全权负责文章的科学性和真实性。通讯作者在作者排序中可位于任何位置，可同为第一作者，通常置于作者末尾，并在杂志的页脚中注明通讯作者姓名、单位和邮政编码及电子邮件地址。但如作者人数超过3人以上，文章被引用时，可能因为参考文献格式（只列出前3位作者）而被忽略。通讯作者应在投稿时确定，如未在文章中特殊注明，则视第一作者为通讯作者。

（四）共同作者

经常出现于合作研究中，共同作者应在研究中起着相同或相似的作用，共同对论文的科学性承担责任。因合作研究而共同署名的现象已非常普遍，随着科技的发展，论文的署名排序问题也日益凸显出来。合作研究前应签署相关的协议书。其中应包括对研究成果共享进行协商，并作出明确规定。同时对研究成果成文后的署名和排序作出规定，以免引起以后不必要的版权纠纷。

（五）外籍作者

常见于归国留学人员的论文中。研究人员在国外学习期间，得到导师的指导，或与外籍研究人员共同研究，根据获得的研究成果写成论文或收集国外临床和科研数据，在国内投稿时，应根据作者的定义，同时署外籍作者名。外籍作者的责任和权利同国内作者，并应附外籍作者本人授权书,即同意对文章负责。姓名书写方式符合外籍作者本国惯例。

作者署名顺序根据对论文贡献大小排序。多数期刊对署名人数有所规定,一般作者署名以不超过 6 人为宜,必要时也可稍多,如协作组或多中心研究组进行的研究等。同时作者署名排序应在投稿前完全确定。修回中再作次序调整,需得到杂志社同意或由所有作者出具书面同意书。

（六）作者单位

论文署名同时,需列出作者工作单位、地址、邮政编码等,或依照所投期刊的稿约,提供要求的全部信息,脚注于题名页。写明作者单位和通讯方式有助于作者和读者间的进一步交流,同时也能使读者对完成单位的研究条件和资料来源有所了解。在临床医学研究中,作者单位的标明尤为重要,可间接判断临床资料的来源和真实性,便于同行间评判。对在大型医疗中心进修和学习的人员,利用学习时的资料撰写的论文必须表明研究资料的来源,并注明在进修单位获得的资料写成。同时需得到进修单位书面同意书,确保对文章内容负责。

（七）作者单位的书写方式

根据作者排序,将第一作者的工作单位、地址、邮政编码在文章首页页脚中列出。其他作者只写工作单位,并在单位名称后注明姓名。如:作者单位:200040 上海,复旦大学附属华山医院神经外科（赵……,李……,）,神经病理科（汪……）;也可采用上标数字分别描述,如:赵……[1],李……[1],汪……[2]。[1]复旦大学附属华山医院神经外科,[2]神经病理科。如为进修生,可在脚注中注明,如:赵……为进修生。如第一作者工作单位发生变动,也可在脚注中注明,如:赵……现在……单位工作,以求反映作者的真实情况。

凡属有关基金项目论文,须在文题末右上角标识" ＊ "号,在首页页脚处注明基金项目名称和编号,并附寄其复印件。便于文献索引和读者了解作者的研究方向和动态。如:

周健,贾伟平,喻明,等.（动态血糖参数正常参考值的建立及临床应用）

基金项目:上海市医学发展基金重点研究课题[01ZD002（1）]

作者单位:200233 上海市糖尿病临床医学中心上海市糖尿病研究所上海交通大学附属第六人民医院内分泌代谢科

通讯作者:贾伟平,E-mail:wpjia@ yahoo. com

四、摘要

摘要是论文的简短总结,是论文内容不加注释和评论的简短陈述,需高度概括、凝练。尽管摘要出现于正文之前,但在写作中常最后定稿,需要根据最终完成的全文加以提炼。

（一）摘要的特点

1. 文章中被阅读频率最高部分,因此需具有独立性和自明性,即不阅读全文就能获得必要的信息。

2. 论文中最重要的部分,使读者了解文章,代替阅读全文;便于制作二次文献及收入数据库。

3. 是结构完整的短文,可以独立使用,可以引用。

4. 摘要内容应包含与论文同等量的主要信息,供读者确定有无必要阅读全文,也供文摘等二次文献采用。

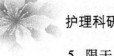

5. 限于出版篇幅,中文摘要通常要求极其简短,严格控制字数。中华医学会系列杂志的论著需附中、英文摘要。中文摘要字数控制在 250 字左右,英文摘要应稍详细一些,约 400 个实词。

(二) 摘要的结构

结构式摘要,符合 IMR(A)D 要求,包括目的、方法、结果及结论 4 部分。各部分冠以相应的标题,并以 1~2 句成文。内容基本概括为:研究目的、基本研究过程、得出的重要发现、得出的主要结论。

(三) 摘要的撰写要求

1. 忠实反映科研论文的实际情况和真实结论,即必须具备真实性和科学性。

2. 必须简洁、明了,力戒空泛。对研究采用的创新方法应鲜明列出;列出研究所得结果中必要的资料和数据,并有鲜明的结论。

3. 摘要应采用第三人称撰写,不引用文献,不加评论和解释。如:"对……进行了研究"、"报告了……现状"、"进行了……调查"等记述方式,而不使用"本文"、"我们"、"作者"等作为主语。

4. 用词规范,首次出现的缩略语、代号等应给出全称。

5. 摘要中不用图、表、化学结构式、非公知公用的符号和术语。

6. 论文的摘要一般置于文题和作者署名之后、正文之前。

五、关键词

(一) 定义

《科学技术报告、学位论文和学术论文的编写格式》的定义:为了文献标引工作从报告、论文中选取出来用以表示全文主题内容信息款目的单词或术语。

关键词的核心作用在于文献标引和归类,文献标引是根据文献的特征,赋予某种检索标识的过程。关键词应精确反映论文的研究领域、研究对象、研究方法和处理结果等。

关键词的核心内容在于反映论文的主题,决定文章被检索和引用的次数。在检索系统中,尽管检索方式多样,但以关键词检索准确率最高。

例如:研究神经外科常见疾病颅咽管瘤的手术方法和手术效果,确定题目为"颅咽管瘤的显微手术治疗和随访",根据论文内容将关键词确定为"颅咽管瘤(研究对象)、手术入路(研究内容)、手术技巧(补充说明论文中关注的内容)和预后(研究方法的结果)"[引自中华神经外科杂志 2007,23(4):246-249]。

例如:文章题目定为"临床科研的选题、设计和论文的撰写",根据文章的内容,可将关键词定为"临床科研、选题、科研设计、科技论文"。根据上述关键词,检索到文章的几率和准确性高。

(二) 关键词类型和来源

关键词主要有两种类型:①叙词:规范词,指收入《汉语主题词表》、《医学主题词表》(MeSH)等词表中可用于标引文献主题概念的规范化词或词组。关键词应尽量用《汉语主题词表》等词表提供的规范词。②自由词:新技术、新学科尚未被主题词表收录的新产生的名词术语,也可作为关键词标引。

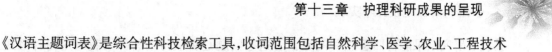

《汉语主题词表》是综合性科技检索工具,收词范围包括自然科学、医学、农业、工程技术等各学科领域的主要名词术语,是主题标引、检索和组织目录、索引的主要工具。

为方便国际间学术交流,在中文医学论文中对应中文关键词还应标注英文关键词,并尽量选用 MeSH 词表中的主题词。MeSH 是美国国立医学图书馆(NIM)用于分析主题词,检索从概念出发查找文献的统一检索词书写格式的规范化词表。按照主题等级编排成分类表,又称树状结构表。词表每年更新。

(三) 关键词的选取要求

一篇论文应选取 3~8 个关键词。也就是说,最低不要少于 3 个,最多也不要超过 8 个。围绕主题,根据《汉语主题词表》和 MeSH 词表中选择合适词。从类似的文章中结合研究内容参照选取也是一种简便有效的方法。

新出现的名词,如在《汉语主题词表》和 MeSH 中还没有合适术语,可使用本专业常用和约定的现行术语。

六、引言

(一) 引言的定义

引言(introduction),也称概述、介绍、绪论,处于文章的起始部分,目的在于告诉读者撰写这篇论文的动机,通俗地说,就是为什么要进行目前的研究。

引言的作用在于说明该研究领域的现状,存在的问题和本研究希望解决其中哪个问题,即本研究的宗旨。

学术论文在整个相关领域中都处于承上启下的作用,难以想象孤立于其他研究以外的独立研究,尤其在强调经验累积的医学领域中。因此,在文章的开始对研究领域的现状作简短描述和总结,同时对研究和发展中出现的问题进行分析,可为本研究的引出做好铺垫,也能使读者对研究领域能有所了解。

(二) 引言的格式

引言要求言简意赅,不能与摘要雷同,不能成为摘要的注释。同时不能与文中的其他内容重复。一般引言与讨论可涉及相同内容,容易在描述上重叠。因此在引言中只作简短介绍,未尽介绍可放在讨论中再作详细展开。一般教科书中有的知识,在引言中不必赘述。不同期刊可对引言的字数有所要求,但主要由作者决定需要表达的内容,一般 300 字左右。

结构上包括 3 部分:①研究领域的现状;②存在问题或迫切需要解决的问题;③解决方法(本研究内容)。在序言部分简明扼要描述研究的问题和问题的来源,以及本文准备解决哪个问题。如论文描述的是持续多年的系列研究,有必要在引言中简单小结阶段工作,阐明该项科研工作总目标,以前发表的论文已解决了其中的某一问题,本篇论文准备解决其中哪一问题。

尽管目前存在不同看法,但从格式上引言中应不包括研究资料和结论,不列分标题。

(三) 引言的内容

一个优秀的引言应包括对现阶段国内外最新研究成果的非常简洁、精辟的综述,以及本研究的必要性和对现阶段工作的贡献。

作者在成文前,应首先静下心来,思考以下几个问题:①我打算在文章中阐述什么问题?

②我的研究结果能否回答这些问题？③这些问题是否值得回答？④我采用何种形式来回答？⑤我的读者群是哪些？⑥我准备向哪本杂志投稿？这些问题归结为：明确撰写这篇文章的目的。

研究领域的现状：需用2~3句话做简短系统回顾，提出相关领域目前所处水平。可使读者，包括非相关领域的读者能在最短的时间内了解到文章所涉及领域的最新信息。但文字必须言简意赅，更详细更系统的综述可放在讨论中进行。引言中最好能引用最新或最经典的参考文献。可引用同行间的个人意见、综述、论文或书籍等，在时效性方面，个人意见>论文>综述>书籍，但信息的准确性相反。合理使用上述资源可有效提高论文所处的地位。

存在问题：在清楚描述现阶段该领域的研究现状后，明确提出目前存在的和尚未解决的问题。任何课题的存在问题都是多方面的，不可能依靠目前的一个课题加以解决，因此，有目的和有选择地列举和本研究相关的问题，为进行的研究做好铺垫。

解决方法：应简单介绍目前进行研究的理论基础和提出的假设。

例如：

血糖监测是糖尿病管理中的重要组成部分，近年来不断完善的动态血糖监测技术，较传统的监测方法可获得更多的血糖信息，有助于进一步认识血糖波动变化的特征。然而，在临床应用中对于动态血糖监测系统（CGMS）的监测结果尚无成熟的阐述标准，对于动态血糖参数的正常值亦缺乏统一的标准，从而影响了CGMS的广泛应用和合理解释。本研究通过对48例正常糖调节（NGR）者CGMS结果的分析。旨在初步建立一些重要评估参数的正常参考值，为临床应用提供依据。[引自中华内科杂志,2007,46(3):189-192]

我们对这段引言进行分析可以看出以下几项内容：研究领域：糖尿病管理中的血糖监测。研究现状：动态血糖监测技术认识血糖波动变化的特征。存在问题：动态血糖监测系统（CGMS）的监测结果尚无成熟的阐述标准。血糖参数正常值缺乏统一标准。解决方法：对病例监测结果分析，建立重要评估参数正常参考值。

七、材料和方法

（一）特点

材料和方法（materials and methods）章节可有不同命名方式，以病人资料为基础的临床医学研究中，通常称为"资料和方法"、"对象与方法"或"病例与方法"。在基础实验中可称为"材料和方法"。其篇幅最大，一般的分析性和实验性研究大约需1500字才能写清楚。

各种刊物可采用不同方式命名，大多数方法章节包括以下内容：研究对象、方案设计、干预措施（对研究对象作了何种处理）、干预结果评价（采用何种方法评价处理结果）和资料分析（使用的统计方法）。如为临床研究，还应特别注明病人是否知情同意和伦理委员会的意见。

概括起来，方法章节应能回答以下几个问题：①研究者做了什么？②研究对象是谁？③在哪里做的研究？④怎样评价所做的研究内容？⑤怎样分析研究结果？

（二）撰写的内容

撰写内容主要包括研究对象、研究方法和统计分析方法。

1. 研究对象　临床研究一般冠以"一般资料"来介绍研究对象。如研究对象是病人,应说明病人来源,是同一医院资料或多医疗中心。来自住院或门诊,同时必须说明病例数、性别、年龄、职业、病因、病程等。研究内容与职业有关,如职业病,应详细说明职业类别及危险因素暴露时限;与研究对象年龄跨度大时,平均年龄常不能正确反映发病情况,需增加中位年龄,较客观反映发病情况。撰写时研究对象因样本人群不同,可有不同名词:随机样本(random sample)、人群样本(population-based sample)、转诊样本(referred sample)、连续样本(consecutive sample)、志愿者样本(volunteer sample)及随便抽取的样本(convenience sample)。

2. 病例分组　应准确说明病例标准和纳入/排除标准。通常标准在课题开始前就已通过研究组集体讨论,深思熟虑后制定。临床研究还应通过伦理委员会的讨论和批准。在撰写科研论文时才发现课题设计路线有缺陷,为时已晚。标准制定应符合临床工作规范和习惯,过严标准可使入选病例减少,论文的临床实用性和适用范围降低;相反,标准过于宽泛,实验中干扰因素过多,使论文的结论可靠性降低。如在进行药物疗效研究中,饮酒和吸烟可影响药物反映,将上述两因素作为剔除标准可使临床试验结果误差减少,但同时研究成果适用范围变窄,临床适用性受到影响。疾病诊断标准应尽可能使用国际通用标准,或全国统一标准,并在文章中列出诊断标准。如诊断标准过于复杂,不便于书写,可将标准的出处作为参考文献列出,便于读者必要时查找。但不能笼统地叙述"全部研究对象符合全国统一诊断标准"。

3. 对照分组　对照研究中需对病例分组标准进行描述,如:是否随机分配,采用何种随机分配方法,简单随机化、区组随机化或分层随机化,切不可简单地写为"随机分组"。分组标准是决定对照研究成功与否的关键,在材料和方法章节,应详细说明分组标准、各组名称、采用何种方式入组(常用对照研究有非随机同期对照研究、随机同期对照研究、单或双盲法同期对照研究、非随机对照研究等)。临床试验同时需观察次数,记载观察中脱落病例数和脱落原因,并报告并发症发生情况和处理方法。

4. 研究方法　如涉及实验动物者,在描述中应符合以下要求:①交代动物品种、品系、遗传背景、微生物学质量、体重、性别,并明确等级、质量合格证;②必要时应描述饲养情况(如饲料类型、营养水平、照明方式、温度、湿度要求);③出于伦理要求,应单独交代动物处理方式。对研究试剂,需交代所用试剂来源和规格、仪器型号等,增加文章的可信度,也方便其他研究者重复类似实验。动物模型建立或实验方法,如完全按照文献,或研究者已有介绍文章发表,可直接注明文献出处。但方法上有改动时,需写明改变之处。若完全是自创的新方法,则需详细列出。

如为临床研究,应列举治疗方法:如使用药物治疗,应具体描述药物来源、商品名、规格、批号、剂量、给药方法,以备别人重复,同时应写明基本设计方案。如:治疗性研究根据研究情况使用"随机对照试验"、"非随机对照试验"、"交叉对照试验"、"前后对照试验"、"双盲"、"安慰剂对照"等名词;诊断性研究可使用"金标准对照"、"盲法"等名词;预后研究应使用"前瞻性队列研究"、"回顾性队列研究"等名词;病因研究应使用"随机对照试验"、"队列研究"、"病例对照研究"、"横断面研究"等名词;描述研究应写明"病例"、"普查"、"抽样调查"等。具体研究方法可参考临床课题设计的有关文献。

如为手术治疗,需介绍手术入路、手术步骤等,对创新手术还需详细描述手术步骤。但

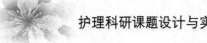

限于文章篇幅,对读者较为熟悉的手术入路可略写,或注明参考文献,以便读者从以往的文章中寻找。如:介绍胆囊切除手术的并发症时,对手术步骤描述可采用:"采用常规手术入路,具体参见《……外科学》"。但介绍腹腔镜下胆囊切除手术的方法改进,则需介绍手术方法,并着重描述自己的改进之处。

5. 结果判定　临床研究需提供疗效标准,并提供标准的来源或依据。通常采用国际公认的判断标准。如:神经外科病人预后标准采用格拉斯哥预后评分表(GOS),或 Karnofsky 预后评分表;神经系统疾病治疗后日常生活能力评分表有 Barthel 日常生活能力评分表等。对采用盲法研究的课题应交代具体实施情况,包括安慰剂制作及保证盲法成功的措施以及控制偏差发生的措施。

6. 统计学分析　正确使用统计方法可增加文章的可信度,应予详细描述,可使读者能够通过原始数据,核实所报告的结果可靠性。注明测量误差的恰当指标,或注明不确定性,如列出可信区间。

上述内容可根据研究的具体情况加以选择说明,并突出重点,避免面面俱到。

(三) 撰写的具体要求

1. 列分标题描述。

2. 强调方法的可重复性、科学性和严谨性,保证其他研究者能顺利复制实验。

3. 方法中不应包括得到的研究数据,这些内容在结果中描述。

4. 对研究新诊断方法的论文,要注意交代正常值如何规定,该诊断方法如何具体进行,受试对象是否包括了各类不同病人(病情轻重、有无并发、诊疗经过等),受试对象及对照者的来源(如不同级别的医院某病患病率及就诊率可能不同)等。

5. 知情同意和伦理讨论:近年来临床实验突出强调受试者的知情权。以人为对象的实验研究,应符合"赫尔辛基宣言"。在方法章节中应明确阐明受试者是否签署知情同意书,以及是否通过该地区相关伦理委员会批准试验方案。在研究论文中不应出现病人姓名(包括缩写)和医院名称。以动物为研究对象的研究中应说明是否遵循国家研究委员会或国家法律关于爱护和使用实验动物的准则。

八、结果及讨论

(一) 结果

结果是论文的核心部分,是本研究经过统计学验证得到的发现,是提供本研究提出问题的答案。需综合使用文字描述、表格、统计图或典型照片加以说明,目的在于使读者能信服整个实验过程和得到的结论。撰写时,采用全文的 1/4 篇幅进行描述;可分列小标题,把结果分门别类列出并加以说明,通常是针对论文主题或引言中提到的问题依次分段叙述。实验中出现的任何与研究设计不符合的结果或特殊现象都不能回避。

具体要求如下:

1. 仔细核对数据,结果中病例数应与入选时研究对象的例数相同,如有不一,应描述剔除或失访病例数和原因。文章中的数据必须严格计算。常有论文在病例数统计时因为疏忽导致前后不一,使读者对文章的真实性产生怀疑。

2. 避免列出与本研究无关的数据。医学科研过程常是一个系列化的研究过程,期间得

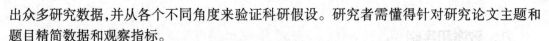

出众多研究数据,并从各个不同角度来验证科研假设。研究者需懂得针对研究论文主题和题目精简数据和观察指标。

3. 不能只简单罗列研究过程中所得到的各种原始材料和数据,需将经过统计学分析的结论用陈述句表达。例如在分组研究中,经过不同治疗手段干预后,治疗组和对照组在预后评分上存在显著性差异,表达时不应列举两组评分数值,而应描述为"经……治疗方法,治疗组的预后优于对照组(统计学有显著性差异)"。

4. 适当使用图表,可使文字表达简洁明了,防止赘述。文字描述和图表表达的内容上避免重复。同时应注意图表表达符合统计学要求。国内多家刊物,为方便国际间交流,图表中要求中英文双语标注,需根据不同刊物的具体稿约要求进行。但应注意精选图片。

5. 经统计学检验的数据,应同时报道95%可信区间(95% CI)和 P 值,不能只报告 P 值。书写方式为" $t=×××,P<0.05$ 或 $P<0.01$ "。如统计处理无显著性差异,应指明是否有临床意义。

(二)讨论

讨论部分是对研究结果进行评价、阐明和推论。用来强调研究的主要发现和结果的重要性,与引言遥相呼应。对得出的结果进行分析,而非重复叙述已在引言或结果部分中已详细描述过的数据或其他资料。

具体方法如下:

1. 略微展开引言中提到的国内外研究现状和存在的问题,包括本研究的前期研究基础。与引言中国内外研究现状相呼应,但避免重复描述。可引用相同的参考文献,但根据讨论内容,可适当增加引用文献。尽量根据自己的理解,阐明现阶段进展,切忌抄袭文献。着重表述本研究是否回答了其中存在的问题。围绕引言中提出的存在问题,说明经过本研究后,问题是否得到解决或机制是否得到进一步证实。

2. 简要说明国内外研究中的创新方法或独特治疗手段,与现有方法比较,分析优缺点。

3. 引述同行的相似结果以佐证自己得出的结论。将本文观察的结果与其他有关的研究联系起来进行讨论,从横向和纵向分析研究发现的意义和局限性,客观地评价研究结果的适用范围。讨论中经常遇到的不足之处在于:作者常为了显示该研究的重要性而片面夸大结论的重要性,引申出本研究无法得出的结论。如:在研究细胞因子在脑缺血中的作用时,采用免疫组化的方法证明在脑缺血后多种细胞因子的表达,而没有经过细胞因子的拮抗剂再次处理脑缺血动物,使得细胞因子的表达减少,使脑缺血的程度减轻,此时得出的结论只能是细胞因子与脑缺血有关,但不能得出细胞因子和脑缺血的因果关系,更不能认为细胞因子在脑缺血的病理机制中起主要作用。因此应避免不成熟的论断,不要做出自己的资料不能充分证明的结论。客观地评价研究结果,可使文章的科学性更强,更可反映研究者学风严谨,使读者更期待研究者的进一步研究和验证。

4. 列出本研究的不足之处,包括设计中可能存在的偏差。任何研究不解决某一领域中的所有问题,因此应客观评价当前研究在整个问题解决中所处的地位和研究的不足之处,更容易得到读者的认可,并为今后的进一步研究埋下伏笔。

5. 再次总结研究结果和意义,并指出今后进一步研究的方向。高水平的讨论往往是在已完成的工作基础上,提出新的研究课题或思路,为今后的工作做好铺垫。

九、致谢和声明

（一）致谢

文后的致谢（acknowledgement）用来表示感谢并记录在案的意思。通常对在研究工作中给予支持，但不符合作者定义的人员或单位表示感谢。

1. 被致谢者包括：

（1）对研究提供技术协助、提供临床病例、提供特殊设备（如自制试剂、仪器等）的个人或单位。

（2）对研究提供便利条件或研究资金的单位或个人。

（3）临床研究中协助诊断或对研究方案提出重要建议者。

（4）给予转载引用权（如：图片、资料、设想）的个人或单位。

（5）在文章的文字处理、图片制作等工作中提供帮助者。

2. 在致谢时，应避免以下情况：

（1）将知名专家列入致谢名单中，旨在扩大文章的影响或增加发表机会者。因此多数期刊要求有被致谢者的书面同意书。

（2）出于某种目的，故意忽略在研究中给予大力支持的人员，特别是在课题设计方案、设想上提供帮助者。致谢通常放在文末，客观描述被致谢者在研究中的作用，不使用感情色彩强烈的语气和语句。如：致谢感谢浙江大学医学院统计学教研室沈毅副教授对数据统计学处理的指导。［引自中华放射学杂志，2007，41（4）：417-422］

（二）声明

声明（statement）：主要用来通告研究项目是否存在利益冲突。这些冲突发生在：

1. 研究是否受到影响研究公正性的利益集团支持。如：进行药物的临床作用研究，应说明在研究中受到制药集团的资助，研究者是否为相关药物研制机构的顾问等。上述情况下的利益相关将大大降低文章的可信性，文章的结论将受到很大影响。因此文章结尾的声明澄清有无利益冲突，将消除读者的疑虑，为今后的研究开展打下基础。又如介绍外科手术中创新或改进的器械时，也同样需要明确设计单位和临床使用研究单位是否存在利益相关。

2. 对某些涉及专利、版权转让等问题，以及研究中的医学伦理问题，如关系到文章的法律问题，也需做出明确表态。限于文章篇幅，声明应简洁明了，但必须如实反映。

十、参考文献

GB/T 7714-2005《文后参考文献著录规则》是目前中文医学期刊文后参考文献参照的规范和标准。根据该规则，文后参考文献是指：撰写或编辑论文和著作而引用的有关文献信息资源。

引用参考文献目的在于：①读者可循此找到相似研究的原文，作为自己研究课题的重要参考。读者在阅读科研论文时，对作者同时期其他作者的相似工作也会发生兴趣，快捷查找的方法就是通过文后的参考文献，按作者提示的参考文献序号找到题录，并寻找原文。②尊重其他作者和同行的研究工作。独一无二的研究工作确实存在，但绝大部分的研究工作都是建立在前人研究的基础上,同时可有多个研究组在进行相似甚至相同的研究。各研究组相互竞争的研究工作也同时证明研究项目的重要性。引用别人的论文,并作相互比较和印证,有助于相关领域的深化研究。③证明自己已作充分的前期分析工作和思考。引用代表性的文献,一方面可增加文章的可信度,另一方面可使读者对作者在该领域的熟悉程度有所了解。

1. 要求

(1) 引用的参考文献必须是研究领域中的经典文献,并对该论文中的观点或结论起支持作用。限于篇幅,通常只列出关键性文献。中文医学论文中对参考文献的篇幅要求严格。

(2) 必须忠实反映作者的真实观点。

(3) 引用近期和重要文献,近5年的文献应占70%以上。

(4) 只列出已经公开出版,且在文中直接引用对论文起点睛作用的主要文献;不引用摘要作为参考文献。如确需引用个人意见时,可将个人姓名和交流时间附在相应正文处,用括号标记。

(5) 研究者未阅读过的文献不能引用。

2. 格式　应参照 GB/T7714-2005《文后参考文献著录规则》要求,新《文后参考文献著录规则》规定:"顺序编码制"和"著者—出版年制"两种参考文献的著录方法为我国文后参考文献著录的国家标准。

"顺序编码制"是指:一种文后参考文献的标注体系,即引文采用序号标注,参考文献表按照引文的序号排序。凡是引用已发表的文献中的观点、数据和材料等,都要在文中予以标注,并在文末列出参考文献表。在正文中参考文献的序号用阿拉伯数字置于方括号内标出,根据具体情况把序号作为右上角标(数字外加方括号)。引用多篇文献时,只需将各篇文献的序号在方括号内全部列出,各序号间用","分开,如遇连续序号,可在起止序号中间加"-"连接。在文后参考文献表中,各条文献按序号排列,序号编码不再加方括号。目前多数医学期刊采用顺序编码制。

"著者-出版年制"是指一种文后参考文献的标注体系,即引文采用著者-出版年标注,参考文献表按著者字顺和出版年排序。

各类文献的著录格式如下:

(1) 专著:是指以单行本形式或多卷册形式,在限定的期限内出版的非连续性出版物。它包括以各种载体形式出版的普通图书、古籍、学位论文、技术报告、会议文集、汇编、多卷书、丛书等。

著录格式:[序号]主要责任者. 题名[文献类型标志]. 出版地:出版者,出版年:引文页码。如:

①昂温 G,昂温 PS. 外国出版史[M]. 陈生铮,译. 北京:中国书籍出版社,1988.

②Rosai J. 阿克曼外科病理学[M]. 回允中,译. 第 9 版,北京:北京大学医学出版社,2006:515-594.

③王忠诚. 神经外科学[M]. 武汉:湖北科学技术出版社,1998:424-426.

④Konovalov AN. Technique and strateries of direct surgical management of cranio-pharyngiomas. In∥Apuzzo MLJ. Surgery of the third ventricle. 2nd ed. Baltimore:Williams& Vilkins,1998:1133-1142.

（2）析出文献：是指从整本文献中析出的具有独立篇名的文献。

著录格式：主要责任者，析出文献题名［文献类型标志］．析出文献其他责任者∥专著主要责任者．专著题名：其他题名信息，版本项，出版地：出版者，出版年：析出文献的页码［引用日期］．获取和访问路径。如：

①诸骏仁．昏迷与休克∥董承琅，陶寿淇，陈灏珠［M］．实用心脏病学．第3版．上海：上海科学技术出版社，1993：561-585．

②Weinstein I. ，Swertz M N. Pathogenic properties of invading microorganism［M］∥Sodeman W A，Jr. ，Sodeman W A. Pathologic physiology：mechanisms of disease. Phila-delphia；Saunders，1974：745-772.

（3）连续出版：是指一种载有卷期号或年月顺序号、计划无限期地连续出版发行的出版物。它包括以各种载体形式出版的期刊、报纸等。著录格式：［序号］主要责任者．文献题名［文献类型标志］．连续出版物题名，年，（期）：页码．

如：中国图书馆学会，图书馆学通讯［J］．1957（1）-1990（4）．北京：北京图书馆，1957-1990．

（4）连续出版物中的析出文献

著录格式：［序号］主要责任者．文献题名［文献类型标志］连续出版物题名，年，（期）：页码

如：

①王莉萍，刘涛，陈红，等．1型糖尿病大鼠心肌对缺血再灌注损伤的耐受性及其机制［J］．上海医学，2004，27：394-396．

②段国升．脑胶质瘤临床治疗的进展［J］．中华神经外科杂志，2004，20（2）：85-87．

③Chen LB，Liu Tao，Wu J X，et al. Hypertonic perfusion reduced myocardial injury during subsequent ischemia and reperfusion in normal and hypertensive rats［J］. Acta Phar-macol Sin，2003，24：1077-1082.

④David CA，Vishteh AG，Spetzler RF，et al. Late angiographic follow-up review of surgically treated aneurysms［J］. J Neurosurg，1999，91（3）：396-401.

（5）专利文献

著录格式：［序号］专利申请者或所有者．专利题名：专利国别，专利号［文献类型标志］．公告日期或公开日期［引用日期］，获取和访问路径，如：姜锡洲，一种温热外敷药制备方案：中国，88105607，3［P］．1989-07-26．

（6）电子文献：是指以数字方式将图、文、声、像等信息存储在磁、光、电介质上，通过计算机、网络或相关设备使用的记录有知识内容或艺术内容的文献信息资源，包括电子书刊、数据库、电子公告等。著录格式：［序号］主要责任者．题名：其他题名信息［文献类型标志/文献载体标志］．出版地：出版者，出版年（更新或修改日期）［引用日期］．获取和访问路径。文献类型和电子文献载体标志代码参照 GB3469《文献类型与文献载体代码》。如：

①全国登革热监测方案（试行）．中华人民共和国卫生部．2005年8月19日．Available from，http：∥www. moh. gov. cn/public.

②World Health Organization. WHO biosafety guidelines for handling of SARS specimens. （2003-04-20）Available from：http：∥www. who. int/csr/sars/biosafety2003-04-25/en.

③陈彪.帕金森病[M/CD]//戴建平,张新卿,神经系统疾病诊治进展.北京:中华医学电子音像出版社,2005.

3. 参考文献著录中需要注意的几个问题

(1) 参考文献中的第一个著录项目,如主要责任者、析出文献主要责任者、专利申请者或所有者前不使用任何标志符号(按顺序编码制组织的参考文献表中的各篇文献序号可用方括号,如[1],[2]⋯⋯)。

(2) 文献中可用的符号

①",":用于题名项、析出文献题名项、题名、其他责任者、析出文献其他责任者、连续出版物的"卷、期、年、月或其他标志"项、版本项、出版项、出处项、专利文献的"公告日期或公开日期"项、获取和访问路径以及"著者—出版年"制中的出版年前。每一条参考文献的结尾可用"."号。

②":":用于其他题名信息、出版者、引文页码、析出文献的页码、专利国别前。

③",":用于同一著作方式的责任者、"等"或"译"字样、出版年、期刊年卷期标志中的年或卷号、专利号、科技报告号前。

④";":用于期刊后续的年卷期标志与页码以及同一责任者的合订题名前。

⑤"//":用于专著中的析出文献的出处项前。

⑥"( )":用于期刊年卷期标志中的期号、报纸的版次、电子文献更新或修改日期以及非公元纪年。

⑦"[ ]":用于文献序号、文献类型标志、电子文献的引用日期以及自拟的信息。

⑧"/":用于合期的期号间以及文献载体标志前。

(3) 文献作者姓名一律姓氏在前,名在后;外国人的名字采用首字母缩写形式,全大写,缩写名后不加缩写点。中文期刊用全名,外文期刊名采用缩写,以 Index Medicus 中的格式为准。

(4) 作者 3 名以内全部列出;4 名以上则列前 3 名,后加"等"或"et al"。

(5) 每条参考文献均需著录起止页码,如每年连续编码的期刊可不著录期号。

(上述参考文献的定义、符号使用及部分举例引自 GB/T7714-2005《文后参考文献著录规则》)

第三节　英文科技论文的撰写

医学科学工作者,无论是从事医疗、预防,还是从事科研或教学工作,都离不开科研论文的写作。也就是说,医学科学工作者在对科研与实践工作中所获得的数据资料进行科学的归纳、分析与推理之后,还要能够将所得出的反映客观规律的论点以书面的形式加以表达。英文医学科研论文的撰写与发表是进行学术交流的主要手段。如今要取得博士学位也必须要有文章在 SCI 收录的期刊发表,许多研究生因此纷纷投稿英文期刊。而在投稿英文期刊时不免会遇到这样或那样的问题,因此,作为医学研究生非常有必要学习如何撰写英文医学科研论文。掌握英文医学科研论文撰写的技巧将有助于医疗科研成果及时、有效的发表,促进学术交流,进而促进医学科学的快速发展。

英文医学科研论文的撰写需要掌握并遵循一些比较简单的规则。写论文需要有一个明确的提纲贯穿于写作全过程。首先研究者要写好引言（introduction）部分，阐明研究背景，提出问题，并阐明解决该问题的必要性及重要性；研究方法（Methods）部分应真实可信，并能使读者依照研究方法可以重复该项研究；研究结果（results）应条理清晰并使读者容易理解；讨论（discussion）部分则应着重阐述研究工作的意义。

本章节将通过科研论文的写作实例，从如何写好论文题目、作者署名、摘要、关键词、引言、材料与方法、结果，以及讨论等方面来介绍撰写英文医学科研论文的方法与技巧。英文医学科技论文的结构及写作规划。

如今医学领域的英文期刊种类、数目繁多，只要医学科学工作者能够获得有价值的研究结果，就不必担心找不到适合发表其研究成果的期刊。但是，即使研究成果非常有发表价值，要想被相应的期刊接受发表，仍然需要按照英文科研论文的写作规范，掌握英文写作的方法与技巧，养成良好的写作作风与习惯，才能通过科研论文的撰写将其研究目的、方法与结果等内容进行准确、恰当地表达。由此，才能充分展现其研究工作的学术水平，达到发表科研论文的最终目的。换言之，优秀的科研论文要为读者提供准确、详细和必要的信息，以使他们能够：①评估研究者所报道的观测、观察研究工作是否准确、可行；②依据文中的描述重复研究者所做的实验；③判断文中得出的结论是否与其实验数据相符，即结论是否准确、可信。

一篇论文的基本结构可以概括为"IMRD"，即：①introduction（引言）：阐明文中要解决的问题；②methods（方法）：采用了什么研究手段；③结果（results）：发现了什么现象，得到了什么数据；④讨论（discussion）：论述这些发现的意义。

关于如何整体规划论文的基本结构，论文作者可以借鉴剑桥大学 Ashhy 教授提出的"概念框架法（conceptional framework）"（Ashhy，2000），具体做法如下：首先写下事先拟定的文章题目，然后按照"IMRD"的结构划出相应的区域。将每个部分的主题句依次写在对应的区域内。把所能想到的相关信息逐一记录在对应区域的附近，例如段落标题、图表，以及需要进一步阐述的观点等，并用箭头标示它们属于哪个区域。标画"概念框架"的过程即是思考的过程，在此期间不必考虑细节，主要是积累素材。例如，思考还需补充哪些材料？是否需要再去找某篇文献的原文？是否需要补画一张图表？当发现需要再补充一个段落时，就在"概念框架"中再增添一个新的区域即可。如果发现原有的顺序需做调整，就用箭头标示新的排列顺序。绘制"概念框架"的过程虽然看似简单的儿童游戏，但对论文的写作却非常有帮助。这一过程提供了自由思考的空间，并通过图示的方式逐渐形成了写作的思路，这便是论文写作的第一步。从整体考虑文章结构，思考各种组织文章素材的方法，准备好所需的资料，随时记录新的想法。采用这种方法，使得正式下笔时，无论从哪一部分写起，都能够得心应手、把握全局和主题。

英文科研论文的四个主要组成部分的写作要领及方法：

（一）Introduction（引言）

引言又叫绪论、引子、前言等。引言是文章的开场白，其作用是向读者介绍文章的主题、目的和总纲，便于读者了解文中所述科研工作的研究背景以及作者的写作思路。美国医学写作协会（American Medical Writers Association）制定的《医学论文写作要领》中对"引言"部分作了如下规定：

1. Defines the scientific problem that stimulated the work.（阐明激发作者进行此项工作的

科学问题。）

2. Explains the authors' technical approach or hypotheses. （说明作者的技术手段和研究假设。）

3. States the purpose and scope of the study. （说明研究的目的和范畴。）

4. Introduces and defines terms and abbreviations. （介绍并定义所用的术语与缩写。）

下面以发表在英文期刊《人类遗传学》（Human Genetics）的一篇题为"*The origins and genetic structure of three co-resident Chinese Muslim Populations：the Salar，Bo'an and Dongxiang*"（Wang et al. Human Genetics，2003）的文章为例，来讲解"引言"部分涉及的内容及其写作方法。

The history of Chinese Muslims dates back some 1400 years to the Tang Dynasty （618-907 AD），when followers of the Islamic faith variously entered China as troops，merchants and political emissaries from Arabia and Persia. These groups and individuals subsequently settled throughout China，and contributed appreciably towards local and national development. There are ten officially recognized Muslim mlnorities in the Peoples Republic of China，the Bo'an，Dongxiang，Hui，Kazakh，Kirghiz，Salar，Tatar，Tajik，Uygur and Uzbek，with a combined current population of 91 million. Although their individual histories and population sizes vary，the origins of the ten populations have been traced to Arab，Iranian and Central Asian sources，and/or the Mongol peoples.

本段简要介绍了中国穆斯林民族的起源与发展史。

A number of studies have been reported on the genetic history of Chinese groups，each of which primarily focused on selection，founder and/or bottleneck effects，genetic drift，and mutation，and addressed human migration on an evolutionary time scale. Thus only limited attention has been paid to factors such as endogamy，past and current population sizes，polygyny and polyandry，and kin-structured migration，which could significantly shape the pattern of genetic diversity within the relatively shorter time frame of historical events.

本段介绍了前人对中国穆斯林民族历史起源的研究进展及其存在的问题。

The present study examined genomic variation in three endogamous Chinese Muslim communities，the Salar，Bo'an，and Dongxiang，by genotyping uni-and bi-parental markers. The three ethnic groups are typical of contemporary Chinese Muslim communities；each has maintained many of the cultural and religious traditions of their founders and all favour community endogamy and permit consanguineous marriage However，the Salar are a Turkic language community，whereas the Bo'an and Dongxiang are Mongolian-speaking. In 1998，the populations of the three communties were reported as 11683 Bo'an，87546 Salar，and 373600 Dongxiang.

本段介绍了该项研究工作的研究对象、方法与目的，即利用分子标记的基因型数据来研究3个存在近亲婚配习俗的中国穆斯林（撒拉族、保安族与东乡族）人群基因组的遗传变异。

（二）Methods（方法）

方法部分是整个论文中非常重要的一部分，却常常容易被忽视。如果文中叙述的方法并不恰当，甚至存在谬误，那么这样的研究工作就缺乏可信度，这也是导致退稿的最常见原因之一。

"理论性论文"是应用理论分析或计算分析来证明论点的正确与否。需要对研究对象进行准确的描述,并定量各因素之间的相互关系。在写作上,常采用举例、推理、反证、类比、对比、因果分析、归谬等方法。要求论点明确且唯一,论据充分而必要,层次清楚,结构合理,逻辑性强。

"实验性论文"的"实验材料与方法"部分,要把材料的来源、性质和数量,实验所使用的仪器、设备,实验条件和测试方法等交代清楚,其目的是使他人能重复同样的实验操作,以验证文中报道的新发现的正确性与可靠性。

"创新性技术论文"是以自然理论为基础,报道应用自然科学的最新成果实现技术创新,或是运用已有的科学技术理论和作者的实践经验来实现技术创新的论文。

"新技术应用性论文"则是报道应用某种新技术(工艺、产品、设备)解决了医学实践中遇到的实际问题,并取得了良好的经济效益和社会效益的论文。写作这类论文时,应阐明"为什么要应用这种新技术","如何应用"及"结果如何"这三个方面。并着重强调应用这种新技术的必要性和可行性,以及如何应用。对于应用的改进或改进的建议,可写在结论部分。

"方法"部分的主要目的是详细描述实验设计,以便其他科研工作者在需要时依据这些描述能够重复该实验。根据文章篇幅的大小,可相应调整"方法"部分的详略程度。如果采用的是标准的检测、研究方法,则只需注明相应的参考文献即可。然而多数情况下,研究者采用的是已有方法的改良法,这时就需要较为详细地加以叙述,以便他人理解。"方法"部分的写作应按逻辑顺序描述研究的实验设计,详细叙述研究的步骤或给出相关文献,给出对所得资料进行分析的方法。研究设计应包括:对其进行简洁的描述,告知读者如何进行随机化,应注意"独立、平行、配对、自身对照"等词语的使用,最好引用该设计和方法的原始报道;在叙述研究是如何进行的过程中,应告知读者如何选择研究对象,及剔除对象的原因和标准;准确而详尽地描述所使用的材料,给出所用药物的精确剂量及确切的治疗方式等。同时要注意医学研究中所涉及的伦理学问题,以人为研究对象的实验报告,应表明实验过程是否符合《赫尔辛基宣言》的标准。文章中不应使用病人的姓名、缩写名或医院中的各种编号。若刊用人像应得到病人的许可或采取遮蔽法。为确保实验的可重复性,作者必须做到:①如果使用了任何新的方法,一定要给出完整的细节描述;②给出所用测量方法的精度;③使用恰当的统计方法。

美国医学写作协会(American Medical Writers Association)制定的《医学论文写作要领》中对于"方法"部分的写作要求如下:

1. Purpose(目的)

(1) To permit readers to judge the validity of the study. (使读者能够判断研究的可靠性)

(2) To permit others to replicate the study. (使他人能够重复该项研究)

2. Avoid leaving gaps in the logic of the methods . (避免留下逻辑上的漏洞)

例如,如果在文中写道"We used a modified Simon's method. "(我们使用了修正的 Simon 的方法),那么就一定要注明"我们修正了什么?"(What were the modifications?)

3. Study design(研究设计)

(1) Identify the explanatory and response variables(interventions and outcomes) studied. (说明研究中的描述性变量及导致的结局,例如:干预和结果)

-Identify the unit of analysis(e. g. ,eyes,patients). [说明研究分析的对象(例如:眼睛,病

人）]

-Provide measurable("operational") definitions. （定义可测量的指标）

-Describe the methods of data collection and measurement: science is measurement! （描述数据收集和测量的方法：科学就是测量!）

（2）Specify the type of study. （说明研究的类型）

①Difference vs. equivalence studies. （差异性还是等效性研究）

②Pragmatic vs. explanatory studies. （原理性还是阐释性研究）

③Retrospective(case-control) study. （回顾性(病例-对照)研究）

④Cross-sectional(survey) study. （横断面(调查)研究）

⑤Prospective(cohort or longitudinal) study. [前瞻性(队列或纵向)研究]

⑥Randomized controlled clinical trial. （随机对照临床实验）

（3）Describe the population studied. （描述研究的人群）; Give the eligibility criteria. （给出受试者的纳入标准）

（4）Explain how subjects were assigned to groups. （说明研究对象如何分组）

①Define cases and controls in retrospective trials. （指定回顾性实验的病例与对照）

②Define exposures or diagnoses in prospective trials. （说明前瞻性实验中的处理或诊断方法）

（5）Give the dates or time periods of data collection. （给出数据收集的日期或时间间隔）

（6）Identify the statistical methods(last paragraph of the Methods). [确定统计方法(写在"方法"部分的最后一段)]

①Identify at least the primary comparisons to be made. （至少说明基本的统计学比较方法）

②Describe how the sample size was determined(give details of power calculation). [描述样本数量是如何确定的(给出具体计算方法的细节)]

③Identify the general type of analyses to be applied (e. g. ,hypothesis testing; correlation; survival analysis). [明确应用的分析类型(例如,假设检验、相关分析、生存分析)]

④Intention-to-treat vs. on-protocol analysis. （意欲如何处理或按照实验方案进行分析）

⑤Specify the alpha level(e. g. ,0. 05;0. 01). [指定 α 水平(例如,0. 05;0. 01)]

⑥Identify the statistical software package used in the analysis. （说明分析所用的软件包）。任何研究工作在计划阶段就要寻求统计学专家的帮助,统计学专家的建议对改进临床调查的设计及后期分析大有益处。否则统计学家也无法挽救由糟糕的科研设计而得出的实验结果。

以 2003 年发表在《人类遗传学》(*Human Genetics*)题为"*The origins and genetic structure of three co-resident Chinese Muslim Populations:the Salar ,Bo' an and Dongxiang*"的文章为例,讲解"方法"部分如何撰写。

Ethical approval

The study of the Chinese Muslim communities was performed with the approval of the Ethics Committee of Tongji Medical University, PR China and Edith Cowan University, Australia. Prior consent to undertake the investigation was obtained at community level through the cooperation of the Chinese Academy of Sciences, Beijing.

本段说明了本研究考虑到了有关伦理学的问题，强调在进行研究之前，已经得到了伦理委员会的支持，并与研究者签署了知情同意书。

Analytical methods

Finger-prick blood samples from 81 Salar (52 males, 29 females), 67 Bo'an (47 males, 20 females) and 64 Dongxiang(49 males, 15 females) were obtained from randomly selected individuals in each community, all of whom were resident in Jishisan County, a minority autonomous region located in Gansu province, northwest China. The overall age range of the subjects was 12 to 18 years.

本段介绍了研究对象的选取与分组情况，及其处理方法。

A set of ten dinucleotide STR markers on chromosomes 13 and 15 (D13S126, D13S133, D13S192, D13S270, D15SⅡ, D15S97, D15S98, D15SIOI, D15S108 and GABRB3) was investigated in all samples following procedures previously standardized on East and South Asian populations. For Y-chromosome analysis, one tri-and three tetranucleotide STR markers (DYS19, DYS388, DYS3891, DYS393) were chosen from a panel of markers widely used in forensic examinations. PCR conditions for the autosomal markers and for the Y-chromosome markers were as previously described (Wang et al. 2000). Separation of the PCR products was performed on 6% denaturing polyacrylamide gels using an ABI 373A automatic sequencer (Applied Biosystems). The Genotyper program was used to size STR alleles by reference to an internal size standard Genescan-500 TAMRA (Applied Biosystems).

本段介绍了应用 ABI 373A DNA 测序仪检测常染色体和 Y 染色体的 STR 位点。

Male samples were analyzed for 15 unique event polymorphisms(UEPs) on the Y-chromosome: Ml(YAP), M216/M130(RPS4Y), M89/M213, M172, M170, M9, M175/ M214, M122, M134, M159, M119, M95, M45, M173, and M17(Underhill et al. 2001).

PCR primers were as described elsewhere (Underhill et al. 2001), with the exception of the forward primers for M45 (5'-ATTGGCAGTGAAAAATTATAGC TA-3') and M17 (5'-GTGGTT-GCTGGTTGTTACGTG-3'), which were designed with a 3' mismatch creating a restriction fragment length polymorphism (RFLP) site. M45 was typed by Bfal restriction digestion of the PCR product and M17 by Af/Ⅲ digestion. Five other markers were typed using PCR-RFLP assays according to the manufacturer's instructions(New England Biolabs): M130(Bsl Ⅰ), M213 (Nla Ⅲ), M9 (llinf Ⅰ), M175(Mbo Ⅱ), and M122(N/a Ⅲ). M1 was detected by PCR amplification of either a 455-bp (YAP+) or 150-bp(YAP−) fragment that can be resolved by electrophoresis on 2% agarose. The remaining polymorphisms were analysed using a modified version of the primer-extension assay (protocol available on request) and matrix-assisted laser desorption/ionization mass spectrometry(Haff and Smirnov 1997). Mass spectra were collected using a Voyager-DE PRO MALDI-TOF instrument (Applied Biosystems). Genotypes were determined by calculating the mass of the dideoxy-nucleotide incorporated at the variant site.

本段介绍了应用飞行质谱检测 Y-染色体基因多态性。

The mtDNA hypervariable region I (HV-I) was amplified and sequenced in a subset of 30 samples (n = 10 from each community) according to Hopgood et al. (1992), using ABI Prism dye primer kits running on 6% denaturing polyacrylamide gels. Sequence data were analyzed using ABI DNA analysis software and SEQUENC-ER (Gene Codes).

本段介绍了线粒体 DNA 的检测。

以上三段介绍了研究测量的指标，数据收集和测量的方法，详细地描述了该项研究的实验流程。

Statistical methods

For the autosomal data, basic statistical computations included allele frequency, heterozygosity and gene diversity, with Hardy-Weinberg equilibrium (HWE) tests performed using the GENEPOP program. An exact probability test was employed to assess the significance of deviation from HWE. Where deviation from HWE was confirmed, a U-test was used to further assess whether it was due to heterozygote deficiency. Both the exact probability test and the U-Test are based on Markov chain Monte Carlo type algorithms. The correlation of genes of individuals within populations (F_{is}) was calculated for each population.

The degree of population differentiation for the autosomal, Y-chromosome and mtDNA data sets was ascertained by analysis of molecular variance (AMOVA), calculated using Arlequin Nei's standard distance (Ds) was calculated for autosomal and Y-chromosome STR data using the Microsat software package. Tamura and Nei's distance was calculated for the mtDNA data using Mega 2.1. This program was also used to generate. Neighbour-Joining (NJ) phylogenetic trees from the autosomal, Y-chromosome STRs and mtDNA distance matrices. The statistical robustness of the trees was tested on a comparison of 1000 bootstrap iterations.

以上两段介绍该项研究所采用的统计学方法及进行各种统计学分析所使用的软件。

（三）Results（结果）

"结果"部分应回答在"引言"中提出的问题，采用文字、图、表并用的方式，说明与对照组比较的结果，也应告知意想不到的结果。一篇论文的结果部分有两个特点：对研究工作主要发现的全面而概括的描述；清晰而简明地表明实验数据。

但是，在该部分的写作中并不需要罗列所有的实验数据，而是叙述所有的结果，尤其应着重于那些可以回答引言中问题的结论。因此这部分应当只列举有关的、有代表性的数据。对结论的统计分析一定要恰当。由于目前统计软件包易学好用，很多年轻的研究工作者并不愿意去深入了解统计方法的原理，审稿人有时也仅仅评估论文所采用的统计方法的合理性，所以如果所用的统计分析复杂而不常用，最好请统计学家帮助修改。

写作结果部分常见的问题是：

1. 罗列未经整理加工的庞杂的原始数据，或数据整理方法不当。

2. 所列数据与文章内容不符，与"材料与方法"部分不能呼应。

3. 结果与数据之间缺乏逻辑性,没有层次,显得零乱。

4. 用不确切或含糊的措辞表述结果。

美国医学写作协会(American Medical Writers Association)医学论文写作要领中对于"结果"部分的说明是:

1. Purpose(目的)

(1) To tell what happened during the study. (叙述研究过程中发生了什么)

(2) To present the findings of the study. (阐述研究的发现)

2. Explain any deviations from the study as planned. (解释实际研究中出现的偏差)

3. Provide a schematic summary of the study. (提供研究的纲要性小结)

(1) To show the study design. (表明研究设计)

(2) To indicate the flow of subjects throughout the study. (指明整个研究的主题流程)

(3) To account for all subjects or observations. (解释所有的研究对象或观察资料)

4. Present the results of the study. (给出研究的结果)

(1) Use figures or tables when possible. (尽量使用图表)

-Compares groups at baseline. (比较不同组别基线水平的差异)

-Present data in Systems Internationale(SI)units if required by journal. (采用国际单位制)

(2) Focus on the primary comparisons first and give:(关注于主要的比较并给出:)

-The actual change or difference between groups(the"estimated treatment effect"). (组别间的实际变化或差异)

-The 95% confidence interval for this estimate. (估计95%的置信区间)

-If reported,the exact P value of the difference (until $P<0.001$). [差异的精确 P 值(直到 $P<0.001$)]

-The test used in the statistical analysis. (统计分析中用到的检验方法)

-Assurance that the assumptions of the analysis were met (were the data normally distributed or skewed? Independent or paired? Linearly related or not?)[确定统计分析方法与研究假定是否相符(数据是正态还是偏态分布? 是成组比较还是配对比较? 是否有线性相关关系?)]

(3) Explain any dropouts or any missing data. (对失访与缺失的数据做出解释)再以2003年发表在《人类遗传学》(*Human Genetics*)的文章"*The origins and genetic structure of three co-resident Chinese Muslim Populations:the Salar,Bo' an and Dongxiang*"为例。

The three Muslim populations showed basically similar allelic distributions across all ten autosomal loci. A total of 160 alleles were identified in the 212 individuals,with 53 alleles (33.1%) shared by all three communities. The mean number of alleles observed at each locus varied by STR marker, and ranged from 6.3 alleles for D13S126 to 18.0 for D13S133. In average, 1.7 community-specific alleles were detected at each locus.

本段指出了研究对象,并对研究对象的等位基因分布进行基本的统计描述。

Significant deviations($P<0.05$) from HWE were observed at six loci(D13S133,D13S192, D13S270,D15S108,D15SⅡ,D15S98) in the Salar,seven loci (D13S133,D13S270,D15SⅡ,DIoS98，D15SI01，DIoS108，GABRB3）in the Bo'an，and two loci（D13S270，D15S108）in the Dongxiang. U-tests confirmed that all deviations were due to heterozygote deficiency. The mean F_{is} values，which describe the inbreeding effect within a sub-population，were 0.16 for Salar，0.12 for Bo'an and 0.01 for the numerically larger Dongxiang community. The components of autosomal genetic variation within and between the three communities examined by AMOVA indicated a negative inter-community variation of -2.2% equal to an F_{st} of -0.02，suggesting they have similar autosomal gene pools.

本段介绍了常染色体遗传变异在 3 个穆斯林民族之间的差异。

The average gene diversity calculated for the Y-chromosome STRs was 0.59 for the Salar，0.52 for the Bo'an，and 0.40 for the Dongxiang. Haplotypes were constructed from the Y-chromosome data. Of the 39 haplotypes identified，12% were shared by all three communities，34% were shared by two of the three communities，and 54% were community-specific. Haplotype diversity was 0.40 for the Salar，0.45 for the Bo'an，and 0.38 for the Dongxiang. The Salar had the highest mean number of pair-wise differences（1.76），followed by the Bo'an（1.57）and Dongxiang（0.81）. AMOVA showed that 29.4% of variation was between-population，which gave an accumulated F_{st} value of 0.29 and indicated significant inter-population diversity. The corresponding intra-population variation was 70.6%.

Haplotype diversity for the Y-chromosome UEPs was 0.88 for the Salar，0.86 for the Bo'an，and 0.87 for the Dongxiang，comparable to the mean regional diversities reported for North East Asia(0.84)，South East Asia(0.86)，and Central Asia(0.86)（Karafet et al. 2001）. Ten haplotypes were observed in each of the three Muslim populations，with eight or nine haplotypes shared between the different communities. The haplotype frequencies in the present study populations and selected populations from Asia are shown graphically in Figure 2，with haplotypes grouped according to Underhill et al.（2001）. The two most common haplotypes in the Salar，Bo'an and Dongxiang were M122（including M134 and I_INE-1/M159），with frequencies ranging from 24% ~30%，and M17 which occurs at similar frequencies in the Bo'an(26%) and Dongxiang (28%)，and at a slightly lower frequency in the Salar(17%).

以上两段介绍了 Y 染色体变异在 3 个穆斯林民族之间以及与其他民族之间的差异。

M122 haplotypes are found at high frequency in North East Asia（22%），but are relatively rare in Central Asia（3% on average，but higher in some populations of Uzbekistan and the Uygurs）. The M17（or SRY-1532/SRYl0831）haplotypes on the other hand are found at high frequency throughout Central Asia(26%)，but are rare in North East Asia(5%). The Bo'an and Dongxiang are Mongolian-speaking，so M130（including M217）was another haplotype of potential interest，occurring at frequencies of >50% in North Asia(Mongolians and Siberians)，moderate frequency in Central Asia（25%），and at lower frequency in the Hui（17%）and Northern Han (5%)（Karafet et al. 2001）. In fact，this haplotype was present at low frequencies in the Salar (7%)，Bo'an(3%)，and Dongxiang(0%).

本段对 Y 染色体单核苷酸多态性的特异单倍型进行重点描述,并进一步进行特异单倍型在中国穆斯林民族与其他民族之间的比较。

A 360-nucleotide sequence of 'HV-I in the mitochondrial D-Ioop (position 16024-16383) was analysed in 30 samples, ten from each of the three communities. At least two polymorphic sites were common in all samples. These comprised a site characterised by a T at position 16223 (Salar, 90%; Bo'an, 70%; Dongxiang, 70%), and a C at position 16362 (Salar 60%; Bo'an, 70%; Dongxiang, 30%). Of the 30 mtDNA sequences examined, 23 were unique, two were found twice in the Bo'an and Salar, and one sequence was found three times in the Salar. A total of 44 polymorphic sites were identified among the three populations, equivalent t0 12.2% of the overall 360bp sequence. The pairwise mtDNA nucleotide differences for the three populations were 5.70, 6.42 and 5.90($SD = 2.47$) for the Salar, Bo'an and Dongxiang respectively. The mtDNA AMOVA results indicated that inter-population variation was low in the three populations (1.2%), with 98.8% diversity distributed within the communities.

本段介绍了 mtDNA 多态性在 3 组人群中的比较及相应的统计学意义。

(四) Discussion(讨论)

讨论部分是对实验观察结果进行理性的分析和综合,使结果通过逻辑推理、理论分析,上升为理性认识,得出科学的、恰如其分的结论。主要包括以下内容:

1. 对实验结果(预期结果和预期以外的结果或现象)进行理论的解释和分析。

2. 将结果与其他作者实验结果进行分析比较,解释其结果异同的原因,提出自己的见解。

3. 引用有关文献来说明和支持本文的观点和结论。

4. 客观地总结实验的经验和教训。

5. 客观地评价研究的水平及研究结果的科学价值。

6. 对研究过程中遇到的问题及尚未解决的问题提出研究方向和设想。

常见问题:①对结果没有充分的理论分析,或得不出应有的理性结论,未能为进一步研究或对其他科学家提供必要的研究线索;②不能恰当地引用有关的文献,或是罗列与主题关系不大的文献;③过高评价研究水平及结果的价值。美国医学写作协会(American Medical Writers Association)制定的《医学论文写作要领》中对于"讨论"部分的说明是:

1. Purpose(目的) to explain the nature and importance of the findings. (Answers the questions: "So what?" and "Who cares?")[解释研究发现的性质和重要性(应回答:"结果的意义"以及"谁更关注该结果")]

2. Should be the most useful section but is often the weakest. (应当是最有意义的部分,但往往最易被忽视)

3. Begins by summarizing the study and the main results. (以总结研究及其主要结果开始)

4. Discuss the implication of the results and what else is known about the problem and its proposed solutions. (讨论结果的含义,还有哪些问题以及可能的解决之道)

5. Generally includes the literature review. (通常包括文献回顾)

6. State the limitations of the study. (说明研究的局限性)

7. List the conclusions. (列出结论)

(1) Distinguish between clinical and statistical significance. (区分临床意义和统计意义)

(2) In studies with low statistical power, do not mistake inconclusive results for negative results ("absence of proof is not proof of absence"). [在低统计效能的研究中,不要错误地把非决定性的结果当作阴性结果(结果是阴性并不代表结论是阴性)]

(3) Distinguish between supported conclusions and speculation. (区别结论和推论注意),讨论的要素在于:①总结主要的发现;②讨论方法可能存在的问题;③将结论和他人的工作进行比较;④讨论研究发现的临床和科技含义;⑤对未来进一步研究的建议;⑥得出一个简洁有力的结论。尽管这个 IMRD 描述了一篇论文的基本结构,但其他部分也同样重要。标题、摘要和作者的写作规范将在第二至第四节进行介绍。要知道,多数人都一般只会去仔细阅读论文的标题,会认真阅读摘要的人要少一些,而通常只有很少一部分人会去精读全文。一篇论文的题目和摘要至关重要,好的题目和摘要才能吸引读者去阅读全文。

恰当的参考文献的黄金规则就是只列举相关的、正式出版的文献,并把他们按照所投稿期刊的要求恰当的列举出来。大量的列举参考文献显得并不那么学术和专业,因为优秀作者应当知道哪些文献才是对研究真正有益的。

开始撰写论文之前,应首先仔细阅读相关期刊的"稿约/投稿须知"并据此准备论文撰写。如果给一个期刊投稿,却按照另一个期刊的要求来书写,就犯了一个严重的错误,因为这样会使人觉得这是刚刚被其他期刊退回的稿件。在论文的准备阶段,要经常按照"稿约/投稿须知"来检查稿件以使投稿稿件符合要求。

以 2003 年发表在《人类遗传学》(*Human Genetics*)的文章"*The origins and genetic structure of three co-resident Chinese Muslim Populations:the Salar,Bo' an and Dongxiang*"为例,来分析讨论部分的撰写。

The higher homozygosity levels and significant deviations from HWE widely observed in the Salar, Bo' an and Dongxiang are suggestive of high levels of endogamous and/or consanguineous marriage. This is consistent with a previous genealogical study which reported that all three Muslim populations were endogamous, with mean coefficient inbreeding (α) values of 0.0023 t0 0.00558 (Du & Zhao 1981).

讨论以本研究的主要结果开始,并与其他作者类似实验的结果的进行分析比较。

AMOVA analysis showed that the interpopulation variation of Y-chromosome STRs greatly exceeded those for autosomes and mtDNA Lower male-transgeneration migration and/or patrilocality have been identified as major genetic forces for the higher F_{st} values in Hindu castes and other populations (Bamshad et al. 1998; Seielstad et al. 1998; Hammer et al. 2001). However, in the present study, besides patrilocality it seems that diverse paternal lineages and a shared maternal gene pool have contributed significantly to the observed differences in Y-chromosome, autosome and mtDNA F_{st} values in the three communities.

In contrast to the Y-chromosome STRs, the more ancient Y-chromosome lineages represented by UEPs occur at quite similar frequencies in the three populations, with 80% -90% of the haplotypes in common, suggesting that they have shared male origins on an evolutionary time scale. The high frequency of the M17 haplotype is in keeping with a Central Asian origin, with frequencies similar to those of the Altaic/Turkic-speaking Uzbeks and Uygurs (Wells et al. 2001). The frequency decreases eastward across Siberia and Mongolia, with a low frequency in North East Asia (Hammer et al. 2001; Karafet et al. 2001; Wells et al. 2001). An analogue of the M17 haplotype (SRY-1532 also known as SRY10831) is also seen at high frequency in Eastern Iranian populations, with the suggestion that it had spread from Central Asia into modern Iran, Pakistan and northern India (Quintana-Murci et al. 2001, McElreavey & Quintana-Murci, 2002). This is consistent with the claimed historical origins of Muslim minorities in PR China (Gladney 1996; Wong and Dajani 1988), but suggests that the Bo'an and Dongxiang acquired the Mongolian language with relatively little Mongolian genetic admixture.

The mtDNA profiles in the three Muslim communities were comparable to Han Chinese and Central Asian populations, in particular the T-C transition at position 16223 and the C-T transition at position 16362 (Comas et al. 1998). The average mtDNA nucleotide diversity index for the three populations was 0.017, which is similar to those reported in Eastern Asian (0.017), Mongolians (0.018) and Turkish (0.015) populations (Comas et al. 1998). The levels of nucleotide diversities within each community were higher than expected for isolated endogamous communities, perhaps reflecting the prevalence of the two common mutations at positions 16223 and 16362.

以上各段从常染色体、Y染色体和线粒体3个角度对研究结果进行论述，并对研究结果做出科学的解释。

In summary, analysis of the UEPs indicates that the three Muslim populations, the Salar, Bo'an and Dongxiang, shared common ancient origins, but the Y-chromosome STR data show that their male gene pools were significant altered by subsequent historical events resulting in the establishment of community-specific Y-chromosome STR haplotypes. In contrast, the close genetic distances between the mtDNA profiles of the three communities suggest that they shared very similar female founder gene pools, mostly Chinese Han females. Only detailed demographic histories for the three populations can identify the main driving forces for the differences between the autosomes, mtDNA and Y-chromosomes. This is especially pertinent in Chinese Muslim populations given the founder hypotheses associated with the Y-chromosome and mtDNA lineages. Historical accounts suggest that it was predominantly the transit of males into China and their partial incorporation into Chinese society which led to the formation of the majority of present-day ethnic minorities. Besides the observed common genetic background of ancient UEPs, these historical sources are validated by the high heterogeneity of the Y-chromosomal STRs and the cohesive female lineages of the three Muslim populations.

本段是对各研究结果的一个总结，常染色有很高的近亲同源度，线粒体遗传在3个穆斯林民族之间以及与汉族之间有很强的同源性。与之相对应，每个少数民族都有自己独特的Y染色体单倍型始祖现象。

第四节　研究论文投稿的注意事项

护理学研究可以采用多种形式和方法,其中量性研究(quantitative research)与质性研究(qualitative research)是两种主要研究方法。量性研究多用于研究物质现象,而质性研究多用于研究精神现象;量性研究十分重视研究的操作工具的科学性与规范性,而质性研究则主要考虑研究者对研究过程和结果的影响。量性研究的基本过程是:提出假设,确定具有因果关系的各种变量、抽样、选择测量工具、控制无关变量、实施测量、检验效度、数据运算与分析、验证假设。也就是说,量性研究是一个具有标准化程序的、自上而下的演绎过程,是从一般的原理推广到特殊情境中去的过程。采用量性研究方法研究后撰写的论文即为研究论文。护理科技论文大多为研究论文(quantitative research paper)。

工作、完成、发表(work,finish,publish)是著名物理学家法拉第对研究工作程序的精辟总结。护理科技论文是护理科学工作者经过精心研究后,将其原始的、创造性的、真实的成果,经过审慎地思考、系统地分析和全面地总结,最后以一定格式表达出来的书面报告。量性护理研究论文具有实用性、创新性、科学性和逻辑性,发表后应能指导临床护理和护理科研。论文要求内容新颖、目的明确、资料真实、数据准确、统计分析正确;论文中涉及的专业术语要规范化,在全文中前后一致。护理研究论文通常由五个部分组成:①中英文标题;②作者署名和单位;③中英文摘要及关键词;④正文(包括前言、材料与方法、结果、讨论);⑤参考文献。

护理科研成果只有通过论文的公开发表得到同行认可才可能转化为生产力,且被后续研究借用,从而推动护理学研究的不断拓展。撰写科学论文已经成为每位科学工作者必须具备的基本功。因此,护理专业学生要多了解撰写发表论文的有关要求和技巧,并加以反复实践,为自己将来的科研工作奠定基础。

一、常见问题与解决策略

(一) 常见问题

护理研究论文完成后,稿件投往不同的期刊编辑部,编委会对来稿往往会有三种不同的处理意见,即退稿(rejection)、退修(revision)或接收(acceptance)。每一种期刊刊出的论文数量有限,对刊出论文的质量、内容都有一定的要求,论文被相应刊物接受、刊出的前提是应符合该刊物的刊出标准,即内容新、科技含量高、可读性强、符合刊物的报道范围。影响论文发表的关键因素一是论文本身问题,二是所投目标期刊不准。目前,尽管论文的发表与护理科技期刊的数量、审稿专家、编辑喜好等因素有关,但论文本身原因所致稿件被拒往往是关键因素。一般表现为选题不新颖、设计不合理、资料不准确;方法不可靠、数据不可信、论点不明确、讨论不务实、文献不合格;层次不清晰,语言不流畅,文字不简练,逻辑不合理等。有些论文存在的缺陷,经审稿专家、作者及编辑的共同努力,进行相应材料的补充和文字加工后可以刊出。但绝大多数在投稿过程中常常会因上述问题使论文不能如期或不能得到发表。此外,由于选刊不当而影响刊发的论文也不无存在,很多因为对期刊办刊宗旨不了解、盲目投稿而造成退稿,其中不乏高质量稿件;有的虽然后来刊发但直接影响到科研成果面世时间,乃至使有的论文失去应有的价值,这些都是很可惜的。因此,解决投稿问题是重要的一环。

(二) 研究论文退稿的解决策略

据不完全统计,有较高影响因子的护理专业类统计源期刊通常对来稿的采用率为10%～15%。目前,西方国家有几千种英文生物医学期刊,而国际著名生物医学期刊自由来稿的退稿率均在90%左右。所以,绝大多数稿件都属于退稿范围。贝尔纳说,良好的方法能使我们更好地发挥运用天赋的才能,而拙劣的方法可能阻碍才能的发挥。对于每篇退稿,作者应弄清楚退稿的原因,并根据不同情况,采取不同的应对措施,以期使自己辛苦劳动的成果能得到体现。

1. 分析原因,降低退稿概率   论文完成后,要进行全盘检查,以保证论文的质量和学术水平。①论文有无新意:国际刊物最欢迎的是具有原创性的工作。实验论点重复别人已发表的文献,或经过简单推理就能从已知的国际文献中推理获得,或重复他人工作是最为忌讳的。②分析是否到位:有新的发现,但未能很好地提炼、升华并上升到理论的高度。只有单纯的定性描述,缺乏定量的、理论分析的论文则不易命中。③内容是否够分量:不同期刊对论文内容的重要性要求是不同的,论文应是该期刊感兴趣的领域,能够引起该杂志读者群的兴趣。④理由是否充分:论文提出的论点如不能通过该实验方案所证实;逻辑推理有问题;实验方法学理论欠缺;作者未能公正客观地从其实验结果中推得结论,这些均会使论文存在较大缺陷。⑤实验是否完善:数据或分析存在严重缺陷,实验数据量太小,实验条件控制不佳,或没有设立对照组,这样写出的论文学术水平将受到严重影响。⑥数据统计处理是否不当:数据统计检验方法和统计学分析方法不对或不够妥当将使论文科学性大打折扣。⑦应用领域是否宽泛:如果仅仅是区域性(local)工作,或仅仅是国外方法在中国某一地区的应用,而不是提出新的方法,则不具有普遍意义,不可以推广到其他地方工作,这样,该论文即无发表意义。⑧语言描述是否准确得当:如果英文语法错误太多,表达不当,论文组织不当,文字功夫欠佳,国外审稿人则难以看懂。⑨是否符合期刊质量要求:论文数据表达方式不符合期刊的质量要求,主要包括图片未另附,或不清晰,图释不完整,参考文献格式不符合要求等,都可能遭遇退稿。

2. 不同形式退稿的解决策略   退稿往往有部分拒绝论文和完全拒绝论文,论文被审稿时前者常描述为"修后重审",后者描述为"无发表价值"。完全拒绝论文包括不经审稿的退稿(与期刊专业范围不符或学术水平过低)和审稿后的退稿(专家评议结果,不接受再投稿)。

对部分拒绝论文,首先要弄清被拒绝的理由。如欲在短期内发表而论文的重要性或创新性水平属中等以下,按审稿人意见认真修改文稿后,可改投至影响因子较低的学术刊物;如果论文包含某些有用的数据和信息,但数据或分析存在严重缺陷,作者可在获取更广泛的证据支持或有了更明晰的结论后,再经过仔细修改再投。再投论文在修改过程中,作者要认真阅读审稿人意见,然后决定下一步怎么做。寄回修改稿时,对审稿人所提的意见是如何修

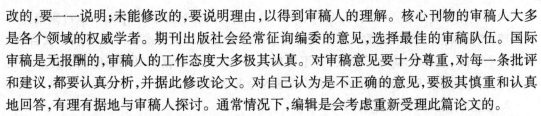

改的,要一一说明;未能修改的,要说明理由,以得到审稿人的理解。核心刊物的审稿人大多是各个领域的权威学者。期刊出版社会经常征询编委的意见,选择最佳的审稿队伍。国际审稿是无报酬的,审稿人的工作态度大多极其认真。对审稿意见要十分尊重,对每一条批评和建议,都要认真分析,并据此修改论文。对自己认为是不正确的意见,要极其慎重和认真地回答,有理有据地与审稿人探讨。通常情况下,编辑是会考虑重新受理此篇论文的。

对完全拒绝论文,如抄袭论文,编辑通常会表达意见,对这类论文永远不愿再看到,或不适合在其期刊上发表,此类稿件作者只有完全或大部"舍弃"其"不当"之处后重新处理。

3. 退稿并不意味着失败 可能由于某些工作尚有欠缺,初次投稿遭遇退稿是常态,大可不必被一次或两次退稿就弄得失去信心。退稿并不意味着失败,必须明白:①任何人都有过被退稿的经历,任何文稿都有可能被拒;②退稿只是说明文稿有缺陷,只要进行修改、补充,就有可能使文稿得到发表;③投稿前一定要选准期刊,不要被退稿所吓倒,不要轻易放弃;要根据自己文稿的特点选择期刊,同时不要因退稿就认为发表文章高不可攀。要吸取教训,总结经验,找出差距,不断提高自己的写作能力与写作水平,相信自己定会写出成功的、高水平的论文。

二、国外护理期刊投稿注意事项

国外科学界有一句名言:一项科学实验,直到其成果发表并被理解才算完成。其阐述了两个道理,首先是研究成果必须发表,即信息得到传播和交流;其次是发表的论文必须被读者接受并理解,即信息被社会认可,产生了应有的社会效益和经济效益。因此,要选择目标期刊,保证论文如期发表,则要掌握投稿的注意事项。

(一) 正确选择期刊

国外护理科技期刊(下称护理期刊)种类繁多,即使在同一分支学科或同一专业也有许多期刊,并且各个期刊的办刊宗旨、专业范围、主题分配、栏目设置及各种类型文章发表的比例均不相同。因此,选择一本恰当的期刊并非一件易事,常常要花费较多的时间,然而,这是论文写作前必不可少的重要一步,是论文得以发表的一个极其重要的环节。

1. 选择期刊的途径

(1) 通过数据库查找目标期刊:可以通过 ISI 数据库(美国科学信息研究所,Institute for Scientific Information)、NLM 数据库[美国国立医学图书馆,National Library of Medicine,简称 NLM,网址:http://www.nlm.nih.gov,其上有《国际护理学索引》(*International Nursing Index*)]、文摘数据库[包括美国著名的《生物学文摘》(*Biological Abstracts*,BA)、《化学文摘》(*Chemical Abstracts*,CA)、荷兰《医学文摘》(*Excerpta Medica*,EM)],以及专业索引或文摘检索,如美国(工程索引》(*Engineering Index*,EI)及其联机系统 COMPENDEX 收录有关生物工程方面的论文及其期刊,《心理学文摘》(*Psychological Abstracts*,PA)及其联机系统 PsycINFO 收录许多与护理学有关主题的论文及其期刊,《社会科学文摘》(*Sociological Abstracts*,SA)收录与社会医学、社会精神病学有关的论文及其期刊。一般通过以上途径即可查找到与论文相关主题及目标期刊。

（2）利用影响因子选择期刊：可利用 SCI 收录期刊的影响因子（impact factor）来选择期刊。期刊的影响因子是该刊前 2 年发表的文献在当前的平均被引次数。如《科学》、《自然》影响因子很高。期刊影响因子愈大，有用信息愈多。作者可根据期刊的影响因子排名决定投稿方向，如美国护理期刊几乎涉及了护理学各分支学科。

2. 注意期刊及其载文特点

（1）期刊的专业范围（scope）及论文格式（format）：作者首先应确定自己的论文主题是否在刊物的征稿或发表范围内，如果答案是"否"，则应立即停止对该刊物的进一步"研究"，而应去寻找其他可能的刊物。拟投论文可能极为优秀，但如果不适合于该刊物，则不可能在该刊物被发表。

（2）期刊的声望（prestige）：期刊的学术水平高，其声望就高；反之，声望则低。各国护理工作者都希望自己的科研成果能发表在有声望的高质量的医学期刊上。因为声望高的期刊有利于信息的国际间传播和交流，并对学术成果的认可具有权威性。然而，世界上最有声望期刊的退稿率也很高，其自由来稿的退稿率一般均在85%～90%，其中不乏许多杰出科学家的高质量论文。因此，选择期刊一定要根据自己论文的实际水平正确定位，不可一味追求最有声望的期刊。

（3）期刊论文的出版时滞（publication lag）：论文从接受到发表的平均时间，即出版时滞是作者选择期刊时需考虑的一个重要问题。论文的出版时滞与期刊的出版周期及稿件积压（backlogs）情况密切相关。国外英文护理学期刊多为月刊；著名的综合性医学期刊均为周刊，双月刊较少，季刊则更少。一般来说，在稿件积压相似的情况下，月刊的出版时滞总是短于双月刊及季刊，即月刊的信息时效性优于双月刊和季刊。因此，作者需要了解拟投期刊论文的出版时滞，以确定自己的论文是否可以等 1 年，甚至 2 年才能发表。

（4）期刊的读者群（audience）：在选择期刊时必须考虑拟投刊物的读者是否为论文期望达到的读者群，即是你的目标读者。所有的写作者，包括科学家在内，他们写作时都必须时刻想着他们的读者将是谁？为什么他们想读我的文章？考虑目标读者有助于正确选择投稿期刊；而目标期刊的确定，又能使作者更了解谁将是自己的读者，并能用于指导写作。

（5）期刊的发行量（circulation）：期刊的发行量大，表明其信息传播的范围广，影响面大，被社会认可的程度高。然而，对发行量一定要辩证地分析，不可绝对化。如果作者所从事的工作仅限于一个很窄的研究领域，其所适于投稿的期刊的发行量虽然很小，但确是作者所希望达到的读者群，那么这个期刊也是投稿的最佳选择。

（6）论文的出版费用（payments）：国外英文护理学期刊收取论文发表费（page charges）及彩图费（cost of color photographs）的政策不尽相同，有的期刊不收发表费，也不收彩图费；有的期刊不收发表费，但收彩图费；有的期刊既收发表费也收彩图费。然而，某些期刊在作者提出合适的理由后，可以免收以上费用。但几乎所有的期刊均收取单行本费用。在美国，许多护理研究有基金资助，因此，研究论文的发表费及彩图费可由基金支付。而对于无基金资助或有基金资助但无外汇的我国护理科技工作者，在选择期刊时一定要了解清楚拟投期刊的各种收费政策，以免造成日后的尴尬。

（7）期刊论文的来源（origin）：注意此刊是否发表过来自亚洲地区作者的论文。这个问题的答案直接向作者提供这本期刊对来自英语为非母语国家护理论文的开放程度。

采用以上这些标准有助于作者选择一本最适合的期刊,以便使自己的论文最大程度地被同行阅读,以达到交流的目的。根据以上几条提示,即可选准最有可能发表作者论文的英文护理学期刊。

(二)熟识投稿须知

几乎所有的英文生物医学期刊都定期刊登投稿须知,尽管各期刊投稿须知的内容不尽相同、细节繁简不一,但目的都一样,即帮助作者更加成功地投稿,使论文发表过程更为简捷而有效。因此,投稿前仔细研究3~4本初选的期刊"投稿须知"很有必要。投稿须知的英文表述有多种,常见的是 Instruction for Authors、Instructions to Authors、Authors'Guidelines、Guidelines for Authors、Advice to Contributors、Advice to Authors、Information for Authors 等。

护理学期刊遵循"生物医学期刊投稿的统一要求"(Uniform Requirements for Manuscripts Submitted to Biomedical Journals,下称"统一要求"),该要求由国际医学期刊编辑委员会(International Committee of Medical Journal Editors,ICMJE)编制。目前,同意"统一要求"的英文生物医学期刊已超过500种。"统一要求"已成为这500多种生物医学期刊共同遵守的投稿须知(尽管几乎所有生物医学期刊均刊登各自特有的投稿须知),即按照"统一要求"撰写的论文投至此500多种期刊决不会因格式不符而退稿。"统一要求"及其补充说明所涵盖的内容在很大程度上反映了各期刊"投稿须知"所讨论的主要问题。这些主题是:

1. 重复或再次发表(redundant or duplicate publication)

2. 病人隐私权的保护(protection of patients'rights to privacy)

3. 稿件准备(preparation of manuscripts)

4. 技术要求(technical requirements)——隔行打字,页码编写等

5. 文题页(title page)

6. 作者资格(authorship)

7. 摘要(abstract)和关键词(key words)

8. 正文(text)——前言(introduction)、方法(methods)、结果(results)和讨论(discussion)

9. 致谢(acknowledgments)

10. 参考文献(references)、表格(table)

11. 插图(illustrations)、图注(legends)

12. 计量单位(units of measure)

13. 缩写词(abbreviations)和符号(symbols)

14. 同行审稿(peer review)

15. 利益冲突(conflict of interest)

16. 保密(confidentiality)

尽管此500多种生物医学期刊同意"生物医学期刊投稿的统一要求",但其中许多期刊的编辑政策及对稿件格式的要求与"统一要求"仍有所区别,即在"统一要求"的大前提下,各个期刊又有自己的特点。因此,当作者确定了目标期刊后,一定要认真阅读该期刊的投稿须知,并用其指导自己论文的写作。

（三）投稿

1. 撰写论文初稿（writing the first draft） 当决定了论文的主题,确定了论文的读者群,并选定了论文目标期刊后,论文的文献检索工作便已完成。下一步就是确定论文作者、查看期刊的"投稿须知",并将研究结果的原始资料收集在一起开始撰写论文。论文撰写是一项艰苦的工作,并非一稿就能完成,往往需要反复修改才能使文章达到投稿要求,即所谓"5C"——正确（correctness）、清楚（clarity）、简洁（concision）、完整（completion）和一致性（consistency）。论文的撰写步骤及各部分的主要特点如下：

（1）文题（title）:本文关于什么？最佳文题的标准是用最少的必要术语去准确描述论文的内容。基本写作要求:准确（accuracy）、简洁（brevity）和有效（effectiveness）。

（2）作者（author list）:谁参与了本研究的设计工作及论文的撰写？

（3）摘要（abstract）:论文告诉我们什么？摘要是论文要点的浓缩（通常<250 字）,因此应在文章各主要部分完成后再写,这样有利于文章要点的提炼。优秀的摘要能有效地抓住读者的兴趣。基本写作要求:用含有必要词汇的短的简单句,以使摘要清楚而简洁;避免使用缩写词和晦涩难懂的词句,用小标题叙述研究论文的各部分用过去时（但问题的陈述和结论可用现在时）。

（4）前言（introduction）:本研究的背景和目的是什么？本研究试图回答的关键问题是什么？基本写作要求:阐述本研究目的及重要性,简要复习文献。

（5）材料（资料）与方法（methods and materials）:做了什么和怎样做？材料和方法是开始文章写作的最理想部分,因为这部分的内容作者最了解。基本写作要求:用过去时,尽可能按实验研究的先后顺序描述。

（6）结果（results）:发生了什么？基本写作要求:数据可用图、表或文字表达,但三者间应尽量少重复,在正文部分叙述主要结果和意义,用图或表给出较详细的数据,用过去时。

（7）讨论（discussion）:所获得的结果是否为"前言"中提出的关键问题的答案？结果如何支持答案？基本写作要求:集中讨论与本结果有关的问题,突出本研究的创新及重要性,并与相关的研究结果进行比较,给出结果所支持的结论,用现在时叙述已知或被证明的事实,用过去时描述本研究结果。

（8）参考文献（references）:与本研究方法、结果、讨论有关的其他研究是什么？其著录要求是:准确、完整、规范。

（9）致谢（acknowledgment）:除了作者,谁协助完成了本研究、分析结果并撰写论文？谁提供了基金和物质的帮助？基本写作要求:仅列出对本工作提供特殊的实质性贡献者的姓名且必须得到被致谢者的同意。

以上为完整的实验论著类论文的撰写步骤及特点。由于护理学研究内容包罗万象,不但有自然科学类,也有人文社会科学类,因此,反映在论文内则不拘泥于上述格式,可有不同的范式。

2. 准备论文最后一稿（preparing the final manuscript） 论文初稿完成以后,必须对其内容及格式进行反复推敲和修改,以达到"投稿须知"所提出的一切要求。尤其是投给期刊的稿件一定要达到期刊所要求的编辑格式,否则不但不能被接受发表,甚至根本不予考虑。因为绝大多数有经验的编辑都认为,不认真准备的稿件绝不是高水平科学研究成果的良好载体。所以,如果希望论文被发表,在准备投给期刊的稿件时必须做到打字整洁、无错、符合期刊格式、含有期刊要求的所有材料。

准备论文最后一稿一般分三步,首先是再次阅读目标期刊的"投稿须知",然后用"投稿须知"中提供的"稿件对照检查表"(manuscript checklist,authors checklist)与自己的论文一一核对,最后根据期刊要求打字,完成最后一稿。

3. 投稿步骤　一般来说,投稿程序分以下三步进行:

(1) 准备投稿信(covering letter,submission letter):几乎所有的国际护理期刊编辑部都要求在投稿时附上一封作者给主编的信(covering letter)。信中说明自己投稿的目的,清楚标明此稿是初稿或是修改稿,并详细清楚地写上自己的文章题目和作者姓名。部分期刊编辑部要求作者在信中申明下列几点:①文题和所有作者的姓名;②稿件适宜的栏目;③为什么此论文适合在该刊上发表;④关于重复或部分发表或已投他刊的说明;⑤不能转让版权的说明;⑥建议审稿人及因存在竞争关系而不宜做审稿人的名单;⑦通信作者(corresponding author)的姓名、详细地址、电话和传真号码、e-mail 地址;⑧能否付出版费(版面费、彩图费)的说明;⑨希望该稿件若不接收则退回原稿的要求(有的期刊在"投稿须知"中约定,除非作者在投稿信中提出要求,否则原稿不退还给作者)。

投稿信范例:

Example Ⅰ

Dear Editor:

We are pleased to submit enclosed manuscript "××××××××"by×××××,×××××,××××× and ××××× for your consideration for publication in ××××××× (Journal's name). The work is original,has not been previously published,and is not under consideration for publication elsewhere.

We would suggest any of the following individuals as potential reviewers ××××××××××(name and address),×××××(name and address),×××××(name and address),or ×××××(name and address).

We look forward to hearing from you.

Sincerely,

Name of corresponding author,PhD. or/and M. D.

这是一封极为简明的"Cover Letter"。它只说明两件事:①文稿的题目;②没有一稿多投的承诺。最后一句为客套话,可说可不说,因为每位作者都希望自己的论文在所投期刊上发表,似乎没有例外。但在欧美诸国,客套话是常用语故还是要写出。

Example Ⅱ

Dear Editor:

Enclosed(attachment) is a manuscript"×××××××××"for review and consideration for publication in"×××××××××"(Journal,name). These data have not been published before,and are under consideration for publication elsewhere.

Thank you for your consideration of this manuscript for publication.

Name of corresponding author, PhD. or/and M. D.

投稿信属于一种"自我介绍"或"自我包装"的文件,它为目标期刊编辑部提供了有关作者和文稿的必要信息,为编辑部在决定稿件的取舍时提供参考。因此,掌握投稿信的写作绝不是多余的事。

(2) 稿件包装:所谓稿件包装是指将稿件及其拟投期刊所需的伴随资料一并装入信封。一般应按以下顺序备齐资料:①投稿信;②刊物要求的稿件(包括文题页、文摘页、正文、致谢、参考文献、图注、表及图)拷贝份数,每份图单独装一个信封;③版权转让声明;④与稿件内容有关资料的拷贝(如学术会议报告论文或已发表的摘要等材料);⑤通知稿件收到的明信片或有作者地址并贴足邮资的信封(适用于不发收稿回执的期刊);⑥致谢和使用病人照片或引用私人通信的书面同意材料的复印件;⑦有些期刊要求附稿件对照检查表。以上材料不要用订书钉固定,以免途中因订书钉移动而损坏稿件;但可以用大型曲别针固定,照片可以在信封中夹硬纸片保护。

(3) 稿件邮寄:邮寄稿件应注意:①应至少自留一份打印底稿;②信封要足够大,并足够结实;③正确的投稿地址及收稿人("投稿须知"中常有说明,多要求直接寄给主编);④照片不可过大,最大不超过8.5英寸×11英寸,贴足邮票;⑤航空邮寄;⑥以打印稿(hard copy)投稿。几乎所有的英文生物医学期刊均不接受传真(fax)投稿,某些期刊仅允许一些没有图表的短文或"给编辑的信"通过电子邮件(e-mail)投稿,长篇论著、研究报告等文章决定刊用后方接受软磁盘。以上信息可以从"投稿须知"中获得、有的期刊在"投稿须知"中特别指出投稿地址与订刊或订单行本的地址不一样,作者应特别注意,以免造成不必要的时间延误。

目前,绝大部分护理期刊具备专门的投稿系统,接受网络投稿(网上投稿),以上材料则可直接采用网络形式发送。网上投稿程序:输入期刊网址→登录期刊网络→获取用户名和密码→注册成为会员→投稿→查阅审稿信息→修稿。

(四) 投稿后事宜

1. 稿件追踪(follow-up correspondence) 大多数英文护理期刊收到新稿后,会给作者发一份正式的、收到稿件的通知函,如果投稿后仍无任何有关稿件收到后的信息,也可打电话,发 E-mail 或写信给编辑部核实稿件是否收到。国外护理期刊十分重视刊物的质量控制,而审稿过程又被认为是质量控制的重要环节。一般稿件接受与否的决定在4~6周作出,从接受到发表平均为3个月。作者在投稿8周未得到任何有关稿件的信息,可写信询问。

2. 稿件退修(revised manuscript) 几乎所有的经审查学术水平达到出版要求的自由来稿,在发表前都需要退给作者修改表述及编辑格式,如压缩文章篇幅、重新设计表格、改善插图质量、限制不规则缩写词使用等。然而,退给作者修改的稿件并不代表文章已经被接受,文章最终接受与否取决于作者对文章关键性重要内容和表达方式的修改能否达到审稿专家及编辑的要求。原则上应按照编辑和审稿者的意见修改文稿,对论文修改处进行注解说明。修改后的论文应尽快寄回编辑部,附上一封给主编的信,如对退修稿有何意见,则可在信中提出,并做出相应解释。

应当注意,不同期刊对退修稿返回的时间(deadline)和修改方法要求不一。如英国 Lancet 要求作者送回 3 份修改稿,其中一份修改稿注出每一修改部位,并在修回信(covering letter)中对审稿人和编辑提出的修改意见——作出答复。作者一定要在编辑规定的时间内将修改稿返回,否则稿件将从被考虑发表的文章中剔除,按退稿处理。

3. 核改校样(checking and correcting proof) 校样(proof)指论文在期刊上发表前供校对用的印刷样张。国外许多英文护理期刊在论文发表前将校样送给作者核校;但有些期刊则在"投稿须知"中约定,除非作者要求否则不发作者校样。核改校样是文章发表前最后一次纠正错误的机会,因此应逐字逐句仔细核校,力争将错误降到最低限度。

国外英文生物医学期刊往往要求作者用标准的校对符号(proofreader's marks)校稿(marking proof)。而英美国家使用的校对符号与我国编辑出版界使用的校对符号不完全一致;另外,他们往往使用双重校对系统(double marking system),既不仅在文中需修改的部位作出标记,还在文旁再作标记以引起注意。因此,我国作者了解这些校对符号也有必要。

4. 定购单行本(ordering reprints) 绝大多数作者都愿意将自己已发表论文的单行本(也叫抽印本,reprints 或 offprints)分发给同事或同仁,以作专业宣传(professional self-advertising)。但应注意,几乎所有的英文护理期刊(包括不收版面费和彩图制作费的期刊)都要收取单行本费用。通常,单行本定单(reprint order form)与校样一同寄给作者;如果作者在收到校样的同时未收到单行本定单,应给编辑部打电话或写信询问。

第五节 研究论文的评价

论文是科研成果的一种主要表现形式,因而其发表的数量和质量就成为衡量科研人员研究能力、学术水平的主要指标。论文的数量很容易度量,但其质量则较难评价。理论上讲,对于本领域乃至整个科学界具有的影响力,是评价论文质量的终极标准。科学评价的实质是指运用科学的方法,制定出某些标准,并根据标准比较目前研究的各个方面,以判断其价值、意义及欠缺等。当前机械地将科学论文评价(evaluation of Article)等同于文本评价、同行评议,越来越注重和依靠文本机械量化的现象,都是忽略科学论文评价真正目的的反映。因此,应采用定量评价与定性评价相结合的方法,把易于量化的部分量化,而对不易于量化的部分进行定性分析,以保证对一篇研究论文的真正的公平评价。鉴于护理学术论文绝大多数为研究论文,这里主要介绍研究论文的评价,包括对论文缺点和优点两个方面进行剖析,以帮助科研人员提高临床护理质量、扩大对知识的理解、促进研究结果在实践中的应用,并为新的研究提供重要依据。

一、研究论文的特点

研究论文是集护理科研假说、数据、结论于一体的概括性的描述和论述,它能使同行评定所观察资料的价值、重复实验结果、评价整个研究过程的学术价值。一般科技论文可分为基础研究论文、应用研究论文和实验研究论文;而量性护理研究论文主要包括实验研究型论文和调查研究型论文,而前者包括观察类实验研究型论文和干预类实验研究型论文(为前瞻性研究)。一篇好的量性护理研究论文,要集创新性、科学性、重要性、实用性、规范性、逻辑性、可读性、攻坚性、广泛性于一体。

(一) 选题的创新性

最为突出的创新性表现是选题的创新性,如果选题处于专业前沿,或者国内外对所研究内容的报道较少,研究具有重要的理论意义或应用价值,则此类题目属于最佳选题。如果对前人的理论或技术部分改进或完善,虽无创新,但填补了我国该领域资料的空白,也难能可贵。论文的创新性包括理论创新、方法创新、技术创新、观点创新等,具体表现为方法新、观点新、材料新、见解新等,其中干预方法创新是干预类实验研究型论文的灵魂,应引起足够重视。研究论文创新性的体现要通过文献检索来实现。

(二) 设计的科学性

论文主题明晰、实验设计合理、研究方法新颖、数据客观真实、检验正确、论证准确、结论可靠、术语正确、字数合理。量性护理研究论文中最具价值也是难度最高的,当属干预类实验研究型论文,其实验设计要严格遵循随机、对照、重复、均衡的原则,这也是护理科研最基本的原则。方法要可靠,要注意标本含量、分组原则、组间的可比性等;观察指标应全面、客观、准确、特异性高;有充分的样本数据或实验室检查资料;临床研究有足够的最好是长期随访结果;应有必要的统计学处理,方法正确、解释得当。

(三) 主题的重要性

在论文选题和撰写时应注重研究主题的重要性,以及论文发表后应发挥的重要作用,也就是应注重论文发表后的社会价值、经济价值和理论价值。论文作为科研成果的一种表征,最终目标是为临床实践服务,促进护理学科的发展。一篇与当前的热点、难点、焦点、疑点问题无关的论文是不易发表的,也是没有价值的。

(四) 方法的实用性

绝大部分护理研究论文是来源于实践,又服务于实践,其实用性表现在面向临床、面向教学、面向广大医务工作者,具有实用价值。论文尤其是干预类实验研究型论文介绍的干预方法可直接指导临床工作,为一线服务。因此,选择基础方面的课题要注意与本专业临床实践关系密切,要有良好的临床应用前景;选择临床方面的课题更强调其实用性,要满足临床工作需要,解决临床实际问题,论文发表后能迅速转化为生产力。例如,"实习护生职业态度及相关因素调查分析"是一篇护理教育类的调查研究型量性论文,该文阐明了职业态度的涵义、功能及研究、探索高级护生职业态度的意义,并明确"临床实习是护生获得社会所期望的职业态度、价值观和技能的重要社会化过程"和"探索此阶段护生职业态度及相关影响因素,对于引导护生形成积极、稳定的职业态度,进而提高护理质量具有意义。"这就是该文的实用价值。

(五) 学术的规范性

医学术语准确、规范;图表列出有序、规范;注释与参考文献引证规范,著录格式符合《文后参考文献著录规则》(国家标准 GB/T7714-2005)要求;学术规范性强;不存在抄袭及版权纷争。

（六）节段的逻辑性

论文阐述的概念应明确，资料要全面，论证要深刻，且逻辑严谨。切忌前后矛盾，多处内容重复，摘要、方法、评价、结果、结论数据不一，逻辑混乱。如讨论是将研究结果从感性认识提高到理性认识的部分，最能体现出论文的逻辑性，此部分最难写。要从理论上对实验或观察结果进行分析和展开，要对论题进行全面准确地分析，不能片面肯定或否定论题；要忠实于事实和材料，下结论应以实验结果为依据，不能撇开实验结果而大量罗列文献资料，要避开基本常识，直接抓住主题。

（七）内容的可读性

研究论文的写作水平能充分反映作者在文字表述方面的基本功，同时也影响着科学研究表述的严谨性。因此，要求论文结构清楚、层次分明、写作规范、语言表达要准确连贯、简洁通顺、语法修辞合理、文采丰富。只有多读多练才能提高写作水平，使论文内容具有可读性。

（八）项目的攻坚性

研究论文尤其是干预类实验研究型论文可谓"高难度论文"，其理论难点多、实验难度大；前期参考文献少，资料收集与处理难度大。但其"含金量"也最大，该类论文最受期刊编辑青睐。可根据论文的基金资助来源看出其攻坚性。因此，应不畏艰险，奋力拼搏，在申报国家、省部、厅局、院级科研基金项目的基础上，认真研究，发表高水平论文，提高护理学科水平。

（九）文献的广泛性

研究论文的文献引用能反映作者对所研究项目的整体了解和把握程度，以及对研究现状的整体分析程度和对前人研究成果的借鉴程度。成功的研究，必定是在前人研究基础上的扩展和深入，是对研究项目当前最新成果的提炼和升华。要求参考文献涵盖国内外的最新科研成果，但要数量得当。

二、评价对研究论文的基本要求

（一）创新

创新是科研的灵魂，也是研究论文写作应注意的重要问题，正所谓"文章最忌随人后"。研究论文要力求创新。优秀的研究论文应该首先是内容有新意，观点新颖；其次是立论角度新颖，论述别致可取。如果立意一般，但有重要的新材料或善于归纳、总结，也算有点"新面貌"。

（二）正确

论文内容要正确，包括调查或实验方法的正确、材料和数据的正确，以及文字表达和图表使用等均要尽可能做到正确无误。

（三）完整

一篇完整的研究论文应包括题目、作者及其单位、合作者（指导教师）及其单位、中文摘要、外文摘要、关键词、前言、材料与方法、结果、讨论（结论）、参考文献、致谢等。其中，题目既要概括全篇内容,又要表达出论文的中心;摘要要用极简短精练的语言介绍本文主要实验结果和结论;前言阐明本研究的目的、理由和根据,介绍与本研究有关文献中的关键性观点,然后说明本研究的内容和问题;材料和方法具体说明本实验所用的材料、方法和具体步骤;用简洁明确的文字,辅以必要的图表和照片说明所获得的实验结果;讨论即阐明本研究与前人研究结果或文献资料的差异性及其原因,本研究解决了哪些关键问题,哪些问题有待进一步研究;结论是总结本研究得到的结果,对文章起到画龙点睛的作用;凡不是作者本人而是他人的实验结果、结论、原理、概念、公式、学说等均应注明出处,按顺序编号在全文之末列出本文中所引用的参考文献。

(四) 严谨

论文内容要求简洁精练,实事求是,无重复的段落、句子或词。论文内容要结构严谨,前后一致,不能相互矛盾,不涉及与论文无关的问题,不使用夸张或华丽的辞藻。

三、研究论文评价的基本内容

(一) 对研究论文主体内容的评价

对学术论文进行评价是一个复杂的过程,评价的深度受评价者经验和水平的制约。评价要首先从摘要开始,通读全篇,对各个步骤进行精确分析和审查,然后,通过对研究过程进一步的理解和技巧的掌握,进而进行更深入、全面和恰当的评价。

1. 审查研究问题 ①研究问题是否具体可行;②研究问题是否重要且与护理相关;③研究问题是否具有创新性;④研究问题的阐述是否清楚、简洁。

2. 审查研究目标 ①是否描述了目标;②目标是否可被研究;③目标是否缩小和澄清了研究的宗旨和目的;④目标是否确定了研究的变量和总体。

3. 审查研究的理论(概念)框架 ①理论框架表述是否清楚;②理论框架是否适合这个研究问题,是否有更适合的不同的理论框架;③研究问题和假设是否来自理论框架,研究问题和理论框架之间的联系是否显得牵强;④理论框架的演绎推理是否符合逻辑。

4. 审查假设部分 ①假设与研究问题的联系是否直接并合乎逻辑;②假设与研究目的是否有逻辑上的关联;③假设是否来源于理论框架;④假设是否以理论框架或文献检索为基础,如果不是,作者做出预测的理由是什么;⑤每个假设是否包含至少两个变量;⑥假设是否预测了变量之间的关系(自变量和因变量);⑦假设是否提到了研究人群;⑧假设的阐述是否用词清楚、客观、以预测的口气进行陈述;⑨假设是有效假设还是无效假设,如果是无效假设,是否有理由。

5. 审查科研设计部分 ①为得到所需资料,该研究设计是否最恰当,是否可选择更严密的设计方法;②该设计是否为达到所有研究目标或验证假设提供了有效途径;③设计是否符合伦理原则;④如果设计中有干预,干预是否详细描述;⑤如果设立了对照组,该对照方法是否合适;⑥如果未设对照组,是什么困难(如果有),它是否影响对研究结果的理解;⑦控制外变量的方法是否合适和足够;⑧设计的主要局限是什么,是否被研究者所认识;⑨如果是非实验性研究,研究者是否有理由决定不对变量做任何干预,此决定是否合适;⑩设计是否在逻辑上与抽样方法和统计方法相关。

6. 审查研究变量　①变量是否反映了理论框架中所确定的概念；②变量的概念性定义和操作性定义是否清楚；③变量的概念性和操作性定义是否一致；④对外变量的描述是否全面。

7. 审查样本和抽样方法　①抽样方法是否使样本具有代表性；②抽样方法有哪些潜在的偏倚；③除了抽样方法本身，是否还有其他因素影响了样本的代表性；④样本量是否足够、确定样本大小的依据是否合理；⑤如果研究中组数为两个或两个以上，组间是否有等同性。

8. 审查测评工具　①测评工具是否能充分测量研究的变量；②测量指标是否可以作为更高等级的指标来测量；③在本次研究中测评工具是否具有较好的信度和效度；④是否可以有其他更好的方法来测量工具的信度和效度；⑤对测评工具的描述是否清晰，它与研究目标的相关性是否被清楚地解释；⑥测评工具是否涵盖了所测量的全部内容；⑦如果设计了新量表，是否有足够的理由解释为何不用现存的量表，新量表是否做过预试验，并根据试验结果作了相应修改；⑧是否描述去除或减少应答偏倚的方法，如正向和负向的条目是否平衡、开放式问题和闭合式问题的备选答案是否涵盖了所有可能的情况、问题的数量是否妥当等；⑨测评工具是否需要更深一步地研究等。

9. 审查资料的收集过程　①对资料的收集过程是否描述清楚；②收集资料的方法是否适合此研究；③收集资料的表格设计是否合理及利于将数据输入电脑；④是否对如何培训资料收集者进行了清楚的描述，培训方法是否合理；⑤是否所实施的资料收集过程在整个实验过程中保持一致；⑥所收集的资料是否为了解决研究的目的、目标或假设。

10. 审查评价指标　评价指标也称研究指标、观察指标、评定指标（标准）、评价方法、观察方法等，审查的主要内容：指标是否有达到研究预期目的的性能；是否能如实反映研究设计的目的；是否能使观察者从中获得准确的结果和科学的判断；是否具备客观性、合理性、特异性、灵敏性、关联性、稳定性、准确性、可行性等基本属性。

11. 审查统计分析过程　①资料分析过程是否适合于所收集资料的类型；②是否清楚描述了资料分析过程；③统计描述是否正确；④论文是否包含了统计推断，是否每个假设和问题都做了统计检验，如果没有用统计推断，是否有必要采用；⑤研究者设定的显著统计水准为多少，这个标准是否合适；⑥是否采用了参数统计方法，是否对参数统计的假设做了检验，如果用了非参数统计判断是否应采用更有效的参数统计；⑦结果介绍是否清楚而令人易于理解；⑧论文对统计方法和结果的报告是否足够，结果是否具有统计学意义；⑨数据分析是否回答了每一个研究目的、目标或假设；⑩资料分析是否恰当合理地阐述。

12. 审查讨论部分　①是否讨论了所有重要的结果，结论是否与结果一致；②对结果的讨论是否与每一个研究目的、问题或假设有关；③对结果的解释是否正确、深入，有否偏倚；④是否每个结果的讨论都与相似研究做了联系和比较；⑤结果是否对提高临床护理质量、护理教育和护理管理等实践水平有重要意义；⑥是否对研究中所存在的偏倚加以指明，是否全面；⑦是否有一些研究的不足之处研究者尚未指明；⑧对研究方法是否提出了改进的建议。

13. 审查文献部分　①文献回顾是否全面，是否检索且描述全部或大部分前人的相关研究；②在一次文献能得到的情况下，是否过多地应用了二次文献；③文献是否是最近的；

④文献是否为研究问题的提出和目标的设立提供了充分的理论依据;⑤文献组织是否合理,是否总结和反映该研究领域理论和实践方面最新发展状况;⑥文献回顾的文献纳入标准是否清楚指明并被适当应用。

（二）对研究论文相关内容的评价

1. 对研究内部效度与外部效度的评价　评价指根据所设定的标准对研究的意义和重要性进行评估。在这一过程中,主要对研究的内部效度和外部效度进行评价。内部效度是指研究结果能够真正反映现实情况的程度,而不是受干扰因素影响的结果;外部效度是指研究结果可以推广到其他人群程度。如果研究结果仅对本次研究的人群有意义,说明研究的外部效度很差。评价的主要内容:①研究结果的可信度如何;②设计方法多大程度上影响了研究本身的效度;③设计方法多大程度上增加了研究的外部效度;④是否将影响效度的影响因素降至最低;⑤研究结果可被利用和推广到哪些人群;⑥研究结果可进一步引出哪些研究问题;⑦研究结果对于所研究问题的相关理论提供了哪些补充或建议;⑧研究结果是如何对护理知识进行补充的;⑨根据前人对这一问题的研究结果,哪些是已知的,哪些是未知的;⑩对评价的结果进行总结,研究的优势有哪些,缺点或不足之处有哪些,不足之处可否被纠正。

2. 对研究与该领域其他研究比较的评价　评价内容包括此领域中的前人研究文献,明确研究目的、问题或假设是否来源于前人的研究成果;本研究是否以前人中对指标的测量为基础;抽样方法、研究设计、统计分析方法等与前人相比是否有所改进,以及与前人研究相比结果如何;对研究结果进行讨论时,是否结合了前人的研究结果等。

四、研究论文赏析

[例1]　文题:静脉留置针留置时间的实验研究[引自:耿少英,赵改婷,高荣花,等.护理学杂志,2004,19(13):3-5.]

静脉留置针作为钢针的替代产品,已在临床上广泛应用于输液治疗。临床上影响静脉留置针留置时间的主要原因是静脉炎的发生。为了探讨静脉留置针的最佳留置时间,减少血管损伤,2002年9月至2003年4月,笔者就静脉留置针留置时间与静脉血管的炎症反应进行动物实验,现将方法与结果报告如下。

1　材料与方法

1.1　材料　选用同种大耳新西兰健康白兔21只,雌雄不限,年龄4个月,体重2.2~2.7kg。将每只兔编号后再用机械抽样法随机分成两组。第1组11只,雌兔6只、雄兔5只;第2组10只,雌兔3只、雄兔7只。均取兔耳外缘静脉作为实验血管。两组血管走行、粗细,具有可比性。

1.2　方法

1.2.1　静脉留置针留置及取样方法　两组均选用美国BD公司生产的Vialon材料制成的24G头皮静脉留置针在兔双耳外侧耳缘行静脉输液。由专人统一操作,选择好血管,剃去兔毛,严格常规皮肤消毒后,以15~30°进针,直刺静脉。见回血后,降低穿刺角度,将针顺静脉走向推行少许后再将针尖退入导管内,借助针芯将导管与针芯一并送入静脉,再抽出针芯,以 3M 无菌透明贴固定。输入 0.9% 氯化钠注射液 30mL。输毕以 15U/ml 肝素盐水 2～3ml 正压封管。妥善包扎固定后保留。再次输液时,以 2% 碘酊、75% 乙醇消毒静脉帽胶塞,将头皮针刺入静脉帽内,每天 1 次。第 1 组实验血管 22 例次,连续保留 72～96h;第 2 组实验血管 20 例次,保留 120～168h。每次静脉穿刺、静脉点滴时间和保留时间相同。两组各输完末次液体后取活体标本 2cm×1cm,即取以穿刺血管为中线两侧各宽 0.5cm,共宽 1cm,在穿刺点上下端沿静脉方向取长各 1cm,共长 2cm 含静脉血管和耳廓组织的矩形标本,放入 10% 甲醛固定液中常规脱水,石蜡包埋,切片 5～7μm 厚,HE 染色,光镜观察,对部分切片进行拍照。

1.2.2 判断标准 ①按血管炎性病理变化进行观察。分为无炎症(无白细胞浸润),轻度炎症(有少量淋巴细胞浸润),中度炎症(合并有嗜酸性白细胞浸润)和重度炎症(合并有嗜酸、嗜中性白细胞浸润)。②观察血管内近心端、穿刺点和远心端炎症程度发生及其情况。

1.2.3 统计学方法 所得数据采用 χ^2 检验。

2 结果

两组炎症发生情况比较见表 1(略);两组血管内不同部位炎症发生情况比较见表 2(略)。表 1 示,两组炎症发生率比较,$\chi^2 = 0.706$,$P > 0.05$,差异无统计学意义;第 1 组血管炎症多为轻度炎症,局部浸润的炎性细胞为淋巴细胞;第 2 组血管炎症以中、重度为主,局部浸润的炎性细胞有嗜酸性和嗜中性白细胞。两组炎症程度比较,$\chi^2 = 11.167$,$P < 0.01$,差异有统计学意义,第 2 组炎症程度明显重于第 1 组。表 2 示,两组近心端和穿刺点不同程度炎症发生率均明显高于远心端(组内比较,$\chi^2 = 11.208$、10.157,均 $P < 0.01$);两组近心端和穿刺点不同程度炎症发生率比较,差异有统计学意义($\chi^2 = 8.288$、6.680,均 $P < 0.05$)。在炎症的构成上,近心端和穿刺点部位随着留置时间的延长,中、重度炎症逐渐增加,远心端则全部为轻度炎症,未见中、重度炎症发生。

3 讨论

静脉炎是静脉留置针留置期间最主要的并发症之一。本研究发现,静脉留置针留置 72～96h,炎症发生率高达 81.82%,没有炎症细胞出现者仅为少数。炎症以近心端和穿刺点部位发生率高且程度也较远心端为重($P < 0.01$);远心端出现的少数炎症也较轻微。炎性细胞中基本上以淋巴细胞为主,说明可能是一种机械性刺激引起机体的一种保护性反应。由此可见,机械性刺激是引起本实验静脉炎的主要原因。若临床上选用较粗的血管和较细的静脉留置针,套管部分与血管之间有一定量的血液边流,可减少套管与血管内壁接触的机会;另外避开关节处,一次穿刺成功,牢固敷料固定,操作时动作轻柔,减少套管针来回移动,以减少对血管内壁的机械损伤,均会降低炎症的发生率和严重程度。

随着留置时间的延长炎症加重,第 2 组 95.00% 静脉出现程度不同的炎症反应,其中 70.00% 标本中出现嗜酸和嗜中性白细胞浸润,说明有细菌感染存在。炎症发生的部位也以穿刺点和近心端为主,远心端有 50.00% 出现轻微的炎症反应。可见长时间的刺激不去除会加重炎症反应,甚至并发细菌感染。因此,每次操作时应严格遵守无菌操作原则和消毒技术,穿刺处保持无菌状态,防止细菌侵入而加重静脉血管内膜的损伤。

静脉炎的发生存在个体差异,因此,临床上静脉留置针保留时间也应视个体差异决定留置时间。静脉内膜炎症常并发血栓形成。内膜的损伤,可使血小板在受损部位集聚,随着留管时间的延长形成血栓。炎症还会使血栓与血管壁的粘连更加紧密,血栓不易脱落和被冲散而机化。炎症愈严重,这种连接愈紧密。所以,在留置时间超过96h后,炎症反应的严重程度明显加大,机化血栓也明显增多,形成血栓性静脉炎,对血管造成较重损害(血管本身变硬甚至呈条索状改变),影响再次使用。

静脉炎发生还有许多其他相关因素,如输入药物的酸碱性、渗透压和细菌感染等。本研究是在兔耳缘静脉,使用的液体均为0.9%氯化钠注射液,而临床上在人体使用的药物多种多样,因此决定了本研究结果的局限性。

关于静脉留置针的留置时间,美国静脉输液治疗学会的标准为72h,我国目前尚无统一标准。有研究提出120h作为常规留置时间,本研究以静脉血管炎症病理改变为依据,推断留置针留置时间最好不超过96h,可作为重要的临床参考依据。

参考文献(略)

[评析]

这是一篇典型的干预类动物实验研究论文,该文为基础护理类研究论文,选题新颖;采用的是护理研究较少的动物学实验方法;为科学基金资助项目,攻坚性强;有新发现,结论清晰明了,直接点明"留置针留置时间最好不超过96h"(此为含金量最高的结论,故引用率高),具有很大的临床指导意义,重要性、专业性、实用性强;论文发表后产生了较大影响,被引频次较高。此外,该文逻辑清晰,行文流畅,可读性强;参考文献数量适当、析出格式规范。美中不足的是未深入分析动物与人类的适用性问题。

[例2] 文题:胰岛素注射点间距研究[陈灵芝,肖天华,孟金平. 护理学杂志,2006,21(1):7-8.]

胰岛素是1型糖尿病和部分2型糖尿病病人终身治疗的主要药物。胰岛素注射方法是否正确,将直接影响糖尿病病人对胰岛素的接受程度及其治疗效果。内分泌科护理人员必须在每天的三餐前、睡前的短时间内为全科糖尿病病人准确无误地进行胰岛素注射。因此,掌握正确的胰岛素注射技术是内分泌科护理人员的必修项目。笔者于2005年4~6月开展胰岛素注射点与点之间的距离(点间距)的护理研究,介绍如下。

1 资料与方法

1.1 一般资料

258例均为我科经本专业医师根据1999年WHO糖尿病诊断标准确诊并需强化治疗的糖尿病病人,其中男136例、女122例,年龄11~91(42.11±7.21)岁。注射18~96次,住院8~96(24.80±8.90)d,按住院顺序随机分为A、B、C三组,均为86例。三组一般资料比较,差异无统计学意义(均P>0.05),具有可比性。三组一般资料见表1(略)。

1.2 方法

1.2.1 胰岛素点间距用药方法

1.2.1.1 胰岛素来源 美国礼来公司生产的短效及各种混合比例的优泌林胰岛素,丹麦诺和诺德公司生产的短效及各种混合比例的诺和灵胰岛素,中国通化东宝公司生产的短效及各种混合比例的甘舒林胰岛素。

1.2.1.2 注射工具 规格为40U/ml的瓶装胰岛素,采用美国BD公司生产的29G胰岛素注射器,其针头长度为12.07mm,规格为30U/L;笔芯胰岛素采用不同厂家生产的胰岛素注射笔及美国BD公司生产的30G胰岛素注射针头,其长度为8mm,胰岛素注射器及注射针头均一次性使用。

1.2.1.3 注射时间、部位 短效胰岛素及其预混胰岛素于餐前30min注射,胰岛素类似物及其预混产物于进餐时注射;22:00注射睡前胰岛素。注射部位为上臂三角肌下缘、上臂外侧、腹部(脐周2cm以外)、臀部外上象限、大腿前外侧,避开关节、血管、神经。

1.2.1.4 胰岛素注射方法 注射部位采用网络式划分为小区并做标记的方法,每个小区为一个注射点。将A、B、C三组病人的注射部位呈网络式分别划分为1.50×1.50、2.00×2.00、2.50×2.50的小区作为一个注射点,注射部位相对固定,即一个注射部位的每个小区均注射完毕后再换另一注射部位,根据吸收速度不同,依次为腹部→上臂→臀部→大腿前外侧,注射时用左手拇指、示指、中指捏起皮肤及皮下组织,右手垂直进针,深度8mm,注药时用力均匀,推注速度慢,注完药后停留6~10s拔针,局部压迫勿揉,A、B、C三组注射总次数分别为2769、1857、1740。

1.2.2 评价方法 ①疼痛强度评估采用词语描述量表。病人在一系列词语中选择最能代表其疼痛强度的词描述注射胰岛素时的感受。②观察胰岛素注射局部并发症即出现肌肉萎缩、皮下硬结、局部红肿的情况。

1.2.3 统计学方法 数据采用χ^2检验,检验水准$\alpha=0.05$。

2 结果

三组注射疼痛强度比较见表2(略)。

3 讨论

胰岛素注射技术的优劣直接影响糖尿病病人接受胰岛素治疗的程度和糖尿病的治疗效果,传统的皮下注射法只适宜一般药物短期的皮下注射,而对长期甚至终身注射胰岛素的糖尿病病人则不相适应。有学者对胰岛素注射部位、进针角度、不同部位的吸收速率做了大量研究,但对注射点间距随机性较大。笔者认为,注射点之间的距离、注射工具的选择、注射部位适时轮换(即一个注射部位的每个小区注射完后再换另一注射部位)是避免不良注射并发症,保证胰岛素吸收速度相对稳定,减轻病人痛苦的关键。胰岛素注射器、注射针头一定要一次性使用。短期的重复使用,虽然无细菌生长,但针尖已出现毛刺,易导致穿刺点的组织损伤。美国BD公司生产的29G一次性胰岛素注射器、30G一次性胰岛素注射针头的长度分别为12.70mm和8mm,人的皮肤厚度为0.50~4mm,皮下组织厚度随个体、年龄、性别和部位而异,上臂9~15mm,腹部、臀部3~5mm,大腿前、外侧7~14mm,所以,在注射胰岛素时一定捏起皮肤垂直注射,注射深度约8mm,确保胰岛素注射于皮下组织,以保证胰岛素吸收速度相对稳定,减轻病人的疼痛;注射点密集,可使注射部位的皮下组织损伤出现肿胀、硬结、脂肪萎缩、感染,导致病人局部疼痛!胰岛素外溢、注射剂量不准确;注射点稀疏或无规律注射,使注射部位轮换过快,胰岛素吸收速度不稳定,导致血糖波动大,影响治疗效果。

本研究结果显示,B组、C组注射部位轻度、中度疼痛发生率与A组比较,差异有统计学意义($\chi^2 = 59.02$、69.64,均$P<0.01$);B组与C组比较,差异无统计学意义($P>0.05$);B组、C组局部红肿、皮下硬结发生率均较A组低($\chi^2 = 12.40$、19.58,均$P<0.01$),说明注射点所占的面积越大,注射并发症的发生率越低,但C组因各个注射点面积较大,注射部位轮换较快,易导致血糖波动。所以,每个注射点应在注射并发症差异无统计学意义的条件下所占的面积最小为佳。本研究结果显示,采用网络式划分,每个注射小区以2.00×2.00大小为最佳,因其既减少了糖尿病病人长期注射胰岛素的痛苦,亦避免了因注射部位轮换过快所致的胰岛素吸收速度不同、血糖不稳定,增强糖尿病病人早期接受胰岛素治疗的程度,可更好地保证糖尿病病人的治疗效果。

参考文献(略)

[评析]

这是一篇有意义的有关糖尿病护理的研究论文,为常见胰岛素注射问题,虽属于"老问题新见解"的课题,但凝练出的科学问题较为准确;科研设计较为严谨,研究对象、研究因素、处理因素三者一目了然;该文最后得出了一个非常明确的结论——每个注射小区以2.00×2.00大小注射胰岛素为最佳,使人豁然开朗。研究中提出的处理方法(研究因素)实用性强,值得推广,成果转化程度高。该文结构清楚、层次分明、写作规范、简洁通顺。文中尚论及采用"2.00×2.00区域大小注射胰岛素,能避免因注射部位轮换过快所致的胰岛素吸收速度不同、血糖不稳定",但本研究尚未开展"胰岛素吸收与血糖变化"的研究,给最后的结论造成缺憾(其实最后可交代这是尚需下一步研究的重点)。尽管如此,该文仍不愧为一篇上好论文,具有一定的学术价值。

综上所述,采用量性研究方法研究后撰写的论文即为研究论文。护理科技论文大多为研究论文。护理研究论文通常由中英文标题、作者署名和单位、中英文摘要及关键词、正文和参考文献五部分组成。影响论文发表的关键因素一是论文本身问题,二是所投目标期刊不准。研究论文如遭遇退稿,首先要分析原因;对于不同形式的退稿采取不同的解决策略。

国外护理期刊投稿时首先要正确选择期刊、熟识投稿须知,再正式投稿,最后注意投稿后事宜。选择期刊的途径包括通过数据库查找目标期刊和利用影响因子选择期刊。

投稿注意期刊及其载文特点:期刊的专业范围及论文格式、期刊的声望、期刊论文的出版时滞、期刊的读者群、期刊的发行量、论文的出版费用和期刊论文的来源等。投稿时注意期刊"投稿须知"所讨论的主题:重复或再次发表、病人隐私权的保护、稿件准备、技术要求、文题页、作者资格、摘要和关键词、正文和讨论、致谢、参考文献、表格、插图、图注、计量单位、缩写词和符号、同行审稿、利益冲突、保密等。投稿后注意稿件追踪、稿件退修、核改校样、定购单行本等事宜。

评价对研究论文有创新、正确、完整、严谨等基本要求,而研究论文应具有创新性、科学性、重要性、实用性、规范性、逻辑性、可读性、攻坚性、广泛性等特点。对研究论文的整体评价内容包括论文的研究问题、研究目标、研究的理论(概念)框架、假设部分、科研设计部分、研究变量、样本和抽样方法、测评工具、资料的收集过程、评价指标、统计分析过程、讨论部分和文献部分等;对研究论文相关方面的评价内容包括对研究内部效度与外部效度的评价和对研究与该领域其他研究比较的评价两部分。

（张珺珺　颜巧元）

思 考 题

1. 试述如何撰写研究报告。

2. 阐述中文科技论文撰写的主要内容。

3. 中英文科技论文撰写有什么区别？

4. 联系实际，试述研究论文投稿的常见问题及解决方式。

5. 结合实际，设计向国外期刊的投稿过程，并制定解决策略。

6. 试述国外护理期刊投稿注意事项。

7. 自行查找一篇典型研究论文，并进行科学评价。

参 考 文 献

1. 肖顺贞.护理研究[M].北京：人民卫生出版社,2008：139-146.

2. 陈静,刘均娥,苏娅丽,等.住院乳腺癌病人心理痛苦及其相关因素调查[J].护理管理杂志,2012,12(3)：158-161.

3. 颜巧元,张亮,胡翠环,等.学科视野下的护理科研及其论文选题[J].中华护理教育,2011,8(6)：284-286.

4. 周新年,吴能森.毕业论文(设计)质量评价指标体系的构建[J].中国林业教育,2009,27(3)：56-58.

5. 苏学.期刊论文学术水平定量评价指标体系的初步设计[J].情报探索,2010(5)：7-9.

6. 张玉华,潘云涛,马峥.科技论文评估方法研究[J].编辑学报,2004,16(4)：43-244.

7. 胡凌芳.我国学术论文评审标准研究[D].华中科技大学,2009.

8. 李峥,刘宇.护理学研究方法[M].北京：人民卫生出版社,2012.

第十四章　科研项目的组织与管理

科研活动最基本的单元是科研项目或课题。从事科研活动的最基本组织形式是项目组或课题组。科研活动是通过一个个科研项目或课题的具体目标的完成来体现的,护理科研管理是开展护理科研的重要保障,而护理科研项目/课题的组织与管理是护理科研管理的核心。

第一节　概　　述

要实现科研的高效管理,必须有一个完善的组织机构以及保证目标实现的管理程序,并保证项目日常管理的实现。

一、科研项目的组织领导

护理科研的管理组织机构,一般由护理科研学术委员会和课题组二级构成。

(一) 护理科研学术委员会

护理科研学术委员会由护理专家或学术水平较高的护理骨干组成,负责护理科研管理的论证、评估、预测、监督和指导工作。主要任务:①拟定和评议护理科研工作发展规划和年度计划;②论证评审科研课题的科学性、先进性、实用性和可行性;③科研成果的鉴定;④科技人员学术水平的评议;⑤指导学术活动。

(二) 课题组

课题组实行课题主持人负责制,承担科研课题的研究和管理工作。职责:①实施科研项目的计划管理,制定规章制度;根据课题任务专项分工,明确各成员责任,并提出工作质量要求;②组织课题研究;③进行经费预算和分配;④定期上报课题研究进度与计划实施情况;⑤资料整理归档,总结上报研究结果材料;⑥对课题组进行工作小结,并提出奖惩。

二、科研项目的管理程序与日常管理

(一) 科研项目的管理程序

科研项目管理应遵循科学研究的基本过程来进行。项目管理由立题申报、研究实施、总

结评审 3 部分组成。

1. 立题申报管理

（1）立题程序：①申报者撰写项目申报书并经所在部门审核同意；②所有待申报项目的开题报告，提交相关管理部门初审；③由相关管理部门组织学术委员会召开项目评审会，就该课题的立题意义、社会推广的预期效果、技术路线的可行性、课题组成员及经费预算等进行论证，提出评审意见，并上报有关部门审批；④护理基层组织提供的课题，经单位学术委员会评审后，上报相关管理部门审批；⑤获取经费的合作课题，应将课题相关资料及合同复印件报相关管理部门登记、备案；⑥上报科研项目应列入部门年度工作计划。

（2）立题申报阶段管理：立题申报阶段管理工作内容包括预试验、调查研究、确立研究课题、起草研究计划、交基层单位（科室等）初审、进行开题报告、通过专家论证、整理论证材料、组织申报，最后确定课题、签订课题研究合同等。科研管理者批准开题立项的主要依据包括需求、学术、条件、可行 4 个方面。

2. 研究实施管理　研究课题一经确立应立即列入计划，迅速组织实施。护理科研管理人员应根据批准的护理科研项目（课题）申请书，认真抓好组织、计划、措施的落实。研究实施阶段管理工作内容包括：为课题组织积极提供服务，指导实践过程，深入了解研究方案的执行情况，发现问题及时纠正偏差，组织阶段小结，定期上报研究进度，课题结束后，认真整理原始资料，处理数据，准备鉴定。

3. 总结评审管理　总结评审阶段的工作主要依靠科研管理人员负责。此阶段工作进行顺利与否将直接影响到科研成果的评审鉴定和推广应用。总结评审阶段的管理工作内容包括：课题进行总结、撰写研究论文、召开课题成果鉴定会、成果的推广应用，最后申报科研成果。

（二）科研项目的日常管理

1. 科研项目实行课题组长（主持人）负责制　各课题组成员可以交叉。跨项目组的科研课题，采取双向选择，自由组合的方式进行。

2. 课题负责人对课题全面负责，具有管理权　全面负责课题的进度、经费、人员调配、物资领取、课题奖金和绩效奖励分配等项工作，按课题进度完成各项任务并接受单位及科室的检查考核。结合单位工作开展的课题，课题负责人的工作应取得单位领导同意。

3. 相关管理部门每年对课题执行情况进行检查和考核　课题组应按时将阶段性小结和评价及工作进程等情况上报相关管理部门，每 2 个月至少有一小结。

4. 研究工作要保持稳定　科研课题的研究内容、课题组成员、进度计划及经费预算一经确定，课题组未经批准不得擅自变更或修改，如遇特殊情况需上报相关管理部门审批，并备案。

5. 研究工作中形成的所有资料不得短缺，不得据为己有；未经许可，不得随意摘抄和发表。

6. 实验记录应及时、准确、真实、完整　科研记录内容主要包括实验名称、方案、人员、时间、材料、环境、方法、具体的实验步骤、过程、结果等，并应准确记录观察指标的数据变化。每项实验结束后，应进行数据处理和分析，并有文字小结。

7. 实验研究人员调离工作　应将全部实验记录资料、归档材料、文献卡片等全部上项目组，项目组组长签字后，方可办理调离手续。

8. 资料的归属 记录实验设计、操作过程、研究内容、实验结果和数据的记录本、其他记录资料以及相关材料,属于单位所有,各课题组使用。研究人员在离开单位时,为方便今后的研究工作,经单位同意可以复印这些资料。

9. 结题、归档 研究工作全部结束后,由负责人撰写总结报告及有关论文,并将结题报告上报相关管理部门。负责人负责将所有项目相关资料整理上交归档。

10. 不能按期完成课题的处理 因客观原因,不能完成科研课题者,课题负责人要写出拖延理由,上报相关管理部门,论证后做如下处理:有继续研究价值的项目,在下一年度必须完成;无继续研究价值的项目,由负责人写出终止原因报告,经批准后,负责人应做好技术资料的清理、归档和仪器试剂的清点移交工作,剩余经费收回。未做好善后工作的不能接受研究所的新课题。对无正当理由不按计划完成课题者,课题负责人将被取消再次承担课题资格。

三、科研项目管理系统(RPMS)简介

(一) 概述

科研项目管理系统(research project management system,RPMS)现被广泛应用于有效实现组织目标,构建科研单位核心竞争力的重要理念、模式和技术。

RPMS 以项目中心、信息中心、报表中心,三大管理中心为核心实现科研单位的高效率、精细化、全方位、决策型管理。RPMS 结合 PMP(research project management)项目管理的精髓,将科研项目管理的管理功能划分为集成管理、范围管理、时间管理、费用管理、质量管理、人力资源管理、沟通管理、风险管理、采购管理 9 个知识领域。

RPMS 以项目中心为核心管理目标,为项目组提供更为规范化、科学化、精细化引导和控制;同时结合信息中心和报表中心,为科研单位合理利用资源、应对内外部变化、达成理想目标提供高效、全面、精细的管理思路和管理方法。

(二) RPMS 系统功能

科研项目中心依托 PMP 项目管理的精髓,并结合甘特图(Gantt chart)及流程平台将项目过程管理划分为五个过程:项目启动、项目计划、项目执行、项目控制、项目结尾。同时充分运用 PMP 项目管理中的 9 个知识体系,将 9 个知识体系融入项目管理的管理功能:进度管理、人力资源管理、成本管理、沟通管理、风险管理、采购管理等。

第二节 护理科研计划的管理

科研计划(scientific research plan)是指按照预定的科研目标,根据科学技术发展的规律,通过预测分析,对未来一段时间内科学技术研究工作的过程作出的全面安排。科研计划是科研管理的第一步。科研计划管理指按照既定的科研计划来组织实施国家、部门、科研单位的科研管理活动。计划管理的目的是正确地把握未来的发展,有效地利用现有条件,争取获得最大的成效。通过科研计划的管理,把科研任务以及有关的人、财、物等各种资源有机地组织在一起,为达到预定的目标而共同努力。各医学院校和医院的护理科研计划,是根据国家护理科研规划和本单位实际情况以及护理学发展需要制定的。科研单位的各级领导和

计划部门必须把组织、协调、推动和检查科研计划的执行作为主要工作任务。采取一切有效措施,促使计划的完成。

一、科研计划的编制原则

(一) 坚持科学技术与经济、社会协调发展

医学科学技术的发展速度必须符合国民经济有计划按比例发展的规律,使自身的发展和国民经济的发展密切结合,注重社会,经济效益。同样,护理科研计划必须与本单位的总体发展规划相适应,优先安排护理领域中近期急需、效果显著、投资少、周期短的科研项目。在制订计划时,还必须把需要与可能结合起来,做到从实际出发,在现实条件允许范围内,量力而行,保证计划切实可行。

(二) 要从全局出发,突出重点

科学技术的发展有其自身的客观规律,是由简单到复杂逐步发展起来的,体现出循序渐进的规律特征。突出重点是为了根据要求的难度和医药卫生事业的需要程度来确定资源分配的优先支持程度,以形成和发展特色,解决社会需要和科技发展交汇中最重要的问题。注意分清主次,抓住关键,以确保重点计划的顺利执行和完成。

(三) 要有发展的观点,长远和当前相统一

处于当今科学技术高速发展时期,在制定护理科研计划时,要立足于国内实际,也要准备赶超世界先进水平;既要研究当前迫切需要解决的防病治病中的关键性科学技术问题,也要安排为从根本上解决疾病发生发展、保证人民健康、提高身体素质的长远性的研究项目和课题。二者之间要有合理的比例。

(四) 要适应科学发展的需要,加强科学技术协作研究

编制计划要有系统化思想,提倡多学科广泛协作,开展长期系统的研究工作,才能取得重大科研成果。现代科学的发展,产生了很多新兴的边缘学科和多学科综合性的研究课题,自选的、小规模的科学研究方式已经不能适应科学发展的需要。因此,要加强横向联合,组织跨学科、跨专业、跨部门、跨地域的合作研究。

(五) 处理好科研规划与科研计划的关系

规划与计划的关系是有区别的。科研规划是指战略目标和任务,需要计划去实施;科研计划是科研规划的具体实施方案,受规划的指导和制约。制订科研计划时必须全面考虑,注重学科发展目标与规划的总体目标相符合,重点学科与一般学科统筹兼顾,以促进科学技术的发展。

二、科研计划的分类与范围

科研计划管理是指按照既定的科研计划来组织实施国家、部门、科研单位的科研管理活动。

(一) 科研计划的分类

科研计划可根据科研管理工作的需要按不同方法进行分类,可有几种划分法:①按内容可分为课题计划、人员配备计划、科研经费计划、物资设备供应计划等;②按时间可分为长期

计划、中期计划、近期计划。通常长期计划在 10 年以上,亦称规划,是护理科研较长时期内实现一定战略目标的全局部署方案;中期计划 5 年左右;近期计划 2～3 年,包括年度计划。此外,尚有季度计划、月计划、周计划等形式的短期计划。③按性质可分为指令性计划和指导性计划。指令性计划是社会主义国家执行计划经济的重要形式。由中央和各有关主管部门逐级下达到基层,具有强制性和约束力,基层单位必须执行和完成。指导性计划也是计划经济的一种重要形式,由中央和各有关主管部门颁发,它不具强制性,但有一定约束力。④按管理权限可分为国家计划,省、市、地区计划,部门计划,课题组计划。

(二) 科研计划管理的范围

①国家级科研课题:包括国家科技攻关课题、国家自然科学基金课题、国家星火计划课题、国家科技进步奖、国家发明奖课题等;②部委级科研课题:包括卫计委、国家计生委、国家中医药管理局等部委下达或资助的课题;③省科技厅、卫生厅、教育厅、市科委等市、厅、局级下达或资助的研究课题:包括省自然科学基金课题、省中医药管理局等;④横向协作课题;⑤分校校级立项课题;⑥其他研究课题。

三、科研计划的基本内容及管理

(一) 科研计划的基本内容

1. 综合协调计划 从整个科研单位角度出发对各研究课题的综合协调计划。①参研人员的计划:按本单位的专业和水平情况,分析主、次、先、后,科学组织,保证课题的高效开展。②科研经费的计划:遵照国家科技经费的安排比例,合理安排经费,使工作全面开展,并达到最优的经济效益。③研究设备的计划:对设备的计划应根据研究课题的使用要求设计购置,保证研究的顺利进行。

2. 对研究课题本身的技术和进度进行计划 编制科研计划过程中,应分析本单位的人员和智力结构、经费和仪器设备等基础条件,客观地制定出计划,以指导和推动科研工作的开展,促进科研任务的完成。

(二) 编制科研计划的基本程序

1. 申报 科研单位根据本单位的情况进行调查研究,并对计划期间的科研任务和各项指标提出意见,制订建议方案;根据上级下达的科研任务和控制指标,结合本专业的优势和科研能力及科研条件,选好、选定研究课题;编制科研计划;呈报上级领导机关;通过上级领导机关的审核批准,最后正式下达,开始组织实施科研计划。

2. 实施

(1) 课题获准立项或中标后,应及时填写课题研究计划。研究计划实施中鼓励项目对研究工作进行开拓与创新,涉及降低预定目标、减少研究内容、终止计划实施、提前结题或延长年限变动,项目负责人需提出申请报告,经科研主管部门审查后方可变动。

(2) 项目负责人原则上不能变动,课题组成员如需变更,必须提交申请报科研主管部门。

(3) 课题计划进展中,项目负责人每半年需填写一次"进展报告"。各基层单位对本单位的项目进度、计划执行情况以及管理情况要及时掌握,并进行综合、统计、分析,每年按时将管理工作总结上报科研管理部门。

（4）对不及时上报进展报告、工作无进展并经科研处检查经费使用不当的课题或项目予以终止研究并收回经费；对基层科研管理工作总结不及时上报的单位，取消下一年度的课题申报资格。

（5）相关管理部门对项目计划执行情况要一季度检查一次，科研主管部门对资助和立项的所有课题及项目进行两次全面检查。

3. 结题及审核

（1）课题/项目完成后，项目负责人应提出结题报告和验收申请，并认真填写项目总结报告，包括研究报告、研究工作总结、研究成果目录、论著出版或论文发表情况、财务决算表，经科研主管部门审查、验收并签署意见后，由单位统一上报上级下达项目计划主管部门。

（2）对不按时报送总结、验收报告，不认真开展研究工作，没有取得研究成果或论文发表、著作出版的项目负责人，两年内不许申请新的科研项目，同时，科研主管部门建议单位有关部门取消其晋职、评优等资格。

（三）科研计划的管理

1. 组织实施计划　科研计划的制订只是计划管理工作的开始，要使计划实施，还必须开展大量的组织协调工作，落实计划到各单位或课题组，直至个人，使计划目标与科研活动有效地组织起来，并使任务和条件综合平衡，采取经济核算制与科研合同制的管理方法，保证科研工作紧张而有序地进行。

2. 统筹安排　项目申报、组织与实施实行医院/学校-科室/系（室）-课题组负责人三级负责制。由科研部门组织相关科室积极支持与配合，项目负责人落实。科研部对中标的纵向课题按不同级别给予不同比例的配套资助，项目负责人对研究工作进度和质量全面负责，科研部专职人员和各科科研秘书根据科研计划书追踪项目进展，协助解决研究工作中发现的问题。对有创新或重大发现的研究结果积极引导其发表高水平论文、申报成果或专利。

3. 过程管理　在计划实施中，参加研究的人员应当固定，并注意操作细节，尽可能利用客观指标。实验室检查应防止误差。科研工作必须谨慎从事，务求正确地反映客观实际，切忌主观臆断。遇到问题应相互讨论，查阅资料，以虚心好学的精神不断改进实验方法。详细记录一切观察到的现象和实验结果。随时科学地、独立地分析自己的收获与总结阶段的成果，不能盲目地附和他人的判断。应保存所有的原始资料，以备最后分析与总结。

4. 控制检查　对科研计划进行检查，是科研计划管理工作的一项重要内容，是保证和促进科研计划顺利进行的有效手段。检查目的是了解情况、发现问题和及时解决问题，确保计划目标的实现。检查内容包括：①对课题应按其计划进度时间进行检查；②对科研经费的落实及使用情况应及时了解掌握；③经常了解课题组人员的思想；④科研计划管理部门对检查情况要认真分析，对存在的问题，要提出解决问题的建议和措施。要找出薄弱环节，责成有关部门限期解决问题。

5. 组织考核　计划管理部门要严格做好考核工作，对计划的实施情况进行全面总结，以保证科研计划中阶段性目标的实现，从而确保总的计划的实施。

第三节　护理科研经费的管理

科研经费管理（the management of scientific research funds）是指科研单位在经费使用活

动中一切管理工作的总称。科研经费的比例、分配、使用和管理,都必须根据国家计划和方针、政策,遵循科研工作规律和经济规律进行。特别是现代医学科学技术研究工作的规模越来越大,参与的单位越来越多,科技投资的增长速度越来越快。因此,加强科研经费的有效管理,以最少的消耗取得最大的经济效益和社会效益是科研管理工作的重要任务之一。

一、经费来源

科研经费的来源途径:①国家重大科技项目合同经费:通过向国家计划内的重大科技项目投标,承包后签订合同取得的经费。②各级各类的科学基金:通过向各种科学基金会申请,获准后得到的科学基金。③科技成果转让和技术服务的收入。④科技咨询和科技专利的收入。⑤单位为有关方面承担委托的科研课题的研究费。⑥国际基金、国际间科技、卫生组织和国外机构、团体或个人资助的科研项目或课题经费。

二、经费的管理原则

(一) 政策性原则

严格按照科研经费使用的政策性管理原则执行。在制订整个课题经费使用的计划中,每位科研人员和科研管理人员必须贯彻执行国家的财经政策和方针,以及财经法律、法规的有关规定,使科研的财务活动正常进行,确保科研工作的按期完成。

(二) 计划性原则

为保证科研工作的正常进行,实行科研经费计划管理是必须执行的原则。在科研经费的使用上,坚持预先制定课题经费使用计划。

(三) 节约性原则

科研经费管理的基本原则是勤俭节约性原则。科研机构要定编定员,避免人浮于事和工作效率低的状况出现;对科研中的消耗性物质要按需领取,提高使用率。减少科研开支。

(四) 监督性原则

各级财务部门和科研管理部门应加强责任心,科研课题开始前,在编制预算和制订计划时,要进行可行性研究和监督,在计划执行过程中,财会人员应制定必要的检查和监督制度,发现违纪问题,及时提出改进,对不开展科研工作和不合理使用科研经费的,应实行退款或终止其科研经费的使用。

三、科研经费的核算制度

科研经费的核算是科研经费管理工作中的重要环节。科研部门应明确经济管理责任制,促使科研经费精打细算,合理使用,以达到节约支出的目的。科研经费核算的内容包括课题的预算和决算,建立课题经费卡,实行内部核算制度,单独考核经济效益。

(一) 课题经费的预算

课题经费预算包括整个课题所需投资的总预算和分年度预算、各种仪器设备费、实验材料费、临床观察费、随访费等。编制科研课题预算,是在上报科研课题时课题负责人根据研究课题需要具备的条件,提出申请解决的经费总数及详细开支预算。对所需仪器设备,应注明名称、规格、型号、产地、数量、价格、主要用途及解决途径。

(二)课题经费的决算

主要检查在执行科研计划过程中,科研经费的使用是否遵循批准的预算开支,课题组应根据课题收支账逐项计算,然后填写经费决算报表。从事科研管理工作的人员,应把决算过程视为财经纪律的检查过程。要注意总结经费管理工作经验,以便提高科研经费的使用效率。

(三)建立课题收支本,实行专款专用

经过批准的课题核算经费,是控制课题经费开支的基本款项,为了发挥课题组的积极作用,按课题分别建立账目,以使课题组随时掌握科研经费使用情况,做到心中有数,以便精打细算,节约开支。在科研课题研究活动中,财务部门分管科研课题经费的会计,要分别按时间在课题经费收支栏内登记课题研究活动中所支付的各项数量金额,课题组对支出与预算数额应经常对照,发现问题及时纠正,以保证科研活动按计划进行。

四、科研经费管理中应注意的问题

(一)做好监督,保证服务

对科研经费的监督主要是在科研经费使用的各项活动中在科研经费管理中实现良好的服务。首先,通过货币和实物的数量反映科研工作的经济活动情况,为科研经费的使用做最优决策提供依据。其次,要对科研工作的投入、产出进行核算,以便考察科研成果的消费和效益。最后,要及时、准确地做好经费使用报表,为管理部门把关提供依据。

(二)正确对待科研项目的经济效益

正确对待基础研究、应用研究和发展研究 3 种不同特点科研项目的经济效益。科学发展的历史表明,基础学科的发展为应用科学不断开辟新的发展途径。据统计,应用技术获得的重大成果,有 70% 以上来源于基础科学的发展。由于基础研究的难度高、周期长、不确定性大,有时一个研究课题,可以耗时几年、甚至十几年。因此,对基础研究进行经费核算时,不能片面追求经济效益而控制经费。对应用研究以及发展研究的经济核算,也不能千篇一律,如对药品、环保、疾病的预防等方面的研究,其成果价值常表现在社会效益上,如果单纯考虑其经济效益,势必影响研究工作的开展。

(三)要正确处理科研管理职能部门和财务部门的关系

科研工作是一个庞大而又复杂的系统,在进行科研经费管理时,科研职能部门与财务部门要通力合作,按科研规律和经济规律办事;特别要注意发挥财务管理部门人员的积极性,让他们参与科研经费使用的重大决策,搞好课题经济核算,将经济核算和经济责任制有机结合。

第四节 护理科研档案的管理

护理科研档案(nursing scientific research archives)是临床、科研、教学研究过程一系列活动的原始记录,蕴藏着大量的科研成果、科技专利、高新技术、学科建设、科研思想等科研信

息,是宝贵的信息资源和无形资产。它既是反映医学科研活动的系统历史资料,也是检验科研工作质量、评价科研成果、考核科研人员、衡量科技管理水平、提高医疗水平、提升医院整体水平的重要条件和依据。护理科研档案是国家档案的一个重要组成部分,是深入进行护理科研的必要条件和依据,它在我国护理事业可持续发展中起着重要作用。科研档案管理好坏,不仅反映了本单位的实力与水平,也体现了一个单位的科学管理水平。

一、科技档案的分类

科技档案可以分为计划档案、课题档案、科技经费档案、仪器设备档案、科技成果档案、科技人档案、科技信息档案等。护理科研档案从内容上可分为 3 种类型。

(一)科研项目档案

科研项目档案是科研档案的主体部分,包括从科研项目申报通知、科研项目申请书及其附件、科研项目立项通知与科研合同、科研项目结题书到科研项目成果等一系列围绕科研项目所开展的各种资料。

(二)科研文书档案

科研文书档案是科研档案的重要部分。包括科研发展、总结、单位制定和上级管理部门下发的科研文件和课题管理、成果管理等专项管理活动中形成的管理性科研文件材料。

(三)科研成果档案

科研成果档案是科学研究的必备条件,包括科研论文、科研著作、科研获奖等科研人员进行科研工作所产生的各种成果。

二、护理科研档案的特点

护理学科研档案的特点是由护理学研究的特点所决定的,掌握护理学科研档案的特点是做好护理学科研档案工作的基础。其特点如下:①成套性强且专题突出:分类时必须保持每个专题档案的完整,突出成套,使之始终成为一个有机的整体。②周期长且连续性强:为保持护理学科研档案完整性不受科研周期和归档时间的影响,应采用分阶段法进行科研文件归档。③专业性强且学科突出、系统性强:临床研究分内、外、妇、儿,基础护理学研究的一般科研活动都是在上述专业范围内分课题进行的。因此,护理学科研档案的分类应体现出专业性的特征。④数量庞大,载体形式形式多样。⑤重大课题涉及学科综合性强且项目协作多:护理学科研本身是多学科的综合研究,故在分类时既要保持各个学科的相对独立性。

三、护理科研档案归档范围

(一)科研管理部的档案

①上级及本院有关科研行政管理工作文件;②各项护理科研管理条例;③上级及本院有关科研工作计划、规划、请求、批复、总结等;④历年护理科研开题项目资料及申请科研经费的情况;⑤上级及本院有关科研经费管理方面的文件材料、经费开支类目等情况;⑥申报各类科学基金材料及有关批复;⑦院内其他科研基金申报资料;⑧科研学习及讲座的资料等;

⑨本院研究成果、发表论文及专利申请情况；⑩科研成果申报材料。

（二）实验室档案

①上级及本院有关实验室管理工作文件；②实验室建设、规划与管理材料；③实验室经费预算、开支费用等情况；④实验室仪器设备管理档案；⑤实验室承担的教学工作档案；⑥专职科研人员课题情况；⑦实验人员基本情况、参与课题情况及实验带教情况等。

（三）课题科研档案

①科研准备阶段课题申请书、开题报告、调研报告、前期科研工作情况、合同书、课题批复等；②实验研究阶段项目实施情况以及形成的各种载体的重要原始记录、实验报告、专利申请等重要材料；③总结验收鉴定阶段形成的工作总结、科研报告、论文、专著、专利、技术鉴定等材料；④在成果奖励申报阶段形成的成果奖励申报及审批材料，推广应用的经济和社会效益证明材料等。

四、护理科研档案的规范化管理

（一）全面提高科研人员的归档意识

档案意识是档案工作在人们头脑中的反映，它包括人们对档案的科学认识和对档案部门提供服务的信任程度。因此，首先档案部门在日常工作中应"想所用者所想，急所用者所急"，积极、热情、耐心、周到地在档案利用方面为科研工作者提供第一手资料，解决他们工作中的实际问题。让他们充分认识到科研材料在综合档案室保存比自己保管更安全可靠、使用方便，又能使科研档案发挥更大的作用，同时也是自己的一份永久荣誉。其次应当采取多渠道、多形式广泛学习贯彻《档案法》及科研档案管理的有关规定。比如我们医院每年新员工培训就有专门的一节档案知识培训，让新员工从进院的第一天就牢牢树立起档案归档意识。尤其让科研人员明确收集、整理、移交科研档案，一来是其应尽的职责和义务，二来收集、整理科研材料和科研工作并不矛盾，反过来还可以促进自己的科研工作，更好地完成科研任务，自觉承担积累科研档案资料的义务，主动履行科研档案归档的职责。

（二）建立健全档案管理规章制度，实现科研档案的有效管理

在建立健全医院科技档案管理相关规章制度的基础上。制定和明确文件材料归档范围及保管期限、档案的接收、管理，保管、借阅、统计，保密、鉴定、销毁、库房管理等制度及各部门档案管理细则，帮助相关部门实行预立卷制度，对科研档案在内的医院全部档案实行集中统中管理，建立网络，明确医院档案室、科研管理部门及档案形成部门在档案管理中的责任。科学合理的制度、规范，要求是做好科技档案工作的根本保证。

（三）采取切实有效的管理措施，保障档案材料的完整性

从科研课题一开始，课题负责人及课题组成员即要注重把关，对科研文件材料的形成和积累进行有效积累、保管；档案管理人员与课题管理人员必须经常深入课题组，指导和检查文件材料的形成情况；注意保证验收鉴定档案材料的完整，准确、系统。

（四）建立科研档案网络平台，拓宽服务领域

随着现代信息技的广泛应用，开发科研档案管理软件。把科研档案中重要科技成果资料全部数字化，形成一个动态的出科研数据中心和科研管理沟通平台。同时制定出科研人员应用计算机管理的标准和实施办法，充分利用网络技术拓展科研工作空间，使档案得到最大合理化的开发利用,实现信息共建,资源共享。为防止文件资料丢失,应有文字性资料备份或多处计算机镜像备份。

综上所述,护理科研项目管理是指课题从项目申请、立项论证、组织实施、检查评估、验收鉴定、成果申报、科技推广、档案入卷的全程管理。按项目类型可分为护理学基础研究、护理学应用研究、护理学开发研究(发展研究)和软科学研究;按项目业务性质可分为专科临床护理科研、护理管理研究、护理教育研究、护理学历史研究、护理理论研究等;按项目来源可分为国际合作课题;国家、省、市、区科技部门立项及中标课题;上级下达的科研项目和研究任务;医院/学校(学院)立项、研究的自选课题;合作课题(有经费支持)等。护理项目管理由立题申报、研究实施、总结评审3部分组成。

我国重要的科研资助机构主要包括国家自然科学基金委员会(National Natural Science Foundation of China, NSFC)、国家科技部、国家教育部、国家卫生计生委等。

科研计划管理指按既定的科研计划来组织实施国家、部门、科研单位的科研管理活动。科研计划管理的范围有国家级科研课题;部委级科研课题;省科技厅、卫生厅、教育厅、市科委等市、厅、局级下达或资助的研究课题;横向协作课题;分校校级立项课题及其他研究课题。科研计划的基本内容包括综合协调计划和对研究课题本身的技术和进度进行计划。编制科研计划的基本程序:申报、实施、结题及审核。科研计划的管理包括组织实施计划、统筹安排、过程管理、控制检查和组织考核。

科研经费的管理原则包括政策性原则、计划性原则、节约性原则和监督性原则。护理科技成果鉴定是指通过申请,科技行政管理机关在一定时间内聘请同行专家,按照规定的形式和程序,对护理科技成果进行审查和评价并作出结论的过程。护理科技成果按成果研究性质分为基础研究性成果、应用研究性成果、产品开发类成果和软科学成果;按成果形态分为有形成果和无形成果两类;按成果水平分为国际先进水平、国际水平、国内先进水平和省市先进水平。护理科技成果的鉴定形式有会议鉴定、函审鉴定、检测鉴定及会议评审、函审评审五种。申请鉴定或评审成果必须具备新颖性(创造性)、先进性:实用性、科学性、成熟性等基本属性才能申请鉴定。护理科研成果奖一般分为技术发明奖;自然科学奖;科学技术进步奖;军队科技进步奖;卫生计生委、省市科技进步奖、卫生计生委科技进步奖;全国护理科技进步奖等。按成果的性质及转化范围,护理科研成果交流、转化的主要形式与途径有科学理论成果;新技术、新工艺、新方法类成果;实物性成果;科研成果的交流等。

护理科研档案是临床、科研、教学研究过程一系列活动的原始记录,蕴藏着大量的科研成果、科技专利、高新技术、学科建设、科研思想等科研信息,是宝贵的信息资源和无形资产。科技档案可以分为计划档案、课题档案、科技经费档案、仪器设备档案、科技成果档案、科技人档案、科技信息档案等。护理科研档案从内容上可分为科研项目档案、科研文书档案和科研成果档案。

(颜巧元　张珒珒)

思 考 题

1. 联系实际,试述护理科研项目的日常管理有哪些。
2. 阐述科研计划的编制原则及其基本程序。
3. 联系实际,试述护理科研经费管理中应注意的问题。

参 考 文 献

1. 肖顺贞.护理研究[M].北京:人民卫生出版社,2008:175-186.
2. 詹启敏,赵仲堂.医学科学研究导论[M].北京:人民卫生出版社,2010:291.
3. 虞爱丽.新时期医学科研档案的特点及管理创新[J].中华医学科研管理杂志,2011,24(1):58-60.
4. 杨彩虹.医学科研档案特点及其管理[J].中国科技纵横,2011(6):30.
5. 杨玉杰,张晓飞.浅谈护理情报档案资料的管理[J].中国民康医学,2006,18(9):749.

第十五章　护理科研成果的鉴定与评奖

第一节　科研成果的鉴定

护理科技成果鉴定（appraisal of nursing technology achievements）是指通过申请,科技行政管理机关在一定时间内聘请同行专家,按照规定的形式和程序,对护理科技成果进行审查和评价并作出结论的过程。成果鉴定可公正地评价成果,提高成果申报奖励等级的准确性,并可加速成果的推广应用。护理科技成果鉴定是科技成果鉴定的重要组成部分,既有一般科技成果鉴定的普遍性,又有护理学的特殊性,正确处理好成果鉴定工作中出现的各类问题,对维护护理科研人员的利益,保证科技成果鉴定工作中的科学、公平,保证科研课题的顺利完成具有重要意义。

一、护理科技成果的分类

目前,世界各国在对科技成果的认识均存在差异,我国对此也尚未形成统一认识。据此,护理科技成果目前暂采用医学科技成果的惯用分类法进行分类。

（一）按成果研究性质分类

1. **基础研究性成果**　是探索人体及其疾病本质、特点和规律所取得的成果。如"对静脉输液内回血凝集回输的实验研究"（丁秀珍,2009 年中华护理学会第一届护理科技奖一等奖）;外敷复方紫草油配合局部解毒剂封闭治疗长春瑞宾渗漏损伤的实验研究（张晓华等,2009 年第一届中华护理学会科技奖三等奖）等。

2. **应用研究性成果**　此类成果的特点是临床实验性强,更专业化,它是护理科技工作者紧密结合实际,在护理实践中取得的具有先进性的实用技术或技能。如新的治疗护理方法、预防措施等。此类成果在护理科研中所占比例较大。如"护士岗位精细化管理模式的建立与实践"（吴欣娟等,2013 年第三届中华护理学会科技奖一等奖）;"护理干预对功能性便秘病人生物反馈疗效影响的系列研究"（林征等,2013 年第三届中华护理学会科技奖二等奖;"ICU 住院病人医院感染监测及经济学损失评价研究"（王书会等,2013 年第三届中华护理学会科技奖二等奖）;"汶川地震灾害护理实践与应用研究（成翼娟等,2009 年第一届中华护理学会科技奖三等奖）等。

3. **产品开发类成果**　此类成果有明确的实用目的,能直接为经济建设服务,具有推广应用的特点。成果的形式就是产品,如新配制剂、新护理产品或器械等。它在护理科技成果中占有一定的比例,经推广转化能产生较大的社会及经济效益。

4. 软科学成果:软科学成果是护理学同其他自然科学、社会科学、工程技术、数学和哲学等交叉综合产生的成果,对促进卫生科技事业的发展,提高管理决策水平起到重要作用。如"护理学研究生的培养与创新"(李峥等,2011 年第二届中华护理学会科技奖二等奖);"构建应用型护理专业特色人才培养模式的研究与实践"(陈京立等,2013 年第三届中华护理学会科技奖二等奖)。

(二) 按成果形态分类

有形成果和无形成果两类,前者包括新材料、新制品、新护理器械等;后者包括护理科技论文、专著、实验研究报告、调查报告、设计方案、新实验方法、新工艺流程等。

(三) 按成果水平分类

按成果实际达到的科技水平一般可分为国际先进水平、国际水平、国内先进水平、省市先进水平四类。

二、护理科技成果的鉴定形式与内容

(一) 鉴定形式

根据新的鉴定与评审办法规定,鉴定或评审的形式有会议鉴定、函审鉴定、检测鉴定及会议评审、函审评审五种。主持鉴定的单位可根据研究项目的内容特点和不同情况,选择不同的鉴定形式。护理科技成果函审鉴定图见图 15-1-1。

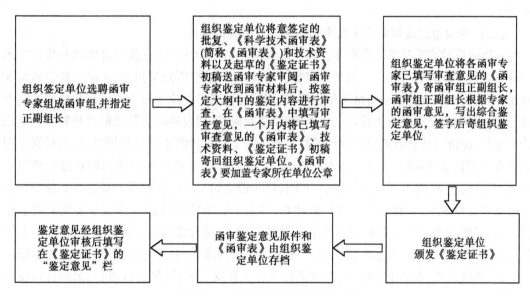

图 15-1-1　护理科技成果函审鉴定图

(二) 鉴定内容

1. 对成果的总体性评价,即是否完成合同或计划任务书要求的指标。

2. 技术资料是否齐全完整并符合规定。

3. 应用技术成果的创造性、先进性和成熟程度。

4. 应用价值及推广的条件和前景。

5. 存在的问题及改进意见。

当然,各类成果如基础研究成果、应用研究成果及软科学成果又各有其特定的鉴定内容。

三、鉴定条件

科管部门和科技成果鉴定的申请者,首先应根据科技成果的定义和科技成果具有的属性,全面充分地考虑所申请鉴定的成果内容是否属于科技成果鉴定或评审的范畴,是否符合申请鉴定或评审的条件后再行申请。

(一) 申请鉴定或评审成果应符合的基本条件

护理科技成果必须具备新颖性(创造性)、先进性;实用性、科学性、成熟性等基本属性才能申请鉴定。申请鉴定或评审的成果应全面完成科研合同或计划书的各项内容,达到规定的要求;参加研究单位、协作单位及主要完成人员的资格无异议,无权属之争,名次排列上达到一致意见;有经上级有关部门认定的科技信息机构出具的查新结论报告;技术资料和有关文件齐全,并符合档案部门的要求。对于基础研究性成果,要求其具备较高的学术水平,主要论文在全国一级学术刊物上发表一年以上,并得到国内外同行的引证;应用研究性成果必须经过实践,证明其成熟,并具备推广应用的条件或已推广应用;软科学成果应经有关单位采纳。

(二) 申请鉴定或评审成果技术资料应符合的具体条件

基础研究性成果的学术资料主要包括计划任务书、学术论文、在国内外学术刊物或学术会议发表情况的说明、任务书、技术研究报告、测试分析或应用效果报告、主国内外学术情况对比材料、论文发表后被引用情况报告等;应用研究性成果的技术资料主要包括技术合同书或计划任要实验记录及有关设计与工艺图表、质量标准、国内外同类技术的背景材料和对比分析报告、经济与社会效益分析及证明材料等。对于临床病例总结和效果观察,要根据不同病种有一定数量的病例,并经一定时间的随访;推广已有科技成果应达到和超过原成果水平,并具有较大面积推广的证明材料;卫生标准须经全国卫生标准技术委员会有关分委会审定合格并出具证明;实验动物应属合格动物,并取得医学实验动物管理委员会颁发的合格证;引进国外的先进科技成果,应在消化吸收的基础上,结合我国实际情况有重大改进,并出具一定推广范围和推广效益的证明材料;软科学的学术资料主要包括技术合同或计划任务书、总体研究报告、专题论证报告、调研报告及有关背景材料、模型运行报告、国内外情况对比材料等。

(三) 选聘参加鉴定或评审专家应具备的条件

科技成果的鉴定工作是由组织鉴定单位聘请的同行专家或指定的对口检测机构承担的,专家的聘请应从国家及省市等有关部门的科技成果鉴定、评审专家库中遴选。目前,专家库尚处于试用阶段,部分省市专家库尚未建立的,暂时还通过相关行业部门推荐的途径加以解决,成果鉴定单位应组织严格的同行评议,选聘参加鉴定或评审的专家必须具有高级技术职务,对被鉴定或评审成果所属专业有丰富的理论知识和实践经验,熟悉国内外该领域的技术发展状况,并具有良好的科学道德和职业道德。根据新的鉴定办法规定,凡属科技成果完成单位的人员、计划任务下达单位的人员、任务委托单位的人员和长期脱离教学、科研、医疗的党政机关管理人员不得选聘为科技成果鉴定或评审专家。

（四）组织鉴定单位选聘参加鉴定工作的同行专家应具备的条件

1. 具有高级技术职务。特殊情况下可聘请不多于四分之一的有中级技术职务的中青年科技骨干。特殊情况是指:个别地区专业不全,缺少高级技术职务的科技人员;某些新型学科和边缘学科高级专业技术人员比较少;某些部门因保密的需要,选聘社会上专家受到限制。

2. 对被鉴定科技成果所属专业有丰富的理论知识和实践经验,熟悉国内外该领域技术发展的状况。

3. 具有良好的科学道德和职业道德。"同行专家"是指最接近被鉴定科技成果所涉及的专业的科技人员,选聘同行专家组成鉴定委员会(或函审小组或检测鉴定小组)时,应尽可能同时有教学、科研、生产三方面的专家参加。下列人员不得选聘为科技成果鉴定专家:①科技成果完成单位的人员;②计划任务下达单位的人员;③任务委托单位的人员;④长期脱离教学、科研、生产的党政机关管理人员。

在鉴定或评审过程中,参加鉴定工作的专家在鉴定工作中应当对被鉴定的科技成果进行认真负责地审查,作出实事求是的评价结论。并对作出的评价结论负责,参加鉴定工作的专家有义务和责任对被鉴定的科技成果保守秘密。此外,组织鉴定单位和主持鉴定单位及其有关负责人,不得干涉参加鉴定工作的专家独立地进行鉴定工作,组织鉴定单位和主持鉴定单位对鉴定专家在鉴定工作中提出与鉴定工作有关的请求,应认真研究并及时作出明确答复。

四、拟报成果鉴定的资料

（一）基本资料

包括发表的所有相关论文;出版的论著;专利;继续教育项目;各类奖复印件;电子、网络形式项目;研究报告;其他相关资料。

（二）科技成果鉴定申请书

（三）技术资料

包括项目研究工作报告、查新报告、发表论文目录、推广应用证明及其他资料。

五、申请鉴定的流程

以大型综合性医院为例,护理科技成果鉴定流程图见图 15-1-2。

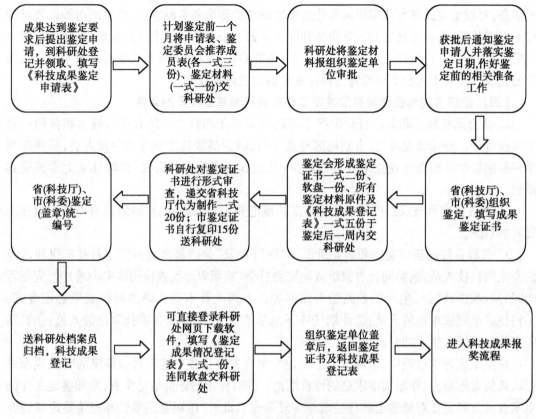

图15-1-2 护理科技成果鉴定流程图

六、鉴定或评审的程序

在组织科技成果鉴定或评审的整个过程中,必须本着认真负责、实事求是的态度,按一定的程序进行。国家科技部和卫生计生委等对科技成果申请鉴定的程序提出了明确的原则和要求,基本程序为:提出申请→审查批准→组织鉴定或评审。

第二节　科研成果的奖励申报

为了促进科学技术进步,发挥科学技术第一生产力的作用,推动科学技术为经济建设服务;全社会尊重知识,尊重人才,尊重科学工作者和创造性劳动,保护知识产权;鼓励科学探索和技术创新,使科学技术达到世界先进水平,我国对科学技术研究成果设有科技发明奖、自然科学奖和科技进步奖等奖项,各省市对其所管辖内的科技成果,也设有不同等级的奖励和评奖标准。

一、评奖条件

（一）具备科研课题的计划任务书或合同书、鉴定证书，项目完成或应用于实践 1 年以上，其功能稳定可靠；科研论文在成果所属学科领域的全国性核心期刊上正式发表 1 年以上，科技著作公开发行 2 年以上，科技教材已经在 2 届以上的学生运用。

（二）具备查新咨询报告书。

二、评奖程序

科技成果的报送程序是由完成单位按不同隶属关系，逐级向上级主管部门申报。申报的具体程序为：

（一）课题组协商，完成人和完成单位排名无争议后，按要求准备有关申报材料。

（二）申报材料送单位科技管理部门审查。

（三）由主管部门组织科技成果鉴定工作。

（四）通过科技成果鉴定的项目进行科技成果登记。

（五）申报各层次的科技奖励。

三、评奖材料

（一）《申报书》。

（二）鉴定证书、软科学评审证书、专家推荐书。

（三）查新咨询报告书。

（四）科研论文及被引用和摘录情况的检索、技术研究报告、专利证书、最新版本的科技著作样书、有关应用的推广、经济社会效益的证明。

（五）项目简介。

四、评奖表格的填写

表格的规格化填写是评奖工作的核心，其中最重要的是《科学技术奖励推荐书》的填写。

（一）奖励种类的正确选择纯基础研究、应用研究或推广类项目，不存在奖种的选择。对既有基础研究又有应用研究和经济效益的项目，奖种的选择很重要，应明确项目的优势所在，从而作出正确的选择。

（二）所属学科及专业评审委员会的选择交叉学科的项目直接关系到专家对该项目熟悉的程度，也就直接影响到专家对其评价的高低，因此应根据研究项目的特点选择恰当的评奖学科。

（三）完成人和完成单位必须与鉴定书一致。

（四）成果的影响和效益基础研究类成果反映在论文被引用、摘录和评价情况，应用类和推广类成果则通过经济效益和社会效益加以反映，必须认真详细填写。申报项目论文的发表时间或应用的最短期限(1年)是对科学性、可行性的时间检验。经济效益证明必须有财务专用章原件,私人信件作为证明材料。

五、科研成果奖励类别

我国采用以下几种级别进行奖励,国务院对各种奖励也分别颁布有相应的奖励条例、规定和实施细则。科研成果奖一般分为以下几种。

(一) 技术发明奖

授予运用科学技术知识做出产品、工艺、材料及其系统等重大技术发明的公民。由国家科委统一领导全国发明奖励工作。按发明项目的作用、意义大小,一般划分为一等、二等、三等、四等4个奖励等级。特别重大的发明设有特等奖,由国家科委报请国务院批准,另行授奖。

(二) 自然科学奖

授予在基础研究和应用基础研究中阐明自然现象、特征和规律,具有重大科学发现的公民,对自然现象和规律有新发现,或在科学理论、学说上有创见,在研究方法、手段上有创新以及在基础数据的搜索和综合分析上有创造性和系统性的贡献。由国家科委统一领导全国自然科学奖励工作。按自然科学成果的作用大小,也划分为四个奖励等级,对具有特别重大意义的项目也可由国家科委报请国务院批准授予特别奖。

(三) 科学技术进步奖

授予在应用推广先进科学技术成果,完成重大科学技术工程、计划和项目,改进科学技术管理等项工作中有突出贡献的公民或者组织。此奖分为国家级和省(部委)级两类。在国家级中分为一等、二等、三等3个奖励等级,也设有特等奖。省(部委)级的奖励等级则由各省(部委)自行制定。科学技术进步奖按所申请项目的科学技术水平、经济和社会效益,以及对推动科学技术进步所起的作用大小进行评定。

(四) 军队科技进步奖

军队科技进步奖分四个等级,每年评审1次,1~2等奖由总后卫生计生委组织评奖,3~4等奖由各大单位自行组织评奖并报总后卫生计生委核准。

(五) 卫生计生委、省市科技进步奖、卫生计生委科技进步奖

每年评审1次,设1~3等奖,省市科技进步奖各地区情况各有不同。

(六) 全国护理科技进步奖

1993年由中华护理学会倡导设立,分1~3等奖,每两年评审1次(单数年),由各省护理分会推荐,中华护理学会组织终审与颁奖。

(颜巧元 张珺珺)

思 考 题

1. 简述护理科研成果的分类。
2. 试述护理科技成果的鉴定形式与内容。
3. 结合实际,谈谈你所了解的护理科研成果鉴定条件及拟报成果鉴定的资料。
4. 介绍如何进行科研成果的奖励申报。

参 考 文 献

1. 肖顺贞.护理研究[M].北京:人民卫生出版社,2008:139-146.
2. 褚银平.护理科学研究[M].北京:人民卫生出版社,2010:308-309.
3. 方进博.护理研究[M].北京:人民卫生出版社,2012:319-324.

第十六章　成果转化与转化护理

第一节　护理科研成果转化

一、护理科研成果转化的概念

护理科研成果转化（transformation of nursing technology achievements）即护理科研成果的推广应用，是指有目的地将技术上先进、适用、成熟的，生产和服务上可行的，经济上合理的，具有科学、社会和经济价值的护理科技成果，通过示范、培训、指导、咨询、交流、宣传、展览、实施，以及技术转让、许可证贸易等，向经济建设和社会发展领域扩散转移，扩大其应用范围的活动。护理研究成果转化是以转化医学为理论基础，以推动学科发展，改善护理服务质量为目的，整合循证护理和护理研究应用方法的新型交叉领域。护理科研成果只有被转化，才能实现科研的最终目的。通过成果的转化，可以取得社会效益与经济效益，并可提高护理质量与学术水平。

二、科研成果转化的作用与意义

一个国家科技水平的高低，不仅要看成果的数量和质量，而且要看它在实践中的应用程度与实际效果。也就是说，评价一个国家科学技术水平的高低，不仅要考察其在科学技术研究领域投入多少人力和物力，取得多少科研成果，而且主要看其科研成果推广应用的情况及实际效果在国民经济建设中的贡献。为此，应抓紧成果的推广应用工作，使其及时发挥效益，从而起到促进发展生产的作用。同时，现代科技研究工作需要的投资越来越大。如果花费大量的人力、物力和财力取得的科研成果不去推广应用，不能发挥效益，这是一种极大的浪费。因此，一项研究成果能否被推广应用并取得经济效益，也是一个重要的经济问题。反之，如果科技工作不能促进生产的发展，不能产生经济效益，科学研究本身也就不能得到更多的支持，其发展必将受到限制。

三、科研成果转化的形式与途径

按成果的性质及转化范围，其交流、转化的主要形式与途径有以下几种：

（一）科学理论成果

主要采用学术报告、刊物发表、出版科学专著等方法进行交流推广。

（二）新技术、新工艺、新方法类成果

为保证推广和转让的此类成果在生产中能顺利应用,研究单位可针对性地举办各种技术讲习班、培训班以促进推广应用。

（三）实物性成果

如具有特殊用途的试剂、材料、元件、仪器、设备等,以及生产单位还不能大批生产的某些精度要求高、技术先进的大型仪器设备等科研成果,可以通过具有一定的研制能力的科研单位,将其进行小批量试制、生产,使科研成果尽快转化。

（四）科研成果的交流

学术交流是科学劳动社会化的产物,是科技工作者的信息流通。它能使知识广泛地在社会上传播。学术委员会或学术团体举办的讲座会、座谈会、报告会,或将成果以论文的形式发表在刊物上,都可以达到互相渗透、互相启发的目的。

（五）科研成果转化的法律保障

我国对科研成果转化非常重视,有相关的法律法规作为保障:《中华人民共和国促进科技成果转化法》、《关于促进科技成果转化的若干规定》、《关于以高新技术成果出资入股若干问题的规定》、《关于以高技术成果出资入股若干问题的规定》,以及《国家科学技术奖励条例》等。

四、护理科研成果转化现状及其影响因素

早在 1976 年,国外学者就对护理研究成果的转化应用这一课题进行了研究,主张将有价值的研究应用于临床实践。然而,经过近 40 年的发展,此领域的研究仍处于十分缓慢的状态。整体上呈现以下几种颓势:①护理研究成果与成果转化严重不均衡:根据美国护理及健康文献索引(CINAHL)统计,在过去的 40 年里,护理期刊增加到 356 种,整整增加了 27 倍,全球护理专业方面的研究报道以每 5 年翻一番的速度增长。然而,如何实现和持续利用这些广泛的研究成果,仍没有找到最好的方法。目前,国内仅有不足四分之一的护理研究成果应用于临床,研究成果的转化机制才刚刚起步。②转化周期长:一般情况下,研究成果从产生到应用约需 17 年;护理研究成果在临床的应用甚至往往要滞后于其发表时间 8 ~ 30 年。③护理研究成果转化应用不稳定:2006 年,Carlson 调查护理人员对 3 种循证疼痛评估法的应用,结果发现这 3 种方法至少有时被一些护士采用,但其中仅一种评估方法被使用得比较稳定;有学者研究显示,10% ~ 42% 的护士从不或很少将研究成果应用于实践中。

目前,我国护理科研成果推广与应用滞后于发达国家。尽管由于不同国家经济基础、文化背景、护理学科发展的差异,研究成果的转化应用受到多种条件制约,但情景不完全一致。研究应用涉及一个复杂的学习过程,包含知识、技能、情感、态度、信念和行为。各种个人的、组织的、关系的等多种因素影响着卫生保健供应者的研究应用。在我国,护理人员科研意识

淡薄,科研素质整体不高,如英语水平低、缺乏必要的统计学知识、值得信任的可转化的研究成果较少,加之护士人力不足,护理人员经常处于超负荷运转状态,影响了开展研究的积极性。此外,目前医患关系紧张,护理工作面临着各种问题和挑战,研究成果的转化与应用涉及护理安全,害怕各种风险也成为护理研究成果转化的阻碍因素,凡此种种,都限制了护理科研成果的产出与应用。

五、护理科研成果转化对策

护理科研成果的推广与应用是推动护理学科发展、提高护理质量的关键。因此,应针对目前的现状,采取相应的对策,重视科研人才的培养,从科研选题源头抓起,做好科学研究过程监控、科研成果转化管理、研究与应用有机结合,将研究成果造福于人类。结合护理人员目前的现况,应采取有效措施加强管理。

(一) 重视科研人才的培养

打造创新团队。目前,我国已经开始重视高等护理教育,护理队伍素质在不断提高,但由于护理工作的特殊性,无法实现全员参与护理科研工作,重视人才培养,打造一支创新团队十分必要。因此,应将临床经验丰富、具有高学历的护理人员进行重点培养,把工作的重点放在科学研究上。在做好爱心奉献教育的同时,掌握护理科研技能,把为病人解除痛苦为己任,积极投身于科研工作。

(二) 以需求为导向保证科研质量

尽管国家教委在 1987 年即提出护理本科毕业生应具备护理科研的初步能力,近年来护理人员也逐渐认识到了护理科研的重要性,并在护理实践中开展了科研工作,但由于缺乏科研知识和技能及主动参与科研的积极性,理论研究与临床实际应用脱节,科研项目不能应用到临床实践中。因此,在加强人才队伍建设的基础上,应重视以需求为导向,指导护理人员进行科研选题。重视评审的严谨性,以保证所研究项目有所创新,能解决临床实践中的实际问题,保证护理科研质量。

(三) 加强组织管理,促进科研成果转化

护理科研的目的不是为了研究而研究,只有重视其推广与应用才能造福于人类。目前,我国对护理人员重视了初级培训,但对科研成果的推广与应用仍十分薄弱,管理者应高度重视,应建立科研成果转化的组织机构,加强科研成果推广与应用前的评审管理;要有相应的评价指标体系,建立专门的评审专家队伍,促进护理科研成果的转化,建立一套有效地促进护理科研成果转化的机制,使护理科研成果安全有效地应用于临床,真正服务于病人,实现科学研究的初衷。

第二节 转化医学在护理学发展中的应用

一、转化医学概述

法国微生物学家、化学家路易斯·巴斯德曾经说过:"世上并不存在两种科学,而只有科学及科学的应用,两者的关系犹如树木与其所结的果实般密切相连"。随着医学科技的飞速发展,基础医学研究取得了举世瞩目的成就。但巨额的科研资金的投入与临床实际问题的解决不成比例,基础研究成果的临床转化率很低,临床科学问题解决速度远远落后于基础研究的步伐。如美国近 40 年共投资 2 000 亿美元用于肿瘤研究,收获了 156 万篇论文,但将这些研究成果用于实践却还有很长的路要走。因此,临床学家提出了转化医学理论,以克服基础研究和临床应用之间的"篱笆墙"。为了促进基础研究成果临床化,越来越多的国家开始将"推动科研成果转化临床应用"作为国家医学发展的重要战略目标,转化医学是此大背景下的重要发展战略之一。TM 是国际医学领域提出的一个新的学科分支或新的思维理念,现逐渐成为各国医学发展的焦点。

近年来,随着我国护理学科的发展,护理科研也得到飞速发展,但目前护理研究中存在的问题也日益显著,护理科研与临床实践之间也存在较大差距,大量研究成果未能及时应用于临床护理实践中。目前,TM 已遍及医学各学科的发展,TM 理念也可以很好地促进护理管理、科研及教育的发展,但在护理专业中发展较慢。因此,为了促进护理管理及科研成果转化为临床和教育实践,应将 TM 思维应用于护理学科中去。

转化医学(Translational Medicine,TM)又称为转化研究、知识转化等,与个性化医学(Personalized Medicine)、可预测性医学(Predictable Medicine)共同构成系统医学(Systems Medicine)。1996 年 *Lancet* 杂志上第 1 次出现了"转化医学"这个新名词。

迄今为止,TM 还没有一个公认的转化医学的科学定义,但其思维理念被认为是连接基础学科与临床学科间的双向转化通道(Two-side Way),即 TM 思维是如何从实验台到病床边(Bench to Bedside),又从病床边到实验台(Bedside to Bench)的一个双向过程,简称"B to B"双向转化模式,它是一个连接着基础与临床循环式的研究体系。TM 的主要目的是为了打破基础医学与临床医学之间的固有屏障并建立起关联,使日新月异的基础医学研究成果转化为改善人类健康的预防与治疗的措施和策略。同时根据临床医学的需求提出前瞻性的应用基础研究方向,从而实现从实验室到临床,再从临床到实验室的良性循环。究其根源,TM 的实质是理论与实际的结合,基础与临床的整合,是多学科、多层次、多靶点的交叉融合,它是一次伟大的医学革命。TM 的目标是建立预防性、预测性、个体化和参与性的 4P 医疗模式,而 TM 最重要的内容是转化研究,即把基础研究的成果快速有效地应用到临床。

二、转化医学在护理发展中的应用探索

随着医学的不断发展,以及社会需求和环境的不断演变,护理专业经历了以疾病为中心、以病人为中心、以人的健康为中心 3 个阶段的转变,护理事业取得了令人瞩目的成绩。但由于护理学科本身具有偏人文学科的特点,导致护理管理、护理教育、护理科研等发展缓慢。TM 思维的目的是打破基础研究与临床医学之间的屏障;促进基础研究与临床应用的双向转化,缩短科研与临床之间的转化时间,提高转化效率,将医学各学科发展的独立化转化为系统化、科学化;使得基础研究与临床医疗、护理、预防等应用学科的共同快速发展。新形势下,亟需引进 TM 来指导护理事业的发展。

（一）TM 指导护理管理成果的应用

护理管理学是将管理学理论和方法应用于护理实践并逐步发展起来的一门应用学科。主要通过计划、组织、人力资源管理、领导、控制 5 种管理职能，达到保证护理管理科学性和有效性的目的。如前所述，目前我国护理较医学发展相对缓慢，加之护理自身的特点，现仍存在很多问题：护理部重视护士的护理能力考评和各科室护理质量监控，却缺乏对科室的健康水平的了解，包括护理人员的人文关怀、科室近期遇到的困难、病人结构或需求的变化等；护理人员每天机械地完成护理工作，缺乏对护理研究的重视；护理人员缺乏对临床医学发展的学习和医疗水平的提高，只注重护理专业自身容易导致病人对护理人员的不信任以及护理发展落伍等问题。因此，需要引进 TM 理念来解决这些问题。

1. 加强医学思维理念的转化　TM 强调的是理论与实践双向结合，研究与临床的双向结合，可以转化为管理层与基层的双向结合，演变为从管理层决策到基层实施，从基层实施反馈到管理层决策。自上而下的 TM 强调从管理层到基层的转化。而现实中很多决策由于基层参与者兴趣不高或态度不认真、应付公事，得不到及时准确地反馈，导致决策实施出现偏差。所以，应从管理上和临床工作中树立 TM 意识、强化 TM 理念，并借鉴发达国家 TM 研究与实践的成果及转化理念，结合传统的思维方式与环境条件，实现适合自身发展的创新。

2. 推进协同创新，成立 TM 的管理部门　鉴于 TM 逐渐成熟，护理管理层应成立相关的管理部门，主要职责是把护理科研成果或领导决策传递到各科室并实施，通过反馈进行整合，制定最优方案。同时，部分部门人员深入各科室实行转科，通过在不同科室的学习与工作经验，找出各科室发展的优点与不足。对于优点要护理人员之间进行交流、学习、推广；对于不足，管理部门通过研究、磋商等方法进行协调矫正。这样既遵循了"从群众中来到群众中去"的思想路线，又对护理工作进行了宏观调控，从而保证了护理管理部门的先进性和护理管理工作的不断完善。

3. 强化政策引导，加大经费支持，以 TM 指导护理科研发展　加大护理科研的宣传，争取管理层的大力支持，将护理科研建设纳入医院整体发展规划中。科研管理部门作为基层，向上级主管部门报告阐述护理研究对于提升医疗水平的意义，以及开展相应研究和合作的可行性，争取获得最大支持。同时，科研管理部门作为管理层，大力提倡护理科研，加大对科室护理科研人员的经费支持，鼓励科研成果投入临床应用，协调临床与科研工作、投入与产出的关系，完善相应制度，鼓励科研成果转化临床应用的积极性与及时性，增强科研平台建设，提供有力的科研保障。

4. 加强护理人员的全面发展　由于医学各学科之间的方向差异，各学科内容的细化，导致了各学科发展相对闭塞，各学科内容的单一化和空洞化，阻碍了护理专业的发展。大部分护理人员除了护理知识外，对其他医学知识几乎了解很少，很容易导致护理专业与医学发展的整体方向脱轨。经常关注各学科领域最前沿的学术成果，以及保持和各学科联系人之间密切沟通，才能使护理专业快速发展。由于 TM 研究涉及很多学科的研究方向和领域，倡导医学各相关学科的共同参与，以及融合各学科的优秀人才，建立 TM 的医疗、护理、预防全方位研究平台，促进多学科交叉合作，正确处理基础研究和临床实践之间的关系，对护理发展来说是一个良好的契机。

（二）TM 在护理科研中的体现

护理科研是指研究探索新的护理理论、护理方法、护理模式的过程,其目的在于指导临床实践,提高护理工作效率,降低护士工作强度,为病人提供优质服务,为护理教育奠定基础,促进护理专业的持续性发展。通过不断发展和自我完善,护理专业形成了自己独特的发展模式,护理科研工作也取得了巨大进步。但与其他医学学科和国际护理学的发展相比,我国护理科研的起步晚、水平低、发展慢,且主要表现为科研成果产生与临床利用不成比例。每年全国各种护理专业期刊要收录成千上万篇科研成果论文,具有巨大的实用价值。但这些成果被临床实际应用较少,大部分护理工作没有跟上科研脚步,依然停留在几年前的水平,其主要原因是缺少 TM 研究平台。

众所周知,护理领域是一个潜力极大的市场,对护理科研成果的转化无疑是一种推动。目前,我国应根据 TM 的原理与方法做好护理科研:①必须立足于临床实践,重视护士科研意识的培养。同时提高全体护理人员的认知水平,善于接受新事物、新理论、新思维,充分认识护理科研成果推广应用的重要性。②加强在职人员有关临床护理科研能力的培训,即如何在临床实践中发现问题,开展研究以及形成论文并发表。③为护理科研提供相应的技术平台及保护制度;摒除大众的"重医疗、轻护理"观念,强化社会大众的肯定与支持。

（三）应用 TM 促进护理教育的发展

1. 应用 TM 成果规范护理教育　护理教育学(Nursing Pedagogy)是护理学与教育学相结合而形成的一门交叉学科,是一门研究护理领域内教育活动及其规律的应用学科。其主要任务是培养合格的护理人才,开展护理科学研究和护理教育研究,发展社会服务项目。近年来,我国护理教育事业取得了巨大进步,形成了全方位创新型护理人才的培养模式、结构合理的课程体系、日趋完善的师资队伍建设以及科学的评价体系等,并为我国临床护理工作输送了大批优秀人才。但现阶段仍存在较多问题:①理论与实践之间的差距。护理教育较临床发展相对滞后,有些护理教材更新速度较慢,知识相对陈旧。同时,专业教师和临床教师司职不同,造成理论教师与临床教师之间衔接不上,加大了理论与实践的差距。②护理本科毕业生科研意识淡薄,进入临床工作后遇到问题不做深入调查研究。③专职护理教师缺乏与临床护理人员交流,二者相对孤立,缺乏对临床护生工作质量信息的反馈。④本科生撰写论文的水平较低,缺乏相关能力的培训,毕业论文敷衍了事。而在高等医学教育中引入 TM 思维教育,有助于专业和创新能力的提高,有利于复合型人才的培养,促进基础和临床研究融合。

2. 以 TM 为指导,促进护理教育发展　学科建设是一个专业发展的灵魂,也是专业发展的标志。良好的学科建设必须拥有高质量人才和超前的医学思维和研究成果。因此,将 TM 纳入护理教育,有利于促进护理教育与其他医学学科教育的融合。护理教育与临床实践的同步,保持护理教育的先进性。应从以下几方面着手:①在课程设置中,加入 TM课程。护理专业课程一般分为医学基础课程、护理专业课程等,这些课程着眼于培养护生专业技能,不利于护生拓宽眼界和培养创新思维。因此,将 TM 纳入护理教育,有利于培养护生 TM 意识;护理研究课程加入 TM 教育,有利于促进护理研究以实践为主思维的养成。此外,纳入 TM 课程,有利于激发护生对 TM 的兴趣且在临床实践中提高运用各学科知识的综合能力。②师资队伍建设:引进高素质 TM 人员,挖掘和有意识培养在以上各方面都具有一定基础和能力的交叉型学科人才,促进护理教育事业紧跟先进医学的发展步伐,保持护理专业发展的先进性。③护理研究中纳入 TM 研究,促进基础研究与临床实践双向结合,保持教育与临床的一致性。④在教学理念中不断地把临床实践的研究成果反馈到教学中,摒除落后的理论、方法、以及护理器材,充分利用护理的 TM 成果,保持理论教学的与时俱进。

第三节　转化护理研究

一、护理研究存在的主要问题

(一) 护理研究与应用之间脱节

研究显示,美国有 30% ~40% 的病人接受的护理照护缺乏相关科学研究依据。我国护理研究的应用率更低,临床护士在工作上遇到问题主要还是通过请教高年资的护士或医生,很少有人选择查阅文献应用护理研究成果。护理研究作为直接或间接指导临床护理实践的重要依据,其临床应用情况将影响护理科学的发展。因此,解决研究与应用之间的问题已成为护理工作者关注的焦点,寻找更好的策略以促进护理科研成果的应用是护理学科亟待解决的问题之一。

(二) 大量护理研究成果有待验证、总结

各种护理期刊的总载文量呈逐年增多趋势,大量护理研究阳性数据的提出和积累使得如何有效利用这些数据解决临床护理问题成为迫在眉睫的难题。这个难题的破解需要生命科学、计算机科学和医学护理领域专家的全力合作和交叉研究,是对护理研究模式转变提出的强有力的需求。

(三) 其他问题

护理研究人员、研究领域单一,临床护理人员及高校护理教育工作者是护理研究的主要力量,缺乏与基础医学、临床医学、生物信息学、心理学等其他学科的交叉与合作。护理研究策略过于注重研究者的内在动机、态度和能力而忽略了其他专业及社会的作用。疾病护理措施有待完善,由于疾病谱的改变,使得传统护理措施无法满足这些疾病治疗和预防的需要。因此,如何在已有护理措施的基础上,结合循证护理方法,针对该人群的疾病特点和身心需求给予有效的护理,提高其生活质量,降低病死率是当前亟需解决的护理问题。此外,我国护理基础研究匮乏,缺少基础研究人才和条件,这也是阻碍我国护理科学跻身世界护理领域前列的原因之一。

以上阐述的诸多现象是我国护理行业发展不容忽视的问题,应引起国内护理学者的重视,参考转化医学理论,需探索一条适合我国护理发展的转化护理研究道路,构建护理研究与应用之间的桥梁和纽带,以促进我国护理科学的进步。

二、转化护理研究进展

(一) 转化护理理念的研究

目前,成熟的转化护理理念尚未提出,但将转化研究融入护理科学的探索已得到国际护

理学者的认可和支持。转化护理研究是构建基础与临床护理应用的桥梁,其核心在于发掘护理研究、理论与临床实践之间的关系。护理领域的转化研究是通过科学的调查方法,探索影响循证护理实践实施的方法、措施和影响因素,以改善医疗机构中的临床和操作上的决策,同时包括验证实施循证护理实践后的成效。Mitchell 等对护理领域的转化研究概念进行整合,通过大量的文献回顾得到 47 个护理转化研究模式,分为 4 大类:①循证护理、研究利用和知识转化过程,这对形成系统方法以综合知识,提高病人的疾病转归和护理质量具有重要意义;②策略性或组织变革性理论,以促进新知识的采纳和利用,强调个体、家庭、团队和卫生机构在吸收、采纳新知识和变革方面的作用;③知识交流、研究与应用的一致性,提示研究者应注意与其他专业科研工作者、研究实践者、政策制定者等沟通、合作以加快新成果的临床运用;④设计和推广研究成果,要求研究者准确评估干预效果并积极推广。国内部分学者亦进行着护理领域转化研究的思考和探索,但主要强调将转化研究理论引入到护理研究中,而缺乏将其整合、内化到护理领域的意识,因此在一定程度上不利于护理转化研究的发展。迄今为止,转化护理没有一个确切的概念,尚需不断发展才能作出科学的界定。

(二) 转化护理的研究趋势

团队合作、跨学科的学术交流作为提高临床护理质量及科研水平的重要方式已得到国内外学者的认可。有关学者认为,在所有健康相关专业间的团队合作是保证高质量临床护理的关键,因为任何单独的护理服务都无法与整个团队的护理相媲美。Clements 等认为,团队合作对转化研究在护理领域的应用价值巨大,它不仅可提供良好的科研基础,也是将研究成果转化为有价值的临床实践的重要保证。随着团队合作的出现,不同领域科学研究者相互交流以更好地利用和分享自身的优势已成为当前护理转化研究的一个关注热点。Heit-kemper 等提出,当前的护理研究不仅是多学科的交流合作,更需要跨学科的交流合作,即需要护理研究者掌握相关学科的理论知识以更好地将个人观点与所需解决的问题联系起来。此外,护理基础研究的价值也日益凸显,并受到护理学者的重视。有研究者认为护理科学家应采取有效策略加快护理转化研究并积极地在基础研究中发挥作用。Loeb 等提出,护理学家应与基础医学家合作,在护理基础研究中进行有效的探索。国外部分护理学者已注意到基础研究对护理转化研究的作用,并进行了积极的实践。因此,护理研究者应在护理转化科研中,注重与临床医学、基础医学、医学统计学、计算机学、生物医学等领域专家合作,积极开展各领域的学术交流,针对某一特定护理问题,征求各方专家的意见,并在彼此的共同合作下解决该护理难题。

(三) 转化护理研究途径的探讨

循证护理是护理人员在计划其护理活动过程中,审慎地、明确地、明智地将科研结论与临床经验、病人需求相结合获取实证,作为临床护理策略依据的过程。大量研究认为,循证护理是护理转化研究的重要实现途径。最好的临床护理措施应是精确的研究结果转化而来的,而这一转化研究过程是以循证研究为基础的。此外,还需研究确定、质量调控这两个过程。有研究显示,临床路径对促进研究结果的转化,以改良临床护理措施具有重要意义。

(四) 转化护理的实践探索

2009 年在美国临床与转化科学基金项目(Clinical Translational Science Awards Program, CTSAs)的基础上,美国护理学家成立了 CTSA-护理学家特别兴趣小组(CTSA-Nurse Scientist Special Interest Group,NSSIG),以体现跨学科研究和实践中护理科学家的价值。该组织在 CTSAs 的基础上致力于临床与转化护理科学的评估和研究,它以护理科学家为主体,护理研究者为辅助,通过与其他 CTSAs 科学家的直接沟通,发现当前需要研究、解决的护理问题,并建立网络平台以更好地与各机构合作、交流。NINR 也支持了转化护理研究项目。美国华盛顿大学的 Mitchell 博士对伴有卒中后抑郁(Post-Stroke Depression,PSD)的卒中幸存者进行"卒中后快乐生活"的心理行为干预,结果显示,干预组的整体状况优于对照组,这项研究的成功给了卒中病人及其家人希望并确立了针对临床和社区 PSD 病人的行为指导措施。澳大利亚格里菲斯大学护理研究中心已成功进行了转化护理研究,该过程包括文献的系统回顾和 Meta 分析、基础实验、与其他学科合作、临床试验、旨在改变临床护理的转化研究 5 个部分。我国护理学者目前主要致力于转化护理的理论探讨,尚缺乏转化护理的实践研究。

三、转化护理展望

随着医学的快速发展,TM 将成为医学发展的必然趋势,在我国,TM 已上升为国家在生物医学领域里的一项重大政策,TM 的发展正面临着重大的历史机遇。对于护理专业发展来说,要迅速纳入 TM 思维,打好教育基础,落实管理实践,促进科研能力提高,使护理事业发展形成良好的循环。

如前所述,2006 年,美国国立卫生研究院(National Institutes of Health,NIH)设置的临床与转化科学基金(Clinical and Translational Science A ward,CTAS),已资助23 个州的 39 家医学研究机构从事临床与转化科学研究工作;2008 年,法国已建立覆盖全国的 23 家临床研究网络中心;2008 年底,在 TM 委员会(Translational Medicine Board,TMB)的组织下,英国的TM 研究进展显著。我国 TM 研究中心的成立及相关学术会议的陆续召开,标志着我国已开始全面启动和发展 TM。但由于我国 TM 发展较晚,目前仍处于探索阶段,存在很多问题:①由于 TM 研究平台严重不足使得基础科学家与临床人员之间缺乏有效的交流与合作,导致基础研究与临床实践脱节;②转化效率低;③转化过程缺乏规范,随意性和功利性时常居主导地位;④基础研究、临床医学与社会预防之间未能建立有效循环;⑤科研投入与社会贡献存在巨大反差。

研究认为,一项科研成果从研究到应用的时间大概在 10 ~ 20 年。作为"以病人为中心"的护理工作者,如何进行系统、完善的护理科学研究,并快速、有效地将成果转化为最有临床指导价值的护理实践,是一个较大挑战。转化护理理念的引入对解决当前我国护理研究中存在的主要问题具有十分重要的现实意义。首先,它要求护理研究人员具有转化研究理念,并采用循证研究、临床路径等多种方式将研究成果转化为临床护理实践,这有利于促进当前我国众多护理研究成果的临床应用,并逐渐缩小护理研究与应用之间的鸿沟,是对护理科研工作者知识结晶的肯定,对提高我国护理科研价值,及时改良临床护理措施,促进病人疾病愈合意义非凡。其次,它引用团队合作和跨学科交流形式,要求护理科研应以护理学家为主体,在研究过程中注意与基础医学、计算机科学、心理学、临床医学等领域合作,这将改变我国护理研究人员单一的局面,可纳入诸多新鲜"血液",为当前护理科研队伍建设和人才培养指出方向。再次,它强调基础护理研究的价值,鼓励护理科研工作者主动地参与到护理相关的基础医学研究中,这提示我国护理研究者在研究中应重视基础研究的作用,并参考国外的相关研究,在以后的科研立项中积极引入基础指标,从客观、主观两角度全面论述。

转化护理是对护理研究思路的新思考、新探索,对 21 世纪我国护理研究的发展具有重大意义,因此,高校、临床和社区护理工作者应丰富知识、完善自我,以备在转化护理的科学研究中承担起主要的领导者和策划人,与其他专业合作,促进转化护理的发展。我国应高度重视有中国特色的转化护理建设,从加强护理教育人手,加速转化型研究人才的培养和合理配置,加强转化型研究团队的建设,增加对转化型研究领域的投入,促进多学科交叉研究的顺利进行,使护理科学的发展取得更大的进步,以更好地为人类健康服务。

（颜巧元）

思　考　题

1. 简述科研成果转化的形式、途径。
2. 结合实例论述护理科研成果转化对策。
3. 联系实际论述转化医学在护理发展中的应用。
4. 根据护理研究存在的主要问题,结合实际谈谈转化护理。

参　考　文　献

1. Olade RA Evidence-based practice and research utilisation activities among rural nurses[J]. J Nurs Scholarsh, 2004,36(3):220-225.

2. Veeramah V. Utilisation of research flndings by graduate nurses and midwives[J]. J Adv Nurs,2004,47(2): 183-191.

3. 曾娜,颜巧元.护理研究成果转化影响因素研究进展[J].中国护理管理,2012,12(9):91-93.

4. 程金莲,韩世范,褚银平,等.护理人员应用科研成果现况调查及对策研究[J].中华医学科研管理杂志, 2013,26(2):108-111.

5. 王桂芳,王恩军,孟明,等.转化医学发展现状与展望[J].河北大学学报:自然科学版,2013,33(1): 107-112.

6. 杨春喜,殷宁,戴魁戎.转化医学[J].中华医学杂志,2010,90(7):499 502.

7. 张土靖,秦方,姚强,等.国内外转化医学研究机构的特色分析[J].华中科技大学学报:医学版,2012,41 (8):324-328.

8. Dougherty D. The "3T" S' road map tO transform US health care:the "how" of high quality care[J]. J Am Med Assoc,2008,299(19):2319-2321.

9. 李维,张大庆.转化医学体系下的学科服务模式探讨[J].医学与哲学,2013,34(11):14-23.

10. 方福德,程书钧,田玲.建设研究型医院促进转化医学发展[J].中国卫生政策研究,2009,2(7):16-19.

11. 姜宝娜,赵耀,肖晶,等.科技管理创新推进转化医学发展[J].医学与哲学,2013,34(1):32-33.

12. 唐汉庆,许世华,农乐颂.医学高等教育引入转化医学思维的探讨[J].医学与哲学,2012,33(7):66-67.

13. 郭志成,刘兰茹,王永强,等.中外转化医学发展的路径分析[J].转化医学杂志,2012,I(3):185-188.

14. 崔长钉,颜琬华.试论转化医学在护理学发展中的应用[J].护理学杂志,2014,29(7):86-88.

15. Lehmann C U,Altuwaijri M M,Li Y C,et al. Transla—tional research in medical informatics or from theory to practice. A call for an applied informatics journal[J]. Methods Inf Med,2008,47(1):1-3.

16. McCulloughP A,Ali S. Cardiac and renal function in pa—tients with type 2 diabetes who have chronic kidney disease:potential effects of bardoxolone methyl[J]. Drug Des Devel Ther,2012,6:141-149.

17. de Roos B,Romagnolo D F. Proteomic approaches to predict bioavailability of fatty acids and their influence on cancer and chronic disease prevention[J]. J Nutr,2012,142(7):1370S-1376S.

18. 桂永浩.转化护理:用多学科交叉策略推动医学发展[J].复旦教育论坛,2007,5(6):86-88.

19. 来茂德.转化护理:从理论到实践[J].浙江大学学报:医学版,2008,37(5):429-431.

20. Tricco A C,Cogo E,Ashoor H,et al. Sustainability of knowledge translation interventions in healthcare decision

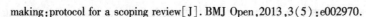
making:protocol for a scoping review[J]. BMJ Open,2013,3(5):e002970.

21. Thompson D,Janita P,Lopez V. Barriers to,and facilitators of research utilization:a survey of Hong Kong registered nurses[J]. Int J Evid Based Healthc,2006,4(2):77-82.

22. Holleman G,Poot E,Mintjes-de Groot J,et al. The relevance of team characteristics and team directed strategies in the implementation of nursing innovations:a literature review[J]. Int J Nurs Stud,2009,46(9):1256-1264.

23. Clements P T,Crane P A. Building bridges:the importance of translational forensic nursing research[J]. J Forensic Nurs,2006,2(1):42-43.

24. Mitchell S A,Fisher C A,Hastings C E,et al. A thematic analysis of theoretical models for translational science in nursing:mapping the field[J]. Nurs Outlook,2010,58(6):287-300.

25. 谢博钦,徐丽华. 转化研究在护理学科中的应用与进展[J]. 中国护理管理,2011,11(3):83-85.

26. Heitkemper M,McGrath B,Killien M,et al. The role of centers in fostering interdisciplinary research[J]. Nurs Outlook,2008,56(3):115-122.

27. Cdrnio E. C. Translational research and nursing[J]. Rev Lat Am Enfermagem,2012,20(6):1013-1014.

28. Loeb S. J,Penrod J,Kolanowski A,et al. Creating cross-disciplinary research alliances to advance nursing science[J]. J Nurs Scholarsh,2008,40(2):195-201.

29. Dorsey S. G.,Leitch C. C.,Renn C. L.,et al. Genome-wide screen identifies drug-induced regulation of the gene giant axonal neuropathy(Gan)in a mouse model of antiretroviralinduced painful peripheral neuropathy [J]. Biol Res Nurs,2009,11(1):7-16.

30. Christian B. J. Translational research:creating excellent evidence-based pediatric nursing practice[J]. J Pediatr Nurs,2011,26(6):597-598.

31. Kilbourne A. M.,Neumann M. S.,Pincus H. A.,et al. Implementing evidence-based interventions in health care:application of the replicating effective programs framework[J]. Implement Sci,2007,2:42.

32. Titler M. G. Translation science and context[J]. Proquest,2010,24(1):35-55.

33. Polit D. F.,Beck C. T. Nursing research:generating and assessing evidence for nursing practice[M]. 9th ed. Philadelphia,PA:Lippincott Williams& Wilkins:2012:3.

34. MitchellP. H. Clinical and translational research:nursing scientists at the core[J]. Heart Lung,2012,41(5):435-439.

35. MitchellP. H,Veith R. C.,Becker K. J.,et al. Brief psychosocial behavioral intervention with antide Dressant reduces post stroke depression significantly more than usual care with antidepressant:living well with stroke:randomized,controlled trial[J]. Stroke,2009,40(9):3073-3078.

36. 张静,郭玉芳. 转化护理——护理研究的新航向[J]. 护理学杂志,2014,29(5):84-87.

附 录

附录1 国家自然科学基金申请书的撰写格式(参考)

申请代码:	
受理部门:	
收件日期:	
受理编号:	

检查保护

由基金委填写

国家自然科学基金申请书

撰定指南

(2013版)

申报日期: _____ 2013年　月　日

国家自然科学基金委员会

所有信息真实、准确；并且与正文中"个人简历"内容相符！

基本信息

申请人信息	姓名	已正式授予学位	性别		按正式聘任职称填写	年月		民族	
	学位			职称		每年工作时间(月)		不少于8个月	
	电话		手机号码		电子邮箱				
	传真				国别或地区				
	个人通讯地址	浙江省温州市茶山高教园区							
	工作单位	温州大学							
	主要研究领域								
依托单位信息	名称								
	联系人				电子邮箱				
	电话				网站地址				
合作研究单位信息	单位名称								
	须和单位公章一致								
	杰出、优青申请—填写"研究领域"，而非具体研究课题名称								
项目基本信息	项目名称	力求做到要旨突出,不宜过大或过小;要抓住一个"新"字,从题目上吸引人							
	英文名称	2013新版本(代码可能有补充)							
	资助类别			亚类说明					
	附注说明	须根据指南填写							
	申请代码	写到三级代码							
	基地类别								
	研究期限			研究方向					
	申请经费	建议:2013年面上项目平均资助额度80万,青年基金项目平均25万;可适当上浮5~10万;实验研究类面上项目可以适当上调,但不要超过100万。							
中文关键词		(用分号隔开,不超过5个)							
英文关键词		(用分号隔开,不超过5个)							

纸质文件与电子版版本号必须保持一致

中文摘要	（限 400 字）： 　　尽量写满 400 字，简要说明该申请项目的研究对象、拟采用的方法、拟解决的关键科学问题、创新点等，切忌空泛。 　　参考格式：针对……背景（需求、问题），提出……方法（理论），研究……内容，采用……路线（方法、技术途径），解决……科学问题，达到……目标，有……创新点（重要意义）。 　　杰青、优青申请——填写"主要学术成绩"。
英文摘要	（限 3000　characters）：

项目组主要成员　（注：项目组成员不包括项目申请者，杰青、优青项目不填写此栏。）

编号	姓名	出生年月	性别	职称	学位	单位名称	电话	电子邮件	项目分工	每年工作时间（月）
1										
2										
3										
4										
5										
6										
7										
8										
9										

（海外青年学者合作基金合作者信息填写在此处）

总人数	高级	中级	初级	博士后	博士生	硕士生
0						

说明：高级、中级、初级、博士后、博士生、硕士生人员数由申请者负责填报，总人数自动生成。

经费申请表　　　　　　　　(金额单位：万元)

请逐项填写！

科目	申请经费	备注(计算依据与说明)
一、研究经费	0.0000	
1. 科研业务费	0.0000	
(1) 测试/计算/分析费		
(2) 能源/动力费		
(3) 会议费/差旅费		
(4) 出版物/文献/信息传播费		
(5) 其他		
2. 实验材料费	0.0000	
(1) 原材料/试剂/药品购置费		
(2) 其他		
3. 仪器设备费	0.0000	
(1) 购置		
(2) 试制		
4. 实验室改装费		
5. 协作费		
二、国际合作与交流费	0.0000	
1. 项目组成员出国合作交流		
2. 境外专家来华合作交流		
三、劳务费		直接参加项目研究的研究生、博士后的劳务费用
四、管理费		不得超过申请经费的5%
合计	0.0000	

应在研究计划中作出清楚说明

15%(面上项目)

总经费的15%(面上项目),建议足额申请

按总经费的5%计

总申请经费数为自动计算生成

与本项目相关的其他经费来源	国家其他计划资助经费	
	其他经费资助(含部门匹配)	
	其他经费来源合计	0.0000

不需填写,系统自动生成

签字和盖章页(此页不用填写!)

申请者：　　　　　　　　　依托单位：

项目名称：

资助类别：　　　　　　　　亚类说明：

附注说明：

申请者承诺：

　　我保证申请书内容的真实性。如果获得基金资助,我将履行项目负责人职责,严格遵守国家自然科学基金委员会的有关规定,切实保证研究工作时间,认真开展工作,按时报送有关材料。若填报失实和违反规定,本人将承担全部责任。

签字：

项目组主要成员承诺：

　　我保证申报内容的真实性。如果获得基金资助,我将严格遵守国家自然科学基金委员会的有关规定,切实保证研究工作时间,加强合作、信息资源共享,认真开展工作,及时向项目负责人报送有关材料。若个人信息失实、执行项目中违反规定,本人将承担全部责任。

编号	姓名	工作单位名称	项目分工	每年工作时间(月)	签字

所有参加人员亲笔签名,不得代签

依托单位及合作单位承诺：

　　已按填报说明对申请人的资格和申请书内容进行了审核。申请项目如获资助,我单位保证对研究计划实施所需要的人力、物力和工作时间等条件给予保障,严格遵守国家自然科学基金委员会有关规定,督促项目负责人和项目组成员以及本单位项目管理部门按照国家自然科学基金委员会的规定及时报送有关材料。

依托单位公章　　　　　合作单位公章1　　　　　合作单位公章2

日期：　　　　　　　　日期：　　　　　　　　日期：

"温州大学"公章

合作(依托)单位公章
(项目成员中只要有外单位人员参加即被视为有合作单位)

报告正文

> 一、立项依据与研究内容(4000~8000字)
> 1. 项目的立项依据
> 2. 项目的研究内容、研究目标,以及拟解决的关键问题(此部分为重点阐述内容)
> 3. 拟采取的研究方案及可行性分析
> 4. 本项目的特色与创新之处
> 5. 年度研究计划及预期研究结果
> 二、研究基础与工作条件
> 1. 工作基础
> 2. 工作条件
>
> 点击"查看报告"获取帮助
>
> 3. 承担科研项目情况
> 4. 完成自然科学基金项目情况
> 5. 申请人简历
> 三、经费申请说明
> 四、其他附件清单

科学性、先进性、创新性、可行性

大同行能看懂,小同行能看出水平

为什么做?想做什么?
如何去做?做过什么?

一、立项依据与研究内容(4000~8000字)

1. 项目的立项依据(研究意义、国内外研究现状及分析,附主要参考文献目录)

■ 立项依据中研究意义要争取开门见山,不要说过多相关但无直接联系的话,主要是讲清楚你发现了什么,准备做什么,怎么去做。国内外研究现状不必太多,但除了有最新的权威杂志文章以外,最好加入部分国内相关领域专家的新文章,可在基金委网站查询系统通过申请题目的关键词和三级学科代码查找相关学科方向的负责人,了解他们承担的基金项目信息,并查阅他们基于基金项目发表的相关论文,列入参考文献,并在研究现状中给予积极评价,他们有可能是你申请项目的网评专家。

(1)研究背景和意义

■ **要做什么? 为什么做?**

■ 基础研究需结合科学研究发展趋势来论述科学意义;应用研究需结合经济社会发展中迫切需要解决的关键科学问题来论述其应用前景。

(2)国内外研究现状及分析

■ 研究现状评述

■ 由已有的研究引出新的科学问题,对国内专家的研究成果给予积极评价

■ 在基金委网站仔细阅读项目指南,并在系统中了解该领域方向已资助项目情况

(3)该申请项目的引出与研究思路

■ 抓住关键点,说明前期工作基础

上:原有研究的深入和拓展(青年教师可以将博士论文中的研究内容进行延伸)

中:虽没有基础,通过大量阅读文献,仔细分析推敲,找出关键科学问题,对前人的研究进行升华和深入,新颖是关键

下:胡乱拼凑、盲目模仿

■ 提出问题,**阐述重要性,解决方法及科学意义**

■ 符合科学基金的资助范围和学科性质

■ 注意条理性、逻辑性,力求通俗易懂,让别人接受你的观点

■ 创新性　追踪与创新的区别;源头创新;是否有原创性和革新性;研究思(想)路和方法的创新。

■ 科学性　课题的科学意义与学术价值;理论价值和潜在的应用价值。

■ 先进性　理论和技术两方面;新与旧的相对性;量力而行:要先进,更要可行,不要"赶时髦";与时俱进,顺应学科发展的潮流。

(4) 主要参考文献目录

■ 参考文献要新,最好是近三年的,一般30篇左右,最好引用 Science、Nature、Annual Reviews 等期刊的近期文献及国内相关专家的最新文献,增加自己立项依据的权威性。

常见问题(立项依据)

➢ 一般跟踪研究,思路和内容陈旧,缺乏创新;无明显科学意义或应用前景。

➢ 立论依据不够充分,研究结果的预期性较差。

➢ 对国内外研究现状了解与分析不够充分;分析有偏差未能抓住关键问题。

➢ 重复研究——选题之忌!不完全了解前人的工作;不阅读《项目指南》,不查阅《资助项目汇编》;研究内容甚至项目名称都与前一两年资助项目雷同,无创新性。

➢ 工作无持续性,"打一枪,换一个地方"——选题之忌!

---

2. 项目的研究内容、研究目标,以及拟解决的关键问题。

(1) 研究目标(用一段话阐述,注意不是研究成果的简单罗列,而是对解决科学问题的预期)

■ 研究目标要精,内容要详细但文字不宜过多,需要解决的问题要有难度,但不必写得太大,否则有时会出现 mission impossible。研究方法、技术路线、实验方案要具体化。

■ 研究目标须易于考评。

(2) 研究内容

■ 层次清楚,详略得当,抓住关键,重点突出。

■ 研究内容要与研究目标相呼应,顺序上应与研究目标一致。

(3) 拟解决的关键问题

■ **面上项目 2～3 个,青年基金 1～2 个,注意不要与研究内容简单重复。**

■ 可针对制约工程化研究的瓶颈技术,提炼出科学问题,注重理论性和普适性。

常见问题(研究内容和研究目标)

➤ 研究目标不够明确;研究内容不够具体;

➤ 研究内容和研究目标偏多,或者重点不突出;

➤ 与同类研究相比,内容重复,缺乏特色。

3. 拟采取的研究方案及可行性分析

(1)研究方案

■ 要针对拟解决的关键问题提出相应的研究方案。

■ 研究方案设计要翔实、具体、明确、避免大而空。

■ 选用的有关方法必须与研究目标直接关联。

■ 必要时简述具体的实验方法,使评审者相信申请人确实掌握了该方法,体现出该项目的可行性。

■ 技术路线须用**流程图**来表示,尽量做到美观、明了、内容翔实。

(2)可行性分析

■ **可行性分析**:应该从**学术思想**、**研究队伍**和**研究条件**三方面进行介绍和分析,综合三方面的优势,才是取得成果的关键。

■ 针对本单位的研究实力进行恰当的分析(可以有一些超前性),也可以把合作单位的软硬件条件适当加入。

常见问题(研究方案、技术路线、可行性分析等)

➤ 研究方法、技术路线无特色或不够先进。

➤ 盲目追求先进技术,用最先进的研究手段去验证老的思路或已知内容。

➤ 研究方法技术路线不明确、检测指标不明确或存在错误。

➤ 可行性分析只是简单地列举实验条件、研究队伍等。

4. 本项目的特色与创新之处 要提出拟开展研究项目的研究特色和新颖的学术思想,对创新性内容的提出和分析必须科学和严谨。要注意研究条件的特色不能完全代表项目的研究特色,更不能代表新颖的学术思想。

对基础研究而言,填补国内空白不是特色和创新!

5. 年度研究计划及预期研究结果 年度研究计划除了项目研究进度安排,也包括拟组织的重要学术交流活动、国际合作与交流计划等;预期研究成果须具备可考核性,主要是提出方法理论、发表高层次论文、申请发明专利、研究生培养等。

二、研究基础与工作条件

1. 工作基础 申请人及主要参加者所做的**与本项目相关的研究工作积累和已取得的研究工作成绩**要尽可能详尽地在申请书中反映。

■ 提供预初试验原始数据;解释前期工作结果需要进一步扩展和深入。原始数据必须支持要检验的研究假设,并和申请的课题相适应。

■ 如果缺乏论文支撑可适当增加工程试验数据及分析、实验图片的篇幅。

■ 如果没有工作基础,可加强文献查阅与自身工作的结合,体现项目的可行性。

■ 已往应用与申请项目有关的实验技术方法及研究体系的经历。

■ 提供有关的研究论文、成果及专利等材料,但最好和申请书内容相关。

2. 工作条件　包括已具备的实验条件,尚缺少的实验条件和拟解决的途径,包括利用国家重点实验室和部门开放实验室的计划与落实情况。

整个学校的实验条件、设备都可以写入申请书,都是我们可以利用的资源。如果学校没有仪器设备可以提出外协合作来解决。

3. 承担科研项目情况　申请者和项目组主要成员正在承担的科研项目情况,包括自然科学基金的项目,要注明项目的名称和编号、经费来源、起止年月、负责的内容等。

项目不要写太多,建议不写在研项目经费;可写与本项目有一定关联性的项目,并分析该项目与在研项目的相关性。

4. 完成自然科学基金项目情况　对申请者负责的前一个已结题科学基金项目(项目名称及批准号)完成情况、后续研究进展及与本申请项目的关系加以详细说明。另附该已结题项目研究工作总结摘要(限 500 字)和相关成果的详细目录。

三、经费申请说明

要求按照《国家自然科学基金经费管理办法》认真填写。

预算制和严格执行预算—项目经费的使用及管理—监督和审计

合理和充分地制定预算(如劳务费、国际合作与交流经费、项目合作/协作经费部分等),实验量大、需要经费较多的项目须说明经费使用的合理性;

超 5 万元的设备须说明。

四、申请人简介

包括申请者和项目组主要成员的学历和研究工作简历;近期已发表与本项目有关的主要论著目录;获得学术奖励情况及在本项目中承担的任务。**尤其是要针对项目组成员的分工,有针对性地介绍其研究工作经历。**

论著目录要求详细列出所有作者、论著题目、期刊名或出版社名、年、卷(期)、起止页码等;奖励情况也须详细列出全部受奖人员、奖励名称等级、授奖年等。

1. 个人简介(应包含本项目中承担的任务)

2. 大学开始受教育经历

例:××年—××年,单位,院系所,学历/学位,导师

3. 研究工作经历

例:××年—××年,单位,院系所,职务

4. 科研成果

五、其他附件清单

请参照各类项目指南的不同要求提供相应附件

附件材料复印后随纸质《申请书》一并上交。

<u>建议在电子版申请书中注明附件材料的清单。</u>

必须提供的：

■ 具有中级技术职称但无博士学位的申请者所需的**专家推荐信**，或在职研究生申请项目的**导师同意申请证明**等。

■ 海外青年学者合作研究基金：与国内合作者所在单位（项目依托单位）的合作研究协议书。

■ 重点项目（生命学部）："有条件"自由申请重点项目的 800 字"已取得重要创新性进展的情况说明"；两类重点项目均要求的 5 篇代表性论文的论文首页等。

■ 伦理委员会意见的书面证明（申请项目涉及此类问题的）。

■ 承担过国家社科的研究人员申报项目时须提交《结题证书》。

建议提供的：

■ 博士学位证书复印件。

■ 合作协议书（研究内容中涉及与国外学者的实质性研究合作时）。

■ 要求回避专家的信函。

■ 代表性论文、获奖成果、专利等复印件（或首页）。

■ 文献查新报告。

附录 2　国家社会科学基金项目申请书(参考)

项目登记号		项目序号	

国家社会科学基金项目

申　请　书

项 目 类 别＿＿＿＿＿＿＿＿＿＿＿＿＿＿＿＿＿＿＿＿

学 科 分 类＿＿＿＿＿＿＿＿＿＿＿＿＿＿＿＿＿＿＿＿

课 题 名 称＿＿＿＿＿＿＿＿＿＿＿＿＿＿＿＿＿＿＿＿

课 题 负 责 人＿＿＿＿＿＿＿＿＿＿＿＿＿＿＿＿＿＿＿

负责人所在单位＿＿＿＿＿＿＿＿＿＿＿＿＿＿＿＿＿＿＿

填 表 日 期＿＿＿＿＿＿＿＿＿＿＿＿＿＿＿＿＿＿＿＿

全国哲学社会科学规划办公室
2012 年 12 月修订

申请者的承诺：

我承诺对本人填写的各项内容的真实性负责，保证没有知识产权争议。如获准立项，我承诺以本表为有约束力的协议，遵守全国哲学社会科学规划办公室的相关规定，按计划认真开展研究工作，取得预期研究成果。全国哲学社会科学规划办公室有权使用本表所有数据和资料。

课题负责人（签章）

年　月　日

填　表　说　明

一、本表请用计算机如实填写；所用代码请查阅《国家社会科学基金项目申报数据代码表》。

二、封面上方2个代码框申请人不填，其他栏目请用中文填写，其中**"学科分类"填写一级学科名称，"课题名称"一般不加副标题。**

三、《数据表》的填写和录入请参阅《填写数据表注意事项》，相关问题可咨询当地哲学社会科学规划办公室。

四、申请书报送一式5份，其中1份原件，4份复印件。原则上要求统一用A3纸双面印制、中缝装订，活页夹在申请书内。各省（区、市）报送当地哲学社会科学规划办公室，新疆生产建设兵团报送兵团哲学社会科学规划办公室，在京中央国家机关及其直属单位报送中央党校科研部，在京部属高等院校报送教育部社科司，中国社会科学院报送本院科研局，军队系统（含地方军队院校）报送全军哲学社会科学规划办公室。

五、全国哲学社会科学规划办公室通讯地址：北京市西长安街5号，邮政编码：100806。

填写《数据表》注意事项

一、本表数据将全部录入计算机,申请人必须逐项认真如实填写。填表所用代码以当年发布的《国家社会科学基金项目申报数据代码表》为准。

二、**表中粗框内一律填写代码,细框内填写中文或数字**。若粗框后有细框,则表示该栏需要同时填写代码和名称,即须在粗框内填代码,在其后的细框内填相应的中文名称。

三、有选择项的直接将所选项的代码填入前方粗框内。

四、不具有副高级以上(含)专业职务者申请青年项目须填写第一推荐人和第二推荐人两栏。

五、部分栏目填写说明:

课题名称——应准确、简明地反映研究内容,一般不加副标题,不超过40个汉字(含标点符号)。

主题词——按研究内容设立。最多不超过3个主题词,词与词之间空一格。

项目类别——按所选项填1个字符。例如,选"重点项目"填"A",选"一般项目"填"B",选"青年项目"填"C"等。申请青年项目请注意申报人的条件。

学科分类——粗框内填3个字符,即二级学科代码;细框内填二级学科名称。例如,申报哲学学科伦理学专业,则在粗框内填"ZXH",细框内填"哲学伦理学"字样。跨学科的课题,填写为主的学科分类代码。

所在省市——按代码表规定填写。地方军队院校不按属地填写,一律填写"军队系统"。

所属系统——以代码表上规定的七类为准,只能选择某一系统。

工作单位——**按单位和部门公章填写全称**。如"北京师范大学哲学系"不能填成"北京师大哲学系"或"北师大哲学系","中国社会科学院数量与技术经济研究所"不能填成"中国社会科学院数技经所"或"中国社科院数技经所","中共北京市委党校"不能填为"北京市委党校"等。

通讯地址——按所列4个部分详细填写,必须包括街(路)名和门牌号,不能以单位名称代替通讯地址。注意填写邮政编码。

主要参加者——必须真正参加本项目的研究工作,不含项目负责人。不包括科研管理、财务管理、后勤服务等人员。

预期成果——指最终研究成果形式,可选报1项或2项。例如,预期成果为"专著"填"A",选"专著"和"研究报告"填"A"和"D"。字数以中文千字为单位。

申请经费——以万元为单位,填写阿拉伯数字。申请数额可参考本年度申报公告。

一、数据表

课题名称							
主题词							
项目类别	A. 重点项目　B. 一般项目　C. 青年项目　D. 一般自选项目　E. 青年自选项目						
学科分类							
研究类型	A. 基础研究　B. 应用研究　C. 综合研究　D. 其他研究						
负责人姓名		性别	民族	出生日期	年　　月　　日		
行政职务		专业职务			研究专长		
最后学历		最后学位			担任导师		
所在省（自治区、直辖市）				所属系统			
工作单位				联系电话			
通讯地址	省　　　市（县）　　　街（路）　　　号			邮政编码			

主要参加者	姓名	出生年月	专业职务	学位	研究专长	工作单位	本人签字

第一推荐人姓名		专业职务		工作单位	
第二推荐人姓名		专业职务		工作单位	
预期成果		A. 专著　B. 译著　C. 论文集 D. 研究报告　E. 工具书　F. 电脑软件		字数（单位：千字）	
申请经费（单位：万元）		计划完成时间		年　　月　　日	

二、课题论证

1. 本课题国内外研究现状述评,选题的价值和意义。2. 本课题研究的主要内容、基本观点、研究思路、研究方法、创新之处。3. 前期相关研究成果,开展本课题研究的主要参考文献。限 4000 字以内

说明:1. 前期相关研究成果中的成果名称、成果形式(如论文、专著、研究报告等)须与《课题论证》活页相同,活页中不能填写的成果作者、发表刊物或出版社名称、发表或出版时间等信息要在本表中加以注明。与本课题无关的成果、承担的各类项目不能作为前期成果填写;课题负责人和参加者的成果分开填写,合作者注明作者排序。申请人的成果不列入参考文献

2. 凡以博士学位论文或博士后出站报告为基础申报的课题,须在本表中注明学位论文(报告)与本课题的联系和区别

三、完成项目研究的条件和保障

<table>
<tr><td>1. 课题负责人的主要学术简历、在相关研究领域的学术积累和贡献;2. 课题负责人前期相关研究成果的社会评价(引用、转载、获奖及被采纳情况等);3. 完成本课题研究的时间保证、资料设备等科研条件。</td></tr>
</table>

四、经费预算

序号	经费开支科目	金额(元)	序号	经费开支科目	金额(元)
1	资料费		7	专家咨询费(不超过总经费的10%)	
2	数据采集费		8	劳务费(不超过总经费的10%)	
3	差旅费		9	印刷费	
4	会议费		10	管理费(重点项目为3000元,一般和青年项目为2000元)	
5	国际合作与交流费		11	其他费用	
6	设备费		合计		

年度经费预算	年份	年		年	年	年
	金额(元)					

注:经费开支科目参见《国家社科基金项目经费管理办法》

五、推荐人意见

不具有副高级以上(含)专业技术职务者申请青年项目,须由两名具有正高级专业技术职务的同行专家推荐。推荐人须认真负责地介绍课题负责人的专业水平、科研能力、科研态度和科研条件,说明该项目取得预期成果的可能性,并承担信誉保证。

第一推荐人签字	年 月 日
第一推荐人签字	年 月 日

说明:本表须推荐者本人签字或盖章有效

六、课题负责人所在单位审核意见

申请书所填写的内容是否属实;该课题负责人及参加者的政治和业务素质是否适合承担本课题的研究工作;本单位能否提供完成本课题所需的时间和条件;本单位是否同意承担本项目的管理任务和信誉保证。

科研管理部门公章   单位公章

年 月 日   年 月 日

七、各省(区、市)、兵团社科规划办或在京委托管理机构审核意见

对课题负责人所在单位意见的审核意见;是否同意报全国哲学社会科学规划办公室送学科评审组评审;其他意见。

单位公章

年　月　日

八、学科评审组评审意见

学科组人数		实到人数		表决结果	
赞成票		反对票		弃权票	
建议资助金额	主审专家意见		万元	学科评审组意见	万元

主 审 专 家 建 议 立 项 意 见	
	主审专家签字:　　　　　　　　　　　　　　学科组长签字: 　　　　年　月　日　　　　　　　　　　　　　年　月　日

附录 3　国家软科学研究计划申请书（参考）

2013 年度国家软科学研究计划
申　请　书
（项目）

项目名称：＿＿＿＿＿＿＿＿＿＿＿＿＿＿＿＿＿＿＿

申请单位：＿＿＿＿＿＿＿＿＿＿＿＿＿＿＿＿＿＿＿

项目负责人：＿＿＿＿＿＿＿＿＿＿＿＿＿＿＿＿＿＿

项目归口管理部门：＿＿＿＿＿＿＿＿＿＿＿＿＿＿

申请日期：＿＿＿＿＿＿＿＿＿＿＿＿＿＿＿＿＿＿＿

中华人民共和国科学技术部
二零一二年制

填 报 须 知

一、填写申请书以前,请先查阅国家软科学研究计划有关项目申报要求和本年度国家软科学研究计划申报指南,申请书内各项内容应实事求是,表述明确,字迹工整易辨。外来语要同时用原文和中文表达,第一次出现的缩略词,须注明全称。

二、申请书封面上的申请编号一栏申请人不用填写,由受理机构统一编排;项目密级由申请人依照国家有关保密规定自行确定,除邀标项目外,其他项目不受理保密类项目的申请。

三、除合作项目最多可设 2 名负责人外,其他类项目负责人原则上为 1 人。

四、项目申请单位必须是法人单位,具有独立的开户银行账号。**各级政府行政机构不得作为项目申请单位。**

五、项目归口管理部门是指项目申请单位的上级行政管理部门,主要包括国务院各部委的科技主管部门,各省、自治区、直辖市和计划单列市、副省级城市的科技厅(委、局)及新疆生产建设兵团的科技局等。

六、申请招标项目、合作项目、面上项目和出版项目的,必须通过科技部国家科技计划项目申报中心网站(http://program.most.gov.cn)提交项目申请书,未通过归口管理部门审核,或未网上填报的,将不予受理。

七、各项目归口管理部门组织申请单位申报完毕后,应在申报截止日期前将项目申报函和项目申请书报送科技部。

八、申请人在完成网上申报程序后,须打印申请书(页面为 A4 纸),于左侧装订成册,一式五份(至少有一份为加盖公章的原件),将书面材料邮寄至:北京市海淀区玉渊潭南路 8 号 312 室科研办,邮编:100038。联系电话:010-58884505;010-58884588(F)。电子邮件:kyb@casted.org.cn。不接受申报材料的传真件。

一、申请项目负责人及所在单位基本信息

项目负责人	姓名		手机	
	固定电话		传真号码	
	Email			
项目专职学术秘书	姓名		手机	
	固定电话		传真号码	
	EMAIL			
项目申请单位	单位名称			
	法人代表或负责人			
	通讯地址			
	单位性质		邮政编码	
	组织机构代码		所在地区	
	联系电话		传真号码	
	Email			
	单位主管部门			
申请单位基本简介				

二、项目基本信息

项目名称		行业领域	
项目开始日期		项目结束日期	

项目简介：

申请其他计划情况：(需说明项目负责人是否同时申请或在研科技部其他计划以及国家自然科学基金、社科基金情况)

三、背景和依据

（目的意义和国内外研究进展等,应附主要参考文献及出处）

四、研究内容

五、研究方法

（技术路线、拟解决的关键问题及本项目的创新之处等）

六、工作方案

（包括时间进度、阶段目标、中期报告等。研究期限原则上不超过一年）

七、子课题设置

（包括子课题名称、子课题负责人、主要任务、工作进度等）

八、研究成果

（须对以下研究成果的预期完成情况进行说明:01. 主报告;02.《软科学要报》;03. 决策部门采用;04. 调研报告;05. 参考文献选编;06. 人才培养;07. 基地建设;08. 论文及专著;09. 其他）

九、研究基础

（学科、队伍和已有的成果应用）

十、项目申请单位、参加单位及主要研究人员

承担单位:	
参加单位:(如设有子课题,须单独注明各子课题的承担单位)	

项目负责人:(如设有子课题,须单独注明各子课题的项目负责人)

姓名	性别	年龄	所在单位	职务职称	业务专业	为本项目工作时间(%)	在项目中分担的任务	身份证件号码

主要研究人员:(如设有子课题,须单独注明各子课题的研究人员情况)

姓名	性别	年龄	所在单位	职务职称	业务专业	为本项目工作时间(%)	在项目中分担的任务	身份证件号码

可另加页

十一、经费预算

附表 3-1　经费来源

经费来源		金额	备注
1. 国家软科学研究计划资助经费			
2. 其他经费来源			
配套经费	国家财政其他拨款		
	地方、部门配套		
自筹经费	单位自筹		
	其他来源(注明来源)		
合计:			

附表 3-2　经费支出预算表

预算科目名称	合计	资助经费	配套经费	自筹经费
经费支出合计				
(一)直接费用				
1. 设备费				
(1)购置设备费				
(2)现有仪器设备使用费				
(3)燃料动力费				
2. 材料、耗材费				
3. 交通、通讯费				
4. 调研、差旅费				
5. 会议费				
6. 国际合作与交流费				
7. 出版/文献/信息传播/知识产权事务费/印刷				
8. 劳务费				

预算科目名称	合计	资助经费	配套经费	自筹经费
9. 专家咨询费				
10. 其他支出				
11. 协作研究费(子课题外拨费)				
子课题一:(表格可增加)				
(二)间接费用				
其中:绩效支出				

附表3-3 项目申请单位自筹经费或归口管理部门配套经费情况说明

配套经费情况说明(须由经费配套单位加盖公章)
经费配套单位公章 年　月　日
自筹经费情况说明(须由经费提供单位加盖公章)
经费提供单位公章 年　月　日

十二、项目负责人及主要研究人员近三年已完成的相关课题

姓名	项目编号	项目名称	项目（课题）类型	完成时间	负责或参加

十三、申请项目合作单位审核意见

<table>
<tr><td rowspan="7">合作单位</td><td>名称</td><td colspan="4"></td></tr>
<tr><td>通讯地址</td><td colspan="4"></td></tr>
<tr><td>单位负责人</td><td></td><td>单位电话</td><td colspan="2"></td></tr>
<tr><td>传真</td><td></td><td>邮政编码</td><td colspan="2"></td></tr>
<tr><td>组织机构代码</td><td colspan="4"></td></tr>
<tr><td rowspan="2">项目联系人</td><td>姓名</td><td></td><td>手机</td><td></td></tr>
<tr><td>Email</td><td colspan="3"></td></tr>
</table>

合作单位意见：

合作单位负责人(签章)：　　　　　　　　　　　　　　　　(单位公章)

　　　　　　　　　　　　　　　　　　　　　　　　　年　　月　　日

十四、申请单位及归口管理部门审核意见

	名　　称				
申请单位	单位负责人		项目联系人	姓名	
	单位电话			手机	
	传　　真			Email	
	通讯地址			邮政编码	

申请单位意见:(需说明申请人提供的信息是否属实,申请单位是否同意报送)

申请单位负责人(签章):　　　　　　　　　　　　　　　　　　　(单位公章)

　　　　　　　　　　　　　　　　　　　　　　　　　　　　年　　月　　日

	名　　称				
归口管理部门	负责人		项目联系人	姓名	
	单位电话			手机	
	传　　真			Email	
	通讯地址			邮政编码	

归口管理部门意见:(需说明是否经过审核,材料是否真实,是否同意申报)

负责人(签章):　　　　　　　　　　　　　　　　　　　　　　(单位公章)

　　　　　　　　　　　　　　　　　　　　　　　　　　　　年　　月　　日

附录4　省级教学研究立项申请书(参考)

湖北省高等学校
省级教学研究立项申请书

项目名称:＿＿＿＿＿＿＿＿＿＿＿＿＿＿＿＿＿＿＿＿＿

项目主持人:＿＿＿＿＿＿＿＿＿＿＿＿＿＿＿＿＿＿＿＿

学校名称:＿＿＿＿＿＿＿＿＿＿＿＿＿＿＿＿＿＿＿＿＿

联系电话:＿＿＿＿＿＿＿＿＿＿＿＿＿＿＿＿＿＿＿＿＿

电子信箱:＿＿＿＿＿＿＿＿＿＿＿＿＿＿＿＿＿＿＿＿＿

填表日期:＿＿＿＿＿＿＿＿＿＿＿＿＿＿＿＿＿＿＿＿＿

湖北省教育厅制
二〇〇九年四月

一、简介

项目简况	项目名称					
	经费来源	学校资助经费		万元	起止年月	年　月至 年　月 （从申报年份开始计算，研究时间一般不少于2年）
		其他经费		万元		

项目主持人	姓名		性别		出生年月		
	专业技术职务			最终学位/授予国家			

近三年教学工作简历	时间	项目名称	授课对象	学时	所在单位

教学改革研究和科学研究工作简况	时间	项目名称(校、省、国家级项目)		概况(在研、结题、获奖)

项目课题组主要成员简况（不含主持人）	总人数	高级职称人数	中级职称人数	初级职称人数	博士	硕士	学士
	姓名	出生年月	专业技术职务	工作单位	项目中的分工	签名	

二、立项背景与意义

1. 省内外相关研究现状分析（概述国内外对此问题的研究进展情况，500 字以内）

2. 本研究项目对促进教学工作、提高教学质量的作用和意义（限列 5 条，300 字以内）

三、项目实施方案

1. 具体研究对象和内容：

2. 研究拟达到的目标：

3. 拟解决的主要问题：

4. 项目的预期成果形式(研究报告、实验报告、调研报告、教改方案、教学大纲、课程标准、讲义、教材、课件、教学软件、著作、论文等。研究报告为必备成果。)

5. 项目的预期效益(包括实施范围与受益范围等,200字以内)

6. 实施计划(含不少于两年时间的年度进展情况)
    年   月——   年   月
    年   月——   年   月
    年   月——   年   月
    年   月——   年   月

7. 本项目的特色、创新及推广应用价值(300字以内)

(1) 特色:

(2) 创新点:

(3) 应用价值及推广:

8. 本项目研究解决教学问题拟采取的主要方法(300字以内)

四、项目研究基础

1. 项目组成员已开展的相关研究及成果概述（包括校级以上教学研究课题、学位论文、学术论著论文及获励等，500 字以内）

2. 已具备的教学研究基础和环境，学校对课题的支持情况（含有关政策、经费支持及其使用管理机制、保障条件等），尚缺少的条件和拟解决的途径（300 字以内）

五、经费预算

支出项目	金额(元)	依据及理由
图书资料费		
国内调查费		
计算机使用费		
文印费		
小型会议费		
其他		
合计		

六、推荐、评审意见

学校教学研究管理部门审核意见
（盖　章） 年　月　日
省教育厅专家组评审意见
（盖　章） 年　月　日
省教育厅审核意见
（盖　章） 年　月　日

　注:填写此表时,不要任意改变栏目和规格,内容简明扼要。如因篇幅原因需对表格进行调整,应当以"整页设计"为原则

附录 5　国际主要 SCI 收录护理期刊

国际主要 SCI 收录护理期刊

英文刊名	中文刊名	国别	刊号	刊期	电子信箱	网址
NURSING RESEARCH	护理研究	美国	0029-6562	双月	handfing@ email. unc. edu	http://www. editor ialmanager. com/nres/
NURSING SCIENCE QUARTERLY	护理科学	美国	0894-3184	季刊	handfing@ email. unc. edu	http://nsq. sagepub. com/
Pain Management Nursing	疼痛治疗与护理	美国	1524-9042	季刊	jwillens @ verizon. net	http://www. painman- agementnursing. org/
Rehabilitation Nursing	康复护理	美国	0278-4807	双月	info@ rehabnurse. org	http://www. rehabnurse. org/
WESTERN JOURNAL OF NURSING RESEARCH	西方护理研究杂志	加拿大	0193-9459	双月	wjnr @ missouri. edu	http://wjn. sagepub. com/
Worldviews on Evidence-Based Nursing	循证护理	美国	1545-102X	季刊	j. rycroft-malone @ bangor. ac. uk	http://www. wiley. com/ bw/journal. asp? ref = 1545-102X
Journal of Transcultural Nursing	国际护理杂志	美国	1043-6596	季刊	martydoug@ com- cast. net	http://tcn. sagepub. com/
JOGNN-JOURNAL OF OB-STETRIC GYNECOLOGIC AND NEONATAL NURS-ING	妇产科及新生儿护理	美国	0884-2175	季刊	ahartley@ awhonn. org	http://jognn. edmgr. com
NURSING CLINICS OF NORTH AMERICA	北美临床护理	美国	0029-6465	季刊	eurosupport@ elsevier. com	http://www. nursing. theclinics. com/
Nurse Educator	护理教育	美国	0363-3624	双月	NEEditor@ aol. com	http://www. editorial- manager. com/ne/
JOURNAL OF NURSING ADMINISTRATION	护理管理杂志	美国	0002-0443	11 期/年	jonaeditor@ aol. com	http://www. editorial- manager. com/jona/
JOURNAL OF NURSING SCHOLARSHIP	护理学刊	美国	1527-6546	季刊	melody@ stti. iu- pui. edu	http://www. nursingso- ciety. org/Publications/ Journals/Pages/JNS_ main. aspx
JOURNAL OF PERINATAL & NEONATAL NURSING	围产期和新生儿护理杂志	美国	0893-2190	季刊	beth. guthy@ wolterskluwer. com	http://www. editorial- manager. com/jpnn/

续表

英文刊名	中文刊名	国别	刊号	刊期	电子信箱	网址
JOURNAL OF PROFESSIONAL NURSING	专业护理杂志	美国	8755-7223	双月	*JPN@ aacn. nche. edu*	*http://www. professionalnursing. org/*
Journal for Specialists in Pediatric Nursing	儿科护理杂志	美国	1539-0136	季刊	*roxie. foster@ UCDenver. edu*	http://authorservices. wiley. com/bauthor/english_language. asp
Gastroenterology Nursing	胃肠病护理	美国	1042-895X	双月	*Kathy. Baker@ tcu. edu*	*http://www. editorialmanager. com/gnj/*
British Journal of Nursing	英国护理杂志	英国	0966-0461	半月	*julie. smith@ markallengroup. com*	*http://www. britishjournalofnursing. com*
JOURNAL OF ADVANCED NURSING	高级护理杂志	英国	0309-2402	半月	*jan@ wiley. com*	http://www. journalofadvancednursing. com/
Journal of Cardiovascular Nursing	心血管护理杂志	美国	0889-4655	双月	*dmoser@ uky. edu*	http://journals. lww. com/jcnjournal/pages/default. aspx
Advances in nursing science	护理学进展	美国	0161-9268	季刊	*peggy. chinn@ uconn. edu*	*http://www. advancesinnursingscience. com*
American Jaurnal of Nursing	美国护理杂志	美国	0002-936X	月刊	*AJNLetters@ wolterskluwer. com*	http://www. nursingcenter. com/journals
AMERICAN JOURNAL OF CRITICAL CARE	美国危重病杂志	美国	1062-3264	双月	*ajcc@ aacn. org*	*http://www. ajcconline. org*
Australian Journal of Advanced Nursing	澳大利亚高级护理杂志	澳大利亚	0813-0531	季刊	*ajan@ anf. org. au*	*http://www. ajan. com. au/*
JOURNAL OF CLINICAL NURSING	临床护理杂志	美国	1365-2702	月刊	*jocnedoffice@ wiley. com*	*http://mc. manuscriptcentral. com/jcnur*
INTERNATIONAL JOURNAL OF NURSING STUDIES	国际护理研究杂志	英国	0020-7489	月刊	*ijns@ kcl. ac. uk*	http://ees. elsevier. com/ijns

中英文名词对照索引

A

安慰剂对照	placebo control	94

B

把握度	power	164
百分位数	percentile	162
保密	confidentiality	275
报告偏倚	reporting bias	175
暴露怀疑偏倚	exposure suspicion bias	175
比	ratio	162
比较医学	Comparative Medicine	205
比例	proportion	162
变量	variable	99,111,160
变量值	value of variable	160
变异	variation	159
变异系数	coefficient of variation	162
便利抽样	accidental sampling	108
标准对照	standard control	95
病例对照研究	case control study	119
伯克森偏倚	Berkson's bias	173

C

彩图费	cost of color photographs	274
参考数据库	reference databases	71
参考文献	references	275,276
测量偏倚	measurement bias	174
插图	illustrations	275
抽象性定义	abstract definition	63
抽样调查	survey	118
出版费用	payments	274
出版时滞	publication lag	274

D

单纯随机抽样	simple random sampling	107
单行本定单	reprint order form	279
定购单行本	ordering reprints	279
定量资料	quantitative data	160
动物实验技术	animal experiment techniques	205
动物自发性	spontaneously Occurred	205
读者群	audience	274
队列研究	cohort study	119
对照	comparison	223
对照	control	93,113

E

二次文献	secondary document	69

F

发行量	circulation	274
方法	methods	246,275
非概率抽样	non-probability sampling	107
分层抽样	stratified sampling	108
分类型变量	categorical variable	160
分类资料	categorical data	158
分析性研究	analytical study	55
分析资料	analyzing data	159
符号	symbols	275

G

概率	probability	161
概念	concept	66
概念框架	conceptual framework	66
概念框架法	conceptional framework	260
概念模式	conceptual model	66
概念性定义	conceptual definition	112
干预	intervention	223
稿件积压	backlogs	274
稿件退修	revised manuscript	278
稿件追踪	follow-up correspondence	278
格式	format	274
个体	individual	159
关键词	key words	238,275
观察单位	observed unit	159
观察单位数	sample size	160
观察偏倚	observation bias	174
观察性研究	observational study	86
观察值	observed value	160

| 光盘检索 | disk retrieval | 71 |
| 国家自然科学基金委员会 | National Natural Science Foundation of China, NSFC | 300 |

H

核改校样	checking and correcting proof	279
横断面研究	cross sectional study	117
护理教育学	Nursing Pedagogy	315
护理科技成果鉴定	appraisal of nursing technology achievements	302
护理科研	nursing research	3
护理科研成果转化	transformation of nursing technology achievements	310
护理科研档案	nursing scientific research archives	297
护理科研课题	nursing research topic	11
护理科研项目	nursing research project	46
护理科研项目管理	nursing research project management	46
护理学家特别兴趣小组	CTSA-Nurse Scientist Special Interest Group, NSSIG	317
护理专业自我概念	the Professional Self-Concept of Nurses	65
回忆偏倚	recall bias	175
混杂偏倚	confounding bias	176
混杂因子	confounder	176
霍桑效应	Hawthorne effect	175

J

极差(全距)	range	162
集合偏倚	assembly bias	173
几何均数	geometrical mean	162
计量单位	units of measure	275
计量资料	numeration data	158
计数资料	enumeration data	158
继发关联	secondary association	176
假设检验	hypothesis test	163
检出症候偏倚	detection signal bias	173
检索工具	retrieve tools	70
检索语言	retrieval language	70
检验效能	power	109
简明性	simplicity	66
焦点小组法	focus group	146
接收	acceptance	271
揭露伪装偏倚	unmasking bias	173
结构效度	construct validity	123
结果	results	246,275,276
精确度	precision	171
均数	mean	161

K

| 科学 | science | 1 |
| 科学素养 | scientific literacy | 4 |

科学研究	scientific research	1
科研计划	scientific research plan	292
科研经费管理	the management of scientific research funds	295
科研课题	research problem	46
科研课题（项目）申请书	research proposal	208
科研项目	research project	46
科研项目管理系统	research project management system, RPMS	292
可操作性定义	operational conceptual	112
空白对照	blank control	94
框架	framework	66

L

来源	origin	274
理论	theory	66
理论框架	theoretical framework	66
理论与方法研究	study on theory and method	87
历史对照	history control	95
立意抽样	purposive sampling	108
利益冲突	conflict of interest	275
连续型变量	continuous variable	160
连续样本	consecutive sample	253
联机检索	online retrieval	71
量性研究	quantitative research	3,99
临床护理专家	clinical nurse specialists, CNS	57
临床实验	clinical trial	222
临床与转化科学基金项目	Clinical Translational Science Awards Program, CTSAs	317
率	rate	162
论文发表费	page charges	274
逻辑性	logicality	66

M

美国国立卫生研究院	National Institutes of Health, NIH	5,318
描述性研究	descriptive study	55,117
命题	proposition	66
目录	contents	70

N

奈曼偏倚	Neyman bias	173
内部真实性	internal validity	171
内容效度	content validity	122

P

排除偏倚	exclusive bias	173
判断抽样	judgment sampling	108
偏倚	bias	88
频率	frequency	161

频数表	frequency table	161
普遍性	generalizability	172
普查	census	117

Q

前言	introduction	275,276
全距	range	162

R

人群样本	population-based sample	253
人文科学	the humanities	1
入院率偏倚	admission rate bias	173
软科学	Soft Science	192

S

三次文献	tertiary document	69
三盲	triple-blind	99
设备	equipment	206
社会科学	social science	1
声明	statement	256
实验动物	animal	206
实验动物科学	Laboratory Animal Sciences	204
实验动物生态学	Laboratory Animal Ecology	205
实验动物医学	Laboratory Animal Medicine	205
实验动物育种学	Laboratory Animal Breeding Science	205
实验对照	experimental control	94
实验性	experimental	205
实验性研究	experimental study	86
试剂	reagent	206
收集资料	collection of data	158
双盲	double-blind	99
双重校对系统	double marking system	279
四分位数间距	quartile range	162
算数均数(均数)	mean	161
随便抽取的样本	convenience sample	253
随机抽样	probability sampling/random sampling	107
随机化	randomization	95,223
随机事件	random event	161
随机样本	random sample	253
缩写词	abbreviations	275
索引	index	70

T

讨论	discussion	246,275,276
题录	bibliography	70
题名	title	238

通信作者	corresponding author	277
同行审稿	peer review	275
同质	homogeneity	159
统计学	statistics	157
投稿信	covering letter	277
图注	legends	275
退稿	rejection	271
退修	revision	271
脱机检索	off-line retrieval	71

W

外变量	extraneous variables	65
外部真实性	external validity	172
网络检索	Internet retrieval	72
文题	title	276
文题页	title page	275
文献	literature	68
文献检索	literature retrieve	69
文摘	digest	70
无限总体	infinite population	159
无序分类变量	unordered categorical variable	160
无应答偏倚和志愿者偏倚	non-respondent bias and volunteer bias	173
误差	error	170

X

系统抽样	systematic sampling	107
现患-新发病例偏倚	Prevalence-incidence bias	173
相关性研究	co-relational study	118
相互对照	mutual control	95
校对符号	proofreader's marks	279
校稿	marking proof	279
校样	proof	279
效标关联效度	criterion-related validity	123
效度	validity	171
效应量	effect size	109
信度	reliability	121
信息	information	206
信息偏倚	information bias	174
行为科学	behavioral science	1
选择偏倚	selection bias	172
循证护理	evidence based nursing,EBN	57

Y

研究对象	subject	111
研究设计	design	158
样本	sample	159

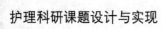
样本量	sample size	109
样本量估算	sample size estimate	109
样本统计量	statistic	161
一次文献	primary document	69
医学软科学	medical soft science	194
医学文献	medical literature	68
依变量	dependent variables	65
依从性偏倚	Compliance bias	175
意识	consciousness	26
因变量	dependent variable	99,111
引言	introduction	238,246,251
隐蔽	concealment	10
影响因子	impact factor	274
有限总体	finite population	159
有序分类变量	ordinal categorical variable	160
源数据库	source databases	71

Z

摘要	abstract	238,275,276
诊断怀疑偏倚	diagnostic suspicion bias	175
整理资料	sorting data	158
整群抽样	cluster sampling	107
正文	main body	238
正文	text	275
指导性	guiding	66
指导性研究	study guide	60
指令性研究	prescriptive research	60
志愿者样本	volunteer sample	253
质性研究	qualitative research	3
致谢	acknowledgment	275,276
中位数	median	161
转化医学	Translational Medicine,TM	313
转诊样本	referred sample	253
资料	data	160
自变量	independent variable	65,111
自然科学	natural science	1
自身对照	self control	95
自选课题	optional subjects	60
纵向研究	longitudinal study	118
总体	population	159
总体参数	parameter	161
卒中后抑郁	Post-Stroke Depression,PSD	318
作者	author list	276
作者资格	authorship	275

62